TRAITEMENT

DE LA

TUBERCULOSE

PAR

Le Dr A.-F. PLICQUE

ANCIEN INTERNE, LAURÉAT DES HOPITAUX
SECRÉTAIRE DE LA DIRECTION DE L'HYGIÈNE ET DE L'ASSISTANCE
AU MINISTÈRE DE L'INTÉRIEUR
MÉDECIN DE L'ŒUVRE ANTITUBERCULEUSE DES INSTITUTEURS

PARIS

JULES RUEFF, ÉDITEUR

6 ET 8, RUE DU LOUVRE

—

1906

TRAITEMENT

DE LA

TUBERCULOSE

CORBEIL. — IMPRIMERIE ÉD. CRÉTÉ.

TRAITEMENT

DE LA

TUBERCULOSE

PAR

Le Dr A.-F. PLICQUE

ANCIEN INTERNE, LAURÉAT DES HOPITAUX
SECRÉTAIRE DE LA DIRECTION DE L'HYGIÈNE ET DE L'ASSISTANCE
AU MINISTÈRE DE L'INTÉRIEUR
MÉDECIN DE L'ŒUVRE ANTITUBERCULEUSE DES INSTITUTEURS

PARIS

JULES RUEFF, ÉDITEUR

6 ET 8, RUE DU-LOUVRE

1906

DU MÊME AUTEUR

Principaux travaux du Dr PLICQUE ayant trait à la tuberculose

I. PATHOLOGIE ET THÉRAPEUTIQUE

Formes cliniques de la phtisie pulmonaire. Mémoire couronné par la Faculté de médecine, *prix Béhier*, 1894.

L'urémie chez les phtisiques. Mémoire récompensé par la Faculté de médecine, mention honorable du *prix Saintour*, 1896.

Anatomie pathologique de la péritonite tuberculeuse. Mémoire récompensé par l'Académie de médecine, mention honorable du *prix Portal*, 1897.

Précis de clinique thérapeutique. *Un vol.* 1894.

La cure de la tuberculose dans les sanatoriums. *Un vol.* 1903 (en collaboration avec le Dr Verhaeren).

L'hérédité dans la tuberculose. *Gazette des Hôpitaux*, 1895, n° 133.

La fièvre et son traitement chez les tuberculeux. *Progrès médical*, 5 janvier 1895.

L'insuffisance respiratoire chez les tuberculeux. *Journal des Praticiens*, 30 novembre 1895.

Le foie chez les tuberculeux. *Ibid.*, 21 décembre 1895.

La suralimentation dans le traitement de la phtisie pulmonaire. *Ibid.*, 18 avril 1896.

Les pleurésies tuberculeuses et leur traitement. *Presse médicale*, 17 novembre 1894.

Régimes alimentaires et tuberculose. *Ibid.*, 5 janvier 1895.

Combinaisons de la créosote. *Ibid.*, 7 mars 1900.

Divers modes d'administration de la créosote. *Ibid.*, 28 mars 1900.

Huile de foie de morue dans la tuberculose. *Ibid.*, 15 septembre 1900.

Le tannin dans la tuberculose. *Ibid.*, 15 octobre 1902.

Le phosphore et ses dérivés dans la tuberculose. *Ibid.*, 10 décembre 1902.

Formes et traitement du pneumothorax. *Journal de médecine interne*, 19 janvier 1895.

La phtisie fibreuse et son traitement. *Ibid.*, 5 juillet 1899.

La diarrhée chez les tuberculeux et son traitement. *Ibid.*, 7 octobre 1899.

Les hémoptysies chez les tuberculeux et leur traitement. *Ibid.*, 29 novembre 1899.

Le sucre dans l'alimentation des tuberculeux. *Ibid.*, 1903.

L'arsenic et ses dérivés dans la tuberculose. *Ibid.*, 1904.

La tuberculose nasale. *Annales des maladies de l'oreille et du larynx*, 1890, p. 797.

Tuberculose du larynx dans l'enfance. *Ibid.*, 1892, p. 241.

Tuberculose du pharynx chez l'enfant. *Ibid.*, 1895, p. 234.

Diagnostic et traitement des adénopathies du cou. *Gazette des Hôpitaux*, 8 fév. 1899.

Traitement des tumeurs blanches du genou dans l'enfance. *Ibid.*, 10 janvier 1891.

La tuberculose des séreuses. *Ibid.*, 9 juin 1900.

La maladie d'Addison et son traitement. *Presse médicale*, 4 janvier 1899.

Le traitement hygiénique des tuberculeux dans l'ancienne médecine. *Bulletin médical*, 1er décembre 1900 (en collaboration avec le Dr Meunier).

L'acide borique dans la tuberculose. *Ibid.*, 29 août 1903.

Glycérine dans la tuberculose. *Journal de médecine et de chirurgie pratiques*, 10 février 1903.

La suralimentation graisseuse par la voie rectale. *Ibid.*, 25 mars 1903.

Unité de la tuberculose animale et de la tuberculose humaine. *Ibid.*, 25 juillet 1903.

Le silicate de soude dans le lupus. *Ibid.*, 25 décembre 1903.

Mode d'action de la suralimentation. *Ibid.*, 25 janvier 1904.

Les asthmes symptomatiques. *Correspondant médical*, 1904.

Les anémies symptomatiques. *Ibid.*, 1905.

II. HYGIÈNE ANTITUBERCULEUSE

Diagnostic et traitement de la tuberculose au début. Mémoire récompensé par l'Académie de médecine, *prix Audiffred*, 1905.

Précis populaire d'hygiène pratique. 1902, 2ᵉ édition 1903, couronné par la Faculté de médecine, *prix Jeunesse*, 1902.

L'isolement des tuberculeux. *Journal des Praticiens*, 28 septembre 1895.

L'assurance obligatoire contre la maladie en Allemagne. *Revue philanthropique*, juin 1899.

L'alimentation économique. *Ibid.*, 10 janvier 1900.

Alcoolisme et tuberculose. *Tribune médicale*, 17 décembre 1900.

L'isolement des tuberculeux. Mémoire couronné par la *Revue critique de médecine et de chirurgie*, 1ᵉʳ janvier 1900.

La lutte antituberculeuse et ses dépenses. *Congrès d'hygiène* de 1900. C. rendus, p. 730.

La tuberculose dans les compagnies de chemin de fer. *Ibid.*, p. 907.

La tuberculose des garnis, la tuberculose des familles nombreuses. *Ibid.*, p. 1007.

La lutte contre la tuberculose et les documents de l'Exposition, 1900.

La tuberculose des Instituteurs. *Presse médicale*, 13 juillet 1901.

Article Tuberculose de la *Grande Encyclopédie*, 1901.

Le sanatorium des Instituteurs. *Journal de la lutte antituberculeuse*, 1901.

L'Œuvre antituberculeuse des Instituteurs. *Revue scientifique*, 27 décembre 1902.

Le « home sanatorium » et les sociétés de secours mutuels, 1902.

Tuberculose et bouilleurs de cru. *Presse médicale*, 14 octobre 1903.

La tuberculose et les orphelinats. *Revue scientifique*, 17 octobre 1903.

La tuberculose chez la femme. *Revue philanthropique*, 10 janvier 1904 et l'*Assistance médicale*, février 1904.

Tuberculose et poussières des villes. *Congrès d'hygiène sociale d'Arras*, juillet 1904 (en collaboration avec le Dr Legendre).

La contagion tuberculeuse par le mobilier des phtisiques, *même Congrès* (en collaboration avec le Dr Henri Bloc).

La circulation du poumon. Mémoire couronné par l'Académie de médecine, *prix Pourat*, 1904 (en collaboration avec le Dr Hallion).

La tuberculose, les villes et les champs. Mémoire couronné par la Société de préservation contre la tuberculose, 1905.

L'alcoolisme. Mémoire récompensé par l'Institut (Académie des sciences morales et politiques, *prix de Beaujour*).

Les trêves de la tuberculose. *Congrès de la tuberculose*, 1905.

Les influences professionnelles et la phtisie pulmonaire. *Ibid.* (en collaboration avec le Dr Legendre).

PRÉFACE

Ce livre offre une double caractéristique. Dans l'innombrable série des médicaments et des médications proposés contre la tuberculose, il se limite volontairement à quelques moyens peu nombreux mais ayant souvent fait leurs preuves. En outre, il étudie tout particulièrement le traitement de la tuberculose à son début.

Si le spécifique de la tuberculose est encore inconnu, les services que peuvent rendre soit les méthodes hygiéniques, soit certains médicaments bien choisis et bien maniés restent très réels. Mieux valait exposer avec plus de détails leur étude, que de s'attarder à la longue énumération des tentatives commencées avec un grand élan d'espérance et vite suivies d'un complet insuccès. Parmi toutes ces tentatives, les plus nouvelles ne sont pas les meilleures. Beaucoup de ces remèdes nouveaux, préconisés parfois à grand renfort de réclames, sont inefficaces ou même franchement mauvais. L'emploi prématuré de ces produits mal connus détermine souvent l'aggravation et la mort des tuberculeux, qui résistaient assez bien et auraient peut-être fini par guérir. On ne saurait, — avant de les employer, — trop se défier des intolérances individuelles et des contre-indications. Pour d'autres procédés bactériologiques, l'incertitude est plus grande encore. On ne voit pas, par exemple, ce qu'on peut, à l'heure actuelle, écrire de raisonnable et de scientifique sur le mystérieux sérum de Behring, inconnu dans sa composition, inconnu dans sa toxicité, inconnu dans ses effets thérapeutiques. Il suffit d'attendre et de le mentionner.

Le traitement palliatif des symptômes et des accidents les plus pénibles dans la tuberculose avancée, a reçu un développement justifié par son importance en médecine pratique. Mais l'effort principal de l'ouvrage fut de préciser les méthodes les plus recommandables et les plus sûres dès l'extrême début. C'est, en effet, à cette période et à cette période seulement qu'on peut espérer des guérisons complètes et durables.

Jamais au contraire (et c'est ce qu'oublient un peu trop les promoteurs de remèdes héroïques : sérums ou autres) on n'arrivera à cicatriser et à combler des lésions étendues et irréparables. Tandis qu'au début, le seul traitement hygiénique suffit souvent, les traitements les plus énergiques ne donnent plus qu'un résultat précaire, quand sont détruites des parties importantes du tissu pulmonaire. Les faire revivre est, en réalité, aussi difficile que faire repousser un membre amputé. Même si la cicatrisation a lieu tant bien que mal, elle laisse après elle une gêne considérable. Ces malades soignés trop tard, une fois guéris ou semblant guéris, restent, suivant l'expression énergique de Mooris, des invalides du poumon.

Cette idée du traitement précoce et de sa nécessité n'est pas nouvelle. En 1646, Morton écrivait déjà : « Quo citius curatio phthiseos initur, eo melius succedere solet. Phthisis vero confirmata rarissime perfectam curationem admittit. Verumtamen, si pars pulmonum ulcerata parva fit, vitâ, diligenti regimine et medicamentorum appropriatorum usu, per plures annos protrahi possit. Æger tamen valetudinarie degit. » Morton, on le voit, a bien saisi la différence qui, dans les tuberculoses soignées trop tardivement, sépare la simple trêve de la véritable guérison. Trop souvent oubliée, cette importance du traitement précoce est incontestable, les moyens spéciaux de ce traitement et leurs effets devaient être étudiés particulièrement.

Dans le travail considérable que représentait un pareil programme, une haute et douce intelligence, partie, hélas, de ce monde à tout jamais, m'aida beaucoup de sa fidèle et patiente collaboration. Il est juste que ce pauvre livre, commencé si joyeusement avec elle et terminé tristement sans elle, soit pieusement dédié à la mémoire de la femme si chère et si dévouée que j'ai perdue.

TRAITEMENT DE LA TUBERCULOSE

PREMIÈRE PARTIE

LE TRAITEMENT HYGIÉNIQUE

LE TRAITEMENT HYGIÉNIQUE EN GÉNÉRAL

SÉJOUR A LA CAMPAGNE, SURALIMENTATION, CURE DE REPOS, CURE D'AIR, ANTISEPSIE.

ACTION DU TRAITEMENT HYGIÉNIQUE.

Le traitement hygiénique offre sur le traitement médicamenteux bien des supériorités. Sa valeur thérapeutique est incontestable. Il est toujours inoffensif et ne présente jamais (quand il est bien dirigé) d'inconvénients. Les médicaments, au contraire, doivent être maniés avec une grande prudence pour ne pas avoir de contre-coup nuisible. Le traitement hygiénique enfin se rapproche le plus des conditions employées par la nature pour guérir spontanément la tuberculose. Ces guérisons spontanées obtenues par les seuls efforts de l'organisme sont fréquentes. Mais elles ne sont spontanées qu'en apparence. Elles coïncident toujours, quand on examine les choses de près, avec une amélioration dans les conditions d'existence, un séjour à la campagne, une diminution des fatigues, une nourriture plus abondante et mieux choisie. Le système de Bennett et de Brehmer réalise au maximum cette idée géniale de placer le tuberculeux dans des conditions diamétralement opposées à celles qui provoquent et qui favorisent l'infection tuberculeuse. On devient tuberculeux par le manque d'air, par l'air vicié et confiné, par le surmenage, par les excès, par les chagrins, par l'alimentation insuffisante. Toutes ces causes indirectes préparent et facilitent l'action du germe spécifique et celle

1

des infections surajoutées. La cure d'air constante dans un air pur, le repos physique et moral, la suralimentation, les précautions rigoureuses d'asepsie gênent l'infection déjà produite, elles contribuent à l'éteindre sur place, elles l'empêchent de s'aggraver et de se compliquer. Elles permettent ainsi à la tendance naturelle et spontanée vers la guérison de donner tout son effort. Cette surveillance incessante des moindres détails de la vie, si nécessaire pour écarter les plus petites influences nuisibles et pour ne négliger aucune influence utile, avait été déjà résumée dans un aphorisme remarquable de Boerhaave : « Aer, cibus, potus, motus et quies, animi affectus, retenta et excreta, somnus et vigilia, hœc omnia a prudenti medico sic dirigenda sunt ut morbo præsenti non noceant et adversentur causis ante enumeratis quantum fieri potest ». On ne pourrait en moins de mots mieux dire encore aujourd'hui.

« Qu'on ne l'oublie pas, dit non moins justement Bouchard, ce que doit viser avant tout la thérapeutique, c'est la rénovation de l'organisme, c'est la restauration de l'individu qu'on obtiendra à l'aide de ces grands modificateurs hygiéniques qui étaient déjà la meilleure part de la prophylaxie (1). »

RÔLE DE LA SURVEILLANCE MÉDICALE.

Ce rôle un peu terre à terre mais décisif du médecin, pour l'appréciation des moindres faits d'hygiène, fait toute la différence entre l'application du traitement hygiénique, soit dans les sanatoriums, soit dans les familles. En ce dernier cas le home-sanatorium, pour employer l'expression pittoresque de Landouzy, peut encore donner les meilleurs résultats. Mais il faut compter avec l'ignorance ou les préjugés et des familles et des malades. Même dans les classes instruites (et peut-être surtout dans les classes instruites) on retrouve à chaque instant un fonds curieux de sottise humaine. Le succès dépendra surtout de l'autorité conquise par le médecin, de sa conviction, de la fréquence possible de ses visites. Ce dernier détail surprendra peut-être un peu. Une fois tout bien réglé il n'y a, semble-t-il, qu'à laisser marcher les choses. En réalité, abandonnée à elle-même, la machine hygiénique du home-sanatorium se détraque très rapidement. On voit, même avec un

---

(1) Leçons professées en novembre 1880, à la Faculté de médecine, résumées par Louis Landouzy.

programme écrit et minutieux d'existence, survenir les oublis et, chose plus grave, les innovations dangereuses ou saugrenues. Les visites régulières du médecin sont indispensables pour refréner toutes ces fantaisies, pour proportionner chacun des moyens de cure hygiénique avec l'état si variable d'un jour à l'autre du malade, avec les résultats obtenus. Elles ont aussi un effet non moins important de suggestion morale. Le tuberculeux a besoin d'être encouragé et rassuré dans ses périodes de tristesse, calmé et remis au point raisonnable dans ses périodes d'entrain excessif et d'illusion. De là cette curieuse assertion allemande que le médecin de sanatorium doit être avant tout un psychologue. Sanatorium et home-sanatorium ne valent au fond que par le médecin qui les dirige.

On peut même constater un autre fait en apparence paradoxal. Le rôle de suggestion exercé par le médecin, par sa présence directe, intervient encore dans l'effet de certains traitements médicamenteux. Les injections hypodermiques de cacodylates, de glycérophosphates réussissent beaucoup moins bien quand elles sont faites par un parent ou par un garde-malade que quand elles sont faites par le médecin lui-même. Celui-ci avec la même dose de médicament apporte un appoint précieux : ses encouragements et ses bons conseils. Il ne vient pour ainsi dire jamais faire l'injection sans relever tel ou tel détail qui sans cela aurait passé inaperçu.

IMPORTANCE DE LA CAMPAGNE.

Un point important rapproche cependant le sanatorium et le home-sanatorium. Le traitement hygiénique, pour être complet, pour agir dans toute sa plénitude, doit être fait à la campagne. Sans doute même en plein Paris la suralimentation donne des résultats ; le repos n'est pas impossible ; la cure d'air permanente, faite aux étages élevés des maisons et dans les rues pas trop poussiéreuses, garde une efficacité. Mais tout cela est bien loin de la tranquillité obtenue à la campagne, de son air vif et pur. La suralimentation elle-même, cet élément de la cure hygiénique le moins infidèle et le moins impraticable dans les villes, est à la campagne singulièrement facilitée par l'excitation de l'appétit due au grand air. Un vieux passage de Van Swieten résume bien pour les tubercu-

leux ces avantages multiples de la vie des champs : « Rustica-
tionem phthisicis suadere solent Medici, non tantum ut puro,
bene perflato, et à majorum urbium inquinamentis libero
aere fruantur verum etiam ut, crescentibus viribus, ab omni
curâ liberi, levioribus agriculturæ laboribus corpus exerceant,
et tempus fallant ». Cette dernière remarque est fort juste.
A la campagne le tuberculeux trouve (chose impossible à la
ville) des exercices compatibles avec son état de santé, des
distractions inoffensives et même hygiéniques. Il évite à la
fois la fatigue et l'ennui.

Bien des discussions troublantes et acerbes sur les sanatoriums populaires auraient pu être évitées en s'en tenant
comme premier point de controverse à ce principe fondamen-
tal : « Est-ce à la ville, est-ce à la campagne que les tuberculeux
pauvres ont le plus de chance de guérison ? » Au fond, quel
est le médecin qui, se sentant atteint de tuberculose, resterait
pour se soigner à Paris ? Les sanatoriums, ne fût-ce qu'en
constituant pour les malades indigents le seul moyen possible
de séjour à la campagne, gardent une indiscutable utilité. Le
rôle des soins donnés par le médecin, de sa surveillance incessante a été tout à l'heure mis en pleine lumière. Et cependant,
s'il fallait choisir, on devrait placer encore au-dessus de cette
action médicale l'efficacité du séjour en pleine campagne. Un
tuberculeux au début aurait plus de chance de guérir livré à
lui-même dans une ferme perdue loin de tout centre habité
que suivi et soigné deux fois par jour par le médecin le plus
habile et le plus consciencieux, dans un appartement même à
peu près confortable du centre de Paris. Le mot définitif résu-
mant le meilleur du traitement et peut-être le plus important de
la prophylaxie dans la tuberculose, semble bien avoir été dit,
voici près de trois cents ans déjà, par Van Swieten. Et ce mot
c'est la vie des champs, « *rusticatio* ». A toutes les époques
d'ailleurs, depuis Hippocrate jusqu'à Laennec, émerge cette
grande notion de thérapeutique, le retour du tuberculeux vers
la vie agreste et vers la terre qui guérit. Cette notion, par
les séparations et les départs qu'elle exige, entraîne des
sacrifices réels. Elle rencontre souvent des résistances. Elle
ne saurait être scientifiquement contestée.

LES QUATRE FACTEURS DE LA CURE DE SANATORIUM.

Des quatre moyens employés par les sanatoriums ou par la cure hygiénique des home-sanatoriums, la suralimentation est peut-être le plus important. Elle offre en tout cas cet avantage d'être applicable partout. Malgré sa simplicité et peut-être à cause de sa simplicité même, elle n'est pas toujours bien comprise. On accorde trop d'importance à la quantité, pas assez à la qualité ou plutôt à la nature des aliments. Il faut, comme toujours, pour retrouver le principe exact, revenir à la méthode initiale : la suralimentation carnée. Celle-ci sera donc étudiée tout d'abord avec les règles générales de l'alimentation. Les autres moyens de suralimentation feront l'objet d'un chapitre spécial. Quelques-uns d'entre eux : huile de foie de morue, koumys, glycérine, alcool, sucre, sont presque des médicaments. Ils sont loin d'être sans valeur, mais ils sont aussi loin d'être sans inconvénients. Cette distinction fondamentale entre la suralimentation par la viande et la suralimentation par les autres produits nutritifs évitera bien des mécomptes, bien des intolérances et beaucoup d'insuccès.

La cure de repos est la partie du traitement la plus individuelle, la plus délicate à régler. A ce chapitre se rattachent des questions pratiques importantes sur la valeur de tels ou tels exercices, de telles ou telles occupations. Le choix des vêtements, le rôle possible du massage et de l'hydrothérapie seront ainsi étudiés avec la cure de repos.

La cure d'air comporte tout d'abord une technique générale à peine variable suivant les climats et suivant les individus. Il faut arriver à l'aération permanente, à la suraération. Mais ce chapitre d'ensemble doit se compléter par des chapitres accessoires sur des facteurs thérapeutiques d'un intérêt capital, l'altitude, le climat marin, les stations d'hiver. Avec cette notion de la cure d'air, toute la climatothérapie prend un aspect aussi intéressant que nouveau. Cette science, un peu démodée, retrouve sa valeur réelle et presque sa prépondérance d'autrefois.

La quatrième partie des méthodes sanatoriennes, l'antisepsie, sera plus utilement étudiée avec le traitement antiseptique de la tuberculose en général. Avant tout prophylactique, elle paraît moins importante en dehors des établissements collectifs et dans la tuberculose au début. Mais derrière les précautions antiseptiques minutieuses semblant presque exagérées, il faut voir leur but véritable : l'asepsie nécessaire. Dans l'évolution de la tuberculose, la longue série des réinfections secondaires soit spécifiques, soit banales, joue un rôle aussi important même que l'affection bacillaire initiale. Ces réinfections graves seront évitées par l'asepsie et par ses deux facteurs essentiels : la propreté et l'antisepsie.

Ce traitement par les moyens purement hygiéniques présente deux grands avantages. Il peut être institué sans inconvénient dès le premier début à la période encore incertaine et douteuse du diagnostic. Il donne à cette période précoce ses résultats les plus complets. Ces résultats seront encore plus rapides et plus efficaces dans les affections pouvant simuler la tuberculose : anémie, neurasthénie, impaludisme, déchéances organiques de toute nature, que dans la tuberculose vraie. Ce traitement peut en outre être continué assez facilement et maintenu longtemps après la guérison apparente. Il permet ainsi d'éviter les rechutes si fréquentes quand le convalescent de tuberculose abandonne trop tôt tout régime et tous ménagements. La tuberculose est une infection longue et tenace, difficile à éteindre complètement. Ses réveils sont très communs quand reviennent des conditions défavorables d'existence. Le maintien du traitement hygiénique écarte ces conditions défavorables ou permet tout au moins d'atténuer leur effet fâcheux.

CHAPITRE PREMIER

LA SURALIMENTATION EN GÉNÉRAL ET LA SURALIMENTATION CARNÉE.

SOMMAIRE. — I. **La suralimentation en général** : Difficultés et importance
de la suralimentation. Nombre des repas. Choix des aliments. Menus
des sanatoriums. Quantité nécessaire d'aliments. Choix des boissons : le
lait. — II. **La suralimentation carnée** : Importance de la viande. Viande
crue. Poudre de viande. Urée. La zomothérapie : possibilité de son rôle
antitoxique. Aliments azotés divers. Utilité de quelques aliments exceptionnels. — III. **Les prétendus accidents de la suralimentation.**

I. — La suralimentation en général.

DIFFICULTÉS ET IMPORTANCE DE LA SURALIMENTATION.

Dans le traitement hygiénique de la tuberculose, la suralimentation est le problème le plus délicat contenant le plus de
variations individuelles. Elle exige, pour ne pas surmener
l'estomac, l'intestin, le foie et le rein, une surveillance médicale très intense. Mais elle est en même temps la partie du
traitement hygiénique la plus facile à appliquer partout, même
dans les classes pauvres et même à l'hôpital. Cette facilité
d'emploi donne à la suralimentation une grande importance.
Employée de bonne heure et systématiquement au moindre
soupçon, elle résoudrait presque le grave problème social du
traitement de la tuberculose dans les classes laborieuses. « La
poudre de viande, écrit justement Grancher (1), convient à
merveille à la clientèle ouvrière des dispensaires, qui devraient
l'obtenir à prix coûtant, ou la fabriquer eux-mêmes, et la dis-
tribuer largement aux ouvriers simplement fatigués, débilités,
surmenés, et, *a fortiori*, à ceux qui commencent une tuberculose.

(1) GRANCHER, Tuberculose et sanatorium (*Bulletin médical*, 1903, p. 222).

« L'ouvrier, reconnu atteint d'une *tare inspiratoire*, ou d'un chimisme pulmonaire défectueux, ou des deux, recevrait, pour tout traitement, trois ou quatre cuillerées à soupe de poudre de viande chaque jour.

« On n'use pas assez, à mon avis, de ces poudres, que M. Debove a introduites dans la thérapeutique. »

C'est à dessein que la poudre de viande est citée dès le début de ce chapitre. Tous les mécomptes dans l'emploi de la suralimentation, tous les accidents observés tiennent en effet à l'oubli de cette règle fondamentale établie dans le mémoire original du professeur Debove (1) : La qualité a plus d'importance que la quantité des aliments.

Deux principes ont servi de guide au professeur Debove dans sa découverte de la suralimentation : 1° La suralimentation a pour but de modifier l'organisme, de le rendre peut-être moins favorable à la culture du bacille tuberculeux, de le rendre certainement plus résistant contre ses lésions. Elle doit par suite être intensive. 2° Pour que cette suralimentation produise les effets cherchés, il est indispensable que la grande quantité d'aliments que l'on fait ingérer soit assimilée et que le malade bénéficie de tout ce qu'il mange. La question qui reste finalement à résoudre est donc la suivante : Quels sont les aliments qui peuvent être pris en assez grande quantité pour réaliser la suralimentation sans produire ni vomissement, ni diarrhée?

Il ne suffit donc pas, pour faire de la suralimentation, de dire au malade : « Mangez souvent, mangez beaucoup ». Il ne suffit pas de multiplier les repas et le nombre des plats servis. Cette pratique aboutit presque toujours très vite à la dyspepsie et à la révolte stomacale. Quand l'estomac est plus tolérant en apparence, c'est à la longue l'intestin qui se fatigue. L'entérite muco-membraneuse et même la typhlite ne sont pas rares chez les malades traités par cette fausse suralimentation.

Toute une série de données relatives à l'emploi de la suralimentation dans les tuberculoses compliquées de dyspepsie, de vomissements, d'anorexie, de fièvre, d'hémoptysie, de diarrhée, de constipation, de sueurs nocturnes, d'insuffisance urinaire se retrouveront à l'étude du traitement symptoma-

---

(1) Debove, Leçons sur la tuberculose parasitaire. Paris, 1884, p. 76 et suivantes.

tique. Un peu minutieuses, poussées jusqu'à la passion dans certains sanatoriums, ces règles pour approprier le traitement alimentaire à chaque complication offrent un grand intérêt pratique. Elles dispensent presque dans bien des cas du traitement médicamenteux. Elles montrent, quand elles sont bien suivies, une efficacité justifiant pleinement le mot de Dettweiler : « Ma cuisine est ma vraie pharmacie ».

En dehors de ces données spéciales, voici les règles les plus générales applicables au nombre des repas, au choix des aliments, aux menus ordinaires des sanatoriums, au choix des boissons, à la suralimentation carnée (viande crue, poudre de viande, zomothérapie, aliments azotés divers). Ces aliments azotés sont en effet, comme on le verra, la base de la suralimentation.

NOMBRE DES REPAS.

Pour le nombre des repas, deux systèmes très distincts sont en présence : 1° le système allemand portant ce nombre à six, huit et même plus par jour, permettant même, dans l'intervalle, l'usage du lait à peu près à discrétion ; 2° le système français comportant seulement quatre repas : déjeuner du matin, dîner de midi, goûter, souper, admettant tout au plus, chez les malades la supportant bien, une tasse de lait supplémentaire au moment du coucher du soir.

Même dans les conditions les plus favorables (séjour en pleine campagne ou à l'altitude, cure d'air, repos complet) les repas trop multipliés sont rarement bien supportés par les malades français. Ils déterminent vite ces phases d'intolérance avec céphalée, dyspnée, palpitations, vertige cérébral : principal obstacle à la suralimentation. Beaucoup de tuberculeux ayant de mauvaises nuits troublées par de l'insomnie, par des cauchemars, par de la toux, par des sueurs nocturnes voient tous ces accidents disparaître en faisant un repas du soir moins copieux et plus léger, en terminant ce repas trois heures au moins avant de se mettre au lit et en ne prenant rien, pas même une tasse de lait, au moment de se coucher. C'est là une règle pratique importante. Afin de respecter le sommeil, ce facteur essentiel dans la réparation de l'état général, tout l'effort de la suralimentation doit porter sur les repas du matin.

La durée des repas doit toujours être très longue. Dans les

sanatoriums on compte un peu sur ces longues heures passées à table pour tromper le temps. Mais en outre un repas un peu copieux, pris très lentement, est de digestion plus facile. — Une bonne mastication diminue beaucoup la fatigue stomacale. Aussi la suralimentation par les aliments ordinaires est-elle toujours plus difficile en cas de mauvaises dents. Un bon dentiste est l'auxiliaire obligé et précieux du médecin dans tous les sanatoriums. — Même pour le lait et les aliments liquides, la lenteur dans l'ingestion est importante. Dans certains sanatoriums d'Allemagne on recommande aux malades de mettre une demi-heure pour boire un demi-litre de lait.

CHOIX DES ALIMENTS.

Une grande variété dans l'alimentation est une condition toujours très favorable. Les repas doivent, autant que possible, comprendre plusieurs mets différents et en particulier un plat de viande chaude et un plat de viande froide. Par un caprice d'appétit, tel qui mangera largement du premier mangerait peu du second et inversement.

Il ne faut même pas craindre un dîner d'extra de temps à autre. Trop multipliés, ces repas à menus compliqués sont une cause fréquente de dyspepsie. Suffisamment espacés, ils semblent plutôt favorables pour stimuler et pour réveiller l'estomac.

Chaque tuberculeux a des aliments qu'il digère moins bien. Il doit les connaître et les éviter. Mais, sauf ces contre-indications individuelles, ces véritables idiosyncrasies, tous les aliments possibles peuvent figurer dans le régime. Les fruits secs (noix, amandes), les salades trop vinaigrées, les mets trop épicés semblent pourtant augmenter la toux.

MENUS DES SANATORIUMS.

Pour fixer les idées, voici les menus donnés au sanatorium d'Hauteville pour les deux principaux repas pendant une semaine d'hiver et pendant une semaine d'été. Ces menus sont presque parfaits. Le choix d'aliments moins nombreux et plus légers au repas du soir, le choix d'aliments beaucoup plus gras en hiver, la large part donnée aux légumes, tout cela est très judicieux. Souvent même les légumes sont, on le remarquera, servis avant la viande, celle-ci exigeant moins d'appétit. Les potages, particulièrement nourrissants et facilement acceptés, sont avec raison donnés deux fois par jour, à midi comme au soir. Enfin les fruits figurent dans la plupart des menus, usage excellent, d'une part en raison de leur richesse en phosphates, d'autre part parce que, mieux que tout autre moyen, ils enlèvent ce léger dégoût laissé toujours par un repas copieux, où le malade a dû légèrement dépasser son appétit. En hiver surtout, les pommes et les oranges, par leur agréable acidité, combattront très utilement la rancœur due aux aliments un peu gras. Une seule addition pourrait être faite à ces menus. Les viandes froides n'y figurent pas suffisamment. Elles sont précieuses dans bien des cas d'anorexie, utiles et agréables surtout par les fortes chaleurs d'été.

SANATORIUM D'HAUTEVILLE.

Menus du 30 décembre 1900 au 5 janvier 1901.

LUNDI.

Matin.

Consommé au pain.
Choucroute petit salé.
Veau en civet.
Nouillettes napolitaine.
Gruyère et pommes.

Soir.

Potage de ménage.
Pommes paysanne.
Gigot rôti.
Figues.

MARDI.

Matin.

Consommé pâtes d'Italie.
Sardines et beurre.
Pommes en purée.
Bœuf braisé.
Fromages et fruits.

Soir.

Potage.
Riz au fromage.
Quartier de mouton rôti.
Confiture.

MERCREDI 1er JANVIER.

Matin.

Potage parfait.
Quenelles financière.
Filet bœuf jardinière.
Champignons à la crème.
Alouettes rôties (Vin de Pontet 1898).
Salade.
Saint-Honoré.
Poires. Café.

Soir.

Potage purée Parmentier.
Haricots blancs à la crème.
Veau rôti.
Confitures et pralinées.

JEUDI.

Matin.

Consommé au pain.
Saucisson chaud.
Pot-au-feu.
Pommes en salade.
Gruyère et fruits.

Soir.

Potage poireaux.

Macaroni au gratin.
Rosbif rôti.
Marrons grillés.

VENDREDI.

Matin.

Consommé à l'orge.
Poisson.
Riz à l'italienne.
Cuisse de bœuf rôtie.
Fromage et fruits.

Soir.

Potage paysanne.
Purée de pois cassés.
Veau rôti.
Dessert.

SAMEDI.

Matin.

Consommé au pain.
Choux farcis.
Lentilles au jus.

Bœuf rôti.
Fromage et dessert.

Soir.

Potage de ménage.
Pommes en gratin.
Gigot.
Dessert.

DIMANCHE.

Matin.

Consommé vermicelle.
Poulet gros sel.
Oseille aux croûtons.
Rosbif rôti (Pontet vieux 1898).
Salade.
Gâteaux des Rois.
Dessert et café.

Soir.

Potage riz purée.
Pommes frites.
Veau rôti.
Gâteaux secs et confitures.

Menus du 30 juin au 6 juillet 1900.

DIMANCHE.

Matin.

Consommé pâtes d'Italie.
Pieds de veau à l'huile.
Pommes nouvelles.
Rosbif rôti.
Salade.
Gruyère et cerises.

Soir.

Potage purée croûtons.
Petits pois au lard.
Longe de veau rôtie.
Palmers et confiture.

LUNDI.

Matin.

Consommé au pain.
Gras double grillé persillade.
Pommes de terre au lard.
Côtes de bœuf rôties.
Fromage et cerises.

Soir.

Potage de ménage.
Nouillettes à l'italienne.
Cuissot de veau rôti.
Pruneaux.

MARDI.

Matin.

Potage sagou.
Petits pâtés volaille à la gelée.
Haricots verts.
Rosbif rôti.
Salade.
Fromage et poires.

Soir.

Potage purée Saint-Germain.
Pommes nouvelles au beurre.
Gigot rôti cresson.
Riz Condé.
Fruits.

	MERCREDI.		VENDREDI.

MERCREDI.

Matin.

Consommé au pain.
Omelette au fromage.
Pot-au-feu.
Blettes napolitaine.
Gruyère et cerises.

Soir.

Potage paysanne.
Épinards à la crème.
Veau rôti.
Figues et gâteaux secs.

JEUDI.

Matin.

Consommé tapioca.
Foie de veau.
Haricots verts.
Veau sauté chasseur.
Fromage et fruits.

Soir.

Potage purée de fèves.
Pommes frites.
Cuisse de bœuf rôtie.
Confiture.

VENDREDI.

Matin.

Consommé au pain.
Œufs à l'aurore.
Navarin printanier.
Blettes à la crème.
Fromage et groseilles.

Soir.

Potage de ménage.
Pommes de terre sautées.
Bœuf en daube.
Cerises.

SAMEDI.

Matin.

Consommé semoule.
Tomates farcies.
Gigot rôti.
Salade de pommes de terre.
Gruyère et fruits.

Soir.

Potage.
Macaroni au gratin.
Côtes de bœuf rôties.
Suprèmes Pernot et Palmers.

Voici, d'autre part, à titre de comparaison, le tableau des menus d'une semaine et la règle alimentaire la plus générale au sanatorium d'Alger. Le repas intercalaire de dix heures du matin est supprimé quand l'expérience démontre son influence nuisible à l'appétit pour le grand repas de midi.

Le repas du soir est fait de bonne heure, ce qui permet de laisser un long intervalle entre la fin de ce repas et le moment où le malade se couche. Le sommeil est ainsi beaucoup meilleur. Quelques rares malades, à estomac jeune et très complaisant, prennent seuls, en outre de ces repas, une tasse de lait au moment de se coucher.

Même lorsqu'un malade doit garder la chambre et ne peut descendre à la table commune, on évite enfin de le laisser manger seul. Un repas pris isolément est toujours pris avec moins de plaisir, moins d'appétit qu'un repas pris en société. La digestion est ainsi beaucoup moins facile.

JOURS	DÉJEUNER SEPT H.	SURALIM. DIX H.	DÉJEUNER : MIDI	SURALIM. QUATRE H.	DINER : SIX HEURES
Lundi	Ou café, — ou lait. — ou chocolat, — avec pain grillé et confiture, — ou fromage et beurre.	Ou deux œufs crus. — ou poudre de viande et lait. — ou fromage (gruyère, hollande, etc.), avec beurre et pain grillé, — ou sardines, — ou thon à l'huile avec pain et beurre. — Vin.	(Hors-d'œuv.) Sardines Cervelles Gigot Pommes purée Macaroni au gratin Fromage Gâteaux. — Fruits	Ou viande crue râpée. — ou œufs crus. — avec sardines et thon à l'huile, — pain et beurre. — Vin.	Purée aux croûtons Omelette fines herbes Blanquette de veau Pommes ragoût Œufs à la neige
Mardi			(Hors-d'œuvre) Thon Jambon Beefsteak Pommes frites Pigeons rôtis Fromage. — Fruits, etc.		Potage Parmentier Œufs à la coque Gigot d'agneau Purée de haricots Gâteau de riz
Mercredi			(H.-d'œ.) Concombres à l'huile Veau froid Rosbeef Merlans frits Pommes sautées Nouilles à l'italienne Fromage. — Fruits, etc.		Potage Julienne Œufs sur le plat Poulet en sauce Lentilles au jus Flan au lait
Jeudi			(Hors-d'œuv.) Sardines Jambon Blanquette de veau Côtelettes panées Pommes maître d'hôtel Soufflé au fromage Salade Fruits, etc.		Purée aux haricots Œufs pochés Soles au vin blanc Épinards au jambon Gâteau de semoule
Vendredi			(H.-d'œ.) Filets de harengs à l'huile Raie au beurre noir Langue fumée Gigot Pommes frites Haricots blancs Fromage. — Fruits		Potage printanier Beignets de cervelles Méraud mayonnaise Macaroni au gratin Haricots verts Crêpes
Samedi			(Hors d'œuv.) Sardines Poulet au blanc Jambon Filet de bœuf rôti Pommes hollandaises Salade Fromage. — Fruits, etc.		Purée aux croûtons Omelette au jambon Brochet matelote Nouilles au gratin Épinards Croquettes de riz
Dimanche			(Hors-d'œuvre) Thon Rougets au gratin Gigot froid Rosbeef au jus Beignets de cervelles Croquettes aux pommes Salade Fromage. — Fruits, etc.		Consommé au tapioca Bœuf en sauce Grives Pommes étuvées Omelette au rhum Gâteau moka

Voici enfin, d'après Savoire (1), l'emploi d'une journée et les menus d'une semaine au sanatorium populaire allemand d'Edmundsthal.

7 heures : Premier déjeuner. — Après, douches, frictions. Jusqu'à 9 heures, promenade.

9 à 10 heures : Cure de repos ; visite des médecins dans les « Liege-halle » (galerie de cure).

10 heures : Second déjeuner.

10 heures à midi : Promenade ou récréation (correspondance, jeux), selon les prescriptions du médecin.

Midi un quart à 1 heure : Cure de repos.

1 heure et demie : Dîner, promenade ou récréation.

2 heures et demie à 3 heures trois quarts : Cure de repos.

4 heures : Goûter ; promenade ou récréation.

5 heures trois quarts : Visite des malades souffrant de la gorge, du larynx, du nez, des oreilles.

6 à 7 heures : Cure de repos ; visite du médecin.

7 heures un quart : Souper ; cure de repos ou récréation.

9 heures : Collation (lait) ; coucher.

En hiver, le déjeuner se prend à sept heures et demie et le coucher a lieu à huit heures et demie.

Ces prescriptions, naturellement, sont susceptibles de modifications, selon les ordres du médecin-directeur.

La nourriture est abondante et d'excellente qualité. Les repas se composent de la façon suivante :

Premier déjeuner : Lait, café, petits pains, beurre.

Second déjeuner : Lait, thé, petits pains avec viande froide, sandwiches ou œufs.

Dîner : Soupe, viande, légumes, pommes de terre, bière.

Goûter : Pain beurré ; viande froide ou chaude ; lait, thé ou bière. Au moment du coucher, une tasse de lait.

Le lait entre pour une grande partie dans l'alimentation des malades, qui en consomment au moins deux litres par jour.

Les menus sont soumis à l'approbation du médecin.

Dimanche.

2e déjeuner : 1/2 saucisson, 1/2 cervelas, bouillon.

Dîner : Roastbeef, choux-fleurs, pommes de terre, soupe au vin.

Souper : Viande rôtie, fromage, bière.

Lundi.

2e déjeuner : Saucisses bouillies.

Dîner : Blanquette de veau, asperges, soupe aux fruits.

Souper : Viande froide, pommes de terre.

Mardi.

2e déjeuner : Œufs, sandwiches.

Dîner : Beefsteak aux oignons, soupe aux pommes de terre.

Souper : Pommes de terre, poisson, bière.

Mercredi.

2e déjeuner : Viande de porc rôtie ou jambon.

Dîner : Boulettes de viande, pommes de terre, concombres, soupe au pain.

Souper : Pommes de terre, harengs, bière.

Jeudi.

2e déjeuner : Sardines, soupe.

Dîner : Bouillon au riz, hochepot.

Souper : Viande froide, fromage, bière.

Vendredi.

2e déjeuner : Saucisses fumées.

Dîner : Viande de bœuf, pommes de terre frites, choux verts, soupe aux fruits.

Souper : Bouillie de gruau, fromage, lait.

Samedi.

2e déjeuner : Cacao, fromage.

Dîner : Poisson frit, salade de pommes de terre, soupe aux pois.

Souper : Saucisses de Francfort, pommes de terre à la sauce blanche, bière.

(1) Savoire, *Bulletin médical*, 1902, p. 1073.

On remarquera ce détail, assurément curieux, que la soupe, pour ne pas diminuer l'appétit, est donnée seulement à la fin du repas.

QUANTITÉ DES ALIMENTS.

En dehors du choix des aliments, la quantité a une très grande importance. La quantité nécessaire pour obtenir une ration d'albuminoïdes suffisante est très souvent exagérée. Il en résulte une dépense pécuniaire inutile, une fatigue de l'estomac et de l'intestin. Souvent même cette quantité exagérée d'albumine réagit sur l'absorption des graisses et des hydrocarbures. « L'équilibre azoté, disent Grancher et Barbier, n'est plus atteint. Malgré une alimentation excessive carnée, le malade maigrit et ses urines contiennent en excès de l'azote incomplètement oxydé. » Ces matières albuminoïdes incomplètes : leucine et tyrosine, ont une toxicité réelle. Dans les cultures elles semblent, comme l'a vu Villemin, faciliter la végétation du bacille tuberculeux. Il est donc important d'éviter leur production.

Grancher et Barbier ont calculé avec soin la quantité d'aliments nécessaires pour représenter la ration moyenne d'entretien en matières albuminoïdes. Cette ration est de 119,9. Elle représente en chair musculaire 119 par 4,75, c'est-à-dire 565 grammes de viande maigre, ce qui est beaucoup. Aussi vaut-il mieux donner par exemple en évitant un régime trop exclusif :

	Albumine.	
Le matin : 200 grammes de lait	8	14
1 œuf	6	
A midi : 2 œufs	12	
150 grammes de viande maigre	31	55
50 grammes de jambon	12	
Le soir : 150 grammes de rôti	31	51
100 grammes de viande pulpée	20	
		120

En substituant d'autres aliments, en y mélangeant des farines de légumineuses, des purées-soupes, le médecin peut faire pour la semaine un régime varié, contenant toujours 120 grammes d'albumine. Exemple :

```
Matin : 150 grammes de soupe au lait..............    7 ⎫
            2 jaunes d'œufs.......................    5 ⎭ 12
Midi  :   2 œufs...............................   12 ⎫
          50 grammes de pulpe de viande..........   10 ⎪
         100 grammes de veau....................   15 ⎬ 52
          50 grammes de purée de lentilles........   14 ⎪
             Biscuit, dessert....................    1 ⎭
Soir  :  50 grammes de potage purée de légumes..   12 ⎫
         150 grammes de rôti....................   31 ⎪
          50 grammes de viande froide............    9 ⎬ 53
          50 grammes de légumes verts...........    1 ⎭
                                                   ―――
                                                   117
```

En ajoutant à ces régimes 300 à 400 grammes de pain, on voit qu'on composera facilement un bilan nutritif de 120 grammes d'albumine par jour. La poudre de viande représentant cinq fois son poids de viande ordinaire permet encore mieux d'obtenir ce bilan (1).

CHOIX DES BOISSONS.

Théoriquement, la boisson idéale pour les tuberculeux est le *lait*. Le lait est un aliment en même temps qu'une boisson. Bu facilement et en grandes quantités, bu même dans l'intervalle des repas, il est, dit Dettweiler, le sou d'épargne des phtisiques. Les malades buvant beaucoup de lait engraissent vite, prennent un teint florissant et de santé. En cas d'irritation pharyngienne, en cas de toux, le lait est la boisson la moins irritante et constitue presque un calmant local.

Voici d'autre part les inconvénients. Chez beaucoup de malades, le lait donné comme boisson aux repas diminue très vite l'appétit. Il donne des digestions pénibles avec fermentations gazeuses désagréables. L'addition d'eau de chaux (une cuillerée à dessert par tasse), la précaution de boire le lait lentement et à petites gorgées atténuent la dyspepsie, mais non l'anorexie. Un autre inconvénient fréquent, la diarrhée, est de suppression plus facile. Le lait additionné par litre d'une cuillerée à soupe de la solution de chlorure de calcium au centième produit bien rarement la diarrhée.

Le lait donné dans l'intervalle des repas est, si l'on examine les choses de près, plus redoutable encore pour la conservation

(1) GRANCHER et BARBIER, Tuberculose pulmonaire (*Traité de médecine*, vol. VI, p. 647).

de l'appétit. Donné le soir ou la nuit, il est parfois très bien toléré; plus fréquemment il est mal supporté et cause de l'insomnie et des transpirations.

Dans les périodes de malaises dues à l'insuffisance rénale et même dans les premiers accidents d'urémie, le régime lacté absolu peut au contraire, comme on le verra, avoir une utilité de premier ordre.

Mais d'une façon générale le lait sera surtout donné au repas du matin et au goûter de quatre heures. Le mieux est de ne pas dépasser un demi-litre à chacun de ces repas. L'addition de café, de thé, de chocolat est très utile pour varier la saveur et éviter le dégoût. La poudre de viande se mélange aussi très bien au lait.

Au repas du midi et du soir, le lait sera surtout donné sous forme combinée de potages. de crèmes, de bouillie, d'entremets sucrés.

Le lait encore chaud sortant du pis, outre sa digestion plus facile et sa saveur agréable, possède des propriétés toniques spéciales perdues par le refroidissement et surtout par l'ébullition. Mais ce lait non bouilli est une cause possible de contagion tuberculeuse. A la campagne le lait provenant de vaches reconnues bien portantes, le lait de chèvre, le lait d'ânesse peuvent cependant être bus sans inconvénients au sortir du pis. Au début du XIXᵉ siècle, le lait d'ânesse fut même regardé comme le remède par excellence dans la phtisie pulmonaire. Ce lait, malheureusement difficile à se procurer, calme certainement très bien la toux.

Le lait de vache de provenance inconnue doit être stérilisé par la chaleur. Mais on peut se contenter, suivant le conseil de Pasteur, de le porter à 70° ou 75° environ. Ce lait reste plus sapide, plus agréable, moins lourd à digérer que le lait bouilli, il offre une sécurité suffisante; il garde enfin un pouvoir tonique supérieur, car ses lécithines ne sont pas détruites, comme cela a lieu par l'ébullition.

Des tentatives intéressantes ont été faites pour obtenir des laits riches en principes médicamenteux utiles : chlorures ou phosphates. Ces tentatives méritent d'être connues pour les malades soignés à la campagne. Elles ne sont pas sans valeur, quand elles sont faites avec le soin suffisant.

Le seul fait de donner à la chèvre ou à la vache laitière une nourriture abondante comportant des fourrages secs, du son, des carottes plutôt que des herbes vertes ou des pulpes, donne déjà un lait plus minéralisé. Mais on peut en outre pour une chèvre ajouter chaque jour à la nourriture soit 30 grammes de sel gris, soit 20 grammes de phosphate de chaux (poudre d'os). Ces quantités sont données graduellement. Les proportions sont triplées pour une vache. Le passage partiel des chlorures et des phosphates ainsi donnés dans le lait est incontestable. Et peut-être, comme le croyait Rabuteau, ces sels y passent-ils à l'état de combinaisons spéciales, d'assimilation plus facile.

Le lait, pour les grands repas du midi et du soir, est loin d'être en général la meilleure boisson.

Chez la majorité des malades, mieux vaut réserver le lait au petit repas du matin et au goûter de quatre heures. Pour les deux repas principaux, le vin, le cidre, la bière ont l'avantage de moins diminuer l'appétit. Le bon *vin rouge* pour les estomacs le supportant bien est un tonique précieux, presque un médicament, par sa richesse en tannin (2 gr. par litre dans les vins rouges de Bordeaux) et en phosphates. Le *cidre*, moins alcoolique, renferme lui aussi une forte proportion de tannin et de phosphates. Il a souvent le défaut d'être trop acide. La *bière* enfin possède une valeur nutritive très réelle, égale parfois à celle du lait. Certaines bières fortes et bières de malt renferment jusqu'à 14 p. 100 d'extrait solide. Elles contiennent en particulier 3,8 p. 100 de matières albuminoïdes, soit 38 grammes par litre. Elles sont, suivant l'expression anglaise, un véritable pain liquide. Dans le choix de la boisson, on tiendra d'ailleurs compte des préférences individuelles variant pour chaque malade. L'*eau pure* elle-même, la bonne eau de source, présente dans quelques cas de dyspepsie une supériorité marquée. Mais, sauf pour quelques estomacs très irritables, mieux vaut ne pas renoncer aux boissons plus toniques et plus nutritives. Le *café*, le *thé* sont eux-mêmes recommandables par leur action stimulante et leur richesse en tannin. Au goûter de quatre heures l'addition de thé au lait est très utile pour produire une légère excitation, combattre la période de frisson et de malaise, fréquente à ce moment chez beaucoup de tuberculeux, lorsqu'ils ont une fièvre même légère. Le thé, le café sont également très bons pour activer la digestion finale du principal repas fait à midi. En cas de tachycardie, le café pur, le thé trop fort peuvent avoir des inconvénients.

Pour bien digérer un menu copieux, une règle importante des sanatoriums est de boire peu et à petites gorgées. Il faut éviter surtout de boire beaucoup au début pour ne pas diluer le suc gastrique. En cas de dilatation de l'estomac (et Bouchard a montré sa fréquence chez les tuberculeux), les boissons trop abondantes prises au repas sont particulièrement nuisibles. Mieux vaut à la rigueur, si la soif est trop vive, boire soit tout à fait à la fin, soit dans l'intervalle des repas.

II. — La suralimentation carnée.

IMPORTANCE DE LA VIANDE.

L'importance de la viande dans l'alimentation des tuberculeux est incontestable. On a fait sur son rôle bien des théories. La *viande crue*, le suc musculaire possèdent-ils une action mystérieuse, une propriété antitoxique? Le régime carné donne-t-il à l'organisme humain un surcroît de résistance rappelant la résistance ordinaire des animaux carnivores à la tuberculose? Crée-t-il une sorte d'arthritisme accidentel? Favorise-t-il la formation de leucocytes et la défense phagocytaire. Contribue-t-il à l'enkystement fibreux des bacilles, enkystement qui, comme l'ont montré les recherches histologiques de Grancher, exige un apport considérable de matériaux azotés? Tout cela fut invoqué, mais tout cela, sauf l'hypothèse de Grancher, reste encore incomplet comme démonstration. D'ailleurs, l'expérience pratique suffit.

Au fond, toutes les variétés de viandes sont bonnes. Toutes, en effet, sont riches en albuminoïdes et en phosphates. La variété dans le choix (viande de boucherie, volailles, poissons) et dans la préparation (rôti, ragoût) est utile pour stimuler l'appétit. Toutefois la viande crue, la gelée de viande, la poudre de viande, le suc musculaire ont vraiment une action spéciale. Cette action est intéressante à comparer avec celle de quelques autres aliments : œufs, huîtres, poisson, aliments qui sont riches, eux aussi, en éléments azotés.

VIANDE CRUE.

Le traitement de la tuberculose par la *viande crue* est ancien déjà. Les retentissantes communications de Fuster (de Montpellier) remontent à 1865. Fuster donnait chaque jour 100 à 300 grammes de viande crue, réduite en pulpe finement pilée et tamisée et additionnée de 100 grammes de cognac. Le cognac peut être très diminué comme quantité et même entièrement supprimé. Mais tous les autres détails sont indispensables au succès de la méthode. La quantité de 300 grammes par jour doit être atteinte et plutôt dépassée. La viande simplement hachée ne doit pas être substituée à la pulpe obtenue par le raclage, puis pilée et tamisée ; cette dernière pulpe est plus fine et beaucoup plus assimilable. La viande grossièrement hachée est aussi moins facilement acceptée que la pulpe obtenue par le raclage. Celle-ci est prise très facilement dans du bouillon, du tapioca, des œufs brouillés peu cuits. Pour préparer la pulpe de viande, on choisira de préférence la viande de bœuf, beaucoup plus agréable au goût, beaucoup plus longtemps prise avec plaisir que celle de mouton. Sans doute, il y a, avec la viande de bœuf, l'inconvénient possible du tænia. Mais c'est un incident assez rare, bien facile à faire disparaître. André (de Toulouse) s'est même demandé si le tænia survenant chez un tuberculeux n'était pas plus utile que nuisible. La stimulation nerveuse, l'augmentation d'appétit produites par le tænia ont paru chez quelques malades faire plus que compenser ses inconvénients. Dans trois cas, cette opinion m'a paru renfermer une grande part de vérité. On ne doit donc pas redouter outre mesure la production du tænia.

Une condition essentielle pour la tolérance de la viande crue est de donner toujours de la viande entièrement fraîche. En moins d'une heure la pulpe de viande s'altère et fermente en été. Il est même bon, pour préparer la pulpe de viande, de demander au boucher de la viande très fraîche, provenant d'un animal récemment tué et n'ayant pas été, suivant l'usage ordinaire, laissée à rassir et s'attendrir un ou deux jours. Cette règle évitera bien des accidents d'intolérance intestinale. Les selles (si fétides chez les malades qui prennent de la viande crue tant soit peu altérée) auront beaucoup moins cette odeur de fermentation repoussante. On évitera aussi l'alternance fréquente et désagréable de constipation et de diarrhée.

Chez les malades dégoûtés par la viande crue, voici un excellent mode d'administration indiqué par le Pr Gauthier. Cette préparation permet de donner un repas suffisant et de digestion facile aux malades les plus fébriles et les plus dépourvus d'appétit. « Prendre 250 grammes de filet, le débarrasser de toute graisse et peau, gratter dans tous les sens avec un couteau pour en extraire toute la pulpe. Écraser dans un bol avec un pilon pour obtenir une pâte. Verser sur cette pâte du bouillon *froid* en quantité suffisante pour une assiette à soupe. Passer le tout dans une passoire fine en pressant avec le pilon. Passer aussi une bonne carotte cuite à l'avance dans du bouillon. Ajouter deux jaunes d'œufs. Faire chauffer doucement au bain-marie en tournant le mélange. Prendre ce potage dès qu'il a la température suffisante. Éviter surtout de le faire chauffer à l'excès. »

GELÉES DE VIANDE.

Malgré leur goût excellent, leur aspect agréable, les *gelées de viande* étaient comme emploi assez discréditées. On leur refusait même, comme à la gélatine, toute valeur en tant qu'assimilation d'azote. Des recherches récentes de Voit ont démontré que ces substances collagènes, à défaut d'une grande valeur directe, ont une puissance considérable d'épargne en économisant la destruction de l'albumine et de la graisse dans l'économie. En cas de fièvre surtout, les gelées légèrement acides préparées suivant la recette de Ziemsen avec des pieds de veau cuits dans du vin blanc, sont devenues d'un emploi courant en Allemagne. En cas d'hémoptysies, les aliments gélatineux semblent avoir un effet hémostatique. Tous ces aliments : pieds de porcs ou de veau, tête de veau, constituent au moins un moyen de varier l'alimentation. La gelée de viande, les consommés fournissent une bonne ressource dans l'anorexie. La digestion des substances collagènes est un peu pénible chez les malades hypochlorhydriques. Elle sera facilitée en prenant au même repas quelques gouttes de bon vinaigre ou de citron.

Cet emploi des gelées de viande est surtout intéressant en cas de fièvre par tuberculose en évolution, quand les urines offrent la réaction diazoïque et renferment de grandes quantités de tyrosine et de leucine, produits de dislocation incomplète des matières albuminoïdes. Grancher et Barbier ont signalé en ce cas une supériorité importante des substances collagènes. Celles-ci, en effet, ne renferment pas au centre de leur molécule chimique le noyau aromatique : tyrosine. Elles sont en outre plus riches en azote que les albuminoïdes ordinaires. Par suite elles se décomposent, d'une part, pour l'azote en urée beaucoup plus facilement que les albuminoïdes, d'autre part en un produit riche en carbone qui économise les substances hydrocarbonées. 100 grammes de gélatine équivalent comme substitution possible à 31 grammes d'albumine et 25 grammes de graisse. Telle est, en effet, leur valeur d'épargne d'après les analyses de Voit.

Utilisant cette remarque de Grancher, nous avons très souvent, surtout chez les malades fébricitants, conseillé la gelée de viande et toujours avec de bons résultats. La gelée en nature, très agréable au début, fatigue après quelques jours. Mais il est facile de la mêler à des purées de légumes. Il est facile également, en faisant dissoudre une partie de gelée de viande dans deux parties d'eau bouillante, d'obtenir un excellent consommé aussi aromatique, plus nutritif et plus facile à digérer que le bouillon ordinaire, celui-ci étant toujours un peu gras.

Jaccoud, de son côté, regarde la gelée de viande, légèrement aromatisée et acidifiée au citron, comme un des aliments les plus utiles et les plus agréables soit en cas de fièvre, soit en cas d'hémoptysie.

LE BOUILLON ET LES PEPTONES.

D'autres préparations de viande, bien que très en faveur, ont une valeur beaucoup moindre. Le *bouillon* ordinaire est assez nourrissant quand il est gras ; mais il est souvent alors mal digéré. Dégraissé, il reste utile par son goût aromatique agréable ; il agit alors simplement pour stimuler l'appétit. La créatine et les sels de potasse contenus dans le bouillon ne sont pas en quantité suffisante pour avoir des inconvénients bien graves, sauf le cas d'insuffisance rénale. Les *extraits de viande* sont à cet égard beaucoup plus dangereux. Ils déterminent facilement de la diarrhée et des vomissements. Müller dans ses expériences a toujours été pris d'accidents gastro-intestinaux quand il ajoutait à sa nourriture ordinaire 30 grammes d'extrait de viande. Le *thé de viande* préparé dans la marmite américaine par un séjour de quatre à cinq heures au bain-marie est inoffensif. Mais il est plutôt encore moins nourrissant que le bouillon.

Les *peptones* offrent théoriquement un avantage précieux, puisqu'elles nourrissent et sont absorbées directement sans travail et sans fatigue pour l'estomac. Dans la pratique, les peptones commerciales donnent de nombreux mécomptes. A la longue, elles paraissent subir des altérations analogues à celles de la poudre de viande vieillie, en supposant même qu'elles aient toujours été dès le début parfaitement préparées. Leur emploi par l'estomac restera exceptionnel. Leur principale indication sera la possibilité de les donner par la voie rectale. La muqueuse du gros intestin absorbe, comme l'a montré Leube, parfaitement les peptones. Daremberg a montré la valeur de ce mode d'alimentation chez les tuberculeux atteints de phtisie laryngée et ne pouvant avaler qu'avec peine les solides et les liquides. Mais, comme on doit le conseiller pour la poudre de viande, Daremberg faisait préparer les peptones dans la famille même. C'est, en effet, le seul moyen d'avoir une préparation récente et parfaitement conservée. Il utilisait la formule d'Henninger : « Prendre 400 grammes de viande hachée de veau ou de bœuf sans graisse ; la mettre dans 2 litres d'eau additionnés de 12 centimètres cubes d'acide chlorhydrique pur du commerce et de 2 grammes de pepsine très active ; faire digérer à 45° pendant vingt-quatre heures, filtrer, neutraliser par une solution de carbonate de sodium, concentrer à 100°, de manière à réduire le liquide à un litre et filtrer de nouveau. On fait la même opération pour peptoniser six blancs d'œufs. Chaque jour, ses malades prenaient un lavement de peptones de viande et un lavement de peptones d'œufs. Daremberg (1) ajoutait à chacun d'eux 50 grammes de sucre. Ces lavements sont bien conservés, si on introduit auparavant dans l'intestin un peu d'eau avec quatre ou cinq gouttes de laudanum. On peut aussi se servir de lavements moins considérables pour aider une alimentation stomacale insuffisante. Mais cette voie d'introduction des matières azotées ne peut être suivie indéfiniment. »

POUDRE DE VIANDE.

La *poudre de viande* offre trois grands avantages : 1° elle est très nutritive sous un petit volume : cinq fois plus que la

______

(1) DAREMBERG, *Traitement de la phtisie pulmonaire*, t. II, p. 19.

viande ordinaire; 2° elle est, en raison de son extrême division, facilement peptonisée et digérée ; 3° elle ne donne jamais le tænia. Mieux que tout autre produit, elle répond à la définition donnée par Trousseau de l'aliment le plus utile et le plus digestible : celui qui fournit à l'économie la plus grande quantité d'éléments réparateurs en exigeant le moins de travail possible de la part des forces digestives. Son principal inconvénient est son prix élevé : presque 20 francs le kilogramme. Les poudres moins chères faites avec de la viande de cheval et non de bœuf gardent, malgré le lavage à l'alcool, un fumet désagréable amenant vite une invincible répugnance. Peut-être aussi ce lavage à l'alcool diminue-t-il leur pouvoir nutritif. D'autres, mélangées de pain grillé, de poudres de légumes, de fécule, de tapioca, ne renferment qu'une proportion de viande aléatoire. Au microscope, une bonne poudre de viande doit montrer d'innombrables fibres striées. Elle ne doit renfermer que peu ou point de bactéries. Cette asepsie est une condition importante de la tolérance. Toutefois, même dans les poudres de viande restées aseptiques, les graisses qu'elles contiennent toujours en faible quantité s'altèrent à la longue. Elles se saponifient et se transforment, comme l'ont montré nos recherches faites avec le professeur Calmette, à l'Institut Pasteur de Lille, en acides gras. La production d'acide butyrique, dont l'odeur est si nauséeuse, est particulièrement fréquente. Il détermine vite le dégoût, des renvois âcres et des flatulences pénibles.

On a, pour éviter cette transformation, essayé de débarrasser complètement la viande de sa graisse par des lavages à l'éther, mais ces lavages, plus encore que ceux à l'alcool, entraînent avec la graisse d'autres principes nutritifs. Ils augmentent encore le prix de revient de ce produit déjà coûteux.

La poudre de viande est utile à toutes les doses. Une simple cuillerée à bouche par jour donne déjà un effet appréciable. Mais la dose vraiment efficace est de 100 grammes au moins. Le mieux est de la donner en deux fois, le matin et à quatre heures, de préférence dans du lait.

La quantité donnée doit être tout d'abord délayée en pâte épaisse avec une cuillerée à bouche de rhum, de cognac, ou mieux encore, soit de sirop, de punch, soit de punch bien brûlé. A cette pâte épaisse, on ajoute goutte à goutte, en tournant toujours pour éviter les grumeaux, du lait tiède en quantité suffisante pour avoir un mélange peu épais et facile à boire. Certains malades préfèrent le mélange soit de bouillon, soit de chocolat. La préparation est la même, sauf l'addition de rhum ou cognac au début; le mélange de tout alcool serait beaucoup moins agréable qu'avec le lait. D'autres prennent la poudre de viande, comme la viande crue, dans des œufs brouillés, des purées de légumes, du tapioca, une omelette à peine cuite. En cas de vomissements ou d'anorexie absolue, la poudre délayée dans du lait peut enfin être aisément donnée par la sonde. En raison de son extrême division, elle est parfaitement digérée. Cette digestion parfaite est très remarquable même chez les malades entièrement anorexiques et soumis au gavage. Il semble qu'il n'y ait aucune relation entre les facultés digestives des malades et leur appétit.

Les poudres de viande anciennes ont souvent un relent désagréable de fermenté et de renfermé. Ce relent s'atténue et se dissipe en les exposant en couche très mince sur une assiette à l'air deux ou trois heures avant de les consommer. Les poudres de viande récentes faites une ou deux fois par semaine chez le malade évitent ce sérieux inconvénient. En réalité, l'idéal est la poudre de viande préparée dans la famille même, au fur et à mesure des besoins. C'est de cette façon seulement qu'on pourra juger toute la valeur de ce précieux aliment.

Cette préparation est extrêmement simple. Il suffit de prendre un morceau de bouilli maigre et non fibreux (tranche, gîte, langue, ou même, pour les malades cherchant l'économie, cœur). Ce morceau, modérément cuit, est, une fois refroidi, finement haché; les fragments sont mis à dessécher simplement au bain-marie. La stérilisation à 110° est en effet inutile pour ces poudres destinées à être consommées rapidement. Puis, une fois complètement secs (ce qui exige souvent plusieurs heures), ils sont moulus à deux ou trois reprises dans un moulin à café très serré. La poudre ainsi obtenue est un peu plus grosse que la poudre industrielle, mais elle est excellente comme odeur et comme goût. Sa saveur pendant les deux ou trois premiers jours reste même très agréable. Elle est facilement prise en quantité plus grande que les poudres commerciales. Cette poudre de viande fraîche et récente, préparée une ou deux fois par semaine, suivant la saison froide ou chaude, est une des meilleures ressources de la suralimentation.

L'Œuvre antituberculeuse des instituteurs a adopté un mode de préparation familiale un peu différent. La poudre de viande est le moyen essentiel adopté pour les malades de cette Œuvre dans le traitement à domicile. Chaque malade reçoit même, dans ce but spécial, un subside de un franc par jour. Cette dépense est certainement bien plus efficace que les déboursés faits par les autres sociétés de secours mutuels en achat de médicaments inutiles et surannés. Mais, fait curieux et facteur moral impossible à négliger, les malades montraient peu de confiance dans la poudre préparée avec la viande bouillie. Celle-ci leur semblait avoir laissé dans le bouillon toute sa valeur. Il est parfois plus sage de céder à un préjugé que de le combattre. Les malades font donc simplement un hachis très fin avec la viande crue d'animal très récemment tué, le dessèchent au bain-marie et le passent au moulin comme précédemment. Mais ces poudres faites avec la viande non bouillie et surtout avec le cœur ont un fumet moins agréable et même une odeur peu appétissante si l'on n'a pas employé une viande très fraîche pour leur préparation. Elles donnent une sécurité moins absolue contre le tænia.

La poudre de viande est certainement l'aliment le plus riche qu'il soit possible d'imaginer. Elle renferme en effet 75 à 82 p. 100 de matières albuminoïdes, 11 à 15 p. 100 de matières grasses, 1,50 à 2 p. 100 de matières minérales et surtout de phosphates. L'extrême division des matières albuminoïdes et des matières grasses porte leur absorption au maximum. Celle-ci paraît atteindre 95 p. 100 pour les premières, 98 p. 100 pour les secondes.

Un certain nombre de produits alimentaires ayant rendu de grands services aux voyageurs ou aux armées en campagne ne sont que de la poudre de viande. Tels sont le pemmican de l'Amérique du Sud, la viande séchée des Boers, les cartouches alimentaires de Kirn employées dans l'armée allemande. En France, Galippe a spécialement étudié la préparation de pains et de biscuits renfermant 5 et même 10 p. 100 de poudre de viande. Ces produits, d'une réelle valeur nutritive et d'une bonne conservation, offrent un grand intérêt.

Les éleveurs emploient aussi de plus en plus les farines

de viande grossières, faites avec la viande de cheval, pour l'engraissement des animaux, surtout des porcs et des volailles. Mélangée à neuf dixièmes de matières féculentes (pommes de terre, maïs, farine d'orge), la poudre de viande donnerait un tiers de poids en plus que tout autre moyen d'engraissement. Mais surtout les animaux ainsi nourris sont plus résistants et plus vigoureux. Cette expérience, très largement faite en zootechnie, est loin d'être sans valeur.

Outre ces données de la zootechnie, les résultats fournis par la pathologie comparée, soit animale, soit même végétale, font bien saisir la valeur d'une nourriture surabondante et spéciale contre les infections parasitaires.

Pour comprendre toute l'importance du rôle joué par la viande crue et par les doses massives de poudre de viande, on doit remarquer, avec le Pr Bouchard, que, d'une part, la tuberculose est, par excellence, la maladie des herbivores ; que, d'autre part, elle est, avant tout, une maladie de nutrition amoindrie. « La suralimentation, dit Debove, est le procédé inverse de celui par lequel un grand nombre de sujets deviennent tuberculeux », et il termine par cette comparaison originale : « Lorsque la vigne est atteinte par le phylloxéra, un des meilleurs remèdes est de fumer fortement la terre ; on ne détruit pas le parasite, on donne à la plante la force nécessaire pour le supporter ».

L'étude biologique récente d'autres parasites des végétaux permet de mieux saisir encore le rôle de la disette ou de la richesse alimentaire sur leur évolution. La maladie du châtaignier, par exemple, est due à deux champignons : le *Diplodina castanæa* et le *Phyllostricta maculiformis*. Leurs spores offrent avec les bacilles une telle analogie de formes qu'elles sont décrites dans les traités de pathologie végétale sous le nom de spores bacillaires. Or, dans les terrains riches en humus, le mycélium vit sur le châtaignier à l'état de symbiose indifférente, comme un simple commensal. Si l'humus s'épuise ou est enlevé, le mycélium devient, au contraire, parasite et attaque les tissus végétaux. Suivant la pauvreté ou la richesse des aliments reçus par l'arbre, un même organisme est tantôt à l'état de microbisme actif, tantôt à l'état de microbisme latent.

L'URÉE.

La substitution de l'*urée* donnée directement à la suralimentation par la viande est une tentative thérapeutique curieuse et originale. Malgré son insuccès pratique, elle mérite théoriquement d'être mentionnée.

En effet, toutes les préparations de viande ont un résultat commun, l'augmentation considérable de l'*urée* dans les urines. Celle-ci, surtout avec la poudre de viande, s'élève souvent à 80 et 100 grammes par jour. Harper (de Nottingham), Morin (1) (de Leysin), ont espéré obtenir des résultats analogues en donnant simplement l'urée, substance non toxique très soluble dans l'eau, très facile à faire prendre. La dose initiale était de 4 grammes par jour donnée aux repas en augmentant de 1 gramme par jour jusqu'à 10 grammes. Comme tous les médicaments essayés dans la tuberculose, l'urée a paru donner quelques bons résultats : diminution de la fièvre, augmentation de poids, reprise des forces. Mais elle produit parfois des coliques assez pénibles. Fait curieux, l'urée, même à dose de 10 grammes par jour, n'augmente pas la quantité d'urée contenue dans l'urine. Son emploi ne paraît offrir aucun avantage sur la suralimentation. Il ne semble nullement la remplacer.

Cette augmentation de l'urée produite par la suralimentation prend un intérêt nouveau depuis les recherches d'Ed. Lesné et Ch. Richet fils sur le rôle antitoxique de l'urée. Celle-ci diminue de moitié la toxicité de certains poisons. Bien qu'à un degré moindre, Lesné et Richet ont constaté le même effet antitoxique avec deux autres aliments assez souvent conseillés dans la tuberculose : le sucre et le chlorure de sodium.

LA ZOMOTHÉRAPIE ET SA TECHNIQUE.

La *zomothérapie*, le traitement par le suc musculaire préconisé par Richet et Héricourt (2), ne devrait pas être étudiée avec la suralimentation. Comme l'huile de foie de morue, le suc mus-

(1) Morin, *Bulletin médical*, 1902, n° 31.
(2) Richet et Héricourt, *Académie des sciences*, 26 février 1900, et *Revue de la Tuberculose*, 1901, n° 2.

culaire agit peut-être par une propriété antitoxique spéciale. La quantité de matières albuminoïdes (36 grammes environ) contenue dans le suc extrait de 1 kilogramme de viande est trop faible pour expliquer à elle seule son incontestable action. Il semble se produire un effet d'immunisation réelle, analogue à l'immunisation donnée par les sérums. Le plasma musculaire cru se rapproche par un autre point physiologique des sérums et même des venins. Introduit dans l'organisme par la voie sous-cutanée, il se montre extrêmement toxique ; il détermine des empoisonnements avec entérite hémorragique suraiguë. Introduit par la voie gastrique, il est, au contraire, quand il est frais, parfaitement toléré.

La zomothérapie est un traitement coûteux, exigeant de grandes précautions techniques pour obtenir un suc musculaire non altéré. Ce suc une fois préparé s'altère avec une extrême rapidité. Une heure lui suffit pour passer du rouge au brun. Il détermine alors de la diarrhée. Mais, quand le suc musculaire est frais, ses succès sont très réguliers, presque constants. Il est, en général, parfaitement toléré. Seuls quelques phtisiques cachectiques présentent des troubles intestinaux : coliques plus ou moins violentes, survenant vite après l'ingestion et suivies d'évacuations diarrhéiques très pénibles avec ténesme, épreintes, parfois suintement hémorragique. Ces troubles surviennent surtout en cas de lésions du foie. Chez des tuberculeux au début, ils proviennent (à moins d'une lésion hépatique précoce) d'un défaut de préparation dans le suc musculaire.

Chez les malades pouvant prendre une quantité suffisante de viande crue, 400 grammes au premier degré, 800 grammes au deuxième, la zomothérapie, disent Richet et Héricourt, est inutile. Mais elle constitue une excellente ressource dans les périodes d'anorexie, de fièvre, de poussées congestives, d'hémoptysies, ou même de dégoût momentané pour la viande crue. Pendant le traitement zomothérapique, on évitera tout médicament, sauf l'huile de foie de morue. L'emploi du suc musculaire ou tout au moins l'usage de la viande crue sera continué six mois au moins après la guérison apparente. La préparation technique doit être parfaitement connue. Voici le résumé textuel d'Héricourt :

FORMULAIRE DE LA ZOMOTHÉRAPIE ANTITUBERCULEUSE.

« Pour préparer le suc musculaire :

1° Prendre de la viande de bœuf (tranche) très fraîche, hachée, dégraissée.

La faire macérer deux heures dans une quantité d'eau froide (préalablement stérilisée par l'ébullition ou la filtration) égale au cinquième de son poids.

Soumettre à la pression cette viande imbibée d'eau, à l'aide d'une presse de ménage, par portions dont le volume sera en rapport avec les dimensions de la presse. Les efforts de pression devront être peu intenses et espacés de cinq en cinq minutes.

Dans la presse, la viande devra être enveloppée d'un linge résistant. La presse devra être nettoyée à l'eau bouillante avant et après chaque opération.

2° Les doses de liquide à ingérer sont variables avec la période et la gravité de la maladie.

On peut les fixer de la manière suivante, d'après le poids de la viande à presser :

		Il faut presser :
Pour une tuberculose latente ou du 1er degré... ...	de	500 à 1 000 gr.
Pour — pulmonaire du 2e degré.... .	de	1 000 à 2 000 gr.
Pour — du 3e degré ou une granulie..	de	2 à 3 kil.

En tenant compte de la quantité d'eau ajoutée à la viande, la totalité du liquide obtenu par la pression doit être au moins de 400 grammes par kilogramme de viande. Avec une très forte presse, cette quantité peut atteindre 500 grammes.

Par conséquent, il faut absorber : dans le cas d'une tuberculose latente ou du premier degré, de 200 à 400 grammes de liquide ; dans le cas d'une tuberculose pulmonaire du deuxième degré, de 400 à 800 grammes, et dans le cas d'une tuberculose pulmonaire du troisième degré ou d'une granulie aiguë de forme typhoïde ou cérébro-spinale, de 800 à 1 200 grammes de liquide.

3° Le suc musculaire ainsi obtenu est d'une grande fragilité et s'altère très facilement.

Il ne peut être transporté.

Il doit être pris aussitôt préparé.

Si la quantité est trop abondante pour être prise en une

fois, il faut faire deux opérations de pression dans les vingt-quatre heures.

Il doit être pris *nature*, ou avec addition d'une petite quantité de sel.

En cas de dégoût très accentué ou de susceptibilité stomacale très grande, on pourrait le sucrer avec du sirop d'écorce d'orange amère et même y ajouter de l'eau de Seltz.

Le meilleur moment de l'administrer est une demi-heure avant le déjeuner.

Dans ces conditions, le plus souvent l'appétit du malade n'est pas coupé. S'il n'en était pas ainsi, il faudrait chercher, par tâtonnement, un autre moment propice.

Le suc musculaire ne produit jamais de troubles intestinaux. Si des troubles de cette nature (diarrhée) viennent à se manifester, c'est que la viande pressée n'est pas fraîche, ou que le suc est préparé sans soin, ou n'est pas pris assez tôt après sa préparation. Toutes les précautions recommandées doivent être d'autant plus rigoureusement observées que la température extérieure est plus élevée.

4° Autant que possible, le malade remplacera toute la viande *cuite* de son alimentation par une égale quantité de viande *crue*, prise, râpée, dans une petite quantité de bouillon froid, ou en boulettes salées ou sucrées, ou enrobées dans de la confiture, ou avec quelque sauce mayonnaise, ou mélangée de jaunes d'œufs durs, avec câpres et vinaigre, etc.

Mais si le malade ne pouvait supporter la viande crue, il serait tout de même préférable de supprimer les viandes noires *cuites* de son alimentation.

5° Le reste de l'alimentation sera normal. Toutefois, il sera bon de ne pas insister sur les œufs, que recommandent d'habitude les partisans de la suralimentation. Le lait devra être pris non bouilli, autant que possible, très frais et toujours sans excès.

Le riz, les lentilles, les pois, les boulettes préparées avec de la farine devront paraître fréquemment sur la table, ainsi que les huîtres, les coquillages, les escargots, le poisson fumé.

Lorsque la fièvre sera telle que l'alimentation devra être réduite à sa plus simple expression, le jus de viande, la viande crue et le riz au lait seront la base de cette alimentation réduite.

6° Si le malade n'est pas arthritique, s'il n'est pas prédis-

posé aux poussées congestives et hémorragiques, s'il a conservé un bon appétit et ses facultés digestives, et s'il peut
prendre la viande crue sans dégoût *en grande quantité*, il est
alors inutile de recourir à la préparation du suc musculaire,
toujours longue et pénible.

Mais il faut alors que le malade prenne, au moins, par
jour :

Pour une tuberculose au premier degré, de 300 à 400 grammes de viande crue ;

Pour une tuberculose au deuxième degré, de 500 à
800 grammes de viande crue.

Chaque prise de viande crue pourra être suivie de l'absorption d'une petite quantité (un demi-verre à madère) de quelque
vin généreux, bordeaux ou muscat.

7° La crainte du tænia ne doit pas détourner les malades
de ce traitement par la viande crue.

D'abord, avec de la viande proprement préparée, cet accident est extrêmement rare ; d'autre part, il est de minime
importance, rien n'étant plus facile que de se débarrasser d'un
tel parasite, et le petit inconvénient d'un traitement anthel-
minthique ne pouvant être mis en balance avec la guérison
d'une maladie telle que la tuberculose.

La viande de mouton n'offre pas, à ce point de vue, l'inconvénient en question ; mais nous ne pouvons affirmer que cette
viande ait la même action thérapeutique que celle du bœuf.
L'identité est cependant probable. »

RÉSULTATS DE LA ZOMOTHÉRAPIE.

La zomothérapie donne des résultats très réels. Ses effets
sont surtout remarquables dans les mauvaises tuberculoses
accompagnées de fièvre, à marche subaiguë et parfois même
aiguë. Elle met vraiment alors le pronostic ordinaire en défaut.
Ces guérisons improbables peuvent réellement être invoquées
en faveur d'une action anti-infectieuse directe.

La zomothérapie donne son maximum de résultats chez les
enfants et chez les adolescents. A un âge plus avancé, ses
résultats deviennent beaucoup plus incertains. La réaction
organique, excitée par le plasma musculaire, paraît moins
régulière et moins favorable. De même qu'ils réagissent
davantage à la tuberculine, les sujets jeunes paraissent, d'après

l'explication de Richet et Héricourt, réagir plus facilement à l'immunisation produite par l'opothérapie musculaire.

Le suc musculaire est en général bien accepté même par les jeunes enfants. En cas de répugnance, le mieux est de le mélanger avec de la purée de lentilles à peine chaude. Ce mélange masque non seulement le goût mais encore la couleur.

Au Congrès de Madrid, A. Josias et Ch. Roux ont donné les résultats de la zomothérapie sur 50 enfants atteints d'affections tuberculeuses diverses (méningite tuberculeuse, tuberculose aiguë, péritonite tuberculeuse, tuberculose pulmonaire).

Le traitement n'a pas d'effet appréciable dans la méningite tuberculeuse et la tuberculose aiguë, qui paraissent avoir une évolution trop rapide.

Sur 8 malades atteints de péritonite tuberculeuse, 4 ont guéri. L'emploi de l'injection de tuberculine paraît indispensable dans le diagnostic de la tuberculose péritonéale; certains malades, qui présentent une péritonite chronique avec ascite d'apparence tuberculeuse, ne réagissent pas à la tuberculine.

Trente-trois malades atteints de tuberculose pulmonaire du premier au troisième degré ont été mis au traitement avec les résultats suivants : 6 guérisons, 6 malades en voie de guérison, 6 améliorations, 1 état stationnaire, 14 morts.

Le grand nombre de morts tient à ce que tous les tuberculeux qui entraient dans le service, sans distinction, ont été mis au traitement. Si l'on ne comprend dans la statistique que les malades du premier et du deuxième degré, au nombre de 16, on arrive aux résultats suivants : 6 guérisons, 4 améliorations légères et 2 morts.

Donc, plus la tuberculose sera traitée à une période rapprochée du début, plus les chances de guérison seront considérables.

L'augmentation rapide du poids dès le début du traitement paraît être le meilleur signe pronostique. Tous les tuberculeux pulmonaires qui ont augmenté de plus d'un kilogramme pendant le premier mois de traitement ont présenté une amélioration parfois très considérable ou ont guéri.

On ne saurait trop insister sur *l'emploi préventif* de la zomothérapie. Employée tardivement, elle n'est curative qu'aux hautes doses indiquées par l'expérimentation. Donné au moindre soupçon, le suc musculaire peut, à doses moindres et très faciles à prendre, rendre des services considérables. On pourra le donner non seulement aux sujets déjà suspects, mais aux enfants semblant par leur hérédité, par leur constitution débile, prédisposés à la tuberculose. Cette pratique est d'autant plus rationnelle que cette prédisposition n'est souvent en réalité qu'un état latent du mal.

Dans la zomothérapie soit curative, soit préventive, la *durée* du traitement est indéterminée; mais il doit être continué pendant longtemps (six mois après la disparition des symptômes alarmants) et repris pour quelques semaines, toutes les fois que l'équilibre de la santé paraîtra rompu. Ces diverses périodes de traitement sont autant de jalons qui tracent la route de la guérison.

ALIMENTS AZOTÉS DIVERS.

Tous les autres aliments riches en azote (poisson frais, fumé ou salé, huîtres, œufs, fromages, lait, riz, sagou, arrow-root, farine d'avoine, purées de pois, de fèves, de haricots et de lentilles, pains ou préparations diverses à base de farines) se rapprochent comme action de la viande. Ils sont utiles pour varier le régime et éviter le dégoût produit par une alimentation carnée presque exclusive. Les fromages sont, de tous les aliments, les plus riches en matières albuminoïdes assimilables. Ils présentent, sous une forme condensée et en partie déjà transformés en peptones, tous les principes nutritifs du lait. Cette richesse en peptones se voit surtout dans les fromages fermentés tels que le brie. Quand ils sont suffisamment faits et peu faits, ces fromages sont toujours bien tolérés. Les fromages cuits (hollande, gruyère, parmesan) échappent plus souvent à toute altération; ils sont, grâce à leur stérilisation complète, préférables par les fortes chaleurs de l'été. Les *huîtres*, bien que très nourrissantes, sont de digestion très facile. Elles sont riches en éléments minéraux : chlorure de sodium et phosphates calcaires. Elles sont consommées crues, encore vivantes, ce qui n'existe pour aucune autre viande et en fait le type de l'aliment naturel. Il est malheureusement certain que depuis quelques années les huîtres, sans doute à cause de mauvais parcages souillés par les eaux d'égouts, déterminent plus fréquemment qu'autrefois des troubles gastro-intestinaux. — Les *escargots*, dont l'emploi est populaire contre la tuberculose dans certains pays, ont une chair compacte, indigeste et lourde. Certains malades peu dégoûtés les mangent crus comme les huîtres. Il faut tout au moins avoir la précaution de faire jeûner quelques jours les escargots. — Les *crustacés* (homards, langoustes, écrevisses) sont de digestion plus difficile.

Les *œufs* constituent, après la viande, un des meilleurs aliments. Les jaunes d'œufs crus ou à peu près cuits, faciles à prendre en grande quantité, sont à la fois remarquables par leur richesse en albuminoïdes, en graisse et en phosphates organiques très assimilables. Il est très important, pour éviter le dégoût et pour obtenir le maximum d'effet utile, de ne donner que des œufs extrêmement frais.

Les aliments les plus *exceptionnels* rendent parfois eux-mêmes de très grands services. Ils permettent de passer les mauvaises périodes et de retrouver graduellement l'appétit perdu.

Une malade de Daremberg ne se soutint pendant quelque temps qu'avec quatre cuillerées à bouche de caviar et trois verres de bière forte (stout) par jour. Une malade de Grancher(1) avait une répugnance plus invincible encore pour toute nourriture et toute boisson. Après plusieurs jours de jeûne absolu, il fallut des prodiges de diplomatie pour lui faire accepter d'heure en heure alternativement une cuillerée de vin de Champagne et une cuillerée à café de cognac. Cette première étape d'entraînement dura cinq jours. Un peu de café au lait, puis un peu de viande furent enfin acceptés. Graduellement la nourriture augmenta. Au bout d'un mois, outre quatre repas ordinaires et copieux, la malade consommait en jus de viande ou en consommé américain $2^{kg},500$ de viande. Elle prenait en outre six cuillerées d'huile de foie de morue et absorbait une quantité relativement considérable de bière, champagne, cognac. Ainsi composée, son alimentation représentait au moins le double de celles de sa sœur et de son mari réunies. Elle dépensait de 16 à 18 francs par jour pour sa seule nourriture. Ce détail n'est pas sans importance, car il fait toucher du doigt une des difficultés pratiques les plus fréquentes auxquelles se heurte la suralimentation. Après cinq ans de ce régime, la malade, après avoir eu les accidents les plus graves

(1) GRANCHER, *Leçons sur les maladies des voies respiratoires.* Paris, 1890, p. 388.

et des lésions très avancées, parut guérie. Elle succomba plus tard à un cancer utérin. Verneuil aurait aimé à donner ce fait comme un exemple de l'arthritisme accidentel créé par la suralimentation carnée. Mais, malgré la cachexie amenée par le cancer, les lésions pulmonaires ne se réveillèrent pas. La tuberculose avait été définitivement vaincue par la suralimentation.

En Allemagne, les quantités de nourriture indiquées sont beaucoup plus fortes. Cela tient en partie aux habitudes du pays ; cela tient aussi à la doctrine de Brehmer : « Il n'y a guère que les petits mangeurs qui deviennent tuberculeux. »

Möller (de Belzig) indique par exemple, pour la ration journalière, les quantités suivantes données par le livre de dépense de son sanatorium :

Viande préparée, 400 grammes, répondant, avec le déchet de la cuisson, à 650 grammes de viande crue.

Pommes de terre, 450 grammes ; légumes préparés, 1/3 de litre. Fruits cuits, 120 grammes.

Potages de gruau, sagou ou riz, 120 grammes.

Œufs, 4 (au souper, la viande est assez fréquemment remplacée par quatre œufs).

Pains et petits pains, 320 grammes.

Beurre, 120 grammes dont 90 sur le pain et 30 pour préparer les mets.

Café, 40 grammes ; ou cacao, 20 grammes.

Sucre, 40 grammes.

Lait, 3 litres dont 1 litre et demi à 2 litres bus directement, le reste pour préparer les mets (le lait est toujours bu très lentement, à petites gorgées et souvent même au chalumeau).

Cette forte quantité de nourriture est répartie, en cinq repas au moins, de la façon suivante :

Premier déjeuner à 7 heures. Café ou cacao, petits pains et beurre, un à deux verres de lait.

Deuxième déjeuner à 10 h. 1/2. Pain au beurre et lait.

Grand déjeuner à 1 heure. Soupe, rôtis, légume, compote, plat sucré, une tasse de café, comme boisson une bouteille de bière.

Goûter à 4 heures. Café ou cacao, petit pain, beurre, lait.

Souper à 7 heures. Soupe au lait, un plat de viande chaude avec pommes de terre ou viande froide, avec salade de pommes de terre ou bien œufs. Comme boisson, un litre de bière ou bien du lait.

Le soir à 9 heures, un verre de lait.

Les Allemands recherchent avant tout une très grande variété dans les menus. Dans ceux de Belzig on voit par exemple figurer une série de plats qui sembleraient un peu lourds en France : soupe au vin, rôti de cerf, chou rouge, foie, champignon, bœuf à la mode. — Les hachis de viande sont aussi très employés, ainsi que les hachis mixtes formés de viande, d'œufs ou de légumes. N'exigeant aucun effort de mastication, ils sont pris plus facilement en cas de manque d'appétit. Leur digestion est plus aisée en raison de la division de la viande. Toutefois, s'ils ne sont pas suffisamment insalivés, les hachis mixtes renfermant des féculents sont assez lourds à l'estomac.

La différence entre le repas du midi et le repas du soir, plus léger et moins copieux, est une règle générale. Au repas du midi, le nombre des plats est souvent considérable. Voici par exemple un menu de Falkenstein : « Potage, saumon sauce hollandaise, roastbeef à l'anglaise, saucisses, lard et choucroute. Dinde rôtie, salade. Compote de fruits. Haricots verts. Entremets sucré, fromage et fruits. Vin rouge ou blanc. Café, souvent même café au lait à la fin du repas. »

III. — Les prétendus accidents de la suralimentation.

PRÉTENDUS ACCIDENTS DE LA SURALIMENTATION.

La suralimentation par la viande, et surtout par la poudre de viande et par la viande crue, donne avec le minimum d'inconvénients le maximum de résultats. A un bon régime ordinaire et plutôt même modéré comme quantité d'aliments, il est facile d'ajouter la quantité suffisante de viande crue et plus aisément encore de poudre de viande. La tolérance est presque certaine. Elle est beaucoup plus aléatoire en multipliant le nombre des repas, le nombre des mets servis à chaque repas, la quantité d'aliments. Malgré leur utilité réelle, beaucoup de moyens proposés pour la suralimentation : graisses et surtout huile de foie de morue, sucre, glycérine, alcool, éveillent bien plus facilement la révolte stomacale ou intestinale que la viande. Une des règles donnant le plus de succès chez les tuberculeux dyspeptiques est de supprimer tout d'abord de l'alimentation et le plus possible tout corps gras. Le bouillon gras lui-même est fréquemment mal digéré. Quelques autres boissons alimentaires (kéfir, koumys, décoction de céréales) sont bien supportées. Elles sont une ressource accidentelle, mais n'ont pas la grande valeur de la viande pour la suralimentation.

Les inconvénients de la suralimentation carnée furent d'ail-

leurs fort exagérés. Desnos alla jusqu'à reprocher au gavage
de produire parfois des pneumonies par pénétration de la
sonde et du liquide alimentaire dans le larynx. Cet accident
est à peu près impossible avec la sonde demi-rigide de Debove,
et vraiment il faut bien peu d'expérience technique pour produire une pareille complication.

Toutes les observations récentes d'accidents dus à la suralimentation portent sur des faits où l'on a employé non pas la
méthode originelle de la poudre de viande ou la viande crue,
mais un véritable bourrage par le nombre excessif des repas
et par la quantité démesurée d'aliments. Tout comme les autres
hommes, les tuberculeux peuvent en ce cas avoir évidemment
des indigestions.

Même pour la viande crue et la poudre de viande, de digestion si facile en raison de leur division extrême, il faut tenir
compte des capacités individuelles, proportionner la quantité
prise à cette capacité, débuter par une dose faible et ne l'augmenter que graduellement.

Si la zomothérapie donne son maximum de résultats chez
l'enfant, la poudre de viande et la viande crue donnent leurs plus
beaux succès chez l'adolescent et chez l'adulte avant la trentaine.
Plus tard l'estomac et surtout le rein se fatiguent plus facilement. La question de la suralimentation chez les tuberculeux
albuminuriques ou offrant la moindre faiblesse rénale méritera
d'ailleurs, au traitement symptomatique, une étude spéciale.

En dehors de ces complications rénales, il faudrait aussi
tenir compte des complications hépatiques et même cardiaques.
Dans une étude sur les dangers de la suralimentation, le
Dr Barbary (1) a rapporté cinq faits de suralimentation mal supportée. Deux de ses malades offraient à la pointe un souffle d'insuffisance mitrale ; un troisième avait un bruit de galop, un
quatrième présentait du subictère et de l'hypertrophie du foie.
Un cinquième, âgé de trente-huit ans, était un ancien syphilitique ; il passait des nuits très fréquentes au dehors, menait une
vie très agitée avec excès de toute nature, mauvaise hygiène
et nuits de cercle. Peut-on, chez tous ces malades exceptionnels,
attribuer les accidents de dyspnée, d'insomnie, de dyspepsie,
à la seule suralimentation ? Enfin celle-ci n'était-elle pas
exagérée ? Voici le régime du premier malade :

(1) BARBARY, *Bulletin de Thérapeutique*, 15 avril 1903.

1° *Aux repas.* { Potages, viandes grillées, poissons, féculents, dessert, champagne, café, le tout pris très largement.

2° *En dehors des repas.* { 5 à 6 œufs par jour, 2 litres de lait, tartines de beurre, viande crue (100 grammes environ par jour), suc de viande (500 grammes environ).

Qu'un estomac se dilate à ce régime, le fait n'a rien de surprenant. La suralimentation doit être qualitative et non quantitative, être faite par le choix, et non par la masse des aliments. L'étude des graisses fournira un bel exemple pour l'importance de ce choix.

En outre, et plus encore que les autres moyens de traitement hygiénique, la suralimentation exige la surveillance régulière et constante du médecin. Lui seul appréciera souvent la signification précise des premiers malaises qui indiquent la saturation : rougeur de la face, dyspnée, battements précipités du cœur, vertiges, pituites glaireuses, pyrosis, diarrhées immédiates ou tardives, sueurs nocturnes. Lui seul prescrira à temps les périodes de repos et parfois de diète lactée nécessaire. Comme toutes les médications actives, la suralimentation doit être suivie de très près.

Dans les sanatoriums on a remarqué même, suivant que le médecin prenait ses repas avec les malades ou que ces derniers livrés à eux-mêmes mangeaient séparément, une curieuse différence dans les résultats comme tolérance et comme efficacité.

Quant aux accidents produits par des aliments de mauvaise qualité : poudres de viande fermentées, viande crue ou suc de viande altérés, etc., ils sont possibles et réels. Mais il serait tout à fait injuste de les mettre au compte de la suralimentation.

CHAPITRE II

LA SURALIMENTATION (*suite*). — ÉTUDE DE QUELQUES ALIMENTS SPÉCIAUX.

I. — Les graisses et l'huile de foie de morue.

LES GRAISSES.

Les graisses ne jouent pas seulement un rôle dans la suralimentation ; elles sont en hiver indispensables pour augmenter la résistance au froid et faire bien tolérer la cure d'air. Tous les aliments gras (beurre, gras de jambon, huile d'olive, conserves de poisson à l'huile, rillettes, lard, cervelle, pâté de foie, foie gras, graisse d'oie, poissons gras tels que l'anguille et le saumon, laitance de harengs, moelle d'os à moelle) doivent être largement donnés. Les sucres (sucre, miel, fruits sucrés, raisin) agissent en partie comme les graisses et sont fréquemment mieux acceptés. Les *graisses d'origine animale* (beurre, graisse d'oie, saindoux) sont presque toujours plus facilement digérées et assimilées que les graisses d'origine végétale, que l'huile d'olive et surtout que l'huile d'œillette et de noix. Au point de vue spécial de la fixation par le foie, M. Paul Carnot et Mlle Deflandre (1) ont fait d'intéressantes expériences. Le beurre est beaucoup plus facilement fixé par le tissu hépatique que l'huile de foie de morue et surtout que l'huile de pied de

(1) Paul Carnot et Mlle Deflandre, *Société de biologie*, 27 décembre 1902.

bœuf. Les huiles végétales (huile d'olive) sont beaucoup moins fixées par le foie que les huiles animales.

Dans une expérience, par exemple, la proportion de graisse du foie, qui était de 7,03 p. 100 six heures après ingestion de 10 grammes de beurre, n'a été que de 2,60 p. 100 six heures après ingestion de 10 grammes d'huile végétale. En cas d'insuffisance ou de fatigues hépatiques, ces données ont un intérêt. Le beurre de bonne qualité, sans addition de margarine, est souvent mieux toléré que toutes les autres graisses. Laborde lui accordait dans la tuberculose une utilité réelle. Il croyait avoir constaté cette utilité aussi bien cliniquement que par ses recherches expérimentales. Chez les malades digérant mal même le beurre, un autre corps gras extrait immédiatement du lait, la crème, mérite d'être essayé. La cuisine faite à la crème donne des plats très agréables au goût et extrêmement légers.

VALEUR DE L'HUILE DE FOIE DE MORUE.

Cette grande utilité de la graisse dans la suralimentation, les difficultés causées par l'intolérance gastro-intestinale se posent surtout à propos d'un médicament-aliment, précieux quand il est bien supporté : l'huile de foie de morue.

Le professeur Grancher a parfaitement résumé en quelques lignes les services multiples rendus par les graisses et l'huile de foie de morue dans la nourriture des tuberculeux. « Les graisses, dit-il, sont d'une importance de premier ordre dans l'alimentation des phtisiques, non seulement comme produisant une quantité très grande de calories, mais parce qu'elles économisent l'albumine, et qu'elles peuvent, s'accumulant dans l'organisme, augmenter le poids du corps et former des réserves pour les périodes où la nourriture des malades est, pour une raison ou pour une autre, passagèrement diminuée. »

L'huile de foie de morue tient entre toutes les graisses la place la plus importante. Dans la classe pauvre surtout, elle constitue le traitement le plus efficace de la tuberculose. A défaut de guérison, elle donne tout au moins des résultats palliatifs incontestables. Elle ne se montre pas moins utile dans la scrofule de l'enfant. Chez celui-ci, la tolérance est même plus certaine et plus complète que chez l'adulte.

La question de l'huile de foie de morue, de son mode exact
d'action, de sa composition chimique, de son mode d'administration à doses élevées, des accidents possibles d'intolérance mérite donc toute l'attention du praticien. Un mode
spécial d'administration : l'emploi par la voie rectale, permettra dans bien des cas d'éviter l'intolérance gastrique et rendra
des services considérables.

MODE D'ACTION.

L'huile de foie de morue agit-elle dans la tuberculose uniquement en qualité de corps gras très facilement assimilable?
Agit-elle au contraire comme un véritable médicament chimique par son iode, son brome, son phosphore et ses alcaloïdes? Constitue-t-elle même une sorte d'extrait hépatique
possédant les propriétés antitoxiques du foie? La réponse
complète à ces questions offrirait un intérêt majeur, non
seulement pour le traitement de la tuberculose, mais pour
l'organothérapie en général. Actuellement on doit se contenter
de préciser les données de ce difficile problème. Bien que la
solution soit encore incomplète, ces données permettent
d'ailleurs de dégager plusieurs détails importants pour l'administration de ce médicament, pourtant si classique et si
ancien déjà.

Le rôle joué par l'huile de foie de morue en tant qu'aliment
gras n'est pas contestable (1). Elle renferme en effet 99 p. 100
de matière grasse. Celle-ci n'est pas constituée, comme cela
a lieu ordinairement, par des acides stéarique et oléique.
Elle paraît formée d'acides spéciaux. Heyerdall, en les isolant
et en leur donnant les noms d'acide thérapique et jécoléique,
a étudié leurs propriétés fondamentales. Ces acides gras
donnent avec le suc gastrique, très rapidement et très facilement, une émulsion; cette émulsion est très persistante et se
maintient vingt-quatre heures au moins. Elle traverse les
membranes animales plus facilement que toutes les autres
huiles. Elle pourrait même être absorbée sans le concours du
suc pancréatique. Tandis que les huiles végétales à dose de
30 grammes ou 60 grammes déterminent une véritable indi-

(1) A.-F. Plicque, L'huile de foie de morue (*Revue moderne de thérapeutique*,
31 décembre 1901, et *Journal de médecine et de chirurgie pratiques*, 25 mars
1903).

gestion, l'huile de foie de morue peut être tolérée à doses beaucoup plus considérables. Grancher, Jaccoud sont souvent parvenus à la dose de 300 grammes par jour. Ce chiffre est remarquable. A cette dose, l'huile de foie de morue suffit largement à fournir la quantité de calories nécessaire à l'organisme.

Cette facilité d'absorption, cette tolérance spéciale se retrouvent d'ailleurs, bien qu'à un degré moindre, pour toutes les graisses d'origine animale. Dans les sanatoriums d'Allemagne, où l'huile de foie de morue est très peu employée, on fait un large usage du beurre, des jaunes d'œufs, de la graisse d'oie, du saindoux, du lard, du gras de jambon. Toutes ces graisses sont bien mieux tolérées que les huiles végétales. Leur emploi peut rendre des services quand l'huile de foie de morue n'est pas acceptée. Mais ce régime gras, tout complet et tout intense qu'il soit, ne donne pas les effets remarquables non seulement d'engraissement, mais de retour des forces et d'arrêt de la fièvre observés souvent avec l'huile de foie de morue.

Cette question du rôle de la graisse dans l'alimentation des tuberculeux est d'ailleurs un point important, assez difficile à résoudre. Pour ménager l'estomac et ne pas aggraver la dyspepsie si fréquente chez ces malades, les corps gras devraient être réduits au minimum. Ce rôle nocif de la graisse sur l'estomac est un des points les plus importants établis par Leven dans ses recherches sur les dyspepsies. Mais, d'autre part, bien des raisons motivent la nécessité d'une alimentation riche en graisse chez les tuberculeux. Ceux-ci, dès qu'ils ont un peu de fièvre, consomment une quantité de *calories* supérieure à la normale. Quinquaud l'a nettement montré par ses recherches sur la quantité d'acide carbonique exhalé. Cette dépense supplémentaire en calories explique le peu de résistance des tuberculeux pour l'exercice et l'influence qu'a chez eux la moindre fatigue. En les soumettant à la cure du repos, cette dépense se trouve diminuée, mais un autre inconvénient apparaît. Pour lutter contre le refroidissement, une nouvelle dépense de calories devient indispensable. En réalité, la cure d'air au repos n'est tolérée que grâce à la suralimentation et surtout grâce à une alimentation riche en matières grasses.

Si riche que soit en effet l'alimentation en matières albumi-

noïdes, elle est sous ce rapport très difficilement suffisante.
Pour arriver par jour à 2 600 calories, 1 827 grammes de
viande de bœuf maigre sont indispensables ; 327 grammes de
beurre suffisent. De plus, quand les matières albuminoïdes
sont prises en quantité surabondante, elles sont fort mal utilisées. Elles sont éliminées en partie non sous forme d'urée,
mais sous forme de produits d'oxydation incomplète, leucine
et tyrosine. Il y a là non seulement perte d'alimentation, il y a
formation de produits nuisibles et dangereux pour le rein.

Ce n'est pas là le seul avantage des matières grasses. Rien
n'est difficile comme d'accumuler des matières albuminoïdes
dans l'organisme. Au contraire, pendant les bonnes périodes
de la tuberculose, il est facile, par une alimentation convenable, de créer dans les tissus une *réserve de graisse*. Il est
inutile de viser à obtenir un embonpoint rapide et excessif.
Mais aux périodes de retour offensif, pendant les recrudes-
cences fébriles, quand l'alimentation se fait mal, cette réserve
graisseuse sera extrêmement utile. Elle diminuera et rendra
moins graves les destructions de l'organisme condamné à
vivre sur sa propre substance.

L'utilité des graisses chez les tuberculeux est donc incontestable. Faut-il les donner sous forme d'aliments ordinaires
en recherchant les graisses d'origine animale : beurre, jaunes
d'œufs, saindoux, graisse d'oie, etc. ? Faut-il avoir recours à
l'huile de foie de morue? C'est là une question de tolérance
individuelle. Quand l'huile de foie de morue peut être acceptée
et acceptée à hautes doses, sans troubles gastriques ni intestinaux, elle vient se surajouter aux ressources alimentaires
usuelles. Et l'expérience clinique est d'ailleurs incontestable.
Chez tous les malades qui la tolèrent bien, elle donne
d'excellents résultats.

COMPOSITION CHIMIQUE.

Y a-t-il dans ces résultats quelque chose de plus que l'action
d'un simple aliment gras?

La composition de l'huile de foie de morue est très complexe.
Les doses d'iode ($0^{gr},32$ environ) et de brome ($0^{gr},04$) qu'elle
renferme par litre sont peu considérables. Même aux plus fortes
doses usuelles, elles ne sauraient avoir beaucoup d'action. Le
phosphore, assez souvent trouvé à la dose déjà forte de

0^{gr},20 par litre, est un élément beaucoup plus important.
D'après les analyses de De Jongh, les recherches de Maigné,
il paraît exister au moins dans l'huile vierge à l'état de combinaison albuminoïde. Cette combinaison organique est très
voisine de celle qui préside à l'activité des cellules les plus
actives, les plus haut placées dans le fonctionnement vital,
cellules des centres nerveux, de l'œuf, de l'embryon. « Élément
excitateur spécifique, en activant la formation des noyaux, et
par ce moyen la reproduction et la formation des éléments
cellulaires, le phosphore, disent Gauthier et Mourgues, dans
leurs belles études sur les alcaloïdes de l'huile de foie de
morue, conserve indirectement la perpétuelle jeunesse des
tissus. Il leur transfère, grâce à ce mécanisme, ce que l'on peut
appeler l'aptitude à vivre et à se reproduire normalement,
malgré les causes incessantes de destruction physiques,
chimiques et pathogéniques. » Chez les tuberculeux, ces
destructions sont particulièrement importantes. Comme l'ont
fait remarquer Grancher et Barbier, l'organisme lutte contre
le bacille par ses leucocytes ; ceux-ci, au niveau des lésions en
formation, se détruisent en quantité considérable. La nécessité pour le tuberculeux de faire face à cet effort et à ses
dépenses en leucocytes se traduit par une activité de la
moelle des os bien connue depuis les recherches de Josué.
Mais la charge dynamique des leucocytes n'est obtenue qu'au
moyen du phosphore provenant soit des réserves osseuses,
soit de l'alimentation. Présenté à l'état de combinaison facilement absorbable, le phosphore de l'huile de foie de morue
peut donc jouer un rôle des plus importants.

Guerder (1) croit même avoir découvert parmi les principes
actifs élaborés par les cellules hépatiques de la morue une
véritable *substance antitoxique* neutralisant l'action d'arrêt
que les toxines tuberculeuses exercent sur la phagocytose, et
permettant à cette dernière de reprendre son activité. Cet
extrait agirait même localement et peut constituer une bonne
méthode de traitement des tuberculoses locales au foyer desquelles il peut être injecté.

Dans les huiles colorées, Gauthier et Mourgues ont extrait de
plus une série d'*alcaloïdes* des plus intéressants : amylamine,
butylamine, hexylamine, dihydrotoluidine, aselline, morrhuine.

_____

(1) Guerder, *Revue de médecine*, 10 mars 1903.

Une cuillerée d'huile brune renferme jusqu'à 10 milligrammes d'alcaloïdes, dont $2^{mgr},2$ de morrhuine. La morrhuine paraît exciter la sécrétion du suc gastrique, augmenter l'appétit, activer l'élimination rénale et cutanée. Son action serait donc favorable. L'aselline, au contraire, est assez toxique. Sa proportion dépasse rarement un tiers de milligramme par cuillerée à bouche. Expérimentée chez le cobaye, elle produit des troubles respiratoires marqués, de l'anhélation et de la stupeur. Rabuteau a autrefois signalé certains accidents graves et subits observés du côté de l'appareil respiratoire, chez des malades faisant usage de l'huile de foie de morue. Ces accidents, qu'il explique par la surcharge graisseuse du sang, doivent peut-être s'interpréter, aujourd'hui, par l'action toxique de l'aselline. Leur possibilité oblige à une certaine prudence dans l'emploi des fortes doses d'huile colorée.

Ces alcaloïdes, si curieux au point de vue chimique, ont-ils un rôle dans l'action thérapeutique de l'huile de foie de morue? Maigné répond à cette hypothèse par une objection des plus justes. L'huile vierge, l'huile jaune d'or, s'écoulant du foie parfaitement frais est aujourd'hui fort en usage. Elle ne renferme pas trace d'alcaloïdes. Mais elle paraît autant, sinon plus efficace, que les huiles colorées. Elle est, d'ailleurs, plus riche que ces huiles colorées en éléments minéraux, particulièrement en iode et en phosphore.

Une autre substance encore mal connue existant en quantité importante, surtout dans les huiles peu colorées : la *gaduine*, est plus intéressante encore. L'assimilation, faite par Gubler, de la gaduine et de la matière glycogène du foie semble exacte. La gaduine contribuerait à favoriser l'absorption de l'huile de foie de morue. Peut-être même lui donnerait-elle des propriétés antitoxiques. On aurait ainsi une triple action : par le rôle alimentaire, par les substances médicamenteuses et surtout par le phosphore, enfin par une véritable organothérapie.

Cet intérêt des composants chimiques de l'huile de foie de morue, en dehors des corps gras, explique les nombreuses tentatives faites pour préparer des extraits. Ceux-ci ont été obtenus tantôt par l'évaporation de l'eau noirâtre restant au-dessous de l'huile, tantôt, comme pour le morrhuol, en épurant l'huile elle-même par l'alcool et distillant l'extrait alcoolique. Dans l'un comme dans l'autre cas, ces extraits renferment du phosphore, du brome et de l'iode en quantité notable, dix à douze fois plus que l'huile primitive. Malheureusement, les corps gras, si importants au point de vue nutritif, et peut-être même au point de vue médicamenteux (gaduine), y font défaut. Une étude de ces extraits, particulièrement au point de vue de la forme de leurs combinaisons phosphorées, n'en serait pas moins fort intéressante.

MODE D'ADMINISTRATION.

Quelle que soit la théorie adoptée : 1° action simple d'aliment gras très aisément assimilable ; 2° action du phosphore en combinaison spéciale ; 3° rôle des antitoxines hépatiques, l'expérience clinique a démontré un point fort important.

Ce point, c'est l'inefficacité complète des doses faibles. Les doses banales d'une à deux cuillerées par jour ne servent qu'à fatiguer l'estomac. Il faut, chez l'adulte, atteindre 100 grammes, au minimum, pour avoir un effet réel. Les plus beaux succès de Jaccoud ont été obtenus avec des doses plus fortes encore, 200, 250 grammes et plus.

Comment amener la tolérance pour ces *doses élevées*?

Il faut, tout d'abord, procéder par accoutumance progressive, débuter par une seule cuillerée et augmenter de façon à arriver à six, dix, quinze cuillerées par jour. Mais cette quantité doit toujours être prise en deux fois au plus. Mieux vaut même, quand cela est possible, qu'elle soit prise en une seule fois. Le moment le plus favorable est, en général, le début du repas de midi. On a soin de donner aussitôt après des aliments sapides, de goût relevé. Cependant, certains malades tolèrent mieux l'huile prise à jeun ; c'est affaire de tâtonnement.

Pour masquer le goût désagréable de l'huile, bien des moyens ont été employés. Ces moyens ont aujourd'hui moins d'intérêt ; la saveur de l'huile vierge est, en effet, plus singulière que désagréable.

Un des plus simples est d'agiter l'huile avec un quart de bière forte. L'addition d'une cuillerée de sirop d'éther, préconisée par Fuster, masque assez bien le goût. Peut-être aussi l'éther augmente-t-il la digestibilité en stimulant la sécrétion du suc pancréatique?

Les gelées, autrefois fort en usage, sont complètement abandonnées. Elles augmentent plutôt qu'elles n'atténuent la saveur désagréable. Les émulsions ont le défaut d'augmenter la quantité de liquide à prendre. Inutiles chez l'adulte, elles rendent parfois des services chez l'enfant. Voici la formule de l'émulsion Scott, où la saveur est entièrement masquée par l'essence d'amandes amères :

$\mathrm{2\!\!\!\!/}$
Hypophosphite de soude...............	$0^{gr},15$
— de chaux...............	$0^{gr},30$
Gomme, eau, essence d'amandes amères.	7 grammes.
Glycérine..........................	8 —
Huile de foie de morue..............	15 —

Pour 30 grammes d'émulsion.

Maigné, dans sa thèse, indique un autre produit peu connu en France et semblant très rationnel. C'est le pâté de foie de morue. Cette préparation est très facilement acceptée. Elle est, comme aspect, intermédiaire entre la conserve de thon et le pâté de foie gras, c'est-à-dire très appétissante. Elle ne renferme guère que la moitié de son poids de matière grasse (47,50) d'après l'analyse de M. Thiébaut (de Lille). Mais elle est très riche en matières albumineuses (10,46 p. 100), en chlorure de sodium (5,85) et en acide phosphorique (0,37 p. 100). Dans la cuisson, on évite une température assez élevée pour faire éclater le tissu hépatique. Même avec cette précaution, les chances de conserver les antitoxines hépatiques sont moindres qu'avec l'huile vierge préparée à froid.

SYMPTÔMES D'INTOLÉRANCE.

En dehors des répugnances de goût assez facilement surmontées, reste la tolérance de l'estomac, de l'intestin et du foie. Certains malades ont, même avec des doses faibles d'huile de foie de morue, des troubles de l'*estomac* : des renvois acides, répétés, prolongés, fort désagréables. Un bon moyen, indiqué par Jaccoud, consiste à les faire mordre à pleine bouche dans une tranche d'orange ou de citron. La précaution, conseillée par Dieulafoy, de donner l'huile très fraîche, refroidie au besoin dans un mélange réfrigérant, réussit bien aussi. L'addition de 1 à 2 milligrammes de strychnine à la dose d'huile journalière peut également faciliter sa digestion.

L'intolérance de l'*intestin* se traduit par de la diarrhée. Quand celle-ci ne cède pas au simple régime (potages mucilagineux, arrow-root, œufs, riz, viande crue), mieux vaut ne pas essayer trop de médicaments et suspendre quelques jours l'emploi de l'huile. Cette intolérance se traduit aussi par des selles graisseuses. Elle est alors bien plus facilement méconnue. L'examen des selles est indispensable, car il est absolument inutile de donner de grandes quantités d'huile expulsée en nature. L'emploi de l'éther, celui de la pancréatine peuvent être essayés pour faciliter la digestion intestinale.

L'*intolérance hépatique*, très intéressante, passe plus facilement encore inaperçue. Frerichs avait déjà signalé la stéatose très rapide du foie chez les chiens nourris exclusivement d'huile de foie de morue. Chez les malades ayant pris longtemps de grandes quantités d'huile, le foie devient très souvent volumineux, il déborde largement les fausses côtes. Il est plus appréciable, en raison de sa faible consistance, par la percussion que par la palpation. Il peut même être légèrement sensible. Cette hypertrophie du foie coïncide d'ailleurs, presque toujours, avec une grande amélioration de la tuberculose. Elle se voit, en effet, chez les sujets ayant le mieux et le plus assimilé l'huile. Mais, dès qu'elle apparaît, elle indique en quelque sorte la saturation ; elle précède de peu l'intolérance gastro-intestinale ; elle oblige donc à accorder deux à trois semaines de repos.

Pendant la saison chaude, peut-on continuer l'huile de foie de morue ? Jaccoud a vu des faits de tolérance remarquable. Mais ces faits sont exceptionnels. Par les fortes chaleurs, mieux vaut se contenter des matières grasses ordinaires : lait, beurre, jaunes d'œufs, plus facilement acceptées. Le besoin de corps gras est, d'ailleurs, beaucoup moindre à ce moment.

Même en hiver, même par les plus grands froids, beaucoup de malades ne digèrent pas l'huile de foie de morue. Cette indigestion se traduit par de la pesanteur d'estomac, par des renvois huileux et nauséabonds, par de la diarrhée, par de l'anorexie. Sous cette forme, l'intolérance ne passe pas inaperçue. Mais parfois elle se traduit simplement par un *malaise général*, une très mauvaise mine, un teint verdâtre et plombé deux ou trois heures après l'ingestion de l'huile. Le médecin doit connaître et surveiller ces accidents. Leur origine exacte est plus facilement méconnue. Les malades qui les présentent ne tirent aucun bénéfice du traitement ; celui-ci leur est même plutôt nuisible.

Les enfants digèrent beaucoup mieux l'huile de foie de morue que les adultes. Coste de Lagrave a fait cette curieuse remarque que les adultes ayant pris beaucoup d'huile de foie de morue dans leur enfance gardaient plus tard une aptitude beaucoup plus grande à la digérer. Il recommande même l'emploi systématique de l'huile de foie de morue chez les enfants, comme tonique aliment d'abord, et ensuite pour leur ménager éventuellement dans l'avenir, en cas de tuberculose tardive, l'utilisation plus facile de ce précieux moyen thérapeutique. Le fait d'observation est exact et l'idée est ingénieuse. Elle mérite d'être retenue.

ADMINISTRATION PAR LA VOIE RECTALE.

Cette intolérance gastrique n'est pas d'ailleurs insurmontable comme l'est la saturation et la surcharge du foie. En cas de simple trouble stomacal, un procédé spécial d'administration dû à Revilliod (de Genève) et Zoppino peut tourner la difficulté. Ce procédé a été imaginé spécialement pour l'huile de foie de morue. Mais il s'applique à toutes les huiles.

Le rectum dont la muqueuse est dépourvue de villosités absorbe très mal les huiles non émulsionnées. Celles-ci ont un effet laxatif fréquemment utilisé. La muqueuse rectale absorbe au contraire très bien les huiles préalablement émulsionnées. Il suffit d'observer les précautions suivantes: 1° donner le lavement tiède à 38° environ; 2° ne pas injecter une quantité supérieure à 150 centimètres cubes ; 3° faire cette injection très lentement; 4° porter l'huile suffisamment haut au moyen d'une longue sonde molle de 20 centimètres environ. En ayant soin de faire précéder le lavement huileux d'un lavement évacuateur ordinaire ou bien en le donnant après une selle, une canule ordinaire suffit souvent.

L'heure la plus favorable est le soir au moment du coucher. Le repos au lit facilite en effet beaucoup la conservation prolongée du liquide. En cas d'intolérance, il suffit presque toujours d'ajouter quelques gouttes de laudanum.

Parmi les formules les plus régulièrement tolérées, on doit citer les deux suivantes, la deuxième surtout :

1° Lavement huileux calcaire.

Huile de foie de morue...................... 300 grammes.
Jaune d'œuf................................. N° 1.
Eau de chaux............................... 200 grammes.
(Pour trois lavements.)

2° Lavement huileux et salé.

Huile de foie de morue.................	500 grammes.
Jaunes d'œufs........................	N° 2.
Chlorure de sodium..................	3^{gr},50
Eau.................................	20 grammes.

(Pour trois lavements.) Faire l'émulsion et ajouter ensuite l'eau salée.

Revilliod a également essayé l'addition d'hypophosphite de chaux (0^{gr},50 par lavement). Cette addition est très bien tolérée.

Comme moyen d'émulsion, le jaune d'œuf se montre supérieur à la gomme adragante et à la gomme arabique essayées dans d'autres formules. Il a en outre une valeur alimentaire très réelle.

Si l'absorption paraissait imparfaite, Revilliod et Zoppino conseillent l'emploi d'une émulsion pancréatique. Sa préparation est plus délicate. Elle est moins stable et plus altérable. Elle doit être préparée au moment de chaque administration. Mais, donnée par la voie rectale, la pancréatine paraît beaucoup plus efficace que donnée par l'estomac. Elle semble en effet détruite par la pepsine et le milieu acide. Le suc fortement alcalin du gros intestin est beaucoup plus favorable à son action. La pancréatine facilite beaucoup l'assimilation, mais est à elle seule impuissante à bien assurer rapidement l'émulsion mécanique de l'huile. Aussi, le mieux est-il de conserver les formules précédentes et d'ajouter simplement soit 1 gramme de pancréatine pure, soit 2 grammes de pancréatine amylacée par lavement. L'émulsion pancréatinée ne se conserve guère au delà de vingt-quatre heures, en été surtout.

En été, d'ailleurs, les lavements d'huile de foie de morue ne doivent être employés qu'avec réserve. Ce mode d'administration ménage parfaitement l'estomac. Mais il ne diminue pas la fatigue du foie, organe si souvent susceptible chez les tuberculeux.

L'absorption se fait en effet par les veines hémorroïdales et aboutit presque exclusivement à la veine porte. La surcharge graisseuse peut même se traduire par un gonflement appréciable du foie. Ce gonflement est plus nettement perceptible à la percussion qu'à la palpation, le tissu hépatique étant alors très mou. Il indique toujours la saturation des cellules et la nécessité d'interrompre la suralimentation graisseuse.

Cette règle de surveiller la tuméfaction du foie est une des plus importantes de la suralimentation. Elle évitera au praticien bien des mécomptes. En dehors de la tuméfaction, certains troubles fonctionnels : épistaxis, amertume dans la bouche, prurit cutané, gonflement hémorroïdaire, doivent être également suspects au point de vue de la fatigue hépatique. Une teinte subictérique indiquerait que la saturation des cellules a été non seulement atteinte, mais dépassée. Mais, maniée avec cette prudence et ces réserves, l'huile de foie de morue reste un des plus précieux modes de traitement.

Il est assez curieux de comparer avec cette stéatose thérapeutique du foie certaines données classiques en aviculture pour obtenir chez les volailles la stéatose industrielle : le foie gras. Le foie gras ne peut guère être produit que par une alimentation riche en graisses. Le maïs, renfermant dans ses graines jusqu'à 7,85 p. 100 d'huile, en forme le principal élément. Le foie de cheval cru donne aussi (fait intéressant à rapprocher de l'action spéciale de l'huile de foie de morue) des résultats très rapides. Les féculents et les matières sucrées amènent l'embonpoint, l'augmentation de poids, mais très peu la stéatose hépatique. Le sel, d'après les éleveurs, facilite beaucoup la tolérance pour la suralimentation graisseuse.

Le danger de cette suralimentation commence surtout avec la moindre élévation de température. Quand celle-ci s'adoucit brusquement, les volailles meurent souvent étouffées. Parfois avant la mort se produit une résorption brusque de la graisse et une diminution de poids. On dit alors que la mort a eu lieu par gras fondu.

Toutes ces données bizarres, mais vérifiées par une longue pratique : le rôle spécial soit des graisses, soit du foie cru, l'utilité du sel, le danger de la chaleur en cas de surcharge graisseuse du foie, étaient intéressantes à rappeler.

II. — Le sucre.

MODE D'ACTION.

Fort en honneur autrefois dans la tuberculose, le sucre fut ensuite et bien longtemps tout à fait délaissé. Il a de nouveau.

dans ces derniers temps, appelé à juste titre l'attention du thérapeute. Employé sans excès, il paraît donner de réels résultats.

Aliment très riche en calories, susceptible de remplacer les huiles et les graisses dont la digestion est si souvent difficile, plus efficace que les graisses pour diminuer les déperditions azotées et s'opposer à la destruction des tissus, le sucre a pris dans l'alimentation des tuberculeux une place considérable.

Le sucre fournit, sous un très petit volume et sous une forme facile à prendre, plus facile encore à assimiler et à utiliser, une quantité considérable de calories. 100 grammes de sucre donnent, d'après les expériences de Voit et Leyden, 383 unités caloriques. Son pouvoir calorigène est environ la moitié de celui de la graisse. Mais les graisses sont d'une ingestion beaucoup moins agréable. Elles n'agissent qu'après avoir été transformées en sucre par l'intermédiaire du foie. A hautes doses, elles entraînent dans cet organe, si vulnérable chez beaucoup de tuberculeux, une fatigue spéciale.

Or, les tuberculeux dépensent beaucoup de calories, même pendant leurs périodes apyrétiques ; les analyses de Quinquaud, celles de A. Robin ont montré chez eux une consommation plus grande d'oxygène, un accroissement de la quantité d'acide carbonique exhalé. Cette déperdition de calories s'accroît encore pendant les périodes de fièvre ; les tuberculeux fébriles sont très sensibles au froid.

La cure de repos, règle des sanatoriums, essaie de diminuer, en réduisant au minimum le travail musculaire, cette dépense en calories. Mais, d'autre part, la cure permanente à l'air libre, même par les temps humides et froids, exige des aliments facilement combustibles pour lutter contre la tempélature extérieure. Le sucre, au fond le véritable et unique combustible de la machine animale, le seul qui soit consommé directement, remplit le mieux cette condition.

En outre, et plus qu'aucun autre aliment, le sucre diminue la désassimilation des albuminoïdes et l'usure des tissus, cet élément si grave de la cachexie tuberculeuse. Pour cette épargne des albuminoïdes, le sucre se montre même supérieur à la graisse. Sous l'influence du sucre, Rubner (de Berlin) a vu la diminution de la dépense azotée atteindre 47 p. 100.

Le sucre paraît même posséder un véritable pouvoir antitoxique. Seme et Ch. Richet fils l'ont constaté nettement. Bagot, d'autre part, a vu que chez les fébricitants l'alimentation sucrée ramenait la toxicité des urines presque au taux normal.

Enfin, il a contrôlé ces résultats par la cryoscopie (méthode de Claude et Balthazar), et il a noté que le taux des matières extractives, qui est de 4 125 à l'état normal chez la chienne en expérience, s'élève à 4 996 pendant la période fébrile, mais qu'il est ramené à 4 400 grâce à la médication sucrée.

Ces faits prouvent que, dans les états fébriles, « le sucre restreint la production des toxines et prévient ainsi dans une certaine mesure l'auto-intoxication de l'organisme ».

Le sucre, enfin, contribue beaucoup à augmenter le poids des malades. S'accumulant dans l'organisme sous forme de graisse, il constitue une réserve précieuse pour les périodes où l'alimentation est, pour une raison ou pour une autre, passagèrement diminuée. En zootechnie, le rôle des mélasses est bien connu par les éleveurs pour faciliter la croissance et l'engraissement du bétail. Il ne faut pas pousser trop loin le désir d'engraisser les tuberculeux. Mais il ne faut pas oublier non plus que la phtisie, comme l'indique son nom, est par excellence la cachexie qui amaigrit et dessèche. Ces malades décharnés sont à la merci de la moindre complication. Beaucoup, suivant la remarque très juste d'Arthaut, meurent par amaigrissement et refroidissement progressif. Le sucre, comme l'écrit le Pᵣ Gautier, « représente pour eux des provisions de chaleur ou, pour parler d'une façon plus générale, une réserve toujours prête d'énergie latente dont les cellules peuvent immédiatement disposer ».

MODE D'ADMINISTRATION.

L'expérience clinique a répondu à ces données de la théorie.

Les malades prenant du sucre supportent plus facilement la cure d'air par les temps les plus froids ; leur gain de poids est plus considérable. Ils supportent mieux l'exercice et sont obligés de s'assujettir à un repos moins rigoureux. — De nombreuses expériences faites dans l'armée allemande ont d'ailleurs démontré directement cette utilité du sucre en cas de fatigue et d'exercices musculaires.

Aujourd'hui, dans la plupart des sanatoriums, le sucre est

largement donné sous diverses formes. On l'emploie sous forme de poudre ou de confitures pour le mêler à la viande crue, revenant ainsi à l'ancienne conserve de Damas, de Trousseau. Les jaunes d'œufs battus avec du sucre en poudre, les crèmes, les plats sucrés, les confitures, et en particulier la confiture d'orange, plus aromatique et moins écœurante, figurent régulièrement dans les menus largement donnés. Mais surtout les boissons sucrées : bouillon, thé, café, lait, vin chaud sucrés, sont d'ingestion agréable et de tolérance prolongée. Dans les cures d'air, par les temps froids, vers quatre heures, à ce moment de la journée où il y a presque toujours un léger frisson de fièvre, le vin chaud sucré, que l'ébullition a en partie débarrassé de son alcool, est une boisson des plus utiles. En cas de fièvre, les diverses boissons sucrées sont aussi un des aliments les plus volontiers acceptés malgré l'anorexie, un de ceux dont l'utilisation, malgré l'hyperthermie, paraît la moins défectueuse. Après les repas un peu copieux, Sabourin conseille également, pour stimuler la digestion, une cuillerée de confitures d'oranges dissoute dans de l'eau très chaude.

Sous quelque forme que ce soit, la quantité utile ne doit guère dépasser 100 grammes par jour. Au delà, le sucre donne souvent des aigreurs et des fermentations stomacales, de l'intolérance intestinale avec alternatives de constipation et de diarrhée. Un point capital est, une ou deux fois par semaine, d'examiner l'urine avec la liqueur de Fehling. L'apparition de la glycosurie alimentaire est rare avec cette dose modérée. Mais, quand elle apparaît, elle indique l'utilité de suspendre momentanément l'emploi du sucre et plus tard de donner des quantités moins fortes. Il est en effet inutile et nuisible de dépasser la limite d'activité chimique du foie.

La tendance actuelle est aussi d'attribuer en grande partie au sucre l'efficacité des cures, soit de lait, soit de petit-lait, soit de raisin. Le lait ou le petit-lait renferment une proportion considérable de sucre, 31 grammes par litre pour le lait de chèvre, 43 grammes pour le lait de vache, 64 grammes pour le lait d'ânesse. Le raisin en contient plus encore, jusqu'à 150 grammes par kilogramme de jus. Dans certaines cures où les malades prennent, outre 2 à 3 kilogrammes de raisin frais par jour, plusieurs tasses de jus de raisin, la quantité de glucose ingérée est donc considérable. Presque toujours, le premier résultat de ces cures se traduit par un remarquable embonpoint.

On a même essayé de substituer le *glucose*, directement assimilé, au sucre ordinaire ou saccharose, qui doit tout d'abord être transformé en glucose par les acides de l'estomac. Le résultat de cette substitution a été mauvais. Le glucose est beaucoup moins agréable. De plus, si les glucoses naturels du raisin ou du miel sont bien tolérés et ont tout au plus une légère action laxative, les glucoses industriels obtenus par action de l'acide sulfurique sur l'amidon sont très nuisibles. Ils renferment une quantité notable de sulfates dus à l'emploi de bases et en particulier de la chaux pour saturer l'acide sulfurique en excès. L'action nuisible de ces sulfates sur l'estomac et le foie est très redoutable. Cette action est bien connue depuis les recherches de Lancereaux sur le rôle des vins plâtrés et de leurs sulfates dans les gastrites alcooliques et les cirrhoses du foie. Certains glucoses fabriqués avec de l'acide sulfurique provenant de pyrites sulfureuses arsenicales sont même très riches en arsenic. Ces glucoses arsenicaux ajoutés à la bière ont récemment produit en Angleterre des centaines d'empoisonnements.

Non seulement, on ne doit pas remplacer le sucre par le glucose, mais on s'assurera (falsification d'ailleurs rare) que le sucre donné n'est pas mêlé de glucose. Ce dernier, on le sait, réduit la liqueur de Fehling. De plus, le sucre additionné de glucose perd la propriété d'être phosphorescent quand on en frotte deux morceaux dans l'obscurité.

Les médecins hygiénistes allemands ont expliqué certains faits d'intolérance pour le sucre par une falsification : l'emploi de l'*outremer* pour avoir un sucre de belle couleur azurée. L'outremer contient un composé oxygéné du soufre, un oxysulfure d'aluminium semblant très toxique. La présence de cet oxysulfure se traduit, quand on emploie le sucre bleu à la fabrication des confitures, par un goût et une odeur très désagréable d'hydrogène sulfuré, dû à la réduction de l'oxysulfure par les acides organiques des fruits.

Schulz, qui a particulièrement attaqué le sucre bleu, prétend que les abeilles, si friandes de tous les jus sucrés, ont l'instinct de ne jamais toucher au sirop fait avec ce sucre toxique. Quand cette falsification paraît à craindre, il recom-

mande même, pour éviter l'intolérance, de n'employer que le
sucre candi.

HISTORIQUE.

Il est assez intéressant de rapprocher de cette vogue récente
et prodigieuse du sucre dans l'alimentation des tuberculeux
l'opinion des anciens phtisiologues.

Galien, Dioscoride employaient beaucoup le *vin miellé* ou
mulsum, soit pur, soit comme véhicule d'autres médicaments.

L'École arabe fit du sucre, et surtout du sucre rosat, la
panacée de la phtisie.

Le *sucre rosat* est le principal médicament d'Avicenne. Ce
produit restera en vogue pendant tout le moyen âge. En
1629, Lazare Rivière (de Montpellier) le cite encore avec
grand éloge : « Quidam pharmacopæus phtisicus nobis notus
ingentem sacchari rosacei quantitatem sibi ipse præparabat
atque perpetuo comedebat ac isto solo remedio sanatus est ».

Un autre médecin arabe, Almansor, a nettement vu que le
lait d'ânesse était plus sucré que les autres laits : « Cum aliquis
carnis diminutione pati videt, post tussim, cronica passione et
sputo sanguinis aut saniei præcedente, lac asininum potu tri-
buat. Si inveniri non poterit, caprinum cum pauco saccharo
datum est. »

Forestus, en 1602, conseille largement soit le lait, soit le
bouillon de poulet sucré : « Præstat lac sumptum cum multo
saccharo et jus gallinarum cum saccharo. »

Cardan emploie l'eau sucrée et les fraises au sucre. Burnet
rapporte qu'un de ses phtisiques « éprouva des effets très
heureux de l'usage de la conserve de roses ; il en délayoit
dans sa boisson, il en mêloit avec ses aliments et, quelquefois, il en prennoit pour toute nourriture en telle quantité qu'il
en avoit épuisé toutes les boutiques des apothicaires de
Venise. » Van Helmont, tout en conseillant le sucre, a observé
des accidents d'intolérance. Il remarque qu'à la longue il
devient moins agréable au goût et fatigue même l'estomac.
Son emploi lui paraît surtout utile en hiver.

Mais l'auteur ancien le plus enthousiaste du sucre est certainement Raulin. Il lui attribue non seulement une valeur
alimentaire, mais (fait intéressant à rapprocher des recherches
de Lucke, de Strasbourg, sur l'emploi de la poudre de sucre
dans le pansement des plaies) il le regarde comme un excellent

antiseptique, voisin de la myrrhe, du camphre et des aromates.
« Le sucre, dit-il, modifie les ulcères par une application extérieure ; il préserve puissamment de la pourriture les plantes
et les substances animales. Il a encore une vertu bien précieuse, c'est qu'il est spécifique contre ce redoutable venin
végétal, dont les Américains empoisonnent leurs flèches qui,
en étant imbues, font mourir dans le moment les animaux qui
en sont blessés.

« Lorsque les nègres de l'Amérique sont menacés de phtisie
pulmonaire, et lors même qu'ils sont phtisiques, on les envoie
dans les ateliers où l'on prépare le sucre pour y respirer la
vapeur qui s'élève des chaudières, en si grande quantité
qu'elle obscurcit tout l'atelier par le nuage qu'elle y forme ;
ils y guérissent ordinairement en moins de deux mois de
séjour. »

Raulin accorde même au sucre plus que cette action locale,
car il ajoute, dans le chapitre qu'il lui consacre, cette phrase
intéressante : « L'usage des antiseptiques est d'un puissant
secours dans la phtisie pulmonaire pour prévenir les effets
que la contagion du pus des ulcères fait ordinairement dans
la masse du sang ». L'emploi du sucre brûlé est, d'ailleurs,
resté populaire comme désinfectant.

VALEUR PRÉVENTIVE ET CURATIVE.

Si le sucre paraît posséder une action, soit curative, soit
préventive, contre la tuberculose, celle-ci peut, bien plus
facilement, s'expliquer par sa grande valeur alimentaire que
par son pouvoir antiseptique.

Nous avons cependant demandé dans deux sucreries importantes, celle de Villenoy et celle de Lizy, si cette assertion
de Raulin semblait une pure fable et si la tuberculose était
rare ou commune parmi les ouvriers. Elle y paraît plutôt
rare, mais il ne faut pas oublier qu'il s'agit d'une industrie
agricole, en pleine campagne. La plupart des ouvriers
n'emploient même que l'hiver aux travaux de la sucrerie et
se livrent l'été aux travaux ordinaires des champs.

Ce pouvoir préventif et curatif accordé à l'alimentation
sucrée n'est-il pas en contradiction avec la fréquence et l'extrême gravité de la phtisie chez les diabétiques? En réalité,
ceux-ci, malgré leur glycémie apparente, cessent d'utiliser

les sucres et les hydrocarbures de leur alimentation. Il y a, suivant le mot de Bouchard, défaut de la consommation de sucre dans les éléments anatomiques. Chez les tuberculeux ordinaires, les analyses de Quinquaud ont montré (fait qui répond bien à l'accroissement des oxydations) une diminution régulière dans la quantité normale de glucose du sang.

Sans s'arrêter au pouvoir antiseptique du sucre, d'ailleurs détruit et brûlé dans l'économie, on peut donc conclure avec Knopf : « Le sucre est un adjuvant précieux pour la restauration des forces d'un phtisique ».

On peut également accorder à cet excellent aliment *un rôle préventif* utile. Dans les travaux de la Commission pour la prophylaxie de la tuberculose dans l'armée, la plupart des médecins militaires consultés ont justement demandé une augmentation de la ration de sucre accordée, surtout en hiver. Cette ration est actuellement de 5 grammes par homme et par jour : un demi-morceau de sucre raffiné ordinaire. En campagne, on l'élève avec raison à 21 grammes. Accorder, dès le temps de paix, la ration de guerre, qui n'est déjà pas excessive, serait certainement contre la tuberculose une très bonne mesure prophylactique.

Il est curieux de remarquer que le pays d'Europe où la consommation de sucre est la plus considérable (40 kilog. par tête et par habitant au lieu de 14 kilog. en France), l'Angleterre, est aussi celui où la mortalité par tuberculose a, malgré un très mauvais climat, le plus diminué.

III. — La glycérine, l'alcool et les boissons alcooliques.

GLYCÉRINE.

La glycérine est, comme action, intermédiaire entre les graisses et les alcools.

La substitution de la glycérine aux graisses est physiologiquement très judicieuse. Les graisses ne sont en effet absorbées qu'après leur dédoublement par le suc pancréatique en glycérine et en acides gras. D'après les recherches de Salomon, la glycérine fournit au foie encore plus de matière glycogène que la graisse. Ce pouvoir glycogénique de la glycérine est même un des inconvénients de son emploi chez les diabétiques.

La glycérine n'est pas seulement un aliment direct, elle est aussi un aliment d'épargne diminuant les combustions organiques, toujours si intenses chez les tuberculeux. Toutefois, cette diminution porte, d'après Arnschink, surtout sur les graisses et très peu sur les albuminoïdes détruites. La glycérine, à ce point de vue, est, par suite, inférieure aux graisses et en particulier à l'huile de foie de morue. Celle-ci exerce, pour diminuer la désassimilation des albuminoïdes et la phosphaturie, une action remarquable, beaucoup plus incomplète avec la glycérine.

L'augmentation très réelle de poids rapidement produite par la glycérine est donc un peu factice. L'embonpoint obtenu porte sur le tissu adipeux et bien peu sur le tissu musculaire. La réserve graisseuse obtenue n'est pas sans avantage. Mais elle se détruit très vite en cas de poussée fébrile, de surmenage, de complication. Comme agent suralimentaire, la glycérine reste donc inférieure aux graisses et aux aliments carnés : poudre de viande, suc musculaire, viande crue. Ceux-ci surtout ne donnent qu'une augmentation de poids moins rapide, mais ils agissent autant sur la restauration du tissu musculaire que sur celle du tissu adipeux.

Malgré cette infériorité, la glycérine rendra des services dans une maladie de longue durée où il faut forcément varier les moyens. Elle en rendra surtout pendant les périodes d'inappétence. Le meilleur mode d'administration est celui de Jaccoud. Jaccoud donne chaque jour un mélange de 40 grammes de glycérine avec 10 grammes de cognac ou bien de rhum, et une goutte soit d'essence de menthe, soit d'une autre essence aromatique.

Ce mélange est pris en deux ou trois fois dans du thé, du café, ou du lait. Cette addition de glycérine au lait mérite d'être particulièrement connue chez les malades ne supportant pas le régime lacté. Elle fait souvent disparaître l'acidité gastrique, le pyrosis, la diarrhée produite par le lait chez quelques sujets intolérants. Elle semble augmenter beaucoup sa digestibilité. Elle ajoute encore à sa richesse en calories utilisables. Pour la cure d'air par les temps froids et humides, où les aliments riches en calories (graisses, sucres, etc.) sont indispensables, le lait glycériné pourra rendre service. Inversement, et comme l'huile de foie de morue, la glycérine est moins utile et est souvent mal supportée pendant l'été.

La dose de 40 grammes par jour est suffisante et ne doit pas être dépassée. Au delà, la glycérine est mal utilisée. Elle passe souvent en nature dans l'urine. A doses excessives, elle a même déterminé de la congestion du rein et de l'hémoglobinurie. Même à la dose de 60 grammes, elle peut produire des malaises, de l'agitation, de l'insomnie, un peu de fièvre. La glycérine, en effet, est un alcool. A forte dose, Dujardin-Beaumetz et Audigé ont obtenu tous les effets toxiques des autres produits alcooliques.

A la dose de 40 grammes et donnée en dilution, la glycérine peut tout au plus être légèrement laxative. Cet effet laxatif diminue d'ailleurs beaucoup par l'addition d'un cinquième de cognac ou de rhum. Fait paradoxal, malgré ce pouvoir laxatif, la glycérine se montre pourtant utile chez les tuberculeux atteints de diarrhée et même de diarrhée par entérite tuberculeuse. Peut-être intervient-elle alors, par son pouvoir antiseptique très réel, comme topique local et comme désinfectant de l'intestin?

Les troubles gastro-intestinaux qui surviendraient avec la dose quotidienne de 40 grammes devraient faire soupçonner une impureté de la glycérine. Les glycérines commerciales et non officinales, vendues à bas prix, renferment très fréquemment, suivant leur mode de préparation, de la chaux, du plomb, du cuivre, des acides libres et en particulier de l'acide oxalique, formique ou butyrique. Cette impureté par les acides étant la plus fréquente, on aura déjà une garantie en s'assurant de la neutralité de la glycérine au papier de tournesol.

La glycérine, outre sa valeur comme aliment, a quelques autres effets utiles. Elle constitue un très bon véhicule pour la créosote ou pour le tannin. Elle atténue beaucoup leur saveur désagréable et même leur action irritante sur l'estomac. Lemoine regarde son emploi comme susceptible de réveiller et d'exciter l'appétit. Peter lui attribue un effet calmant contre l'irritation pharyngée et contre la toux. Daremberg la regarde comme facilitant l'expectoration. Tous ces effets palliatifs fourniront assez fréquemment une indication de plus à l'emploi de la glycérine.

L'ALCOOL.

L'alcool, à doses modérées et intermittentes, offre de grands avantages pour combattre le frisson d'un accès fébrile, le malaise laissé par un repas trop copieux, pour faciliter, dans les premiers jours, l'administration de la poudre de viande ou de la viande crue. Mais son emploi continu, intensif, n'a que des inconvénients. Certains sanatoriums à climat froid, brumeux et humide ont exagéré cet emploi d'une façon déraisonnable. Les malades ont toujours sur eux une gourde de rhum et de cognac dont ils boivent une gorgée au moindre malaise. Cette demi-ébriété ne va pas sans un sentiment de satisfaction et de bien-être. Mais le système nerveux et le foie en souffrent plus vite et plus souvent encore que l'estomac. Hayem a montré le trouble apporté à la longue dans la nutrition des éléments organiques par l'alcool; il provoque la transformation graisseuse des tissus; cet effet agit donc dans le même sens qu'un des effets les plus redoutables des toxines tuberculeuses. L'action sclérogène et cicatrisante sur le parenchyme du poumon est purement hypothétique. La fréquence et la gravité de la tuberculose chez les alcooliques donnent à cette hypothèse d'une action favorable de l'alcool sur le poumon un démenti journalier. Les assertions de Magnus Huss, accordant à l'alcool une certaine valeur comme agent d'immunisation, sont également controuvées par la clinique. De temps à autre, quelques résultats expérimentaux sont encore invoqués en faveur de l'alcool. Pour comprendre ces résultats favorables et les ramener à leur juste valeur, il suffit de connaître la loi curieuse établie par Richet et Héricourt : « Toute substance toxique à quelque degré, administrée à un animal au cours d'une infection tuberculeuse, a pour résultat de modifier et de ralentir le cours de cette infection. »

Cet antagonisme purement toxique est passager et sans effet pratique durable. Pour toutes ces raisons, l'emploi de l'alcool chez les tuberculeux doit rester prudent, modéré, exceptionnel. L'alcool doit toujours être donné sous forme diluée (grogs ou thé au rhum). L'eggnog conseillé souvent dans les sanatoriums étrangers (mélange à parties égales de jaunes d'œufs, de rhum et de sucre en poudre) peut être permis, mais sans abus. En général même, le cidre, la bière, le vin doivent être préférés à l'alcool pur. Le vin chaud sucré en particulier, additionné ou non de cannelle ou de citron, donne avec le minimum d'inconvénients tous les effets stimulants de l'alcool en cas de malaise ou de frisson. Le vin chaud sucré mélangé de thé est une boisson particulièrement agréable et tonique. Le champagne, enfin, dans les périodes de dépression, d'anorexie, de vomissements, rendra des services réels. Une curieuse préparation, le lait fermenté ou kéfirisé se rapprochant à la fois des boissons alcooliques et du champagne, aura, elle aussi, dans ces mauvaises périodes, son utilité considérable.

KÉFIR.

Le kéfir offre une valeur nutritive très réelle. Comme le lait dont il procède, il constitue un aliment complet. Il offre en outre cet avantage de représenter le lait en grande partie digéré. Les matières albuminoïdes et surtout la caséine ont subi des modifications importantes. Celles-ci sont très analogues, sinon identiques, aux modifications que produit la digestion gastro-intestinale. Les ferments solubles du kéfir agissent de la même façon que les ferments des cellules glandulaires. La caséine n'est pas seulement coagulée, comme dans le simple lait caillé, et le coagulum n'est pas seulement divisé mécaniquement par l'agitation à laquelle le kéfir est soumis. La caséine se trouve, dans le kéfir, précipitée à l'état de grumeaux extrêmement ténus qui, remis en suspension par une agitation légère, prêtent au liquide la consistance de la crème ; mais il y a plus : une partie de la caséine est solubilisée, soit sous une forme de peptone, soit à l'état de protéose, qui est le prélude de la peptonisation.

Aussi le kéfir, au contraire du lait, ne se coagule-t-il pas et reste-t-il liquide dans l'estomac. Quand la coagulation se fait, elle a lieu, comme l'a vu Winter, en grumeaux extrêmement fins.

La fermentation de la lactose, la formation d'acide lactique, d'alcool, d'acide carbonique donnent au kéfir son goût spécial, agréable pour les malades accoutumés. Comme dans le champagne, l'acide carbonique joue un rôle dans l'action assez constante du kéfir sur les vomissements. Le kéfir réussit souvent en cas de toux émétisante. Contre la diarrhée, l'emploi du kéfir et surtout des kéfirs n° 2 et n° 3 n'échoue guère qu'en cas d'ulcérations intestinales. L'effet contre l'anorexie est beaucoup moins régulier. Chez certains tuberculeux anorexiques on peut même (malgré un grand bon vouloir et des tentatives réitérées) observer une véritable intolérance persistante à l'égard du kéfir.

Le kéfir enfin ne convient pas, suivant la remarque de Hayem, en cas d'hyperpepsie, mais celle-ci est l'exception chez les tuberculeux.

En Russie le kéfir est très largement donné dans la phtisie et regardé presque comme un spécifique. La dose ordinaire atteint deux litres et autant que possible les dépasse. L'alimentation est, en outre, très substantielle. Au contraire du lait, le kéfir augmente plutôt l'appétence pour les aliments. Il y a donc une très énergique suralimentation. Pour la cure idéale, le malade doit en outre aller habiter les tentes tartares et y vivre, de la libre vie des steppes. On retrouve alors associés, suivant la remarque de Peter, la réunion d'une alimentation très riche, de la vie constante au grand air et du moyen cher à Sydenham : l'équitation.

Ces fortes doses de kéfir ne paraissent pas indispensables. Elles sont assez souvent mal tolérées. La dose moyenne d'un litre est chez les malades français suffisante. Quand elle est bien acceptée, elle donne déjà des résultats très appréciables.

En cas d'hémoptysies soit abondantes, soit à répétition, on se défiera du régime kéfirique. Hallion et Carrion expliquent son influence nuisible sur les hémorragies par le relèvement de la pression sanguine. Par contre, le catarrhe chronique des bronches et l'expectoration abondante sont favorablement influencés. L'expectoration diminue ou devient plus fluide et plus facile à expulser. Indirectement le kéfir contribue donc à calmer la toux.

Quand il est difficile de se procurer le kéfir tout préparé, sa fabrication peut être essayée dans les familles. A la rigueur, suivant le procédé économique et ingénieux indiqué par Hayem, on peut se servir d'une première bouteille de kéfir pour en préparer une série d'autres. Il suffit d'ajouter à deux parties environ de lait stérilisé une partie de kéfir déjà préparé ; on enferme le mélange dans des bouteilles hermétiquement closes, et au bout de deux jours en moyenne, plus ou moins suivant les circonstances et notamment suivant la température ambiante, le kéfir sera à point ; une partie pourra servir à son tour de levain pour une préparation nouvelle. En pareil cas, il ne faut pas s'attendre à obtenir toujours un breuvage semblable à lui-même ; d'ordinaire, les germes primitifs ne tardent pas à s'altérer, et des germes nuisibles ne manquent guère de s'y associer. Aussi convient-il tout au moins de régénérer de temps en temps les cultures, ou plutôt d'en interrompre de temps en temps la série en repartant d'un kéfir neuf, procréé directement par le grain spécifique.

On peut encore préparer soi-même du kéfir en mettant dans du lait une poudre sèche qui se trouve dans le commerce et qui renferme les germes spéciaux dans la proportion voulue. Ce procédé est plus simple et fournit des résultats plus constants.

Le koumys se prépare comme le kéfir, mais avec du lait de jument. Dans les cures faites en Tartarie, le koumys est seul consommé. Il est beaucoup plus alcoolique que le kéfir. Jaccoud lui accorde une réelle valeur contre la fièvre, surtout à la période de ramollissement.

. Des tentatives ont été faites pour faire venir directement le koumys stérilisé de Samara. L'action du ferment kéfirogène sur un mélange d'un tiers de lait d'ânesse, de deux tiers de lait de vache donnerait un liquide se rapprochant du koumys.

Jusqu'à présent le kéfir a été seul vraiment pratique. Chez les malades à qui son goût déplaît, on peut essayer, suivant le conseil de Dupaigne, le kéfir fait avec le lait de chèvre. Il est plus agréable, plus doux, et plus gazeux. Il a moins le goût aigre et tourné de la fermentation butyrique. Sa préparation avec le kéfirogène est plus facile et plus régulière qu'avec le lait de vache. Mais elle est un peu plus longue. Entre 18 et 20°, elle exige trois jours et demi à quatre jours pour avoir le kéfir n° 2.

Tous ces détails techniques méritent d'être connus. En effet, dans les mauvaises périodes de la tuberculose, en cas de fièvre, de dyspepsie, d'anorexie, l'emploi temporaire du kéfir constitue une précieuse ressource.

Le kéfir possède-t-il plus que cette valeur de simple aliment ? Il renferme des microorganismes : entre autres le saccharomyces-kéfir, constituant une espèce spéciale de levure, et un bacille particulier, le *Bacillus caucasicus* de R. Blanchard. Ce dernier semble surtout intervenir dans la digestion de la caséine. Le saccharomyces est le principal, mais non l'unique agent de la fermentation alcoolique. Le *Bacillus subtilis* est un hôte fréquent mais accidentel du kéfir. Deux variétés de streptocoques y paraissent au contraire constantes.

Outre ces microorganismes, le kéfir contient des diastases. Ces diastases ont un effet certain pour faciliter la digestion des matières amylacées, pour combattre la dyspepsie flatulente et les fermentations intestinales. Mais ont-elles un autre rôle plus important? On a supposé que par ses diastases le kéfir pouvait aussi lutter contre les bactéries et contre les toxines pathogènes. Ainsi s'expliquerait son utilité dans certaines tuberculoses fébriles. L'hypothèse est intéressante ; elle peut contribuer à faire essayer le kéfir dans les tuberculoses infectieuses où l'alimentation est si difficile et le traitement si incertain. Mais ce n'est là qu'une hypothèse.

TISANE DE CÉRÉALES.

L'emploi de la tisane de céréales dans la tuberculose mérite réellement d'être bien connu.

Beaucoup de tuberculeux dyspeptiques supportent mal les boissons renfermant de l'alcool. La tisane de céréales offre pour eux ce double avantage d'être aussi peu irritante pour l'estomac que l'eau pure et de posséder une valeur nutritive réelle. Elle renferme en effet les phosphates des graines sous la forme particulièrement assimilable de lécithine. Après trois heures de décoction, elle renferme par litre la proportion élevée de 150 milligrammes de phosphore minéral, 262 milligrammes de phosphore organique. Parmi ces composés phosphorés organiques, les uns dérivent d'un commencement d'hydrolyse des lécithines. Les autres, beaucoup moins connus, semblent voisins des ferments solubles et des oxydases. Ils possèdent la propriété de fixer l'oxygène de l'air sur certains corps organiques, et par suite libèrent de l'énergie. Cette activité oxydante paraît très augmentée par la petite quantité de manganèse contenue dans les graines.

Voici la formule de la décoction de céréales, telle qu'elle

est donnée par Springer. On la prépare avec un mélange complexe : blé, orge, avoine, seigle, maïs, son. Deux cuillerées à soupe de chaque dans trois litres d'eau. Faire bouillir de manière à ramener à deux litres. Laisser refroidir. Passer au tamis fin.

L'adjonction du maïs et du son abandonne à la décoction un peu de matière grasse. Elle est ainsi plus nourrissante. Chez les tuberculeux dyspeptiques, mieux vaut parfois employer seulement le blé, l'avoine, l'orge et le seigle. La décoction faite avec le mélange complet diminue l'appétit. C'est, bien qu'à un degré moindre, le même inconvénient qu'avec le lait, lui aussi peu irritant et très nourrissant, mais qui, pris aux repas, est souvent une cause rapide d'anorexie.

Ce bouillon végétal, comme l'appelle Springer, est toujours bien toléré quand il est préparé avec soin. Mais il fermente et s'altère vite. Une des principales causes d'intolérance est l'emploi d'une tisane trop ancienne, en été surtout. Pour éviter de faire chaque jour une préparation, on la conserve un ou deux jours, et le sujet absorbe un liquide en voie de fermentation.

D'autre part, si, au lieu de passer le liquide quand il est tout à fait refroidi, on le fait passer sur le tamis alors qu'il est encore tiède ou chaud, le gluten et l'amidon passent à travers le tamis et se coagulent plus tard dans la solution. Il en résulte une consistance glaireuse qui provoque un effet nauséeux, et qui rend la solution d'une digestion plus difficile.

Le goût de cette décoction, qui convient à beaucoup de malades, est, par contre, déplaisant à certains d'entre eux. On s'efforce alors d'aromatiser cette boisson et on y ajoute de l'alcool, du kirsch, du cognac ; c'est ainsi, dit Springer, que l'alcoolisme peut s'installer sous le masque de la décoction de céréales. Si le goût déplaît, on peut sucrer la décoction. On peut, quand on ne recherche pas l'absence de toute irritation stomacale, la couper de bière, de vin, et surtout d'extrait de malt. Mais on doit toujours éviter l'addition d'alcools purs.

Si les insuccès dépendent parfois de la qualité ou des mélanges de la décoction, il n'est pas rare que la quantité immodérée de la boisson absorbée devienne nuisible. La décoction de céréales est bue très facilement. Au delà d'un litre par jour, elle peut donner des troubles dyspeptiques par dilatation stomacale. Comme toujours, les bonnes digestions, sont à ceux qui boivent peu. Mais, en tenant compte de ces précautions bien faciles, cette tisane rendra des services réels.

IV. — Historique de l'alimentation chez les tuberculeux.

RÉGIMES BIZARRES ET TENDANCE A RESTREINDRE L'ALIMENTATION.

La tisane de céréales est un des moyens les plus anciens employés contre la tuberculose. Hippocrate la conseillait déjà. Elle était faite surtout d'orge, de froment, quelquefois de riz. Elle était, pour la rendre moins lourde et de goût plus agréable, légèrement miellée ou salée. Mais d'une façon générale la suralimentation est de beaucoup la partie la plus nouvelle de la cure hygiénique et même l'innovation la plus audacieuse.

Fait curieux : l'histoire de la médecine offre plutôt dans le traitement de la tuberculose une tendance à diminuer l'alimentation, et en particulier à regarder la viande comme nuisible (1). Le régime indiqué par Galien dans la tuberculose, au début, est franchement détestable : « Il faut donner, d'abord, des aliments âcres, comme l'ail ou le poireau assaisonnés au vinaigre, ou de la chicorée ».

L'école arabe, avec des idées assez justes sur l'emploi du sucre et des graisses (huile d'olive), ne mentionne pas la viande, sauf, tentative curieuse d'organothérapie, le poumon de renard desséché. Au xve siècle, Ferrari accorde au poumon de renard une grande importance. Il y ajoute d'autres aliments plus singuliers encore : limaces et petites grenouilles des forêts « vertes avec le ventre blanc ». L'école de Salerne s'en tient à l'association du miel, du sel et du lait : *Lac, sal, mel junge, bibat contra consumptus abunde.*

Cette confiance dans le lait aboutit, au moyen âge, à cette pratique bizarre : l'emploi du lait de femme déjà mentionné par Galien : *Optimum autem existit muliebre lac.* Fusch désire même que ce lait soit pris directement : *Ex mammis si fieri potest sicyatur.*

A côté de cette pratique bizarre, cette époque si remar-

(1) Pour l'historique plus complet et les indications bibliographiques de cet historique, consulter : *Traitement hygiénique de la tuberculose dans l'ancienne médecine,* par les Drs Léon Meunier et A.-F. Plicque (*Bulletin médical,* 1er nov. 1900).

quable de la Renaissance offre d'ailleurs bien des documents curieux. Telle consultation de cette époque ne semblerait pas encore aujourd'hui dépourvue de valeur.

Voici, par exemple, comment, en 1414, Forestus (1) formule le traitement hygiénique d'un cas de tuberculose : « Matrona nobilis vera et exquisità tabe cum ulcere pulmonis laborabat. Longo tempore supervixit bona victus ratione utens præcipue. Acrem commendavimus purum, ad siccum vergentem, in calore vero et frigore temperatum. Nos autem ut solem tum frigus vitaret consuluimus et austri flatum caliginosumque aerem vel pluvium. Siccitas enim juvat hunc morbum ; montana laudantur; contra paludes ac plana damnantur. A vigiliis abstinendum et modicis exercitiis sed potius ambulationibus lenibus utendum, præsertim ubi febris sese remisit, vel lenibus frictionibus ante cibum. Jussi quoque ut ab ira, tristitia, aliisque immodicis animi affectibus, tum a negotiis omnibusque rebus quæ sollicitare animum possunt, abstineret.

Ea eligenda quæ maxime nutriunt ut jecora gallinacæa, gallorum testes, perdices, merulæ, turdi, alaudæ, hædus ac vitulus, omnia assa potius quam elixa ex succo arantiarum aut mali granati vel uvæ acerbæ succo laudantur. » Forestus mentionne en outre comme aliments une série presque indéfinie d'autres viandes données sous les formes diverses de gelée, de viande broyée ou de suc de viande : « Jussi ut præditas carnes aut simul cum pedibus vitulorum coqueret, vel contusas aut earum succum sumeret quem jus consummatum appellant ».

Au xviie siècle, Johannes Jonston recherche la guérison de la tuberculose par une alimentation substantielle : *extenuationis per restaurantia depulsionem*. Son idée théorique est remarquable; les moyens d'application pratique sont moins satisfaisants, car il se borne comme aliments : aux bouillies de lait, aux jaunes d'œufs, au beurre, au sucre, à la farine d'orge, au riz. Tout au plus, comme viande, conseille-t-il le poulet engraissé avec du lait. Encore le malade doit-il manger cet aliment d'exception aussitôt après avoir pris lui-même un bain de lait tiède. Ces deux derniers moyens de restauration sont de valeur douteuse, mais ils seraient certainement très coûteux.

Au xviiie siècle, Raulin, dans son « Traité de la phtisie pul-

_____

(1) Forestus, *Observationum libri*, 1414, livre XVI, p. 200.

monaire », étudie le régime avec un grand luxe de détails.
Nombre d'aliments qu'il recommande, œufs, riz, gruau, maïs,
avoine, semoule, salep, sagou, farineux, malt, farines torré-
fiées, poisson léger, compotes de fruits, sont bien choisis. Il
fait, sans en donner la raison, mention spéciale des artichauts,
si riches, on le sait, en tannin. Par malheur, il rejette absolument la viande et permet tout au plus la volaille. Les partisans de la viande sont rares. Rondelet, contemporain de
Rabelais, paraît avoir le premier mentionné le jus de viande.
Le premier aussi, à propos du lait d'ânesse et de chèvre, il
signale la possibilité, en donnant aux animaux de l'orge et du
blé, d'obtenir un lait particulièrement nourrissant. Deleboe
énumère avec soin les aliments les plus nourrissants sous un
faible volume et les plus faciles à digérer. Son choix: pain de
froment, jus de viande traitée par une chaleur modérée, douce
et réduit à la consistance de la gélatine, lait, jaunes d'œufs,
biscottes, gâteaux aux amandes, aux pistaches, et aromatisés,
vin de Malvoisie, est assez judicieux.

Rozière de la Chassagne conseille surtout l'hydrogala fait
avec parties égales de lait et de décoction d'orge, puis convenablement sucré. Comme autre boisson, il indique une
décoction de pain édulcorée avec les fruits de la saison, ou
avec leur gelée. Comme aliments, il n'admet guère que les
farineux, les crèmes de riz, de gruau, de sagou. Le lait est
excellent, mais « la vérité est qu'il y a autant d'estomacs incom-
modés par l'usage du lait qu'il y en a qui le supportent ».
Cette remarque un peu naïve n'est pas sans valeur.

Somme toute, le meilleur régime ancien se trouve peut-être
dans Hippocrate. La décoction de lentilles, la polenta, les
céréales qu'il préconise sont des aliments intéressants comme
riches en phosphates. « Le pain est la meilleure des nourri-
tures, à moins que l'on ne soit habitué à manger du gâteau.
On peut aussi faire un mélange de l'un et de l'autre. » Comme
viande, Hippocrate préfère la volaille, le mouton, et défend,
on ne sait trop pourquoi, le bœuf et le porc. Il conseille avec
plus de raison « les meilleurs poissons, les plus gras, les
choses grasses, douces, avec beaucoup de sel ». L'interdiction
du bouillon et des potages n'est juste que s'il y a dilatation de
l'estomac.

Hippocrate paraît enfin avoir compris l'utilité de faire, de
temps à autre, un repas plus copieux rompant la monotonie

du régime. « Tous les quatre jours le malade mangera la meilleure salaison et la plus grasse. » Tout cela, on le voit, n'est pas sans intérêt, mais est bien loin de la suralimentation carnée et même de la simple suralimentation.

Bibliographie. — Leyden, Ueber Ernahrungstherapie, vol. I, p. 42. — A. Robin, Nutrition chez les phtisiques (*Soc. méd. des hôpitaux*, 1895). — Gautier, *Chimie de la cellule vivante*, 2e édit., p. 190. — Schultz, *La table des végétariens*, 1899, p. 44. — Léon Meunier et Plicque, Traitement hygiénique de la tuberculose dans l'ancienne médecine (*Bulletin médical*, 1er mars 1900). — Raulin, *Traité de la phtisie*, 1784, p. 207. — Lucke, *Centralbl. für Chir.*, n° 34, 1883. — Bouchard, *Traité de médecine* Charcot-Bouchard, vol. I, p. 447. — Lachaud, Prophylaxie de la tuberculose dans l'armée (Rapport législatif 2843, p. 168 et suivantes). — J. Laumonier, Hygiène de l'alimentation dans l'état de santé et de maladie. — Dujardin-Beaumetz, L'hygiène alimentaire. — Hallion et Carrion, Le kéfir et la kéfirothérapie. — Prof. Gautier, Les aliments et les régimes. — Cornet, L'application diététique. — Mathieu, Les régimes alimentaires. — Enriquez et Sicard, Les oxydases. — Springer, La croissance.

CHAPITRE III

LA CURE DE REPOS.

I. — Importance et technique du repos.

IMPORTANCE DE LA CURE DE REPOS.

La cure de repos a une double importance, d'une part en
raison de l'augmentation fébrile provoquée par la moindre
fatigue, d'autre part pour une raison toute locale, pour laisser
se cicatriser les lésions pulmonaires. L'influence des efforts,
des fatigues sur la production des hémoptysies prouve à quel
point ceux-ci peuvent troubler le travail de cicatrisation.
Excellente pour combattre la prédisposition à la tuberculose
et développer les thorax étroits ou mal conformés, la gymnastique respiratoire, qui sera étudiée plus loin, est facilement
nuisible dans la tuberculose une fois déclarée. Même dans la
convalescence des pleurésies, le repos local est nécessaire,
aussi nécessaire que pour une coxalgie ou toute autre
arthrite tuberculeuse. La gymnastique respiratoire est alors
aussi nuisible que le serait dans une arthrite une mobilisation prématurée.

VALEUR SPÉCIALE DU SANATORIUM.

La cure de repos ne se fait parfaitement qu'au sanatorium.
En quittant sa famille, le malade laisse toujours une partie de

ses soucis intellectuels, de ses préoccupations d'affaires. Il trouve dans ce milieu spécial une tranquillité morale réelle, et celle-ci n'est pas moins importante que la tranquillité physique. L'ennui du malade séparé de ses proches peut-il contre-balancer cette condition favorable du calme d'esprit donné par l'éloignement? Cet ennui a été bien exagéré. Sans doute, un malade entrant avec le souci de laisser les siens dans la gêne est forcément préoccupé; les sanatoriums populaires allemands, en accordant des subsides aux femmes et aux enfants de leurs hospitalisés, ont justement prévu et supprimé cette préoccupation spéciale, la plus sérieuse de toutes. Mais quand celle-ci n'existe pas, la séparation est remarquablement acceptée; elle le sera d'autant mieux que les familles éviteront soit les visites trop fréquentes, soit les lettres maladroites évoquant des tracas d'affaires ou de parenté. La séparation, fait paradoxal, est même mieux supportée dans un sanatorium lointain supprimant par la distance toute visite familiale que dans un sanatorium rapproché. Dans celui-ci chaque visite des familles est suivie d'une crise de tristesse et de découragement. Dans le sanatorium lointain, il y a un isolement plus complet, peut-être aussi la distraction plus grande donnée par un pays nouveau. Au fond, pour le tuberculeux qui veut guérir, l'idéal est pendant quelques mois une existence purement végétative, un engourdissement physique et moral laissant disponibles pour la lutte contre le mal toutes les ressources profondes de l'économie. Les Orientaux, dont le fatalisme a si souvent de la vie une conception haute et sage, ont un mot intraduisible en français, le *Kiew,* pour désigner ce parfait repos du corps et de l'esprit. Pour que cette satisfaction de tout l'être physique et moral soit complète, bien des éléments divers : l'éloignement des préoccupations, la beauté du paysage, la douceur du climat, la pureté du ciel, doivent concourir avec le simple repos.

Bien des voyages d'ailleurs soit d'affaires, soit d'agrément, n'exigent-ils pas une séparation sans nouvelles de plus de trois mois, et ne peut-on faire pour sa guérison le même sacrifice que pour un simple voyage? Même pour le *home sanatorium,* cet éloignement est encore très utile. En voici un exemple :

L'OEuvre des Instituteurs a reconnu qu'il ne suffisait pas de mettre un malade en congé complet; il faut l'éloigner de son école, de ses préoccupations, de l'endroit où il est tombé malade. S'il reste sur place, l'instituteur en congé se tourmente lorsque son suppléant réussit mal. Il se tourmente peut-être plus encore lorsque son suppléant réussit trop bien. Puis, quand le malade commence à aller mieux, à reprendre cette bonne mine un peu factice au début que donne si vite la cure par les méthodes sanatoriennes, il se trouve toujours dans le village, pour accuser le pauvre convalescent de paresse, un imbécile ou un malveillant! Que de mal ont fait parfois d'aussi sottes accusations! Puisqu'il est nécessaire de quitter le séjour habituel, le plus simple est encore d'aller au sanatorium.

Toutes les autres solutions : hospitalité chez des amis, séjour dans un hôtel, sont beaucoup plus aléatoires. Seul peut-être le retour au pays natal, surtout quand le malade y retrouve sa maison de famille, son père et sa mère, donne parfois des résultats. Ce rapatriement des déracinés, si la contrée et le climat sont favorables, produit de vraies résurrections. L'hospitalité chez les beaux-parents, essayée souvent pour les instituteurs mariés, est au contraire une combinaison des plus médiocres. Une belle-mère n'est pas une maman. Sa société est, en général, incompatible avec le repos. Au fond, et surtout dans les formes un peu compliquées, le sanatorium reste le moyen de traitement et de repos le plus sûr comme le plus régulier.

Il n'est pas seulement utile au point de vue du repos moral. En dehors du sanatorium, le repos physique est la partie de la cure la plus difficile à faire observer par les malades et par leurs familles. Les *promenades*, les distractions leur semblent utiles pour réveiller les forces, stimuler la gaieté et l'appétit. Le soleil leur paraît devoir être particulièrement favorable. Tout cela est vrai pour un sujet bien portant. Mais tout cela est, pour un tuberculeux, une cause de fièvre et de consomption. La moindre marche un peu soutenue, et surtout la marche au soleil, les exercices fatigants, les conversations animées et prolongées sont très nuisibles. Une sensation de malaise et de fatigue, une température axillaire atteignant 37°,8 après un exercice quelconque semblant même très modéré, indiquent que cet exercice a été excessif. La légère moiteur provoquée par la promenade a moins de signification.

Mais elle oblige le malade à porter toujours avec lui une pèlerine ou un châle pour mettre sur ses épaules quand il s'arrête ou s'assied. C'est une des précautions les plus indispensables.

Défendre tout exercice, toute promenade serait aller trop loin, surtout dans la tuberculose au début. Mais s'il y a la moindre élévation thermique ou simplement de la tachycardie, il faut s'en tenir strictement à la règle des sanatoriums : *cure d'air dans le repos horizontal.* Placés sur une chaise longue bien capitonnée, en s'abritant du soleil et du vent, les malades supportent des séjours à l'air très prolongés, même par des froids rigoureux. A Tonsaassen, en Norvège, la cure se fait parfois par 25° au-dessous de zéro. La seule précaution est d'avoir les jambes chaudement couvertes par de bonnes couvertures, d'avoir une boule chaude au besoin aux pieds. Le soleil frappant sur les jambes n'a pas, bien entendu, les inconvénients du soleil atteignant la tête Les sacs garnis de fourrures et dans lesquels on introduit les jambes sont très employés dans les contrées froides. Ils conservent la chaleur mieux encore que les plus épaisses couvertures et sont beaucoup moins lourds qu'elles.

La discipline de la toux, la défiance de tout effort violent sont des facteurs importants de la cure de repos. Bien des arrêts dans l'amélioration locale, bien des hémoptysies surviennent après une fatigue, une secousse, un effort violent, surtout des membres supérieurs. L'équitation, la danse, l'escrime, la paume, le billard même, sont souvent fort mal supportés par les tuberculeux. Ils doivent aussi s'attacher à tousser le moins souvent et avec le moins de violence possible, non par quintes déraisonnées, mais seulement quand la toux est indispensable pour amener un crachat. Il ne faut pas, dit-on dans les sanatoriums, tousser au moindre chatouillement dans la gorge, pas plus qu'on ne se gratte en société à la moindre démangeaison. Parler très peu, manger lentement est fort utile pour diminuer la toux. Parler très peu est capital en cas de laryngite, et l'extrême valeur de la cure de silence montre bien l'action réparatrice du repos local dans la tuberculose laryngée.

LA GYMNASTIQUE RESPIRATOIRE ET SES INCONVÉNIENTS.

Le repos presque complet, les séjours prolongés sur les chaises longues imposés dans la plupart des sanatoriums ont fait l'objet de critiques nombreuses. On les a accusés d'augmenter la tendance du poumon à la respiration incomplète, de favoriser l'atrophie des muscles du thorax. On leur a opposé les procédés très nombreux et très ingénieux de gymnastique respiratoire combinés pour amener le fonctionnement pulmonaire à son maximum.

Mais tout d'abord, si le fonctionnement mécanique du poumon est réduit dans la tuberculose, il persiste malgré tout une exagération du fonctionnement chimique. La spirométrie, l'examen radioscopique des mouvements du diaphragme montrent cette diminution des excursions respiratoires. Mais, malgré tout, les échanges gazeux restent, on l'a vu, considérablement exagérés. Cette tendance de l'organisme tuberculeux à trop dépenser, à consommer trop d'oxygène est en faveur de l'utilité du repos.

Pour la cicatrisation des lésions, le repos local n'est-il pas aussi un élément favorable? Cette myopathie spéciale des muscles du thorax où tout : débilité et contraction, concourt à réduire au minimum les excursions thoraciques n'est-elle pas le meilleur moyen d'obtenir la cicatrisation des tubercules? M. Lannelongue, comparant les tuberculoses chirurgicales à la tuberculose pulmonaire, a fait observer avec raison qu'un des éléments de gravité de cette dernière était précisément la mobilité constante du foyer tuberculeux, les mouvements incessants d'expansion et de contraction des alvéoles. Poussant cette idée juste à l'extrême, on est allé jusqu'à proposer des procédés spéciaux (ceinture, corsets plâtrés) pour immobiliser le thorax dans la tuberculose pulmonaire. Cette exagération du repos (utile peut-être localement) deviendrait pour l'état général singulièrement nuisible. Elle est à rejeter, comme sont de même à rejeter la gymnastique respiratoire, la mécanothérapie thoracique, le massage de la poitrine.

Il est donc inutile de décrire les procédés très nombreux et souvent très ingénieux employés soit pour immobiliser, soit pour mobiliser le thorax. Les procédés d'immobilisation sont gênants et pénibles. Les procédés de mobilisation, au dire même de leurs partisans, doivent être évités en cas d'hémoptysie ou de crachats sanguinolents, en cas de fièvre, en cas de lésions locales en voie d'évolution. Ces trois contre-indications restreignent, on le voit, singulièrement le champ de leurs applications pratiques.

Les appareils spéciaux, les mouvements gymnastiques, pour pousser au maximum l'inspiration et l'expiration, pour faire expirer largement les sommets, sont aujourd'hui à peu près abandonnés. Un des plus ingénieux était certainement l'appareil à double effet de Maurice Dupont, permettant l'inspiration dans l'air comprimé, l'expiration dans une atmosphère raréfiée. La plupart des médecins de sanatorium se contentent de recommander à leurs malades de faire de temps à autre, quand ils sont à l'air libre, quelques aspirations tranquilles mais plus soutenues et plus profondes. Pendant les six à huit heures passées chaque jour sur la chaise longue, Dettweiler conseille à ses tuberculeux de faire tous les quarts d'heure une douzaine de ces inspirations. Encore ce conseil n'est-il donné qu'aux malades n'offrant pas de tendance aux hémoptysies. Ribard (1) a fait une série de remarques intéressantes sur ces méthodes de respiration forcée mais naturelle.

Parmi les actes inspiratoires, le bâillement est particulièrement utile pour faire pénétrer l'air jusqu'au sommet des poumons et évacuer l'air résiduel; les tuberculeux doivent bâiller, par ordre, quatre ou cinq fois de suite et à plusieurs reprises dans la journée.

Le rire est l'acte expiratoire par excellence, puisqu'il se compose d'une série d'expirations successives, plus ou moins bruyantes, par la bouche ouverte ; il favorise le renouvellement de l'air qui a pénétré dans les poumons. Il faut donc tout faire pour « distraire, amuser, égayer et faire rire les tuberculeux ». Ces moyens d'obtenir sans danger le maximum d'inspiration et d'expiration sont utiles à connaître. Pour l'expiration, Meissen donne le conseil curieux de l'accompagner par la prononciation rapide du mot « eins » pour expulser autant que possible l'air résiduel. Le mot français « anse » demande, suivant la remarque de Knopf, le même

<hr>

(1) RIBARD, *La tuberculose est curable*, Paris, 1900, et *Presse médicale*, 28 décembre 1899.

effort. Mais Knopf croit encore plus efficace de faire l'expiration entièrement par le nez en faisant suivre l'acte respiratoire d'un second effort d'expulsion forcée.

II. — Le repos dans les diverses tuberculoses.

CURE DE REPOS DANS LES DIVERSES TUBERCULOSES.

La valeur du repos ne se vérifie pas seulement dans la tuberculose pulmonaire. Elle se retrouve dans les autres manifestations tuberculeuses : laryngites, péritonites et surtout pleurésies. Dans les tuberculoses chirurgicales, articulaires ou fosseuses, le rôle de l'immobilisation est plus évident encore. Celle-ci constitue l'élément le plus essentiel du traitement local.

Dans la *tuberculose pulmonaire*, l'effet de la cure de repos se montre tout d'abord sur la fièvre. Celle-ci est presque toujours disséminée. La fièvre des tuberculeux comporte en effet, comme l'a bien montré Sabourin, l'association à des degrés divers de deux éléments : le surmenage et l'infection.

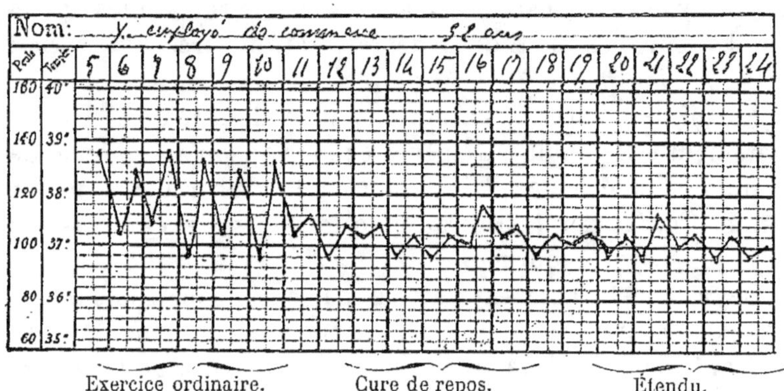

Exercice ordinaire.   Cure de repos.   Étendu.

Le 16, visite. Le 21, promenade plus longue.

Courbe thermique d'un tuberculeux.

Avant la cure de repos, commencée le 10, le malade avait la fièvre toutes les après-midi. A partir du 11, la température est normale, sauf le 16, signalé par une visite d'ami, et le 21 par une promenade.

Quand le surmenage est prépondérant et agit presque seul, la fièvre peut même disparaître absolument. Parfois l'action du repos est presque immédiate, comme dans la courbe ci-dessus. Plus fréquemment, elle se fait attendre trois jours, quatre jours et plus. Il faut une semaine au moins pour apprécier complètement ce que peut donner contre la fièvre la cure de repos.

Cette action de la fatigue avec l'hyperthermie est particulièrement marquée dans la tuberculose, mais elle se retrouve dans d'autres infections. Dans la fièvre typhoïde, pendant la convalescence, un repos presque complet est longtemps nécessaire sous peine de voir une nouvelle ascension de la température et parfois des rechutes. — Après la guérison des fièvres paludéennes, une fatigue exceptionnelle est souvent l'occasion d'un nouvel accès. A lui seul, d'ailleurs, le surmenage peut produire un état fébrile et infectieux assez grave pour être voisin de l'état typhique et simuler la fièvre typhoïde.

Dans les *laryngites tuberculeuses*, le repos absolu de l'organe, la cure de silence est un élément important de guérison. Il est particulièrement important de ne pas parler pendant les promenades ascendantes, ou même d'une façon générale en plein air par les temps froids, humides ou par le vent. Au contraire, la fatigue vocale joue dans l'aggravation et peut-être même dans la première implantation de la lésion tuberculeuse un rôle très important. Dans la *péritonite tuberculeuse*, la valeur de la cure de repos a été particulièrement signalée par Comby et par Kissel. Mais c'est peut-être dans la *pleurésie* que ce facteur de traitement offre le plus d'intérêt. On pourrait être tenté, pour lutter contre la symphyse et contre les adhérences pleurales, d'essayer dans la convalescence la gymnastique respiratoire. Voici sur ce point important de pratique, dans une note spéciale qu'il a bien voulu nous remettre, l'opinion particulièrement autorisée du D‍ʳ Damany :

« Mes recherches déjà longues sur les pleurésies m'ont conduit à attacher une grande importance au traitement local, même pendant la convalescence, mais je ne le conçois pas comme il a été généralement compris jusqu'à ce jour. L'efficacité des diverses formes de révulsion ne me paraît pas démontrée et je crois nulle l'influence des applications médicamenteuses variées qui ont été faites sur le thorax.

Le véritable traitement topique de la tuberculose pleurale, le seul dont l'action ne me semble pas douteuse, le seul qui soit en conformité absolue avec les opinions que, d'un consensus unanime, médecins et chirurgiens ont admises pour les tuberculoses articulaires, c'est l'immobilisation de la région malade. Le chirurgien a souvent le pouvoir de supprimer complètement les mouvements des jointures atteintes de tumeur blanche; il en use et s'en trouve bien. Le chirurgien ne peut diminuer les mouvements de la plèvre que dans une mesure très restreinte, car il faut respecter les fonctions de la respiration et de la circulation. Le rôle de la plèvre, comme celui des autres séreuses viscérales, est, dans une certaine mesure, comparable à celui des séreuses articulaires, puisqu'elle a pour but de faciliter le glissement des deux régions l'une sur l'autre, du poumon sur les parois du thorax. L'épanchement pleural, tout comme l'hydarthrose, tant que le médecin ou le chirurgien veulent bien ne pas en priver les malades, séparent les parois enflammées de la séreuse et les empêchent de se froisser réciproquement. Quand l'épanchement liquide s'est résorbé, quand la fibrine, autre isolateur, est envahie par des tissus organisés, le pleurétique est en convalescence pour le médecin, qui le regarde comme guéri. Et, pourtant, de sa tuberculose pleurale il reste bien souvent autre chose que des adhérences; la guérison complète et immédiate doit être rare, des nodules tuberculeux persistent souvent dans l'épaisseur des plèvres et des adhérences où ils continuent leur évolution. Les mouvements respiratoires, par les alternatives de dilatation et de rétraction thoracique, produisent des tiraillements continuels dans le tissu conjonctif qui fixe la plèvre viscérale à la plèvre pariétale. Il en résulte une véritable mobilisation de la symphyse, j'allais dire de l'ankylose pleurale. Les tubercules isolés que la pleurésie laisse fréquemment en guérissant sont ainsi constamment soumis à des tractions qui tendent à les dilacérer, comme le seraient ceux d'une diarthrose tuberculeuse qu'un chirurgien voudrait mobiliser.

Ne pouvant supprimer ni les mouvements du poumon, ni cette source d'aggravation des lésions pleurales, le médecin doit s'appliquer à les réduire au minimum en mettant son malade dans des conditions telles qu'il respire le moins possible et que ses mouvements respiratoires soient lents, superficiels et réguliers, tout en produisant une hématose parfaite. Pour restreindre et limiter l'ampliation pulmonaire, des appareils immobilisateurs ont été imaginés, mais ce n'est pas, à mon avis, avoir une idée bien juste de la mécanique respiratoire que de croire à leur efficacité. Je la considère, pour ma part, comme imaginaire.

Le véritable repos du poumon, tout relatif évidemment, doit être recherché dans le repos de l'individu. Au convalescent de pleurésie tuberculeuse convient l'immobilité. Son inaction ne doit être interrompue que par des exercices ou des travaux suffisamment modérés pour ne pas augmenter l'amplitude ou la fréquence des mouvements respiratoires. En pratique, éviter tout effort, tout exercice violent, s'abstenir de marches rapides ou même accélérées, ne pas monter de côtes ou d'escaliers, ou bien ne le faire qu'avec une lenteur extrême. Aux personnes qui gagnent leur vie par la pratique de travaux manuels, le port de fardeaux et les travaux pénibles ou seulement fatigants seront défendus. Si elles sortent des hôpitaux, un long séjour dans une maison de convalescence leur sera fort utile parce qu'elles y seront au repos. Les avocats, les chanteurs, les professeurs, tous ceux qui pour l'exercice de leur profession fatiguent leurs voies respiratoires devront s'astreindre à laisser reposer ces organes pendant toute la durée de leur convalescence.

Je suis donc ennemi de toute gymnastique respiratoire après les pleurésies tuberculeuses; j'en conseille la suppression et je la remplace par le repos respiratoire. La gymnastique de la respiration me paraît séduisante après toute pleurésie non susceptible de laisser une séquelle, après les pleurésies purulentes non tuberculeuses, parce qu'elle a pour but de rendre au fonctionnement du poumon toute son intégrité. Mais je la soupçonne fort d'être un bon moyen de réveiller, après les pleurésies tuberculeuses, des nodules bacillaires endormis, que la sclérose étouffera pourvu qu'on la laisse, dans ce but, s'organiser tout à son aise.

En revanche, et pour les mêmes raisons, l'éducation de la toux me paraît une méthode destinée à donner des résultats excellents. La toux est produite par des mouvements respiratoires violents et de grande amplitude qui diffèrent de l'incursion normale du poumon et tendent à léser les adhérences et les tubercules qu'elles peuvent contenir. C'est donc une fort bonne chose que de pouvoir, par une éducation spéciale, la supprimer ou la réduire.

Il me semble superflu, après ce qui précède, d'ajouter pour le pleurétique le conseil d'éviter autant qu'il le pourra les diverses inflammations bronchiques et les séjours dans des atmosphères chargées de vapeurs irritantes, en somme tout ce qui provoque la toux ou l'exagère.

En résumé, pendant la convalescence de la pleurésie séro-fibrineuse, la lésion pleurale résiduelle comprend deux éléments. L'un est la rétraction du poumon et la symphyse pleurale ; malgré la diminution du champ respiratoire qui en est la conséquence, il me paraît négligeable relativement à l'autre qui est le tubercule. Quoique latente et ordinairement méconnue, son existence constitue le véritable danger pour l'avenir du poumon sous-jacent. Laissons ce tubercule guérir, et, pour cela, permettons à la néoformation conjonctive, pleuro-pulmonaire, de continuer son évolution normale et d'étouffer, par sclérose, les divers éléments qui le constituent. »

HISTORIQUE DE LA CURE DE REPOS.

Quelle que soit la localisation à combattre, la cure de repos, pour donner tous ses résultats, doit être combinée avec la cure d'air. Isolée, elle n'a qu'une valeur en quelque sorte négative. Associée à la cure d'air, elle prend tout son effet positif. Le repos dans la position couchée à l'air libre imaginé par Dettweiler est un des moyens les plus nouveaux et les plus efficaces du traitement.

La grande difficulté dans cette cure de repos est d'éviter l'ennui. Il faut arriver à doser d'une façon satisfaisante les alternatives de repos nécessaire et d'exercice toléré, de distractions indispensables. Il faudrait presque au début (et c'est là pour cet enseignement la supériorité des sanatoriums) une surveillance médicale incessante. Il n'y a pas de règle générale. Tout dépend des réactions individuelles, de l'état local et même du caractère propre à chaque malade, des variations soit climatériques, soit morbides, survenant avec chaque journée. Tout dépend aussi des habitudes antérieures des malades. Dans les sanatoriums populaires, les ouvriers habitués à un travail continu et fatigant acceptent souvent mal la cure de chaise longue. Un exercice modéré, et surtout un exercice utile comme le jardinage, leur convient mieux. Par comparaison avec le surmenage physique antérieur, ils font, tout en travaillant et se distrayant, une véritable cure de repos.

Si le repos systématique et surtout le repos couché à l'air

libre sont de date récente, les vieux cliniciens avaient déjà bien entrevu les ménagements si nécessaires aux tuberculeux. Après des discussions sans nombre sur la supériorité de l'exercice régulier ou du repos absolument complet, on en est revenu, à bien peu de chose près, comme conclusion, au sage aphorisme hippocratique : « Le malade marchera si la marche lui réussit, sinon il gardera le repos autant que possible ». Les précautions indiquées par Hippocrate pendant les promenades : « éviter de prendre froid, se défier du vent et du soleil » sont également fort justes. Le conseil répété plusieurs fois : « renoncer aux plaisirs vénériens » est aussi un des meilleurs qu'on puisse donner à un tuberculeux.

Et pour l'hiver, Hippocrate donne cette règle formelle, parfois utile encore, quoi qu'on en dise, dans les climats défavorables et par les trop mauvais temps : « vivre au coin du feu ».

Au xvie siècle, les conseils de Léonard Fusch peuvent être cités comme un modèle de ce calme, de cette existence demi-éteinte qui convient aux tuberculeux : *Exercitia et motus vehementes evitent : fugient iram, tristitiam, vigilias immodicas, famem, sitim, coïtum, laconicum et quidquid corpus extenuare potest. Aerem siccum in calore et frigore temperatum inhabitent.* En tout, on le voit, le bon Fusch est pour la tranquillité et le juste milieu.

Au xviie siècle, Johannes Jonston signale nettement le danger des respirations forcées et de la toux : *In assiduo respirationis motu qui tussis insuper violenta accessit consolidatio nulla fieri potest.* C'est presque la règle fondamentale des sanatoriums : la lutte contre la toux quinteuse, la discipline de la toux.

Cependant, d'une façon générale, tous les cliniciens antérieurs à Dettweiler penchent plutôt vers l'exercice. Celse conseillait les longs voyages en mer. Chez les tuberculeux par trop faibles, il engage à se contenter de courtes promenades en mer ou bien de promenades soit en voiture, soit en litière. Celse, on le voit, tient au mouvement corporel, mais il recommande des précautions contre le soleil et le froid. Il tient aussi et très justement au repos moral.

Arétée est un partisan de l'exercice. Sydenham est resté célèbre par la part prépondérante qu'il accordait à l'équitation dans sa thérapeutique. Pour lui, l'exercice du cheval, continué tous les jours, tient lieu de tout. Plus n'est besoin d'aucun régime particulier. Van Swieten, Pringle, Stoll ont défendu avec conviction la pratique de Sydenham.

Van Swieten a entrevu le rôle de la gymnastique respiratoire. Mais il la réserve pour la convalescence et même la guérison presque complète. Il préfère, pour la plupart des cas, les exercices passifs et sans fatigue comme l'équitation : *Motus musculares artuum superiorum emendendæ thoracis structuræ servire posse. Facile simul patet, tales motus validiores tantum suaderi posse illis qui ab hoc morbo jam fere convaluerunt.*

Au xve siècle, Ferrari de Pavie formule ainsi, pour un phtisique riche, le mélange nécessaire de tranquillité morale et de distraction : « Pas de colère, pas d'excitation ; au contraire, de la gaieté, s'amuser, vivre dans une société distinguée, écouter des discours agréables, des chants, de belle musique, se promener dans de beaux sites, s'habiller avec élégance. » Tous ces conseils, et le dernier surtout, sont à méditer. Rien d'important pour un tuberculeux comme d'être soigneux de sa personne et de ne pas avoir l'air d'un malade.

L'appel le plus éloquent en faveur de la solitude et du repos à la campagne fut peut-être écrit par un philosophe, par Joubert dans une lettre à Mme de Beaumont, tuberculeuse. Il la supplie « à mains jointes d'avoir le repos en amour, en estime, en vénération, de se recommander à tous les saints et saintes de Theil, à sa caverne de verdure, à ses lacs d'air et de clarté ». Il lui défend même de lire les journaux, le seul vraiment intéressant étant celui de son pot-au-feu. Programme d'existence bien terre à terre, mais raisonnable sur beaucoup de points. Le tuberculeux doit renoncer non seulement aux fatigues, mais aux préoccupations intellectuelles. Il doit vivre d'une vie purement végétative. Sa grande affaire doit être de cultiver son jardin.

Mais d'une façon générale la valeur du repos n'était autrefois ni bien comprise ni assez strictement appliquée.

Le préjugé du bon résultat produit par l'exercice est encore vivace dans les masses populaires. On a fréquemment à lutter contre lui.

« Le malade, dit Bennett, marche du matin au soir, parcourt les plaines, monte et descend les collines, le tout, comme il le pense, par ordonnance du médecin. Peu à peu, il perd l'appétit, les digestions deviennent pénibles, difficiles, la maigreur s'accroît et la maladie fait des progrès. Pour dépenser, il faut avoir.

. Demander à un malade faible, débilité, de dépenser en exercice musculaire de la force qu'il ne possède pas est peu physiologique, cruel et irréfléchi. »

III. — Les exercices et l'hygiène générale chez le tuberculeux.

LES EXERCICES TOLÉRÉS.

On voit par ce bref exposé historique combien de questions variées et complexes offre à résoudre cette formule si simple : la cure de repos. Chaque détail de l'existence journalière doit en quelque sorte être réglé par le médecin. Promenades, exercices de toute nature, mode d'habillement même, tout cela doit être approuvé par lui. Chacun de ces points mérite d'ailleurs une courte étude. Il n'est pas jusqu'au repos génésique lui-même qui ne devienne un facteur très important de la cure. Facile à régler en théorie, cette question du mariage et de l'amour chez les tuberculeux soulève en pratique bien des résistances et bien des difficultés.

PROMENADES.

.. Les promenades sont indispensables pour éviter l'ennui. L'exercice par les jambes offre d'ailleurs beaucoup moins d'inconvénients pour le fonctionnement exagéré de l'appareil respiratoire et pour les hémoptysies que l'exercice par les bras. Malgré cette tolérance relative, les promenades elles-mêmes seront soigneusement graduées. Les marches trop prolongées, les marches au soleil sont une des causes les plus fréquentes des poussées fébriles et des hémoptysies. A Falkenstein toute promenade de trois quarts d'heure est regardée comme longue. Dans certains sanatoriums allemands on est allé jusqu'à calculer la pente des différentes allées. Les allées graduées à 1 mètre de pente par 100 mètres sont permises aux malades les plus susceptibles. Les allées montant davantage graduées à 1 mètre par 20 mètres ne sont permises qu'aux malades déjà améliorés. Sans aller aussi loin, on doit reconnaître que les promenades intempestives, les excursions trop fatigantes auxquelles se livrent tant de malades libres amènent souvent de graves complications. Knopf (1) a remarquablement résumé les précautions des promenades dans les sanatoriums. Ces précautions sont également applicables aux malades soignés dans leurs familles, dans le home sanatorium.

En règle générale, dit Knopf, ne jamais marcher jusqu'à la fatigue ; marcher toujours à pas lents, avec des arrêts fréquents, sans s'asseoir. Pendant la belle saison, les malades peuvent se reposer sur les bancs nombreux placés dans les jardins ou dans le parc ; s'il fait mauvais temps, surtout s'il fait humide, les promenades doivent être abrégées, de façon que les malades puissent rentrer au sanatorium sans être fatigués.

Il y a défense absolue de se reposer ou de s'asseoir sur le chemin, si le temps est humide ou froid.

Le malade doit toujours veiller sur lui-même pendant les promenades ; il doit apprendre à ne pas marcher jusqu'à la fatigue et la moindre sensation dyspnéique ou de palpitations cardiaques doit lui enseigner où il devra s'arrêter la prochaine fois. Ces ascensions réglées, ces promenades graduellement prolongées servent autant au développement de la puissance cardiaque qu'elles sont bienfaisantes par leurs effets sur les fonctions respiratoires. Si, malgré ces instructions précises, le malade sent de la transpiration, il doit se hâter de rentrer au sanatorium, se mettre au lit, sonner l'infirmier qui lui fera une bonne friction à sec, autant que possible sans le découvrir ; il recevra une boisson chaude avec une quantité de cognac déterminée et attendra l'arrivée du médecin.

Celui-ci ne lui laissera pas quitter le lit tant que tout danger de refroidissement ne sera pas écarté, car il ne faut pas oublier que personne n'est plus exposé aux catarrhes nasopharyngiens ou laryngiens que les phtisiques, et, comme le disait Dettweiler, « tous les catarrhes des voies respiratoires supérieures ont, chez les phtisiques, une tendance toute particulière à s'enfoncer dans les voies profondes ».

(1) KNOPF, *Les sanatoria*. Thèse de Paris, 1895, p. 120.

DANGER DU SURMENAGE.

Les phtisiologues allemands insistent tous sur le danger du moindre surmenage. « Le malade, dit Brehmer, doit faire justement le contraire de l'homme sain. Celui-ci se repose lorsqu'il est fatigué, tandis qu'il faut que le phtisique se repose, bien qu'il ne le soit pas ; il s'assoit uniquement parce qu'on le lui a ordonné, afin qu'il ne puisse se fatiguer. La promenade doit se faire sans but, lentement ; c'est une sorte de flânerie tranquille, ne pouvant amener aucune lassitude.

Voici, comme preuve des désastres occasionnés parfois par une légère fatigue, deux observations typiques empruntées l'une à Brehmer et l'autre à Dettweiler. « Un médecin part en voiture pour Heidelberg, revient à pied, rapidement, à cause du mauvais temps. Avant son retour, il a une forte hémoptysie et meurt en cinq jours.

« Une dame gravement malade, avec une phtisie rapide, voit ses lésions s'améliorer, sa fièvre diminuer par son séjour au sanatorium et donne les meilleures perspectives de guérison. Comme l'état de son cœur inspirait des inquiétudes, on lui mesurait très strictement ses promenades. Elle veut un jour gagner un point de vue qu'on lui a signalé (elle donne un but à sa promenade). Au bout de dix minutes, elle revient en sueur, dans un état presque syncopal ; son cœur est forcé. Elle se met au lit, la maladie fait des progrès : mort l'année suivante. »

Le surmenage cérébral, surtout s'il s'accompagne de préoccupations, n'est pas moins dangereux que le surmenage physique. Mosso (de Turin) croit que le fonctionnement exagéré du cerveau amène une intoxication spéciale. Dans les sanatoriums allemands, la lecture elle-même n'est permise qu'avec modération ; certains livres plus fins ou plus passionnants sont défendus en cas de fièvre. — Les jeux les moins absorbants, dominos, jeux de cartes faciles, trictrac, dames, sont recommandés de préférence au whist et aux échecs exigeant trop de contention d'esprit. — Les concerts, les représentations théâtrales, les fêtes organisées pour la Noël et le Carnaval sont des moyens de distraction fort employés. Ce sont des jours de joie générale. Mais si on laisse les malades y prendre une part trop active, chanter, jouer un rôle, faire de la musique avec excès, tout cela, suivant la remarque de Beaulavon, se solde par de la fièvre et par des hémoptysies. — Comme occupation pendant les promenades, la photographie, les herborisations, les collections entomologiques sont de bons prétextes à flânerie et des plaisirs sans inconvénients.

ÉQUITATION.

L'équitation dans la tuberculose est aujourd'hui regardée comme un exercice d'ordre banal. Quand elle est modérée, elle est utile comme toute distraction prise en plein air. Quand elle est excessive, elle est nuisible comme cause de fatigue et de secousses. Le trot prolongé, les efforts de bras pour maîtriser un cheval un peu dur, peuvent être une cause d'hémoptysies.

Et cependant tout le xviie siècle regarda avec Sydenham l'équitation comme le traitement spécifique de la tuberculose. Van Swieten, Pringle, Stoll ont défendu ce moyen avec conviction et par des observations sérieuses. L'exercice du cheval continué tous les jours tient lieu de tout. Plus n'est besoin d'aucun régime, d'aucun traitement particulier. Comparés à l'équitation, les médicaments n'ont pas, pour Sydenham, plus de valeur que n'en auraient de bonnes paroles. Il y a là plus qu'un intérêt de curiosité historique. Il y a un enseignement pratique à tirer d'une médication, ayant, somme toute, fait ses preuves.

Jeannet des Longrois (1), dans son traité de la pulmonie, formule en une curieuse ordonnance la technique de ce traitement. Tout d'abord il le réserve aux pulmoniques au début. Le malade fait deux promenades à cheval chaque jour, l'une de neuf heures à onze heures du matin, l'autre de deux heures à cinq heures de l'après-midi. Voici l'ordonnance elle-même : « A neuf heures, il montera à cheval, si le temps et la saison le permettent; il ira toujours au petit pas, à l'ombre, si c'est en été, et reviendra vers les onze heures. »

Ces longues chevauchées tranquilles et au pas faites avec ces précautions deviennent une simple variante de la cure d'air. C'est la cure d'air et presque de repos avec un réel élément de distraction. Dans certaines conditions à la cam-

(1) Jeannet des Longrois, *De la pulmonie*, p. 121, 1783.

pagne, ce vieux moyen peut être encore très utilement permis et conseillé.

Jeannet des Longrois avait, en outre, entrevu la cure d'air nocturne. Il la portait même au maximum d'intensité et vantait « l'habitude de coucher en plein air *sub dio* ». Aux malades et aux familles pusillanimes redoutant d'entrebâiller les fenêtres pendant la nuit, on peut rappeler, dit-il, avec quelle facilité les soldats, les voyageurs s'habituent à bivouaquer et à dormir en plein air. Ce n'est pas un mauvais argument.

Outre la promenade, l'équitation était parfois aussi un moyen de voyage par petites étapes. Ces voyages à cheval restèrent presque jusqu'au début du xixe siècle fort à la mode. Ils comportaient un élément puissant de distraction.

Mais voici peut-être l'essentiel : Sydenham supprimait à ses tuberculeux tout médicament et tout régime. Ceux-ci échappaient à l'antimoine, aux purgatifs, aux saignées. Ils échappaient au fameux régime blanc. Sur ce dernier point, Jeannet des Longrois se montre très inférieur. Il reste fidèle à la diète blanche. Au retour de leur promenade comme à tous les repas, ses tuberculeux prennent uniquement du lait, des potages de farine préparés au lait, des œufs, de l'eau sucrée ou de l'eau de gruau et quelques pastilles de gomme arabique. Sydenham, en conseillant le régime ordinaire, utilisait beaucoup mieux l'appétit produit par la chevauchée.

Dernier détail, curieux, intéressant, comme trait de mœurs anciennes, comme indice de la suggestion favorable donnée par une surveillance médicale constante : Sydenham traitait ses clients en amis. Il avait dans ses écuries une vingtaine de chevaux qu'il leur prêtait. Cela peut faire sourire et serait aujourd'hui assez difficile à prendre comme exemple. Mais la promenade dans ces conditions s'accompagnait avec un mot du grand maître au départ comme au retour d'un singulier encouragement.

Ce qu'il y eut de meilleur et de très bon dans l'équitation de Sydenham, ce fut donc l'exercice paisible et prolongé au grand air, la suppression de tout autre traitement nuisible, l'influence personnelle et répétée du médecin.

Van Swieten, partisan de la gymnastique respiratoire, avait aussi constaté les bons effets de l'équitation. Mais il les expliquait par une théorie différente, par les secousses favorisant l'activité et la dilatation du poumon. Les promenades en voiture, en bateau, agiraient de même par leurs secousses et pourraient remplacer l'équitation. Les meilleures professions pour les tuberculeux obligés de travailler sont celles de marinier ou de cocher. La théorie de Van Swieten est inexacte. Poussée jusqu'au bout, elle aboutirait à une pratique dangereuse. Mais son observation renferme un côté vrai utile à retenir. Les promenades en voiture douce et bien suspendue, faites lentement et en se préservant du vent, du soleil et de la poussière, réussissent fort bien aux tuberculeux. Elles sont, dans la plupart des cas, beaucoup plus pratiques que l'équitation.

Quant aux deux professions qu'il indique, elles ont l'avantage de s'exercer en plein air. Leurs conditions sont très variables, mais, assez souvent, elles n'exigent pas d'efforts, ni trop prolongés, ni trop violents. Deux fois, sur notre conseil, de bons ouvriers convalescents de tuberculose et ne pouvant plus, sans risque, rentrer à l'atelier, ont obtenu de leurs maisons des places de cocher livreur en banlieue. Ce changement de poste leur a fort bien réussi. Le tuberculeux supporte infiniment mieux les intempéries que l'air confiné. Cette question du travail pour les tuberculeux guéris est si difficile et si complexe, les travaux possibles pour eux sont si rares, que le conseil de Van Swieten méritait d'être rappelé.

Deux questions de pratique plus fréquemment posées que celle de l'équitation sont relatives aux promenades en bicyclette ou en automobile. Le médecin doit répondre, sans hésiter et sans jamais céder, par la négative. La bicyclette est, quoi qu'on en ait dit, un exercice fatigant, exposant facilement au surmenage. L'automobile a des secousses dangereuses et, si l'on cède à la griserie de la vitesse, met le malade dans un nuage de poussière et dans une véritable houle d'air. Il faut laisser ces exercices aux sujets bien portants et suffisamment entraînés. — L'escrime, la boxe, le canotage, le tennis, comme tous les exercices exigeant de grands mouvements des bras, sont aussi la cause de fréquentes complications. — Le patinage et le traîneau sont mieux supportés. Mais, comme pour tous les sports, la passion pour ces exercices va souvent, dans les sanatoriums de montagne, jusqu'à l'abus.

LA NAVIGATION.

La navigation était déjà vantée par Celse. Il conseillait à ses malades les plus robustes de longs voyages sur mer. Aux phtisiques trop faibles, il recommandait tout au moins de courtes promenades en barque ou bien des promenades soit en voilier, soit en litière. Ces exercices passifs, assurant la cure d'air avec la distraction du mouvement et sans fatigue corporelle, ne sont pas à dédaigner. Les navigations prolongées elles-mêmes sont un traitement fort en honneur parmi les médecins anglais. Un conseil souvent donné est de faire le voyage aller et retour sur un voilier, d'Angleterre en Australie. Le voilier expose, paraît-il, à moins de secousses, moins de tangage et surtout moins de fumée que le navire à vapeur. La vie du bord n'est monotone qu'en apparence ; les moindres incidents de cette longue traversée deviennent un objet de distraction. Le mal de mer lui-même (rarement d'ailleurs de longue durée) aurait un effet décongestif favorable. Loin de provoquer les hémoptysies, les nausées et vomissements les empêcheraient plutôt. Les deux principales objections opposables à ce mode de traitement original sont : 1º le manque de confortable et la mauvaise cuisine de beaucoup de navires, surtout de navires voiliers ; 2º le danger des fortes chaleurs pendant le passage des régions tropicales, chaleurs contre lesquelles, à bord des bâtiments, il est si difficile de se protéger. Les conditions du vaisseau, la saison, devront donc être minutieusement examinées. Quelques tentatives avaient été faites pour avoir des navires spécialement aménagés, naviguant à petites journées et cherchant les régions de climat favorables, véritables sanatoriums flottants. Ces essais intéressants semblent tout à fait abandonnés en France. En Portugal, des croisières pour les tuberculeux sont assez fréquemment organisées, et le Dr de Lamastre en signalait, à la réunion du Bureau central international de 1903, les très bons résultats.

LE VÊTEMENT.

L'étude du vêtement dans les sanatoriums a fait adopter diverses règles intéressantes. La première est d'éviter avec grand soin toute constriction. Non seulement un corset un peu serré, mais une ceinture de pantalon, des cordons de jupe serrant légèrement, suffisent à troubler beaucoup la respiration et la digestion. Les jarretières circulaires, les chaussures serrant au-dessus de la cheville augmentent beaucoup le froid aux pieds, tendance déjà fréquente et pénible chez la plupart des tuberculeux.

On conseillera par suite, de préférence, des vêtements amples et flottants, exposant le moins à la transpiration, défendant le mieux contre les refroidissements. L'usage d'un caleçon de laine et d'une chemise de flanelle de laine en contact direct avec la peau est, en toute saison, indispensable. Les vêtements de laine légère sont, sauf par les très fortes chaleurs, préférables à tous les autres tissus. Comme vêtement de précautions pour emporter dans les promenades, la pèlerine vosgienne, si confortable et si pratique, est généralement adoptée.

Comme chaussures, pour lutter contre le froid aux pieds et permettre les promenades même sur un sol humide, rien ne vaut les chaussures fourrées de Strasbourg et les vulgaires galoches. Sabourin attribue à leur emploi obligatoire au Durtol la très grande rareté des rhumes et des poussées congestives chez les pensionnaires de cet établissement. Contre le froid aux pieds, si fréquent et si nuisible, un des meilleurs moyens de défense est donné par le port de deux paires de bas superposées, l'une de laine et l'autre de soie.

La protection contre le soleil sera assurée par un large chapeau de paille et par l'emploi d'une ombrelle. Celle-ci, dans les régions d'altitude ou d'hivernage très ensoleillées, est indispensable même en hiver.

HYGIÈNE DE LA PEAU.

L'hygiène de la peau est chez les tuberculeux un facteur puissant d'endurcissement contre le froid et contre les rhumes. « On s'enrhume surtout, disait Peter, par le refroidissement cutané et non par le poumon. » — Bennett attribue même la fréquence des rhumes, en hiver, à ce que la peau fonctionne et transpire moins pendant cette saison. Les lotions quotidiennes à 20° faites le matin en se levant devant le feu sont, pour éviter ces bronchites, le meilleur des moyens. La peau offre en outre une voie puissante d'élimination pour les déchets organiques et même, comme l'a montré Satler, pour les toxines microbiennes. Sa stimulation réveille l'énergie des centres nerveux.

L'utilité des frictions sèches ou alcooliques, des lotions tièdes, des bains, est donc indiscutable. En cas de fièvre, les frictions faites matin et soir avec l'alcoolat d'eucalyptus tiède donnent quelques résultats. Mais leur odeur déplaît parfois aux malades. — L'essence de térébenthine est très stimulante, mais c'est presque un agent de révulsion. Même à dose de quelques gouttes, elle peut, à la longue, irriter la peau. — Les bains aromatiques et surtout les bains sulfureux diminuent souvent la fièvre. Ces bains doivent être courts (dix minutes seulement) et modérément chauds (34°). Le malade sera à la sortie bien et complètement essuyé avec des linges chauds.

L'hydrothérapie proprement dite a en Allemagne des partisans passionnés. — L'hydrothérapie partielle sous forme de compresse échauffante est un moyen énergique parfois très utile de révulsion. Elle sera étudiée au traitement symptomatique à propos des poussées congestives. — L'hydrothérapie générale a, comme moyens les plus inoffensifs, les lotions avec l'eau vinaigrée ou salée et l'enveloppement au drap mouillé. Lotions ou enveloppement seront faits le matin au réveil. On emploiera au début l'eau dégourdie à 22°. La première lotion ou le premier enveloppement seront de quelques secondes à peine. Puis le malade, roulé dans une grosse couverture de laine, sera replacé un quart d'heure au moins dans son lit. Même avec ces précautions, chez les rhumatisants, chez les arthritiques, chez certains sujets nerveux l'hydrothérapie générale est loin d'être bien supportée.

Les douches froides sont plus périlleuses encore. Même maniées par un médecin expérimenté, elles peuvent produire des poussées congestives. Brehmer, avec son autorité systématique, donnait à tous ses malades une douche journalière de quatre à dix secondes. Dettweiler n'emploie guère ce moyen que chez le dixième de ses pensionnaires. Daremberg a observé des pleurésies, Barth des hémoptysies à la suite de douches générales, cependant parfaitement données. Dans la plupart des sanatoriums, les douches froides sont regardées comme le terme ultime de l'endurcissement et réservées aux malades guéris.

Le massage peut sembler utile dans certains cas d'atrophies

accentuées des muscles du thorax. Il doit, lui aussi, être fait
très prudemment, sans pressions excessives, sans tapotements,
sans pétrissage. Il se rapproche donc des simples frictions.

IV. — L'amour chez les tuberculeux.

LE REPOS GÉNÉSIQUE.

Le repos génésique est peut-être la partie la plus essentielle, mais la plus difficile à obtenir dans la cure de repos.
Chez l'homme, la fatigue du coït est une cause fréquente
d'hémoptysies. La déperdition spermatique amène un épuisement très réel, plus long encore à se réparer chez les tuberculeux que chez les sujets sains. Que de malades, disait
Bennett, défont en une seule nuit l'effet de plusieurs semaines
de traitement. Chez la femme, l'orgasme vénérien est moindre.
Mais il faut compter avec une éventualité toujours très grave :
la possibilité d'une grossesse.

Pour éviter cette fatigue spéciale, les malades, qu'ils soient
au sanatorium ou hors du sanatorium, sont également à surveiller. Les recommandations médicales devront être très nettes
et assez fréquemment répétées, car il y a là une des causes les
plus communes et les plus sérieuses d'aggravations. Le sanatorium a même été accusé d'offrir à cet égard (au moins dans
les établissements mixtes) un danger tout spécial. Un roman
célèbre a récemment dépeint sous un jour plus que fâcheux
les préoccupations sensuelles des malades en traitement. Ce
n'est pas seulement le flirt utile à la rigueur à petite dose
comme élément de distraction, comme moyen de maintenir
la coquetterie, le soin de soi-même si nécessaire aux tuberculeux. C'est, dans le roman, l'amour physique grossier,
épuisant et presque continu. Cette question offrait assez
d'importance pour qu'un journal de médecine, la *Chronique
médicale*, lui ait à l'époque consacré une enquête et un référendum (1). Toutes les réponses émanant soit des médecins
de sanatorium, soit des praticiens les plus au courant de la
tuberculose, furent unanimes. Cet embrasement génésique dès

(1) *Chronique médicale*, 1er novembre 1902 : Les facultés affectives chez les
tuberculeux. Sont-ils vraiment des *embrasés* ? Opinions des professeurs Grancher,
Debove, Brouardel, Letulle, Landouzy, Schrotter (de Vienne) et de MM. les Drs Hérard, H. Barbier, Léon-Petit, Daremberg, Malibran, Bernheim, Turban (de Davos),
Platz, Amrein (d'Arosa), Derecq, Vaquier et Plicque.

tuberculeux et ce véritable rut des sanatoriums n'existent pas. Tout cela s'évite bien facilement avec un peu de surveillance médicale. On peut même se demander si la mesure générale votée au Congrès de Berlin pour les sanatoriums populaires : création d'établissements distincts pour chaque sexe, n'a pas des inconvénients. Ces établissements distincts sont certainement beaucoup plus tristes et les caractères y sont infiniment plus aigris. Hâtons-nous d'ajouter que dans un établissement mixte il ne faudrait pas, pour éviter ce petit écueil, pousser trop loin la tolérance pour ce genre de distraction.

LE MARIAGE DES TUBERCULEUX.

Quant au mariage des tuberculeux, il constitue pour la pratique médicale un des problèmes les plus fréquemment soulevés, les plus importants et les plus délicats. Théoriquement la réponse est facile. Le mariage est une cause de fatigue génésique. Les soucis et les charges du ménage et de la famille apportent aussi leur élément défavorable. Le tuberculeux ayant avant tout besoin de repos, le mariage ne vaut absolument rien pour lui. Mais il faut d'autre part mettre en balance le chagrin profond, la dépression morale causés par le refus d'un mariage vivement désiré.

Les conseils de Grancher sont à cet égard très sages. Il ne faut pas prohiber le mariage *a priori*, mais peser les chances bonnes ou mauvaises. Il faut examiner séparément les faits de tuberculose en évolution et de tuberculoses anciennes ou guéries. Pour ces dernières, il n'est pas rare de voir des exemples de mariages bien supportés, favorables à la santé et même heureux. Dans la tuberculose au début, on aura presque toujours à conseiller (sinon l'abandon définitif, solution cruelle et pénible) au moins l'ajournement momentané du projet matrimonial. Cet ajournement temporaire est en général assez raisonnablement accepté. Plus tard, le médecin peut permettre le mariage en prévenant le malade des périls qu'il court et fait courir à sa famille. Les raisons de la détermination médicale seront tirées de la forme et de l'ancienneté de la phtisie en première ligne, en deuxième ligne de l'état social du malade, de sa sagesse, de sa docilité, de sa constance. Le pronostic de la phtisie dépend souvent autant du malade que de la maladie.

Dans la péroraison de son volume, Bennett a de son côté discuté cette question du mariage chez les tuberculeux avec une réelle éloquence et avec sa hautaine philosophie : « Les phtisiques, dit-il, se marient, et continueront à se marier, je le crios, comme tout le monde, consultant non les médecins, mais leurs affections et des considérations mondaines, et montrant une indifférence complète pour nos opinions. Je dirai même que, chez les plus charmants et les plus aimants des deux sexes, la maladie de l'objet aimé est seulement un motif de plus qui les pousse au mariage. Ils désirent consacrer leur vie entière à l'objet de leur affection, et rien ne les effraye, ni la maladie, ni les souffrances, ni les dangers qu'ils courent en soignant ceux qu'ils aiment. Heureusement pour l'humanité, les lois naturelles et divines, qui règlent le bien-être de la terre et de ses habitants, sans égard pour leurs désirs ou pour leurs actions, s'interposent et empêchent la race humaine de « dégénérer ». Tel parent, tel enfant. Le parent malade engendre des enfants malades, qui, n'étant pas propres à continuer la race dans son intégrité, meurent comme des plantes qui périssent avant la floraison et la maturation des graines. Ainsi la terre reste l'héritage des forts. Si nous envisageons la question sous ce point de vue, nous sommes tenus d'admettre que les phtisiques peuvent se marier comme les autres, sans faire de tort à l'humanité. Ils jouissent de cette manière des affections de la vie conjugale et de la paternité comme les autres membres de la communauté ; seulement leur bonheur est destiné à être de courte durée, fugitif...

Si donc les phtisiques rejettent nos conseils de médecin, ne voulant pas *propter vitam vivendi perdere causas*, tout vient à point à la fin, et la race humaine ne dégénère pas. »

CHAPITRE IV

LA CURE D'AIR PERMANENTE EN GÉNÉRAL.

I. — La cure d'air et sa technique.

VALEUR DE LA CURE D'AIR PERMANENTE.

La cure d'air permanente possède une action palliative incontestable contre la fièvre, contre les sueurs, contre la toux et contre la dyspnée. Elle facilite la suralimentation et la tolérance pour la suralimentation. Son mode d'action paraît être surtout un rôle d'antisepsie, antisepsie portant plutôt sur les infections secondaires surajoutées que sur la tuberculose elle-même. Son efficacité est d'une part très rapide, mais d'autre part toujours un peu incomplète. Après une première amélioration très remarquable survient vite un temps d'arrêt. La cure d'air est un facteur important, mais est un simple facteur du traitement hygiénique perdant presque toute sa valeur quand il se trouve isolé. Elle ne va pas en particulier sans la cure de repos. Elle est loin d'être indépendante des conditions du climat, et bien au contraire se confond par plus d'un côté avec la climatothérapie. Enfin l'idée récente d'associer la cure d'air au traitement par les stations thermales ou par les stations d'altitude fournit peut-être la plus puissante et la plus efficace des médications contre la tuberculose au début.

Après l'étude générale de la cure d'air, trois chapitres spéciaux seront donc nécessaires, consacrés à l'action si importante de l'altitude, du climat marin et des stations hivernales.

CURE D'AIR DIURNE.

La cure d'air doit être permanente, prolongée jour et nuit.
Fait singulier, l'accoutumance à la cure d'air nocturne est
plus rapide et plus facile que l'accoutumance à la vie fenêtres
ouvertes ou en plein air toute la journée. Dettweiler a fait une
remarque très importante. Pour habituer le malade à ce séjour
en plein air, le mieux est tout d'abord de l'y exposer couché.
Sans cette précaution l'air et le refroidissement donnent une
sorte d'excitation nerveuse, une véritable ivresse. Cette ivresse
du grand air est bien connue des Parisiens qui font par exception une longue promenade à la campagne. Bien supportée par
l'homme sain, elle est suivie chez le tuberculeux d'une dépression absolument néfaste à la cure. La position couchée favorise la circulation du sang ; elle évite toute fatigue du corps ;
elle rend plus facile l'emploi de boules chaudes, l'enveloppement
dans des couvertures et la protection des extrémités inférieures
contre le froid ; elle aide beaucoup à l'accoutumance.

Chez les malades fébriles ou très affaiblis, la cure d'air diurne
sera faite non en plein air ni sous des abris de cure, mais dans
la chambre à coucher. Pendant les premiers temps elle continue simplement la cure d'air nocturne. Celle-ci est en effet
beaucoup plus régulièrement supportée que la cure en plein
air ou sous les galeries.

La durée varie pour chaque malade. Courte au début, elle
est graduellement augmentée. Une fois l'entraînement acquis,
la cure d'air commence après le premier déjeuner, vers huit ou
neuf heures du matin. Elle se continue fort tard dans la soirée.
Elle est interrompue seulement par une marche de quelques
pas toutes les heures, par deux ou trois courtes promenades
et surtout par le temps considérable accordé aux nombreux
repas quotidiens. Le réfectoire a d'ailleurs ses fenêtres largement ouvertes. Le temps passé directement à la cure atteint
sept ou huit heures, quelquefois plus. Mais les stations interminables et par trop prolongées sur la chaise longue trouvent
aujourd'hui moins de partisans.

La chaise longue doit avoir un dossier mobile afin de pouvoir
varier de temps en temps la position, une courbure dont
l'inclinaison permette aux reins un repos complet. Elle sera
recouverte d'un matelas très doux de laine ou de crin. Son

élasticité s'ajoute à celle de l'osier pour rendre plus supportable le contact.

Cette cure d'air très prolongée se trouve singulièrement facilitée grâce aux ressources offertes par les installations spéciales des sanatoriums (galeries et pavillons de cure) et par les climats tempérés ou tout au moins à ciel clair et lumineux. Quoi qu'on en ait pu dire, la cure d'air au repos par un temps de brouillard sous un ciel terne et gris est vite insupportable et souvent franchement nuisible. Quant aux installations, on peut sans doute, dans les familles, réaliser à la campagne des abris de cure improvisés. De grandes précautions sont nécessaires pour se protéger, une fois sur la chaise longue, du soleil et du vent (abri d'arbres, guérite de bains de mer défendant la tête et le thorax), pour se protéger aussi du froid, surtout aux extrémités inférieures (couverture et boule chaude). Le malade doit avoir, mesure d'antisepsie indispensable, le crachoir à proximité. L'ombrelle sera toute préparée pour le moment où le malade, fatigué de sa chaise longue, fera une courte promenade pouvant l'exposer au soleil. Mais tous ces détails minutieux ne sont pas toujours, pour les malades n'ayant pas passé par le sanatorium, suffisamment compris. Ils ne sont pas toujours surtout suffisamment acceptés.

Par les temps secs et chauds, une excellente précaution est d'arroser largement le sol soit de toute la galerie de cure, soit, dans les home-sanatoriums, tout autour de la chaise longue. Cet arrosage diminue beaucoup la poussière. Il rend la respiration plus facile et contribue à atténuer la toux.

La sécheresse, quand elle se joint à la chaleur, est mal supportée. Elle augmente l'irritation des bronches. Ce moyen local de lutter un peu contre elle rendra des services considérables.

PRÉCAUTIONS DANS LA CURE D'AIR.

Comme la suralimentation, la cure d'air permanente demandera donc, surtout dans les premiers temps, une surveillance très attentive et très suivie de la part du médecin traitant. Cette cure semble à première vue applicable n'importe où à la campagne. Toute villa *bien située* peut, suivant la pittoresque expression du professeur Landouzy, se transformer en « home-sanatorium ». Mais, pour être bien réglée et inoffensive, la cure d'air permanente exige une technique minutieuse et des précautions sans nombre. Celles-ci seront toujours plus parfaites dans un établissement spécial ; toutes les dispositions : chauffage, fenêtres, galeries de cure, sont à l'avance combinées pour la cure d'air ; en outre, la surveillance médicale est continue et tient compte non seulement des moindres variations climatériques, mais des moindres incidents morbides. L'Œuvre antituberculeuse des instituteurs a largement employé la cure d'air à domicile, et dans les meilleures conditions, chez des malades habitant la campagne, raisonnables et intelligents. Malgré toutes les précautions prises, il y eut fréquemment des mécomptes et des complications. Autant les malades ayant passé par la bonne école du sanatorium savent, une fois rentrés chez eux, organiser leur cure d'air, autant les novices, malgré tous les conseils, tombent facilement dans l'imprudence ou dans la timidité. La surveillance, la coopération du médecin sont indispensables. Il ne négligera pas de vérifier les plus minimes détails. Il se souviendra du mot profond de Bennett :

« Dans une telle maladie de langueur, on peut faire infiniment plus en remédiant à des erreurs individuelles d'hygiène et de régime que par les médicaments. »

DANGER DE L'INSOLATION DIRECTE.

L'erreur la plus grave et la plus fréquemment commise est relative à l'action bienfaisante du soleil. On doit distinguer avec grand soin l'action directe des rayons solaires et l'action d'un ciel ensoleillé.

Même en hiver, quand le soleil atteint directement la tête ou le tronc, son action est très nuisible surtout pour les malades immobilisés. C'est une cause puissante de fièvre. « A la cure d'air, écrit justement Sabourin (1), le malade doit voir la lumière du soleil, mais ne doit pas être vu par lui. On peut dire qu'un bon procédé pour donner de la fièvre à un tuberculeux qui n'en a pas, et pour l'augmenter chez celui qui en a déjà, consiste à les exposer aux rayons solaires un certain temps. Dans une foule de stations du Midi, où les malades se conduisent en liberté, suivant leur inspiration et leur caprice, étant naturellement à la recherche du soleil, il est trop fréquent

_____

(1) Sabourin, Traitement rationnel de la phtisie. Paris, 1896, p. 59.

de voir apparaître des accidents congestifs du côté du poumon. »

L'action directe du soleil sur le haut du corps sera donc soigneusement évitée par des stores mobiles, par des écrans, par des parasols. — Mais d'autre part c'est une grosse erreur de croire que la cure d'air dans un climat humide, sombre et brumeux puisse être bien supportée et donner de réels succès. Un élément capital et décisif pour les résultats thérapeutiques est certainement la luminosité, la puissance de l'insolation. C'est par la durée et l'intensité des radiations lumineuses que les stations d'altitude se rapprochent de nos stations méridionales si différentes d'elles à tous les autres égards. Pline écrivait déjà : *Sol est remediorum maximum.* Le soleil est assurément le grand désinfectant. L'action de la lumière sur tous les organismes inférieurs est des plus remarquables. Les bactéries végétales n'envahissent jamais les parties des plantes directement exposées au soleil, contenant de la chlorophylle et en pleine végétation. Certains parasites végétaux beaucoup plus élevés comme organisation redoutent euxmêmes le soleil. Quand la graine du gui germe, sa tigelle fuit énergiquement la lumière et se dirige toujours vers la partie la moins éclairée. Il n'est pas malheureusement possible d'agir directement par la lumière sur les lésions du poumon comme l'ont fait, pour les tuberculoses cutanées, Finsen avec la photothérapie, Danlos avec le radium. Mais la vie sous un ciel clair, ensoleillé et lumineux, produit certainement dans l'organisme des modifications favorables augmentant sa force de résistance. — Leredde et Paulmier, dans leur livre si intéressant sur la photothérapie, croient même que la lumière est chez les animaux l'agent essentiel dans la formation de l'hémoglobine comme elle est chez les végétaux l'agent de cet autre pigment vital, la « chlorophylle ». Ainsi s'expliqueraient les résultats rapides et constants des climats ensoleillés.

DANGER DU FROID.

L'erreur ordinaire dans le home-sanatorium est de trop rechercher le soleil, de ne pas se défier de l'insolation directe. Une erreur inverse et assez fréquemment commise dans les sanatoriums de l'étranger est de trop compter sur l'accoutumance au froid, de trop désirer son action tonique et de ne pas se méfier des refroidissements. A Davos, les malades supportent souvent très bien des froids de 20°; ils restent par ces grands froids toute la journée dehors et dorment les fenêtres ouvertes. A Tonsaasen, en Norvège, le Dr Andword fait faire la cure d'air pendant cinq, sept et neuf heures par des froids de — 25°. Les couvertures insuffisantes sont seulement remplacées par un sac de fourrure remontant jusqu'aux aisselles. Ces deux exemples sont classiques. Pourtant, dans les climats plus tempérés on voit bien des complications causées par le froid et surtout par le froid humide, par les journées de pluie ou de neige fondue, survenant avec une température supérieure à 0°, atteignant même jusqu'à 5° ou 6°. Il faut alors laisser fléchir les rigueurs de l'indication théorique. Beaucoup de malades et même quelques médecins confondent aération continue et froid continu. Ils croient que la cure d'air est surtout une cure d'endurcissement. — Cette doctrine exagérée entraîne de nombreuses complications.

Beaulavon, qui mourut si jeune, mais dont l'expérience personnelle fut si grande et le sens clinique si remarquable, a mieux que tout autre combattu cette erreur. On ne saurait trop répéter avec lui « qu'on ne cherche point à acclimater les malades au froid, que le froid ne fait pas partie intégrante de la cure d'air, qu'il n'en est qu'un élément qu'on subit, tout comme le vent, la pluie ou la neige, mais contre lequel on a le droit de se défendre sans s'écarter des principes du traitement (1) ».

LA CURE D'AIR NOCTURNE.

Dès les premiers jours, les effets de la cure d'air nocturne sont extraordinairement favorables. Beaulavon les décrivant, hélas! d'après son expérience personnelle, les résume de la façon suivante: « Le bien-être éprouvé est toujours considérable. Le malade sent ses forces renaître comme par enchantement. Sa fièvre disparaît, de même son anorexie, son dégoût pour les aliments; la digestion s'améliore. Pendant la nuit le sommeil se régularise, les sueurs disparaissent; au matin le réveil est agréable, la bouche n'est plus sèche, pâteuse, mauvaise. La toux même s'amoindrit, disparaît la nuit. Le malade

(1) Traitement de la tuberculose pulmonaire dans les sanatoria, par PAUL BEAULAVON. Paris, 1896, p. 78.

se décachectise à vue d'œil et le sent. Chez tous, l'impression est la même, ils ne se sont jamais si bien portés. C'est à la cure d'air qu'il faut attribuer la plus grande part de cette amélioration, à laquelle contribuent aussi les autres prescriptions hygiéniques et le nouveau genre de vie auquel se soumet le malade.

En dehors même du sanatorium, la cure d'air nocturne est plus facile à régler et à organiser d'une façon satisfaisante. Elle fut longtemps un objet de terreur pour les familles. Elle est aujourd'hui facilement acceptée par elles, et, la mode aidant, exagérée même quelquefois. Tous les malades la supportent, à condition de s'y accoutumer progressivement pour la nuit, en entre-bâillant graduellement, mais de plus en plus, la fenêtre, en maintenant les volets et au besoin, chez les sujets arthritiques et très sensibles, de grands rideaux fermés. Par les temps froids, il sera utile d'entretenir un bon feu dans la chambre, d'avoir une boule chaude aux pieds, de bonnes couvertures, un gilet de laine épais, un bonnet de nuit. On fermera naturellement la fenêtre pendant la toilette du matin et du soir. On la fermera également quelque temps au moment du froid spécial donné par la disparition du soleil et par le premier brouillard du matin. Le courant d'air venant de la fenêtre ne doit pas frapper directement sur la tête du lit. On se défiera également des courants d'air qui s'établissent toujours : 1° entre la fenêtre et la porte même fermée ; 2° entre la fenêtre et l'ouverture de la cheminée. Ces courants d'air sont la principale cause des douleurs rhumatismales, des irritations sur la muqueuse conjonctivale, nasale ou naso-pharyngienne, des points de côté et même des poussées congestives.

On choisira comme chambre à coucher la pièce la plus vaste et la plus ensoleillée (est ou midi). Supprimer les tentures, les tableaux et tous les meubles inutiles. Éviter, pour le lit, le lit de plume et les édredons ; avoir un oreiller de varech ou de crin. Exposer chaque jour toute la literie à l'air et au soleil, le meilleur désinfectant.

La température de la chambre à coucher ne doit pas dépasser 16°. On la maintiendra vers 14° au minimum dans les premiers temps de la cure d'air nocturne. Plus tard, on ne la laissera pas tomber au-dessous de 10°.

L'aération permanente donne ses meilleurs résultats à la

campagne dans un air pur, dans un pays sans brouillards, sans vents violents, sans marais ni fièvres intermittentes, sans moustiques. Mais à Paris même, dans les rues bien aérées et pas trop poussiéreuses, aux étages élevés, dans les appartements bien exposés et suffisants, elle donne déjà de sensibles résultats. Ce n'est nullement une ressource à dédaigner, faute de mieux et malgré la grande supériorité de la cure d'air en pleine campagne.

Existe-t-il des contre-indications à la cure d'air nocturne? Existe-t-il des complications causées par elle? Celles-ci sont bien rares, surtout chez les malades au début. Presque tous offrent une tolérance rapide immédiate et surprenante. Seuls les tuberculeux ayant passé la quarantaine, les asthmatiques (phtisies fibreuses, tuberculoses pseudo-asthmatiques), les convalescents de pleurésies, les malades atteints de tuberculose laryngée exigent des ménagements spéciaux dans l'aération. Mais là encore il n'y a pas de contre-indications formelles. Chez tous ces malades l'aération mal réglée amène plutôt des malaises (frissons, névralgies, rhumatismes, pleurodynie, enrouement, courbature) que des complications vraies. De mauvaises dents déchaussées ou cariées peuvent constituer un obstacle assez sérieux à la cure d'air nocturne. Celle-ci produit souvent des poussées de périostite, des fluxions très pénibles. Les soins éclairés d'un dentiste ne sont en ce cas pas moins utiles que pour la suralimentation.

Les alcooliques acceptent l'aération même excessive avec une belle sérénité. Ils exagèrent fréquemment ; ce sont eux qui donnent les mécomptes les plus graves : poussées congestives, hémoptysies, apoplexie pulmonaire.

Le nombre des complications réellement imputables à la cure d'air est bien difficile à préciser. Presque toujours des imprudences ont été commises (courant d'air frappant trop directement le lit, chauffage insuffisant laissant tomber la température de la chambre au-dessous de 10°). Chez les malades arrivant à la campagne, il faut aussi se défier de l'enthousiasme, des longues promenades, des fatigues non ressenties dans la joie du début. Les conditions climatériques défavorables (vents violents, abri insuffisant contre le soleil, brouillards) ont de plus leur part dans ces complications.

Une cure d'air *parfaitement réglée* peut tout au plus

donner au début et pendant quelques jours un peu de fièvre.
Celle-ci est surtout fréquente en temps de brouillard. Elle
paraît assez souvent se rattacher à l'impaludisme. Elle
survient en ce cas aussi bien chez les sujets sains dormant la
fenêtre ouverte que chez les tuberculeux. — Faite dans une
station d'altitude, la cure d'air n'amène jamais ce mouvement
fébrile initial. On a parfois accusé la cure d'air à l'altitude
de donner des hémoptysies. Celles-ci sont réellement assez
fréquentes. Mais elles tiennent beaucoup plus à la diminution
de pression barométrique qu'à la cure d'air elle-même.

Telles ont été les conclusions généralement adoptées dans
le referendum organisé par le journal *la Tuberculose infantile*
sur la technique, les indications et les accidents possibles de
la cure d'air. Cependant la température minimum à conserver
dans la chambre fut très discutée. A l'altitude, celle-ci
s'abaisse bien souvent au-dessous du chiffre de 10°, indiqué
plus haut ; en raison du froid vif et sec sans aucune humidité
de l'altitude, cet abaissement est en général toléré. Mais
surtout pour une cure faite dans les familles, le minimum de 10°
doit être conservé. Le jour, suivant la remarque très juste
de Crouzet, tout va assez bien, même avec une température
inférieure. Mais la nuit beaucoup de malades asthmatiques
nerveux ou fébricitants ne dorment pas s'il fait froid dans
leur chambre.

II. — Mode d'action de la cure d'air.

LA PURETÉ DE L'AIR.

La cure d'air permanente agit-elle simplement en apportant
au poumon de l'air plus abondant et surtout plus pur ?
Existe-il une suraération comparable à la suralimentation ?

La qualité de l'air paraît au fond plus importante que
sa quantité.

L'air confiné, l'air d'une chambre renfermé subit des altérations rapides. Le renouvellement continu agit moins en
apportant des quantités d'air plus considérables qu'en
empêchant cette souillure. Bennett (1), le premier, montra
cette valeur de l'air vierge, de l'aliment atmosphérique, comme
il l'appelait avec sa netteté coutumière. « La plupart des

____

(1) Bennett, Traitement de la phtisie pulmonaire. Paris, 1874, p. 37.

médecins, dit-il, aussi bien que leurs malades, semblent ignorer le fait important que les besoins de la respiration sont si grands qu'une ou deux personnes, en très peu de temps, consomment et vicient tout l'air contenu dans une chambre de dimension ordinaire. Cela étant, à moins que l'air ne soit renouvelé artificiellement ou par une fenêtre ou porte ouverte, en d'autres termes à moins que l'atmosphère d'une chambre habitée ne soit constamment changée, on doit y respirer un air vicié. Un tel air est de nature à rendre malades les gens bien portants, et à augmenter la maladie chez ceux qui sont déjà malades. L'oubli de cette loi fondamentale de l'hygiène est tellement universel que même les personnes bien portantes qui ne dorment pas dans des chambres dont les portes, les fenêtres et les cheminées sont hermétiquement fermées sont l'exception. La règle est de dormir dans une atmosphère tellement viciée par la respiration, par les produits excrétoires déversés dans l'atmosphère, que le sang est empoisonné. De là souvent une détérioration graduelle de la santé, et souvent aussi les maux de tête avec lesquels tant de personnes bien portantes se réveillent le matin.

Quand l'économie humaine est malade, et surtout dans les maladies des voies respiratoires, les données de la science et du sens commun sont encore plus profondément outragées. Le plus souvent, quand la principale nourriture que l'organisation peut prendre est la nourriture atmosphérique, quand les poumons malades ne travaillent qu'en partie à élaborer et à purifier le sang, demandent l'air le plus pur qu'il soit possible de leur donner, on ferme portes et fenêtres, sous prétexte de courant d'air, de refroidissement. On refuse ainsi à l'infortuné malade l'air nécessaire à la respiration normale, dont il a un besoin impérieux et qu'il demande même à grands cris.

Il y a une trentaine d'années, dans ma jeunesse, cette erreur cruelle et fatale était poussée à un degré insensé par beaucoup de médecins, et elle l'est encore aujourd'hui dans beaucoup de pays et surtout en Allemagne et dans le nord de l'Europe. Les fenêtres étaient hermétiquement fermées, et du papier collé sur les fentes. Les portes étaient souvent doubles, et l'on fermait l'une avant d'ouvrir l'autre. Les parents sains du malade regardaient comme un devoir pénible d'être forcés de rester dans une atmosphère empoisonnée par la respiration et les émanations du malade. Mais comme ils croyaient une telle atmosphère « nécessaire pour leur malade bien-aimé », ils la supportaient et payaient souvent de leur vie leur amour, leur dévouement. D'un autre côté, les malheureux malades souffraient constamment de suffocation, pompeusement nommée dyspnée, par suite du manque d'air et de sa mauvaise qualité. On traitait cette dyspnée factice par les opiacés et les sédatifs, au lieu de la faire cesser en ouvrant la fenêtre, et en donnant de l'air pur aux organes respiratoires. C'est-à-dire qu'au lieu de donner aux poumons malades et diminués de volume l'air dont ils ont un besoin impérieux pour vivifier le sang, on paralysait leur sensibilité nerveuse par les opiacés, de sorte que le malade restait insensible à l'asphyxie lente qu'on lui imposait de force. Tous mes malades atteints de phtisie pulmonaire, quelle que soit la phase de leur maladie, vivent nuit et jour dans une atmosphère pure, qu'on ne peut obtenir qu'en faisant passer dans la chambre habitée un courant d'air constant. » Cet air frais et pur est aussi pour Bennett le meilleur moyen d'éviter les rhumes, les laryngites et même les pleurésies.

En dehors de cette viciation chimique due à la combustion respiratoire, la pureté microbienne de l'air est un facteur important dans les résultats de l'aération. Straus et Wurtz, dans leurs expériences, ont vu l'air le plus chargé de germes (l'air d'une salle d'hôpital renfermant 207 000 bactéries par mètre cube) ressortir presque pur par l'expiration. Il passe dans le poumon, par vingt-quatre heures, dix mètres cubes d'air. Un air souillé y laisse donc une prodigieuse quantité de germes. Ces germes, fort heureusement, sont pour la plupart inoffensifs, au moins pour le poumon sain. Il n'en est pas de même quand ils pénètrent dans un poumon déjà malade et rencontrent des tissus altérés. Ils sont alors susceptibles d'y vivre à l'état saprophytique et de devenir une cause importante de lésions secondaires. Obscur pour les maladies de l'homme, ce rôle de porte d'entrée joué par le parasite pathogène à l'égard des bactéries d'ordre banal apparaît avec la plus grande netteté pour les maladies des végétaux.

L'air des villes ne renferme pas seulement des germes de toute nature. Il renferme aussi des poussières diverses, susceptibles d'irriter et même d'érailler la délicate muqueuse des bronches. Ces éraillures sont doublement nuisibles par elles-mêmes et en favorisant les infections. Presque tous les microbes pathogènes sont en réalité des parasites de blessures. Les poussières préparent leur pénétration.

LE CHANGEMENT D'AIR.

Le changement de milieu, le changement d'air auquel le peuple attache tant d'importance est un facteur d'appréciation scientifique plus difficile, mais cependant réel. Au xviiie siècle Rozière de la Chassagne (1) recommandait de rechercher un air pur et modérément sec, mais surtout un air différent, un air dont les qualités fussent opposées à celles de l'air du pays où les phtisiques avaient contracté leur maladie. « C'est ainsi, dit-il, que l'air sec de Montpellier est particulièrement convenable aux Anglais qui ne jouissent à Londres que d'un air humide et chargé de vapeurs. » Cette règle de chercher un changement radical dans les conditions de l'air n'est pas sans intérêt. Cette idée si bizarre en apparence a du vrai. Les Parisiens par exemple retirent un tout autre effet d'un séjour à la montagne et d'un séjour de même durée dans la petite banlieue de Paris.

L'action sur l'activité des échanges respiratoires, l'augmentation de la quantité d'hémoglobine et de globules sanguins paraissent d'autant plus intenses que le nouveau séjour exige un plus grand effort d'acclimatement.

Laennec de son côté attachait une grande importance au changement de lieu. Lui, si sceptique à l'égard des traitements de la phtisie, regardait ce moyen comme un des moins infidèles. A propos de l'action incontestable des eaux minérales, il se posait même cette question, un peu irrévérencieuse, de savoir si leur efficacité était due à l'eau elle-même, ou au simple déplacement. « Il est probable, disait-il, que les bons effets des eaux minérales sont en partie dûs au changement de lieu. » Et il citait comme preuve les exemples de malades très améliorés par le séjour, bien que n'ayant peu ou point supporté l'usage des eaux.

Parmi les effets inespérés du changement de milieu, il faut

(1) Rozière de la Chassagne, *Manuel des pulmoniques*. Paris, 1770, p. 293.

dans certains cas mettre en première ligne la valeur du retour au pays natal, du rapatriement. Chez tous ceux qui n'ont pu se faire à un milieu nouveau, qui sont éprouvés par le séjour dans une grande ville, le retour vers la campagne originelle donne parfois de véritables résurrections. L'organisme, dans ce rapatriement, change encore de climat, mais pour retrouver les conditions dont il avait pris lentement et profondément l'habitude pendant toutes ses années d'enfance. A Paris les Auvergnats, race sensée, connaissent bien et pratiquent au moindre trouble de santé un peu durable et sérieux, à la moindre menace de tuberculose, ce retour vers la montagne natale. Ils y trouvent non seulement la guérison, mais un singulier réveil de vigueur, un véritable rajeunissement.

Il ne faut pas d'ailleurs se le dissimuler, cette question de la qualité de l'air offre encore, en dehors de la pureté microbienne et de l'absence de poussières, bien des inconnues. Le rôle de l'ozone, regardé tour à tour comme très nuisible et très irritant, ou comme tonique et favorable, nous échappe absolument. Le rôle de l'argon, cet élément important et variable comme quantité et dont la découverte est si récente, n'est pas même pressenti.

L'organisme humain a l'instinct confus mais profond de la qualité de l'air. La respiration ne se fait pas de la même façon le matin en pleine campagne ou dans une rue de Paris. Elle constitue dans le premier cas un plaisir réel, une véritable soif d'air. Dans une atmosphère manifestement souillée, une salle d'autopsie par exemple, la respiration au contraire devient au début pénible et désagréable. — C'est la même différence qu'entre un aliment délicat pris avec plaisir et un aliment suspect consommé avec défiance et dégoût.

Une dernière recommandation très importante faite dans tous les sanatoriums est la règle de respirer toujours et exclusivement par le nez. Les fosses nasales ont contre les impuretés de l'air un rôle de filtration et contre les refroidissements un rôle de protection des plus importants. — Chez les enfants surtout, la suppression de végétations adénoïdes oblitérant la perméabilité nasale et forçant à respirer exclusivement par la bouche joue dans les bronchites, dans les congestions pulmonaires accompagnant ou non la tuberculose, un rôle des plus importants. Le rétablissement de la perméabilité nasale facilite beaucoup la cure d'air et amène une immédiate amélioration.

Telle est la cure d'air en général. Pour obtenir le maximum d'effet avec le minimum d'accidents d'intolérance, elle doit être combinée avec la recherche du climat le plus favorable et le mieux approprié à chaque forme individuelle. — La valeur des sanatoriums tient en partie à ce que leur emplacement a été en général très soigneusement choisi au point de vue de cette ressource importante d'un climat favorable et bien supporté.

Cette importance du climat, un peu méconnue au moment du premier engouement pour la cure d'air, apparaît aujourd'hui de plus en plus considérable.

La Société de thérapeutique de Paris, dans la séance du 24 mai 1899, après une longue et intéressante discussion, adopta à ce sujet la conclusion suivante :

« Le meilleur sanatorium est celui qui est installé dans des régions où les avantages de la cure climatérique s'ajoutent à ceux de la cure à l'établissement ; la Société proteste contre l'assertion de quelques médecins prétendant que le climat est sans importance pour la guérison de la tuberculose. »

Comme tous les parasites végétaux, le bacille de Koch subit certainement dans son développement l'influence lente mais profonde des conditions climatériques. « Chaque région a des caractères propres qu'on ne peut impunément méconnaître. Bien des mécomptes sont dus à l'ignorance où l'on est des conditions d'un climat, car il faut commencer par mettre les saisons de son côté. Il n'y a pas d'ennemi avec lequel on lutte plus désavantageusement que le climat. » Voilà six lignes extraites d'un traité d'agriculture. Très justes pour la santé des plantes, ne sont-elles pas aussi parfaitement applicables à la santé de l'animal humain ? « En thérapeutique tuberculeuse, chaque climat a ses indications bien définies, en dehors desquelles il devient indifférent ou même nuisible (1). »

L'étude de la climatothérapie est donc le complément logique pour l'étude de la cure d'air en général. Le climat de montagne, le climat marin, les stations hivernales doivent faire l'objet de chapitres spéciaux en raison de leurs puissants résultats, de leurs indications comme de leurs contre-indications.

(1) Dr VERHAEREN, Hivernage des tuberculeux (C. R. du Congrès de Montpellier, 1898).

CHAPITRE V

LA CURE D'AIR *(suite)*. — L'ALTITUDE.

I. — Action modificatrice de l'altitude.

PUISSANTE VALEUR MODIFICATRICE DE L'ALTITUDE.

Le séjour à l'altitude place l'organisme dans des conditions nouvelles et toutes particulières : 1° raréfaction barométrique ; 2° siccité de l'air ; 3° température abaissée mais avec une radiation solaire très intense ; 4° vent très modéré, souvent même à direction et à heure fixes ; 5° pureté parfaite et asepsie presque absolue dans l'atmosphère ; 6° force d'évaporation considérable s'exerçant non seulement sur la peau, mais à l'intérieur des bronches et des poumons.

Toutes ces conditions nouvelles constituent pour les divers organes et surtout pour l'appareil respiratoire des modificateurs très puissants (1). Les stations classiques d'altitude sont choisies pour porter au maximum les conditions favorables, pour éviter les variations locales dangereuses. La configuration locale joue par exemple un grand rôle sur l'absence de vent et sur la protection contre les vents glacés de l'est et du nord. La siccité de l'air (l'élément le plus important après l'abaissement de pression barométrique) peut être compro-

(1) Proust, La cure d'altitude, indications et contre-indications (*Journal de méd. interne*, 15 nov. 1902).

mise par le voisinage de bois et de forêts. L'asepsie parfaite risque de disparaître dans certaines agglomérations trop accentuées de malades. Elle n'est assurée, dans les sanatoriums à lits trop nombreux, que par une surveillance incessante et par une installation matérielle parfaite. Il faut insister sur ce dernier inconvénient. Le succès même de certaines stations d'altitude risque, par la densité de la population et par la promiscuité des malades, de diminuer leur valeur.

Les *effets si variés de l'altitude* sur les différents organes ont été résumés dans une page classique et définitive de Jaccoud : « Chez les malades soumis à l'action des altitudes, on observe une accélération temporaire des battements du cœur ; un puissant afflux sanguin a lieu à la périphérie, des pigmentations apparaissent sur la peau, de légères épistaxis se produisent. Mais, en même temps, les viscères tombent dans un état d'anémie relative, les fonctions cérébro-spinales sont plus actives et plus faciles, la puissance locomotrice est accrue, la respiration devient remarquablement aisée. On assiste à une véritable restauration de l'organisme. La respiration est plus fréquente au repos, elle est augmentée de trois à cinq inspirations par minute, mais elle est plus profonde et plus ample. Les régions paresseuses du poumon, autrement dit les régions supérieures, deviennent plus actives par suite de cette ampliation pulmonaire plus considérable. Sous l'influence de l'abaissement de la pression atmosphérique, il y a aussi augmentation des forces musculaires, d'où une gymnastique méthodique, inconsciente, mais régulière, et plus constante de l'appareil respiratoire, qui est maintenu sans fatigue au maximum de l'activité fonctionnelle. Les poumons restent dans un état d'anémie relative ; la circulation y est plus facile, d'où l'absence d'hémoptysie presque constante des malades pendant leur séjour. »

Cette notion de la bonne influence exercée par l'altitude est, en phtisiothérapie, de date très ancienne. Galien s'en montre le premier partisan et croit que l'air des montagnes dessèche les ulcérations du poumon. Il envoyait ses malades respirer l'air sec de Thabiès (*satis editus et sicci aeris*). Avicenne vante le climat à la fois marin et montagneux de la Crète. Jean-Jacques Rousseau, précurseur des stations d'altitude, avait, dans *la Nouvelle Héloïse*, signalé éloquemment l'utilité qu'auraient, pour le traitement des maladies de langueur, les hôpitaux baignés dans l'air vif et salubre de la montagne.

Mais la période scientifique est de date relativement récente. Entrevue par Kuchenmeister, par Spengler, par Ungern, la valeur de l'altitude a été nettement fixée et vulgarisée par Jaccoud. Ses travaux sur ce point spécial constituent encore le meilleur guide pour le praticien. Pour Jaccoud, l'altitude doit être prescrite toutes les fois que l'indication constitutionnelle l'emporte en gravité et en urgence sur l'indication locale.

. Dans les cas embarrassants comme indications on essaiera tout d'abord les stations d'altitude faible. Suivant les résultats obtenus on abordera ou non les altitudes plus élevées, en procédant toujours par étapes et par séjours de tâtonnements.

PRÉCAUTIONS INDISPENSABLES.

L'altitude doit être évitée au printemps et en automne au moment de la fonte et de la première chute des neiges. La *cure d'hiver*, malgré sa rigueur apparente, donne le maximum de résultat. Toutes les qualités climatériques de l'altitude : sécheresse de l'air, absence de germes et de poussières, rareté du vent, faibles variations thermométriques et barométriques, atteignent alors leur plénitude. La limpidité du ciel permet en outre de compter sur plusieurs heures par jour d'insolation. Le froid très rigoureux est parfaitement supporté par les tuberculeux à forme torpide, lymphatique et scrofuleuse. — Les neurasthéniques, les arthritiques, les malades offrant déjà avant leur tuberculose une constitution peu robuste, un organisme chétif et mal développé, les anémiques le supportent au contraire beaucoup moins bien. La cure d'été peut au contraire donner chez eux de bons résultats. Mais pour avoir une température vraiment agréable, elle ne doit commencer qu'en juillet pour se terminer au début de septembre. Elle est donc forcément très courte.

D'une façon générale, c'est dans les premières semaines que l'altitude produit le plus d'effet. Au bout de trois à quatre mois elle a donné, suivant la remarque de Lauth, tout ce qu'elle pouvait donner. Les cures permanentes d'altitude sont donc à peine supérieures aux cures temporaires. On peut utilement graduer l'arrivée dans la haute montagne ou le retour vers la plaine par un séjour d'une quinzaine dans une station intermédiaire. Cette précaution facilitera beaucoup soit l'acclimatement, soit le maintien des bons résultats obtenus.

Jaccoud a bien signalé les *précautions d'acclimatement* nécessaires chez les malades arrivant d'une station hivernale ou d'un climat très tempéré. Les malades venant d'une station hivernale peuvent passer l'été à l'altitude. Mais ils doivent s'y rendre graduellement et par étapes de transition. Ils doivent choisir un séjour d'altitude modérée (600 à 1000 m. au maximum). Les altitudes supérieures sont mal supportées par eux.

La qualité de l'eau potable joue elle-même un rôle indirect. Le Dr Proust signale pourtant avec raison cet élément d'une hygiène parfaite. Les bonnes eaux potables sont très rares dans la haute montagne, non du fait d'impuretés bactériologiques, mais du fait de leur composition chimique.

La cure d'altitude, en raison même de sa puissance et de sa variété d'action, présente des risques assez sérieux. Elle exige une surveillance incessante. La *cure libre* doit à l'altitude être formellement déconseillée. Elle aboutit trop souvent à des imprudences et à des catastrophes. La cure dans les demi-sanatoriums, établissements où le médecin n'a qu'une voix consultative, ne possède pas une autorité complète et absolue, donne elle-même des mécomptes. Le sanatorium vraiment médical est l'organe indispensable de la cure d'altitude. Le tuberculeux doit régler sa cure avec une obéissance passive sur les indications journalières de son médecin.

II. — Facteurs divers de l'altitude.

LA PRESSION BAROMÉTRIQUE.

Tous les effets physiologiques, si multiples et si intenses, observés dans la cure d'altitude, tiennent avant tout à la *raréfaction de l'air*. Le baromètre baisse de 8 millimètres par 100 mètres d'élévation verticale. De 760 millimètres au bord de la mer, la colonne de mercure tombe à 700 millimètres à 1000 mètres, à 595 à 2000 mètres d'altitude, point extrême atteint par les sanatoriums.

En même temps qu'elle est abaissée, la pression barométrique est remarquablement fixe. En hiver surtout la fixité du baromètre est presque absolue et les variations restent insignifiantes. Or les brusques variations des pressions barométriques jouent certainement un rôle dans les hémoptysies ; elles sont, chez les sujets un peu nerveux, une cause fréquente de malaises, de gêne respiratoire, de céphalée, d'insomnie. Le bien-être, la sensation de calme et de repos éprouvés dans la montagne tiennent en partie à cette fixité barométrique.

Les altitudes moyennes et ne dépassant pas 2000 mètres sont suffisantes pour stimuler puissamment la respiration, la circulation et l'hématopoièse ; elles n'entraînent pas une raréfaction de l'oxygène assez marquée pour amener les accidents observés par Jordanet et Paul Bert sur des hauts plateaux mexicains : l'anémie et l'anoxhémie barométriques. Ceux-ci ne commencent qu'à 3000 mètres d'altitude. Dumarest (1) a récemment donné du mal des montagnes une description remarquable au point de vue de la clinique et de la pathogénie. Comme il l'a montré, les moyens de défense mis en œuvre par l'organisme réalisent d'une façon immédiate et trop brutale les effets physiologiques cherchés et obtenus dans la cure modérée d'altitude. Tout ce passage est des plus intéressants.

« L'alpiniste en proie au mal de montagne, écrit Dumarest, présente un aspect clinique très comparable à celui de la maladie bleue ; les téguments cyanosés, la température parfois abaissée (Lortet), le pouls rapide, la respiration anhélante, il succombe sous une lassitude invincible. Les palpitations et la dyspnée, constantes même au repos, s'exagèrent au moindre effort : chaque pulsation artérielle se traduit par un martèlement des tempes et de l'occiput. Un sommeil insurmontable, des bourdonnements d'oreille, de la soif et parfois des hémorragies complètent ce tableau lamentable.

Dyspnée, palpitations, refroidissement, hémorragie, cyanose et signes de réplétion veineuse périphérique, autant de symptômes de la maladie bleue. Sous l'influence de la même perturbation, insuffisance de l'hématose et anoxhémie bulbaire (Oppolzer), l'organisme manifeste les mêmes troubles et se défend de la même façon. Il s'efforce d'accroître sa capacité respiratoire, et pour cela il emploie deux ordres de moyens : d'une part, par l'accélération imprimée à la respi-

(1) DUMAREST, Valeur hygiénique et thérapeutique des climats d'altitude. Lyon, 1896, p. 22.

ration et à la circulation, il accroît les volumes d'air et de sang mis en présence ; en second lieu, par l'exagération de la fonction hématopoiétique et l'hyperglobulie, il augmente l'aptitude du sang à fixer l'oxygène.

Ce rapprochement nous autorise à conclure avec quelque vraisemblance : que l'abaissement thermique constaté par Lortet est conséquence et non cause des accidents ; que l'hyperglobulie des altitudes, objet de tant de discussions, et même récemment contestée, est fonction de la raréfaction atmosphérique, à laquelle l'organisme l'oppose à titre de compensation. »

Les indigènes d'Arosa (1892 mètres) ont 28 p. 100 de globules rouges en plus que les sujets non anémiques et parfaitement sains venant des plaines. Cette hyperglobulie se retrouve également chez les animaux. Ce qui est plus curieux encore au point de vue biologique, c'est cette observation de Proust que, même chez les végétaux, les organes se transforment de façon à pouvoir lutter contre des climats différents. « Ainsi les plantes semblent diminuer leur surface de transpiration et augmenter autant que possible leurs racines absorbantes ; la teinte change et devient vert foncé aux grandes altitudes. En résumé, les végétaux semblent lutter contre la raréfaction de l'air en multipliant leurs organes de nutrition de la même façon que nous multiplions notre pouvoir d'absorption d'oxygène en multipliant nos globules. Les animaux et les végétaux luttent donc de la même façon contre les mêmes effets. »

MODIFICATIONS SANGUINES ET CIRCULATOIRES DUES A L'ALTITUDE.

Cette *hyperglobulie* de l'altitude est certaine. Un point thérapeutique des plus importants est la question de sa persistance, une fois le retour à la plaine, chez les sujets sains et chez les sujets malades. Chez les premiers, l'accroissement du processus sanguiformateur n'est qu'une adaptation passagère.

Viault avait dès le début constaté que la capacité respiratoire du sang disparaît aussi vite qu'elle apparaît, lors du changement de milieu ; mais il supposait qu'un séjour prolongé pourrait peut-être rendre l'hyperglobulie plus durable. Or, on sait maintenant qu'il n'en est rien et que,

quelle qu'ait été la durée du séjour à la montagne, la poly-
cytémie ne survit pas au retour à la plaine. Rapidement
diminuée, elle revient en une vingtaine de jours, chez les
sujets sains, à son taux primitif.

Il n'en est pas de même chez les malades primitivement
anémiés. Wolff et Mercier ont cru voir que l'hyperglobulie
est plus accusée chez les tuberculeux que chez les non-
tuberculeux. En admettant même que cet avantage soit illusoire, il n'en persiste pas moins que les anémiés augmentent
à la montagne leur richesse globulaire jusqu'à la normale ou
au delà, et que la part d'accroissement, qui correspond à
l'amélioration de l'état général, reste acquise jusqu'à concur-
rence de l'état physiologique, d'une façon durable, sinon définitive. Ce phénomène revêt donc, chez le malade, un autre
caractère que chez l'homme sain ; ce qui est chez l'un
excédent inutile au retour, n'est chez l'autre que le nécessaire
récupéré.

Une altitude très modérée (800 mètres) suffit à produire
l'hyperglobulie. En raison de la tolérance plus facile, c'est là
un fait thérapeutique important.

A côté de la néoformation des globules, d'autres *modifications circulatoires* ont été constatées. Elles permettent
d'expliquer certains effets et de comprendre certaines contre-
indications de l'altitude. Grawitz a montré qu'il y avait par
l'évaporation accrue un véritable épaississement du sang.
Cette plasticité plus grande contribue à éviter les hémoptysies
malgré la suractivité circulatoire et respiratoire. Un autre
facteur mécanique important a été signalé par Abderhalden.
Celui-ci croit à une contraction des artères, qui chasse la
partie liquide du sang dans la lymphe, en retenant les cor-
puscules rouges, de façon qu'une plus grande quantité de
sang rouge traverse les poumons dans l'unité du temps, et le
sang peut absorber la même quantité nécessaire d'oxygène,
malgré la raréfaction de l'air. Une explication du mal de
montagne serait à chercher dans la rigidité relative des
artères, qu'on rencontre assez souvent chez les cardiaques
(artériosclérose) et dans le manque absolu de contraction
des artères, comme on le trouve chez les anémiques assez
souvent. — L'expérience classique confirme assez bien cette
interprétation. En cas de phtisie fibreuse chez les tuberculeux
arthritiques, l'altitude est mal supportée. Les hémoptysies ne

sont pas très rares, et les congestions pulmonaires sont plus fréquentes encore. D'autre part, les chloro-anémiques vraies ne supportent bien que l'altitude modérée. Au delà de 1000 mètres, on se heurte souvent à l'intolérance. En cas de tuberculose, l'anémie accentuée, même purement symptomatique, sera toujours une indication en faveur de l'acclimatement graduel et d'une altitude modérée. Enfin, sans contre-indiquer absolument la montagne, l'éréthisme oblige à des précautions particulières.

La disposition aux accidents aigus est, dit Jaccoud, une contre-indication à un séjour d'hiver d'emblée dans un climat d'altitude. L'équinoxe est aussi chez tous les malades une mauvaise saison pour l'arrivée. En été ou en automne, il est possible, au contraire, d'acquérir sans danger l'accoutumance. Ces états imposent simplement alors la nécessité de transitions très ménagées entre la plaine et la localité la plus élevée qui doit être la résidence définitive. Lorsque arrive l'hiver le malade est, grâce à cette précaution, suffisamment aguerri. On parvient ainsi à tous les avantages de la résidence fixe.

Dans une circonstance pourtant toutes les objections tirées de la saison défavorable, de la forme la plus éréthique ou la plus nettement fibreuse, perdent toute valeur comme contre-indication.

Chez les *montagnards* devenus phtisiques par l'habitation dans la plaine, le rapatriement, dit Jaccoud, est une nécessité absolue et donne de merveilleux effets. Il n'y a plus en ce cas aucune action nuisible à craindre. C'est peut-être le plus bel exemple qu'on puisse donner de la valeur du retour au pays originaire. Bien qu'à un degré moindre, cette tolérance remarquable pour l'altitude se retrouve encore chez les descendants de race montagnarde venus de très bonne heure ou nés même à Paris. Cette question de la race n'est pas un élément négligeable dans le choix d'un climat.

LA SICCITÉ DE L'AIR.

La siccité de l'air est très remarquable à l'altitude. Dès l'arrivée, les nouveaux acclimatés sont étonnés de voir leurs cheveux devenir raides et durs, leur peau se sèche, souvent même les lèvres se fendillent légèrement. Les sécrétions nasale et bronchique subissent une diminution considérable. — L'évaporation cutanée et pulmonaire est portée dans cet air sec à son maximum, circonstance très favorable à l'élimination des toxines. C'est précisément l'inverse de ce qui a lieu dans un air saturé de brouillard. Inversement aussi, ce froid sec est aussi bien toléré que le serait mal le froid humide. Dumarest attribue même à l'action de l'air sec sur la peau un effet réflexe stimulant, facilitant la respiration et l'hématose. Cet effet stimulant peut être comparé à celui de la douche froide. De plus, l'évaporation de la sueur ayant lieu au fur et à mesure de sa production, les refroidissements sont extrêmement rares, presque inconnus à la montagne. Les intempéries, les variations atmosphériques sont bien supportées, même par des malades délicats qu'à la plaine le moindre souffle d'air après une courte marche enrhume. Enfin, l'évaporation pulmonaire est, elle aussi, portée à son maximum. Dans les expériences de Steffer, de Marcel, la quantité de vapeur d'eau expirée s'est toujours montrée proportionnelle à l'altitude. Il y a là, suivant la remarque de Jaccoud, un facteur puissant de réfrigération et de décongestion pulmonaires. Peut-être même cette réfrigération locale peut-elle exercer sur la température générale une influence antipyrétique ?

La sécheresse de l'air contribue beaucoup aux caractéristiques climatériques de la montagne : l'admirable transparence et la sérénité de l'atmosphère, l'intensité lumineuse, le calme et l'absence de bruit. Ce silence de l'altitude, à bien l'observer, n'est pas absence de bruits, mais absence de rumeur sourde. Tous les sons courent nets et intacts dans cet air limpide. Un air dense et humide limite la vue et arrête les rayons solaires, il transmet au loin le moindre son. Dans les ascensions, quand on quitte la région du brouillard pour s'élever au-dessus des nuages, le contraste entre les deux atmosphères est saisissant. On quitte brusquement le plein hiver pour trouver, malgré le froid thermométrique, la sensation tiède des printemps du littoral.

Parmi les éléments constitutifs de l'atmosphère, l'eau, même en vapeur, arrête cent fois plus de chaleur que l'oxygène et que l'azote. Elle arrête surtout les rayons caloriques obscurs si importants comme action chimique et comme désinfection. La siccité de l'atmosphère facilite donc l'action de ces rayons et l'antisepsie.

La siccité de l'air est plus grande en hiver qu'en été. L'humidité atteint (ainsi que l'absence de poussières) son minimum après les grandes chutes de neige. Une condition capitale pour une station d'altitude est la *persistance de cette neige* pendant tout l'hiver. Les faux dégels sont toujours très nuisibles et amènent un surcroît d'humidité. Au printemps la fonte des neiges constitue une période périlleuse. C'est le plus mauvais moment pour le séjour à la montagne. Bien des conditions locales (voisinage de forêts, de vallées étroites et obscures) peuvent aussi entraîner une augmentation régionale de l'humidité. A Davos, dit Jaccoud, la neige persistante est utile non seulement contre l'humidité, mais contre la poussière.

La neige compacte, dure et sèche, soigneusement tassée par des traîneaux, ne laisse aux pieds ni un flocon de neige ni un atome d'humidité.

En été, un arrosage très soigneusement fait préserve de la poussière. Cet arrosage régulier est une condition importante pour une bonne station de phtisiothérapie.

Le degré hygrométrique est beaucoup plus élevé le matin que le soir. Il persiste élevé assez longtemps dans la matinée. Mieux vaut donc ne pas commencer trop tôt la cure d'air et la prolonger au besoin un peu plus tard dans la soirée.

LE RÉGIME DES VENTS.

Le vent, cet ennemi du tuberculeux, est rare dans les stations d'altitude bien choisies. C'est là une condition importante pour éviter les refroidissements, les congestions et les hémoptysies. De grandes divergences d'opinion se sont souvent manifestées sur la fréquence des hémoptysies à l'altitude. Dans les stations d'altitude où on les observe, celles-ci tiennent en réalité non à la dépression barométrique, mais à une mauvaise protection contre le vent. Au printemps, au moment de la fonte des neiges, cette protection est rarement parfaite. Les stations les mieux abritées du nord le sont rarement contre le vent tiède du midi : le fœhn. Ce vent est très chaud, il possède un pouvoir de dessiccation énorme. Il n'est pas rare de le voir fondre en douze heures une couche de neige d'un mètre et plus d'épaisseur. Il est très mal toléré par les tuberculeux et surtout par les tuberculeux à formes éréthique et congestive. Les alternatives fréquentes entre le fœhn et le vent du nord sont particulièrement redoutables. Elles déterminent des bourrasques violentes et des pluies diluviennes. C'est surtout en raison du vent que le printemps constitue à l'altitude la plus mauvaise saison.

L'absence de vents violents n'équivaut cependant pas à l'immobilité complète, à la stagnation de l'atmosphère. Cette stagnation trop complète serait nuisible non seulement au point de vue de l'antisepsie, mais même au point de vue de la stimulation générale et de l'appétit. Dettweiler regarde un air en mouvement (bewegte Luft) comme très favorable à une bonne aérothérapie. Cette condition est réalisée à la montagne par les courants réguliers montant le matin de la plaine, descendant le soir vers la plaine. Ces vents sont comparables à la brise de terre et à la brise de mer des stations maritimes. Ils sont continus, mais peu violents. Il est facile de s'en protéger en raison de leur régularité même.

L'ASEPSIE DE LA MONTAGNE.

L'absence de germes et de poussières à l'altitude doit, pour être bien appréciée, être comparée avec leur proportion dans l'air des villes. Au-dessus de 2000 mètres l'asepsie est absolue. Au Schwendi on trouve 8 bactéries par litre. Miquel en a, au contraire, trouvé 55 000 par litre dans l'air de la rue de Rivoli, 77 000 par litre dans l'air pris à l'hôpital de la Pitié. Or il passe en vingt-quatre heures 9000 litres d'air dans le poumon; il y a là pour l'appareil respiratoire dans ces atmosphères viciées une source constante d'infection et d'irritation. L'asepsie de l'air des montagnes n'est, au contraire, pas moins favorable à la cicatrisation de la plaie pulmonaire qu'elle ne l'est à la cicatrisation des plaies chirurgicales. Celles-ci guérissent presque toutes seules à la montagne. Un autre fait d'observation courante est l'entrave apportée à la putréfaction par cette asepsie et par cette siccité de l'atmosphère. Un morceau de viande abandonné en plein air se dessèche sans se corrompre. Dans les premières et fameuses expériences de Pasteur sur les germes de l'air, les ballons ouverts dans la montagne restèrent presque invariablement stériles. Les rares faits d'ensemencement observés purent être attribués à une erreur de technique opératoire.

Ce contact permanent des lésions tuberculeuses (si souvent ulcérées et ouvertes à toutes les infections) avec une atmosphère parfaitement aseptique est un facteur négatif mais puissant de guérison. La proportion élevée d'ozone constitue peut-être un facteur positif d'antisepsie. Les bois de pins si nombreux dans la montagne, l'intensité de la radiation solaire et des effluves électriques concourent à augmenter cette proportion. Lagrange attribue même à l'ozone le rôle principal dans la sensation agréable, dans la respiration large et facile, dans l'eupnée observées à la montagne. L'ozone agirait pour lui en excitant et facilitant le réflexe de la respiration.

Malgré la présence de l'*ozone*, l'atmosphère des montagnes n'est pas irritante. La toux diminue presque toujours et très vite à l'altitude. La rareté de l'expectoration, l'absence complète de poussières, de vapeurs et de fumées concourent à cette diminution.

LE FROID ENSOLEILLÉ DE L'ALTITUDE.

La température à l'altitude est naturellement très froide en hiver et reste fraîche en été. Grâce aux précautions prises, aux installations spéciales de chauffage, de cure d'air et de constructions, les plus grands froids d'hiver sont remarquablement supportés. Ils sont moins redoutés que les élévations relatives de température comme en présenta l'hiver de 1902-1903. Ces adoucissements anormaux entraînent, en effet, de faux dégels et la fonte partielle des neiges. La condition essentielle pour un bon sanatorium d'altitude est que la neige, une fois tombée, ne fonde pas. Dans les Alpes, à 1500 mètres d'altitude, la terre ne perd son manteau de neige que du 1ᵉʳ juin au 15 octobre. De 2500 à 3000 mètres commencent les neiges éternelles.

Le froid de l'atmosphère n'intervient que secondairement dans les résultats obtenus et en particulier dans l'immunité des montagnards contre la tuberculose. Jaccoud a bien montré le rôle prédominant à cet égard de la raréfaction barométrique.

La rareté de la phtisie est due non à l'abaissement de la température, mais à l'altitude. Dans certaines plaines très froides de Russie, la tuberculose est loin d'être rare.

D'ailleurs, comme l'écrit Dumarest, le terme de froid est

éminemment relatif. L'absence de vent, la sécheresse parfaite
de l'air suppriment d'une façon presque absolue le refroidissement.

« La sensation pénible de froid éprouvée par l'organisme
résulte de l'humidité et de la diathermancité de l'air bien plus
que de l'abaissement du thermomètre. Les Lyonnais savent
qu'avec du vent et du brouillard on peut, par $+ 12°$ ou $+ 15°$ C.,
souffrir réellement du froid. Le fait inverse, d'avoir chaud
dans un air frais, est d'observation constante à la montagne
pendant l'hiver, de sorte que le séjour en plein air et au repos
y est, non seulement possible, mais agréable. Ce n'est pas
sans étonnement que, se trouvant dans de semblables conditions et venant par hasard à consulter un thermomètre placé
à l'ombre, on constatera qu'il ne dépasse pas $0°$. C'est qu'en
effet l'air exempt de vapeur d'eau possédant son maximum
de diathermanéité, sa température propre ne saurait être
influencée par l'insolation. Les rayons solaires directs, ren-
forcés encore de ceux que la neige réfléchit sans les absorber,
concentrent leur action sur les corps absorbants; le corps
humain en perçoit donc toute l'intensité, tandis que le sol
et l'air restent à $0°$ ou au-dessous, ainsi qu'en témoigne
l'absence de fonte de la neige, si elle n'est mise au contact d'un
corps absorbant, tel qu'un morceau de bois ou une feuille, qui
y creuse alors rapidement une loge profonde. De même, au
Groenland, le goudron fond sur les navires, quoique le ther
momètre marque à l'ombre plusieurs degrés de glace (Lindsay).
De plus, l'air sec étant mauvais conducteur, la déperdition
de calorique à la surface du corps se trouve très réduite. »

Jaccoud, dans ses observations thermométriques faites à
Davos, a bien montré le curieux *contraste* entre l'air très
froid et la radiation solaire extrêmement intense. Tandis qu'à
l'ombre il y avait $9°$ au-dessous de zéro, le thermomètre placé
au soleil contre un mur marquait $33°$ et même $41°,5$. Comme
les rayons lumineux, les rayons caloriques gardent en effet
presque toute leur intensité primitive. Cette perte au sommet
du mont Blanc ne s'élève qu'à 6 p. 100. Elle atteint 25 à
30 p. 100 au niveau de la mer. Cette différence entre la température au soleil et à l'ombre est capitale pour la tolérance du froid. Elle exige, d'autre part, de réelles précautions.
« A Davos, écrit-il pittoresquement, les ombrelles sont
l'accompagnement obligé des fourrures. »

La *chaleur* est très mal supportée par les tuberculeux. Elle est chez eux une cause puissante d'affaiblissement, d'insomnie, d'anorexie. Brehmer la redoutait tellement qu'il avait fait installer pour l'été des réfrigérateurs d'air à son sanatorium de Gœrbersdorff. Malgré le climat relativement froid des Carpathes, il regardait comme dangereuses les rares journées très chaudes. Cette crainte n'était pas chimérique. Dans les cures de home-sanatoriums faites aux environs de Paris, on a plus de mécomptes en été qu'en hiver. Par les journées chaudes et orageuses il faut les plus grandes précautions pour éviter les complications et maintenir les résultats favorables. Deux des plus importantes sont d'éviter toute fatigue et d'avoir une chambre suffisamment fraîche, vaste et aérée pour la nuit.

Le *froid*, au contraire, non seulement est bien toléré mais devient un agent thérapeutique puissant. « Sa première manifestation est l'augmentation de l'appétit, fait bien admis depuis que Pflüger a montré que l'action périphérique du froid augmentait les actions vitales. C'est d'ailleurs, là encore, un phénomène de compensation : « A la menace du froid, l'organisme augmente la thermogénèse, et fait un appel de combustible d'une part, d'oxygène de l'autre. Une fois l'équilibre obtenu, la sensation de froid se transforme en sensation d'appétit. Comme corollaire de ces deux actions, il y a une surproduction d'activité et d'énergie. En outre, la peau, renforcée dans son rôle thermo-régulateur, ne se laisse plus influencer par les variations atmosphériques et, par contrecoup, le système nerveux central est tonifié, le sommeil est réparateur, la digestion et les échanges nutritifs se parachèvent, et l'organisme se trouve mieux armé contre les agents infectieux. »

Localement le froid agit comme sédatif sur la muqueuse bronchique et calme la toux. Il est admis, depuis les expériences d'Heidenhain, que la température de l'air inspiré importe peu, pourvu qu'il soit sec.

L'ALTITUDE ET LES ÉCHANGES RESPIRATOIRES.

Robin et Binet, dans leur communication au Congrès de Grenoble de 1903, ont étudié cette action du froid au point de vue spécial des *échanges respiratoires*. Leur conclusion est intéressante.

« Les climats froids où le malade inspire de l'air à basse température conviennent aux phtisiques, à la condition que la surface du corps soit maintenue à une bonne température moyenne, et que la surface cutanée soit protégée contre les refroidissements.

« Les climats chauds et humides augmentent les échanges respiratoires et doivent être déconseillés, en principe, aux phtisiques. »

Dans cet important travail, ils ont également essayé de préciser, à ce point de vue de l'accroissement des échanges respiratoires, l'influence de l'altitude. Cette influence pourrait dans bien des cas constituer une véritable contre-indication. Voici la pratique conseillée par eux.

1° Le climat d'altitude, qui est, en général, stimulant des échanges respiratoires, convient à tous les malades dont les échanges gazeux sont en diminution. Citons, parmi ceux-ci, les arthritiques, le plus grand nombre des dyspeptiques, les convalescents, tout un groupe de chlorotiques et d'anémiques, parmi lesquels l'anémie paludéenne, enfin la plupart des neurasthéniques.

2° Par conséquent, il est nécessaire de pratiquer l'examen du chimisme respiratoire des malades, avant de prendre une décision sur le choix d'une cure d'altitude.

3° Comme nous avons démontré que les altitudes n'influençaient pas toujours les échanges respiratoires dans le même sens chez les divers sujets, il sera utile de rechercher, après un temps convenable de séjour en montagne, quelles variations se sont produites, dans ces échanges, chez tel sujet déterminé. En ce qui concerne les phtisiques et les prédisposés, nous conseillons d'examiner le chimisme respiratoire avant le départ et après une semaine environ de séjour, de façon à faire redescendre ceux dont les échanges ont subi une accélération.

4° Les altitudes conviennent encore aux phtisiques à échanges normaux ou ralentis, aux phtisiques arthritiques. Chez les phtisiques beaucoup plus nombreux à échanges accélérés, les effets excitants de l'altitude sur le chimisme respiratoire sont compensés par la plus grande pureté de l'air, les meilleures conditions d'hygiène physique et morale, par l'excitation de l'appétit, par l'amélioration des fonctions digestives.

On atténuera l'accroissement des échanges en altitude en évitant les refroidissements, les brusques variations de température, la trop vive insolation, le vent, etc.

Le choix même de la station, son emplacement suffisamment protégé et abrité auront donc une très grande importance. En dehors des vraies stations d'altitude et comme stations à climat plus doux tout en restant fortifiantes, Jaccoud cite Meran, Montreux, Lugano dont les moyennes thermométriques atteignent 6 à 7°, d'octobre à avril.

III. — Les principales stations d'altitude.

CLASSIFICATION DE PROUST.

La *Suisse* et le *Tyrol* furent longtemps les pays exclusifs de stations d'altitude. Proust a donné de ces stations étrangères une très bonne classification et les divise en trois groupes :

1° Les stations occidentales inférieures, rapprochées du lac de Genève, qui communiquent avec la vallée du Rhône, comme Leysin à 1450 mètres, excessivement suivi par les Français ;

2° Les stations orientales moyennes, comme Wiesen et Davos à 1 956 mètres ;

3° Les stations orientales extrêmes qui appartiennent à l'Engadine, et où l'on rencontre le sanatorium de Somaden à 1778 mètres, Saint-Moritz (1 856 mètres) et Arosa plus élevé encore (1 892 mètres). C'est dans ce dernier qu'on a fait les expériences sur la production de l'hypercythémie sous l'influence de l'altitude.

Bien qu'élevé de 561 mètres seulement, le sanatorium de Gœrbersdorff, le premier et célèbre établissement fondé par Brehmer dans les Carpathes, doit être aussi regardé comme un sanatorium d'altitude. Comme le dit Proust, il faut en effet tenir compte non seulement de l'altitude, mais aussi *de la latitude*, et il faut s'élever plus haut dans les Andes et l'Himalaya qu'en Suisse, plus haut en Suisse qu'en Finlande et en Silésie. Pour la création des sanatoriums d'altitude dans les climats très chauds et pour l'appréciation des effets obtenus, cette remarque offre une très grande importance.

La *France*, utilisant enfin ses beaux massifs montagneux des Alpes, des Pyrénées et du Plateau Central, compte aujourd'hui un assez grand nombre de stations d'altitude récentes, parfaitement situées et installées. Elles constituent une ressource thérapeutique précieuse. Le séjour dans les sanatoriums étrangers n'allait pas en effet, pour nos compatriotes parlant peu ou point la langue allemande, sans tristesse et sans nostalgie.

Les deux sanatoriums de haute altitude sont Aubrac dans l'Aveyron à 1400 mètres et Dienne dans le Cantal à 1100 mètres. Les établissements d'Hauteville sont à 830 mètres seulement, mais dans une situation très favorable sur le versant sud des montagnes de l'Ain, dominant l'immense plaine de la Bresse. Gelos-Eaux-Bonnes à 800 mètres combine les ressources de l'altitude et du traitement thermal. Le Canigou domine la station du Vernet élevée déjà de 620 mètres et peut ainsi utiliser ses eaux sulfureuses. Durtol à 520 mètres doit à sa situation bien abritée dans une vallée protégée par des montagnes et par des bois, d'échapper aux inconvénients de l'altitude moyenne. Son climat est moins rude que l'ensemble du climat d'Auvergne. Son sol calcaire et très poreux atténue l'humidité des dégels partiels. En dehors de ces conditions spéciales, les sanatoriums de moyenne altitude donnent des mécomptes climatériques assez fréquents.

Comme stations n'ayant pas encore de sanatorium, mais ayant des installations suffisantes, on trouve surtout Thorenc dans les Alpes-Maritimes à 1 200 mètres d'altitude, La Force et Vizzarona en Corse à 1 145 mètres. Ces stations sont très utiles pour compléter par un séjour d'altitude la cure d'hiver de l'Esterel ou d'Ajaccio. Plusieurs stations thermales, Le Mont-Dore (1 046 m.), Cauterets (932 m.), la Bourboule (846 m.), Luchon (628 m.), Bagnères-de-Bigorre (550 m.), Allevard (475 m.) donneraient avec la cure minérale une cure d'altitude si le séjour ordinaire de trois semaines n'était à ce dernier égard tout à fait insuffisant.

Il y a là, pour obtenir l'*action combinée de la cure d'altitude et de la cure thermale*, une réforme thérapeutique importante quand on peut persuader les malades qu'au lieu des vingt et un jours traditionnels ils passent à la station thermale six semaines

à deux mois, qu'ils y restent presque toute la saison, on obtient
du traitement minéral conduit plus lentement, plus modérément, des résultats meilleurs ; on a moins à redouter les
poussées congestives. A l'action topique incontestable produite
par les eaux sulfureuses ou arsenicales sur les lésions locales
et pulmonaires s'ajoute, pour modifier l'état général, l'influence
puissante de l'altitude. Certains malades en reviennent réellement transformés. Des tentatives intéressantes ont été faites
— particulièrement aux Eaux-Bonnes — pour associer, pendant
la saison favorable, la surveillance suivie du sanatorium, la
cure d'altitude et le traitement thermal. Elles réunissent le
maximum d'efficacité thérapeutique et de chances de succès.

CHAPITRE VI

LA CURE D'AIR (*suite*). — LE CLIMAT MARIN.

Sommaire. — I. **Caractères généraux du climat marin** : Pression barométrique forte et fixe, température égale, vents, humidité, brouillards,
asepsie, luminosité. — II. **Indications et contre-indications du climat
marin** : Extrême diversité des plages françaises. Les voyages en mer et
les sanatoriums flottants.

I. — Caractères généraux du climat marin.

Le climat marin représente sous bien des rapports la contre-
partie de l'altitude. Cazin (1) a fait autrefois de ce climat une
étude consciencieuse et, sur la plupart des points, définitive. Il
est fort intéressant pour la pratique de voir par quelles
directions différentes le climat marin parvient au même
résultat que l'altitude : remonter l'état général et tonifier
l'organisme. Si le climat marin réussit peu ou point dans la
tuberculose pulmonaire, sa valeur puissante et presque
spécifique contre les tuberculoses chirurgicales donne à son
étude un réel intérêt.

PRESSION BAROMÉTRIQUE.

La pression barométrique atteint sur les plages son maximum. A Paris la pression par centimètre carré est de
1 028 grammes. Elle est au bord de la mer de 1033. Cette
augmentation dans la pression barométrique est défavorable à
l'exhalation et à l'évaporation pulmonaires. Mais elle est, par
contre, utile en augmentant à chaque inspiration la quantité d'oxygène absorbé. A l'anoxhémie des altitudes, Cazin
oppose l'hyperoxhémie de la mer.

____

(1) Cazin, Influence des bains de mer sur la scrofule des enfants.

Sur un point d'ailleurs, la pression barométrique se rapproche au bord de la mer de la pression barométrique à l'altitude. Toutes deux sont remarquablement fixes. Cette fixité générale dans la pression est un avantage. Au printemps et à l'automne, il faut bien avouer pourtant qu'elle est souvent compromise par les bourrasques d'équinoxe. Mais ces deux saisons coïncidant l'une avec la chute, l'autre avec la fonte des neiges, sont également assez défavorables à l'altitude.

TEMPÉRATURE ÉGALE.

L'air du bord de la mer, dense et chargé d'humidité, absorbe plus facilement le calorique solaire, il le perd moins facilement que l'air raréfié et sec des montagnes. De là, une tendance à l'égalisation du climat. Le climat marin réalise au maximum les conditions de l'uniformité thermique posées par Jaccoud : faibles écarts du thermomètre aux diverses heures d'un même jour, faibles écarts d'un jour à l'autre, faibles écarts d'un mois à l'autre. Les oscillations de 5° entre le maximum et le minimum quotidien, fréquentes à la plaine et à la montagne, sont rares au bord de la mer. La chaleur de l'été est plus tempérée, le froid est moins intense en hiver. La température moyenne de Paris est de 10°,7, celle de l'hiver de 3°,3 et de l'été de 18 degrés. La température des bords de la Manche donne, bien que plus au nord comme latitude 10°,9 comme moyenne, 17°,6 pour l'été et 3°,95 pour l'hiver. Bien que plus chaud, l'air humide et brumeux de l'hiver amène néanmoins une sensation de froid fort désagréable. Cette sensation pénible augmente encore et devient insupportable par les jours de vent. L'égalité thermique offre donc plus d'avantages théoriquement que pratiquement.

LE VENT.

L'air du bord de la mer n'est jamais dans un repos absolu. De neuf heures du matin à trois heures règne la brise marine soufflant du large vers la terre. Le soir, à mesure que le soleil disparaît à l'horizon, commence en sens inverse le vent de terre; il se prolonge jusqu'au matin. A ces brises régulières s'ajoutent bien des courants atmosphériques dus aux perturbations accidentelles. Toute la valeur d'une station maritime

dépend souvent pour les tuberculeux des conditions locales
l'abritant de certains vents. Ces conditions ont une importance
majeure pour tout le littoral de l'Esterel. Il y a toujours assez de
vent pour purifier et renouveler l'atmosphère. Il y en a souvent
beaucoup trop ; ces courants d'air dense et humide sont pour le
corps une cause puissante et dangereuse de refroidissement.
Beneke a recherché la perte de température subie par une
bouteille pleine d'eau chaude : 1° sur la plage de Nordeney ;
2° dans l'intérieur de l'île ; 3° sur les montagnes de la Suisse.
A température atmosphérique égale, la perte de chaleur est
beaucoup plus rapide au bord de la mer. Au moment du
coucher de soleil, ce refroidissement de l'organisme est très
sensible, très désagréable et parfois périlleux dans les stations
hivernales du Midi.

L'HUMIDITÉ.

L'humidité de l'air marin est une de ses caractéristiques
et dans la tuberculose pulmonaire un de ses grands inconvénients. Sans doute la saturation absolue est assez rare. L'eau
salée dégage moins facilement sa vapeur que l'eau douce; les
courants aériens incessants répartissent plus uniformément
cette vapeur d'eau. En outre, dit Cazin, l'eau, sur bien des
plages à fortes marées, est plutôt pulvérisée par les lames que
réellement vaporisée. Ce détail a son importance pour expliquer dans l'air la présence de chlorure de sodium. Ce sel se
retrouve dans l'atmosphère jusqu'à 500 mètres de l'eau et
jusqu'à une hauteur de 60 mètres environ. L'humidité de l'air
marin est donc : 1° une humidité en mouvement, 2° une humidité chargée de principes minéraux. Aussi par suite de ces
caractères spéciaux les brouillards sont-ils relativement rares.
Pour le choix d'une plage (comme d'ailleurs pour le choix
d'un climat en général) la présence ou l'absence de brouillard
aura une valeur décisive. On ne saurait accorder à cet élément
climatérique si défavorable trop d'importance dans n'importe
quelle région.

LE BROUILLARD.

Le brouillard constitue pour la cure d'air une grande
difficulté et même un véritable péril. L'absence ou la rareté des
brouillards sont la condition essentielle du climat, qu'il s'agisse
d'installer soit un sanatorium, soit un home-sanatorium.

L'air saturé d'humidité est une cause puissante de refroidissement. Il soustrait le calorique du corps beaucoup plus rapidement et beaucoup plus que l'air sec, neuf fois plus dans les expériences de Tyndall. En outre, de même que les liquides pulvérisés, les fines particules de brouillard paraissent pénétrer dans les bronches. La respiration nasale ne suffit pas à atténuer l'impression désagréable de froid provoquée par elle. La cure d'air devient dans ces conditions très pénible.

On pourrait également invoquer la tristesse, le spleen, provoqués par un ciel sombre. Ce facteur moral est réel mais très accessoire. Pendant les nuits de brouillard, la sensation donnée par les fenêtres laissées ouvertes n'est guère moins désagréable que la réaction ressentie sous les galeries ou les abris de cure pendant le jour. Or, pour la nuit, la luminosité du ciel n'intervient pas.

H. Grillot(1) attribue les graves accidents de congestion pulmonaire observés parfois sous l'influence du brouillard à une cause plus directe que le simple refroidissement. Quand l'air extérieur est saturé de vapeur d'eau le poumon ne peut plus excréter l'eau qui, normalement, lui servait à éliminer une partie de poisons de l'organisme. De là une rétention de ces toxines dans le sang, une infection de l'organisme et sans doute même une diminution considérable de sa résistance aux agents extérieurs et en particulier au froid. Berthelot a en outre démontré que la saturation brusque de vapeur d'eau élève pendant un certain temps la tension sanguine du poumon et provoque des accidents de congestion.

Dans le Midi méditerranéen le *coucher du soleil* amène une sensation de froid glacé succédant brusquement à la température tiède du jour et offrant des dangers réels. Les malades doivent à ce moment fermer leurs fenêtres et surtout ne pas se risquer au dehors. Ce refroidissement brusque, suivant la remarque de Daremberg, n'a lieu qu'en apparence. Le thermomètre baisse en effet très lentement. Mais l'air extérieur se sature brusquement de vapeur d'eau, l'atmosphère devient très humide, si bien que souvent, sans pluie, les marches des perrons où les trottoirs de pierre condensant la vapeur d'eau sont mouillés. Le vent léger, soufflant chaque soir de la terre

____

(1) H. Grillot, *Le sanatorium français*. Thèse de Paris, 1901, p. 40.

vers la mer au moment du coucher du soleil, contribue aussi à cette sensation de refroidissement.

Le brouillard, d'après Couteaud (1), serait nuisible non seulement par le refroidissement causé, mais comme agent de dissémination puissant pour les germes infectieux.

« On se méfie, dit-il, des poussières et point du tout des brouillards. Les seules gens qui les redoutent sont les viticulteurs qui savent trop bien que leur récolte peut être perdue, après le passage d'un mauvais brouillard, parce que celui-ci est l'agent vecteur d'une foule de bactéries, moisissures, champignons microscopiques, qui sont autant d'ennemis de la vigne, et lui apportent le mildew, le black-rot, l'oïdium, etc. » Ce transport des germes par les brouillards paraît très vraisemblable. Il fut très longtemps admis comme le principal moyen de propagation de la fièvre intermittente. Sur les champs d'épandage l'odeur est peu marquée par un ciel clair. Elle devient nauséabonde et transmise souvent à plusieurs kilomètres de distance par le moindre brouillard. Celui-ci condense et transporte les particules organiques putréfiées. Le brouillard dans un air impur deviendrait ainsi beaucoup plus nuisible que le brouillard soit au bord de la mer, soit en pleine campagne, soit à l'altitude dans un air vierge. Les bronchites, les grippes survenant sous l'influence du brouillard seraient dues à la contagion plutôt qu'au refroidissement.

L'ASEPSIE.

L'asepsie est en réalité le point commun essentiel rapprochant l'air des plages et l'air de l'altitude. Sur les plages cette asepsie est (comme d'ailleurs à la montagne) relative. Elle peut varier avec les conditions locales et disparaître avec l'encombrement. Sur la plage de Berck, Cazin a trouvé en moyenne 3000 spores par mètre cube d'air, chiffre déjà très inférieur aux proportions ordinaires dans l'air des villes. Mais, en pleine mer, il faut souvent faire passer dans l'appareil d'examen par milliers de litres l'air du large pour y déceler quelques bactéries presque toujours inoffensives. Cette asepsie de l'air du large ne constitue qu'indirectement une condition favorable pour les voyages à bord des navires.

(1) Couteaud, *Arch. de méd. navale*, t. LXXIX, février 1903, p. 93.

Certains navires mal tenus peuvent, dans leurs cabines trop peuplées et trop étroites, devenir, malgré cette asepsie de l'atmosphère, de véritables foyers infectieux.

LUMINOSITÉ.

La luminosité de l'air enfin dépend avant tout de la saison et de la latitude. Elle varie avec les conditions locales de chaque plage. D'une façon générale l'air, en raison de sa densité et de son humidité, laisse parvenir jusqu'au sol une quantité moindre de rayons solaires. Et cependant l'atmosphère limpide, tiède, lumineuse et calme de la Méditerranée paraît avoir à envier bien peu, sous le rapport de la radiation solaire, aux meilleures stations d'altitude.

Cette *intensité lumineuse* suffit à établir entre les plages du nord et du midi une différence considérable. Rien d'ailleurs n'est plus variable, même à quelques kilomètres de distance, que le climat marin. Le Dr Jardin (d'Auray) en donne un curieux exemple. Sa clientèle locale, dit-il, s'étend en deux régions contiguës, la presqu'île de Quiberon et le golfe du Morbihan. A la pointe de la presqu'ile de Quiberon, on ne ferait même pas pousser un sapin ; tout y est brûlé par le vent. Dans le golfe du Morbihan, on retrouve aux contraire un air doux, humide et calme. La végétation, ce critérium par excellence du climat, se rapproche de la végétation provençale, l'olivier croît en pleine terre et l'aloès y fleurit. Dans une étude remarquable, Bardet avait de même montré les avantages spéciaux et la climatologie toute locale de la région du Val-André dans la baie de Saint-Brieuc. C'est un point qui sera souvent répété à l'étude des stations d'hiver. Il s'applique aux plages, à toutes les localités aussi bien qu'à ces stations. Une fois la région la plus favorable choisie, les conseils d'un médecin local sont très utiles pour trouver dans cette région le point le plus favorable et le mieux abrité. Il devrait toujours être consulté pour le choix de la villa devant servir à constituer le home-sanatorium.

II. — Variété d'action des diverses stations maritimes.

INDICATIONS ET CONTRE-INDICATIONS DU CLIMAT MARIN.

Il existe donc de très grandes différences entre les points d'une même plage et d'une plage à l'autre. Une simple modification topographique (abri du vent, nature du sol, réserve d'eaux douces stagnantes) peut même entraîner des variations considérables entre deux plages très voisines. Le journal *la Tuberculose infantile*(1) ouvrit récemment un référendum sur la question : « Les avantages et les contre-indications du séjour des tuberculeux pulmonaires au bord de la mer ». Un questionnaire très détaillé et fort bien fait accompagnait ce référendum. Il permet à lui seul de saisir la difficulté du problème. Les 31 réponses reçues furent assez contradictoires.

Voici tout d'abord ce questionnaire, réellement fort bien compris.

QUESTIONNAIRE

Faut-il envoyer des tuberculeux pulmonaires à la mer ? 1° Enfants ; 2° Adolescents ; 3° Adultes.

1° **Époques et phases de la maladie :**

A. *Le malade est en poussée active :* a) Pour la 1ʳᵉ fois ; b) Pour la 2ᵉ fois, dans le cours d'une tuberculose existante :

B. *Le malade est convalescent d'une poussée active.*

C. *Le malade guéri est en trêve de tuberculose.*

2° **Formes de la tuberculose :**

a) *Tuberculose fermée :* Poussée granulique atténuée ; Infiltration tuberculeuse locale atténuée ; Caséification plus ou moins rapide (bronchopneumonie et pneumonie) ;

b) *Tuberculose ouverte :* Récente ; en évolution ; ancienne.

3° **Terrains :**

Influences locales : Infection bronchique facile ; expectoration et toux abondantes.

Influences générales : Dégénérescence des viscères par infection ou par toxhémie ; tachycardiques ; sujets nerveux, excitables, lymphatiques.

4° **Plages qui conviennent aux tuberculeux ou à certains tuberculeux.**

a) *Plages du Nord,* de Dunkerque au Havre ;

b)   — *de l'Ouest,* du Havre à la pointe de Barfleur ;

b) *Plages du Sud-Ouest,* de la Loire à Biarritz ;

c)   — *du Midi,* Méditerranée, Algérie, Corse, Tunisie.

Établir pour chaque plage :

____

(1) *La Tuberculose infantile,* 15 décembre 1902 et 15 février 1903.

Sa climatologie ; sa température avec ses variations ; ses vents dominants, marins, terrestres ; ses perturbations atmosphériques tempêtes, chute d'eau ; son exposition, l'état de la plage, boisée ou non.

5° **Cure** :

Habitation sur la plage ou non ? Quelle distance environ ?

Cure d'air nocturne ?

Cure d'air sur la plage ou non ? Quelle distance environ ?

Action et mode d'action de la mer ? De l'air marin ?

Quel genre de vie et de régime ?

6° **Bains de mer** ?

Parmi les réponses reçues la *note pessimiste* domine. Elle paraît très juste pour les plages du nord et de l'ouest. Elle paraît exagérée pour les plages du sud-ouest et du Midi. Celles-ci rachètent par bien des avantages locaux l'action générale un peu trop excitante de l'air marin.

La façon dont le bord de la mer est supporté par les tuberculeux tient, d'ailleurs, au climat de chaque plage et de chaque saison (température, humidité, pluie, insolation et nébulosité, vents, poussières) bien plus qu'à l'air marin lui-même.

En hiver et au printemps, les plages du sud-ouest et du Midi réussissent souvent très bien. Comme il faut se garantir du vent, du soleil, du brouillard et de la poussière, il faut presque toujours s'éloigner assez loin de la plage. La cure d'air nocturne est indispensable. La cure d'air diurne sur la plage n'est possible que par les meilleures journées.

Les plages du nord et de l'ouest, où règnent si fréquemment, même en été, le vent, le brouillard et la pluie, sont par contre nettement mauvaises. Plusieurs de mes malades (partis là-bas spontanément) se sont pourtant trouvés, par certains étés exceptionnellement beaux, très bien de leur séjour. Pendant l'été pluvieux et froid de 1905, les résultats au contraire ont été franchement détestables.

Les bains de mer à la lame doivent être défendus aux tuberculeux pulmonaires, quel que soit leur âge. Les bains de mer chauds peuvent être permis, sans avoir d'utilité bien spéciale.

Les indications de l'air marin dans la tuberculose pulmonaire sont donc restreintes. Dans les stations hivernales de l'Esterel, l'air marin n'est qu'un élément accessoire de la cure ; on cherche même, le plus souvent, à réduire son influence au minimum ; l'efficacité de ces stations ne tient pas à leur situation au bord de la mer ; elle tient à une série d'autres éléments climatériques. Aussi toutes ces stations d'hiver doivent-elles faire l'objet d'un chapitre spécial. — Pour l'été le séjour sur une plage du nord-ouest est préférable au séjour d'une grande ville; il est inférieur au simple séjour à la campagne. Il agit par l'air pur et par le grand air; l'action même de l'air marin gêne plutôt les résultats. Si précieuse dans les tuberculoses chirurgicales, dans la scrofule infantile, cette action est plutôt nuisible dans la tuberculose pulmonaire. Plus les malades sont avancés en âge et plus elle est mal supportée.

VARIÉTÉ DES PLAGES FRANÇAISES.

Certaines *conditions locales* peuvent, comme on l'a vu, atténuer beaucoup et même supprimer cette influence nuisible. Au Congrès de thérapeutique de 1900, Lalesque d'Arcachon terminait son étude de la cure marine par ces conclusions optimistes.

Lorsque dans une contrée à climat marin, on trouve les conditions topographiques suivantes : eaux tranquilles d'une vaste baie marine protégée des vents du large, la *cure au bord de la mer*, contrairement aux idées courantes, ne rallume pas la fièvre si elle est éteinte, ne l'augmente pas si elle est en activité. Elle ne provoque ni rappelle l'hémoptysie; elle calme et supprime la toux; elle facilite la respiration; elle excite ou réveille l'appétit; elle provoque le sommeil; elle procure un bien-être physique et moral très apprécié et très recherché des malades.

Il serait difficile de demander mieux ! — Leneveu, de Trouville, remarque en outre que de nombreuses plages n'ont qu'un air marin très mitigé. Enfoncées dans des dépressions du littoral, elles ne diffèrent guère des stations de plaine.

« Depuis Honfleur jusqu'à Villiers-sur-Mer en passant par Villiers-sur-Mer et Trouville-Deauville, toutes les stations balnéaires, écrit-il, sont situées dans l'estuaire de la Seine, où ne règne pas communément l'air du large, où les senteurs marines sont presque inconnues. La meilleure preuve de ce que j'avance se trouve dans la végétation luxuriante qui couvre nos plages jusque sur la grève. Mes observations médicales depuis vingt ans ici m'ont amené à penser que les tuberculeux se conduisent chez nous comme à la campagne. » Là encore, la végétation est le meilleur moyen de juger la valeur exacte du climat. Elle offre sur les renseignements recueillis sur place et même recueillis auprès des médecins, un avantage décisif. Les plantes poussent suivant que le climat est favorable ou non et ne se laissent influencer dans leur croissance par aucune considération d'intérêt local.

En outre, suivant la remarque très juste du Dr Chuquet, de Cannes, le *genre de vie* a encore plus d'importance que le choix de la station maritime et, en général, que le choix de n'importe quelle station. Un tuberculeux s'améliore à peu près partout, s'il s'y repose plus que chez lui. Il s'aggrave partout s'il se fatigue plus que chez lui. « La distance de la mer, écrit en particulier Chuquet, a moins d'importance que la manière de vivre.

« Les tuberculeux qui se sont contentés de rester paisiblement dans leurs maisons ou dans leur jardin, sans fréquenter les casinos, sans sortir le soir, sans se mêler aux garden-parties, aux batailles de fleurs, aux réjouissances carnavalesques, sans trop user des promenades à pied ou en voiture, ont amélioré leur état de santé.

J'ai suivi des tuberculeux qui vivaient dans des appartements distants de quelques mètres seulement du bord de la mer. Ils se trouvaient bien de ce voisinage à la condition de ne pas céder à la tentation attirante des promenades et séjours sur la Croisette, de ne pas s'exposer aux rayons solaires qui prennent sur ce boulevard une intensité extrême. Vivant la fenêtre constamment ouverte, ils respiraient avec profit l'air de la Méditerranée, qui n'a rien de commun avec celui de l'Océan, car il n'est ni chargé d'humidité, ni de particules irritantes, tout en restant d'une grande pureté.

Quand un tuberculeux aime la mer, ne lui refusons pas de vivre à son contact; il y jouit à chaque instant d'un des rares plaisirs qui lui sont permis, celui de charmer ses yeux. Le soleil qui naît et qui disparaît, le flot plus ou moins agité, l'humble voilier qui passe à côté des yachts opulents venus de tous les points du monde, mille objets divers occupent son attention sans le fatiguer. Devenu contemplatif, il arrive plus facilement à cette vie végétative, exempte de toute passion, qui est la première condition de sa guérison. Un tuberculeux n'aura pas la fièvre, des crachements de sang, des poussées congestives, parce qu'il habite le bord de la mer,

s'il s'astreint à ce repos complet de tout son être et s'il
mange modérément, surtout dans les premiers jours qui sui-
vront son arrivée. »

VOYAGES EN MER.

Sur les plages et même dans les îles, le climat marin est
toujours comme affaibli et mitigé.

C'est en pleine mer, à bord des navires, qu'il atteint comme
avantages (et aussi comme inconvénients) son maximum.

Les voyages en mer comme moyen de traitement dans la
tuberculose étaient déjà connus par Celse et par Arétée. — Celse
conseillait particulièrement les voyages en mer et recommandait à ses malades de se rendre à Alexandrie pour la mauvaise saison. Arétée préconise d'une part l'exercice, d'autre
part l'air marin. Laennec regardait comme un des meilleurs
moyens à opposer à la phtisie la navigation ou l'habitation
au bord de la mer sous un climat doux. Les longues traversées sur les voiliers se rendant au Cap, en Nouvelle-Zélande,
en Australie gardent parmi les médecins anglais des partisans
convaincus. La vie du bord est tranquille et, malgré sa monotonie, beaucoup plus exempte d'ennui que le séjour à la campagne. Le malade respire l'air du large dans toute sa pureté.
La question délicate est celle d'un confortable suffisant. A cet
égard, les grands paquebots seraient supérieurs aux voiliers.
Mais ils offrent l'inconvénient de la chaleur et de la fumée des
machines. Ils sont beaucoup plus secoués par le tangage et le
roulis. La rapidité même de leur marche est un inconvénient
en faisant passer brusquement d'un climat dans un autre et
même en écourtant la traversée. La première semaine, suivant
la remarque très juste de Jaccoud, est toujours consacrée au
mal de mer. Le malade, tant qu'il ne s'est pas accoutumé, se
nourrit très difficilement. Une fois le mal de mer vaincu,
l'appétit revient, excellent. Plus la traversée est longue et
plus on a le temps de retirer les bénéfices, non seulement de
l'air pur, mais de l'augmentation d'appétit.

Le projet d'un navire spécialement aménagé, véritable
sanatorium flottant, se déplaçant lentement suivant les saisons, gagnant en hiver les climats tempérés et remontant en
été vers le Nord, fut très sérieusement discuté il y a quelques
années. Ce projet ne s'est pas réalisé, mais il n'était pas dérai-

sonnable. Les voyages sur un yacht particulier, spécialement aménagé, sont parfois essayés dans les riches familles anglaises. Ils réalisent cette idée du sanatorium flottant.

Dans tous ces voyages, le grand ennemi est la chaleur si pénible à bord des navires. Le moment pour la traversée des contrées tropicales doit être choisi dans la saison la plus fraîche. Le passage de la mer Rouge avec son atmosphère lourde et étouffante doit toujours être évité.

L'utilité des voyages en mer ne s'applique, bien entendu, qu'aux passagers menant à bord une vie tranquille, sans fatigue, à l'abri des intempéries. — Comme l'a montré Rochard, les marins et même les officiers de marine soumis aux conditions inverses trouvent, quand ils sont tuberculeux, une aggravation constante dans les longues traversées.

Moyen d'exception, accessible seulement dans de rares conditions de confortable et pour les privilégiés de la fortune, ce traitement par les longs voyages en mer mérite néanmoins d'être connu. La grande objection faite est en général le mal de mer. A cet égard l'expérience des médecins anglais est intéressante. Le mal de mer cède presque toujours très vite, surtout à bord des voiliers. Il laisse après lui un appétit remarquable. Il se montre même plutôt utile que nuisible en cas soit de fièvre, soit de tendance aux hémoptysies.

CHAPITRE VII

LA CURE D'AIR *(suite)*. — LES STATIONS HIVERNALES ET LES SÉJOURS PERMANENTS.

Sommaire. — I. **Les déplacements chez les tuberculeux** : 1° Rôle exact des stations d'hiver; 2° Les cures temporaires et les séjours permanents; 3° Programme d'existence formulé par Bennett. — II. **Classification des stations hivernales** : La classification thérapeutique (stations toniques et stations sédatives), ses incertitudes. La classification géographique : 1° Stations françaises du littoral méditerranéen : Hyères, Cannes, Nice, Beaulieu, Menton; 2° Stations du Sud-Ouest : Arcachon, Dax, Cambo, Biarritz et Pau; 3° Stations plus lointaines : Ajaccio, Alger, Italie, Espagne, Égypte, Madère.

I. — Les déplacements chez les tuberculeux.

RÔLE EXACT DES STATIONS D'HIVER.

Le rôle des stations d'hiver dans la guérison de la tuberculose fut pendant la première moitié du xixe siècle bien exagéré. Certaines villes, par leurs climats tempérés, semblaient posséder une action spécifique, une vertu curative par elles-mêmes. — Le climat n'est plus aujourd'hui regardé que comme un facteur favorisant la cure d'air, la rendant plus efficace et mieux supportée, permettant de la prolonger pendant des heures. Mais c'est là un avantage précieux et justifiant les longs voyages par lesquels on le cherche, soit dans le ciel pur des altitudes, soit sur les plages tempérées du Midi. La *vie au dehors*, c'est-à-dire l'action salutaire du soleil et de l'air libre sur l'organisme avec diminution des chances de refroidissement et de complications accidentelles, voilà, pour Jaccoud, le bénéfice essentiel concédé par les climats tempérés à pression moyenne, par les stations hivernales. Ce bénéfice est réel mais il reste loin des modifications physiologiques puissantes opérées par l'altitude. L'important est que le malade comprenne bien le but poursuivi. S'en aller dans le Midi pour s'installer au milieu d'une ville et dans une chambre d'hôtel, pour y vivre d'une vie agitée et mondaine, est plus nuisible qu'utile. — A lui seul, l'abaissement brusque de la température au coucher du soleil, ordinaire dans toutes les stations hivernales, oblige, sous peine de dangers graves, à une existence pleine de précautions. S'il veut sérieusement se soigner, ne pas revenir plus malade qu'il n'est parti, le tuberculeux émigré vers le Midi doit vivre hors de la ville, soit dans un sanatorium, soit dans une villa bien aménagée en home-sanatorium. Il doit mener une vie de convalescent.

Un point toujours délicat est le moment à choisir pour le *retour*. Les printemps superbes du Midi avec leurs premières chaleurs un peu pénibles sont une source de dangereuses illusions. Jusqu'au début de mai, le tuberculeux revenant vers le nord de la France trouve souvent un contraste de température pénible et dangereux, un vent aigre et désagréable. Rapatrié frileux, il montre à l'égard des refroidissements une grande susceptibilité. Ces malades revenus prématurément dans la région parisienne, supportent fort mal les retours de froid et de mauvais temps si fréquents en avril. Mieux vaut de beaucoup partir tard (le mois de décembre est en réalité triste et mauvais un peu partout) et revenir seulement en mai. Sans doute le moment de quitter le Midi varie suivant le temps d'une année à l'autre. Mais il y a en général intérêt à attendre la fin de la lune rousse et (renseignement encore moins trompeur) l'arrivée des hirondelles dans le pays qu'on doit regagner.

Si l'on quitte le Midi pour se rendre à l'altitude, le départ doit être plus tardif encore ; le séjour sera prolongé tant que la chaleur restera supportable. Au printemps, en effet, les climats de montagne sont, par suite de la fonte des neiges, toujours assez médiocres, beaucoup plus dangereux que par les froids rigoureux du plein hiver.

LES CURES TEMPORAIRES ET LES SÉJOURS PERMANENTS.

Toutes ces méthodes de *cure temporaire* ont une grande efficacité. Les cures thermales amènent souvent après elles, surtout au bout de quelques semaines ou de quelques mois, une modification très heureuse. Le sanatorium est une remarquable leçon de choses, une excellente école d'enseignement thérapeutique. Il apprend au malade à soigner sa tuberculose ; il lui montre (avantage plus sérieux encore), à savoir la regarder en face. Les cures d'altitude sont peut-être le plus puissant des toniques. Les cures hivernales sont un moyen de traitement très agréable. Elles atténuent bien des symptômes pénibles de la tuberculose. Elles sont à la réparation et au ménagement des lésions pulmonaires, ce que l'altitude est au relèvement et à la tonification de l'état général. Elles donnent à l'organisme une occasion favorable de se réparer et de se transformer, en le faisant en quelque sorte vivre coup sur coup et consécutivement deux étés. Mais toutes ces méthodes, à côté de leurs avantages si divers, offrent le même inconvénient. Ce sont des moyens temporaires. Le tuberculeux les accepte avec enthousiasme parce qu'on lui dit en lui conseillant, soit une saison d'eau, soit un séjour de sanatorium, soit un hiver dans le midi, soit une cure d'altitude : « Vous en reviendrez guéri ». Cet espoir est fort exagéré. On ne guérit pas de la tuberculose, même au début, ni en trois semaines, ni en trois mois, ni en six mois. Il est souvent indispensable de ménager les ressources financières du malade pour les longues années de traitement nécessaire, de lui éviter une cure temporaire utile peut-être, mais trop coûteuse. Un séjour permanent à la campagne avec la monotonie tranquille de ses habitudes, avec l'économie de son existence, est souvent la meilleure solution. Ce séjour permet au malade de transformer sa vie.

Jaccoud a, le premier, bien montré tous les avantages de la *résidence fixe*, par opposition aux résidences variables avec chaque saison de l'année. Son principe, « déterminer l'adaptation; s'il est possible, maintenir le malade dans la région choisie aussi longtemps que l'observation en démontre les bons effets et qu'il ne surgit aucune contre-indication », est à tous égards excellent.

Quel est, pour ce séjour permanent, le meilleur climat? Fonssagrives enseignait qu'à peu près partout en France, on rencontre des localités privilégiées, comme abri du vent, comme absence de brouillards et de poussières, comme douceur et régularité de la température. Il conseillait avec prédilection le séjour dans ces petites Provences de chaque région, peu coûteuses et peu éloignées. La présence de vignes florissantes dans le lieu choisi pour le séjour, lui semblait un excellent critérium. De fait, la vigne s'accommode mal du vent, du froid, de l'humidité, d'un sol granitique et imperméable, quatre grands ennemis des tuberculeux.

Pour juger la valeur exacte d'un climat, le curieux moyen d'appréciation proposé par Brehmer : la rareté de la phtisie chez les indigènes autochtones, garde malgré tout une grande exactitude. Cette rareté s'observe surtout dans les régions à climat sec, suffisamment élevées et boisées, à sol perméable, calcaire plutôt que tourbeux ou granitique. Elle est toujours un indice favorable.

On tiendra compte de tous ces éléments pour résoudre ce problème climatérique difficile : le choix d'un climat permanent pour les tuberculeux de fortune moyenne obligés de se soigner longtemps et d'éviter les dépenses de voyages multipliés. Fontainebleau et sa région, la Bourgogne, la Touraine, la Bretagne dans sa partie la moins pluvieuse autour de Saint-Brieuc sont assez maniables en toutes saisons. Des tuberculeux même avancés finissent souvent par y guérir. Quand ils sont guéris, le plus sage d'ailleurs est encore pour eux d'y rester.

Pour les immigrés dans les grandes villes, le retour au *pays natal* donne parfois, même avec un climat médiocre, des résultats inattendus. Les Auvergnats tuberculeux connaissent bien la puissance du rapatriement vers leurs rudes montagnes originaires. Au fond, pour ces séjours permanents, le climat a moins d'importance que le genre de vie. L'idéal est une occupation peu fatigante, n'imposant aucune contrainte, s'exerçant en plein air, mais une occupation. Ces conditions difficiles sont assez bien remplies dans beaucoup de petites exploitations agricoles. — Une fois la période aiguë passée, l'oisiveté absolue est mauvaise pour le tuberculeux convalescent. Elle exerce sur son moral une influence déprimante. Le retour à la vie utile lui cause, au contraire, une satisfaction profonde. Le médecin doit mettre en balance ces multiples considérations. Sans doute, il est pas toujours aisé d'obtenir la modification radicale et définitive d'existence, le changement de la profession première, l'abandon de la ville pour l'existence calme et monotone des champs. Mais au fond, le tuberculeux même guéri est un vaincu. Il doit avant tout ne risquer aucun effort, vivre d'une vie végétative et, comme

tous ceux qu'a trahis la destinée, cultiver, en sage désillu-
sionné, son jardin. Il lui faut des années de repos, de bonne
santé soutenue, de séjour à la campagne, avant de pouvoir
sans imprudence, se risquer de nouveau dans la bataille et
dans l'activité. Bennett, tout en appréciant à leur grande
valeur, les résultats donnés par l'Esterel et surtout par Menton,
formula dans des pages remarquables le programme physique
et moral de l'existence idéale à mener définitivement pour
un tuberculeux, soit en traitement, soit guéri.

BENNETT ET SON PROGRAMME D'EXISTENCE.

« Les conditions hygiéniques, sociales et mentales favorables
au traitement de la phtisie pulmonaire peuvent être, dit
Bennett, résumées en quelques mots. Il faut aux phtisiques
autant que possible le repos et une vie tranquille, exempte des
lourds devoirs, des ennuis, des tracas de la vie journalière.
C'est bien difficile à obtenir, même momentanément dans
notre existence toujours en lutte avec le travail et le chagrin,
mais il faut s'en rapprocher le plus possible. Il faut donc, si
c'est possible, abandonner les travaux et les obligations de la
vie pour un certain temps. Si cela est impossible, il faut les
modifier, les diminuer. Ceux-là, toutefois, ont la meilleure
chance d'arrêter le progrès de la maladie, qui peuvent abandonner pour un temps le milieu social dans lequel elle s'est
développée. Ils évitent souvent en faisant ainsi, des conditions
favorables au développement de la maladie, qui échappent à
l'observation. Mais, pour agir ainsi, il est toujours nécessaire
de faire de grands *sacrifices*, des sacrifices d'argent, de position, des sacrifices que beaucoup de personnes ne peuvent
pas faire, que beaucoup ne veulent pas faire, même quand ils
le peuvent. Ceux qui le peuvent cependant, doivent se rappeler
que la lutte engagée n'est pas seulement une lutte dans
laquelle il s'agit de jouir d'une santé plus ou moins bonne.
La question pour eux, c'est la vie : il s'agit tout simplement
« de vivre ou de mourir ».

Afin d'arriver à cette existence hygiénique, je conseille
souvent aux jeunes gens que je soigne, et qui se trouvent
dans ces conditions, de renoncer aux occupations sédentaires
des villes, et de se vouer à la vie active des champs. L'agriculture offre des ressources précieuses, et pour ceux qui ne

trouvent pas de place dans la patrie, les colonies des États-Unis, de l'Amérique du Sud, du Cap de Bonne-Espérance, de l'Australie offrent des ressources agricoles inépuisables. Comment un clerc de notaire, un commis de banque ou de maison de commerce, peut-il éviter une rechute, même une fois guéri, s'il retourne aux occupations sédentaires qui ont occasionné ou développé sa maladie? Tandis qu'une vie passée dans les champs, et dans un climat sec et tempéré, comme ceux que j'ai nommés, au grand air, au milieu de forêts, d'arbres, de bétail, pourra prolonger son existence jusqu'au terme naturel. Si j'avais moi-même été plus jeune quand cette cruelle maladie m'attaqua, j'en aurais agi ainsi. Comme j'étais trop âgé pour suivre une carrière nouvelle ou pour m'expatrier, j'adoptai un terme moyen, je devins amateur d'horticulture. Aussi je me fais des loisirs et je passe ces loisirs dans mon jardin, au soleil, avec mes fleurs.

Les gens *faibles de caractère*, les imbéciles d'esprit, n'ont véritablement pas de chance de guérison, quand ils sont atteints de phtisie pulmonaire. On ne peut pas leur faire comprendre la gravité de leur état. Ils font tout ce qui leur plaît, se passent tous les caprices du moment et souvent regardent le médecin qui tâche de les éclairer et de les guérir comme un tyran qu'il faut tromper et induire en erreur. Je le répète, ces personnes n'ont pas la moindre chance de guérison. »

La résidence fixe offre un double avantage : elle exige des dépenses beaucoup moindres; elle permet, une fois la convalescence venue, de se créer sur place une occupation. Mais si les ressources pécuniaires et les conditions de famille permettent des déplacements répétés, ceux-ci pourront certainement l'emporter comme puissance d'action thérapeutique. A la période active de la tuberculose, alors qu'aucun travail n'est manifestement possible, l'oisiveté perd de fait ses inconvénients. Si certains malades habitués au travail supportent mal l'existence inactive, d'autres malades riches aiment, au contraire, leur oisiveté. Pour ceux-là rien ne vaut, en supposant un malade parisien, le Midi en hiver et au printemps, l'altitude en été, le climat de l'Ile-de-France en automne. Ce *changement d'air et de régions* exerce une stimulation générale des plus utiles. Après quelques semaines, il semble que le meilleur climat ait produit tout son effet.

II. — Classification des stations hivernales.

CLASSIFICATION D'APRÈS L'EFFET THÉRAPEUTIQUE.

Parmi les nombreuses stations du Midi, le choix même dépend de la forme morbide. Quelles que puissent être les préférences individuelles, on n'enverra pas à Nice un tuberculeux fébricitant, éréthique, hémoptoïque ; on n'enverra pas à Pau un scrofuleux mou et manquant déjà d'appétit. Ce sont là des exemples extrêmes. Au fond, le genre de vie a peut-être plus d'importance que le choix même de la station hivernale. Dans une même station, on trouve d'ailleurs, d'un quartier à l'autre, plus de différence parfois qu'entre deux stations voisines. Les saisons sont également fort variables suivant les années. Les divisions en climats sédatifs ou toniques, secs, demi-secs ou humides, sont assez artificielles.

Que la station hivernale choisie soit plutôt stimulante (Nice, Cannes et presque toute la Riviera), ou plutôt *sédative* (Alger, Pau, Arcachon, Grasse, Ajaccio), la première règle doit être de ne pas habiter à la ville même, dans un hôtel, mais bien dans la campagne environnante. Il faut associer le séjour à la campagne à l'action du climat. Il faut mener une existence de repos et de précaution. Au moment du coucher du soleil, le refroidissement subit et brusque de l'atmosphère constitue dans toutes les stations méridionales un véritable danger. Toutes aussi ont leurs mauvaises journées de pluie froide, de poussière, d'humidité ou de mistral. Toutes ont leurs quartiers favorables et toutes ont leurs points bien moins favorablement situés. Le choix de la *maison d'habitation* est souvent aussi important (sinon même plus important) que celui de la station climatérique. Les données générales contenues à cet égard dans tous les ouvrages classiques sont, en pratique, d'un bien faible secours. Une règle absolue devrait être toujours de ne faire en arrivant qu'une installation provisoire à l'hôtel et de prendre, pour l'installation définitive, conseil du médecin chargé de diriger le traitement. Mieux que tout autre il indiquera l'emplacement répondant le mieux à la forme de la maladie. Cette surveillance médicale régulière, se rapprochant de celle des sanatoriums, est d'ailleurs une condition essentielle du traitement dans les stations climatériques. Les séjours faits sans les soins réguliers et suivis d'un médecin, donnent toujours de mauvais résultats.

Si l'on tient à la division en stations toniques et stations sédatives, on doit ranger parmi les premières tout le littoral de Toulon à la Spezzia. L'excitation y atteint son maximum, à Nice, son minimum à Menton. Comme stations nettement sédatives et même un peu déprimantes, on trouve Pau, Dax, Alger, Malaga, Venise, Pise et surtout Madère. — Ajaccio, Arcachon, Cambo, Séville, Valence, Palerme, ont un effet intermédiaire, mais plutôt tonique et excitant. Certaines stations passables comme climat, offrent des inconvénients d'ordre extra-médical, mais rédhibitoires. Monaco et Monte-Carlo exposent trop les malades à la tentation du jeu. Nice (dont la banlieue renferme d'excellentes villas de cure) présente dans la ville même une agglomération trop serrée et trop de surmenage mondain. Grasse, en raison de sa topographie, oblige les malades à des montées et à des descentes incessantes ; la configuration pittoresque, mais accidentée de ses rues, entraîne chez les tuberculeux une réelle fatigue. D'autres stations comme le Caire, Biskra, Corfou, Malte, les Canaries, sont par trop dépourvues d'installations confortables. Jaccoud a insisté avec raison sur la nécessité de ces conditions matérielles : bonne nourriture répondant aux habitudes ordinaires du malade, bonne eau potable, logement sain, également possible à défendre contre la chaleur et contre le froid. Dans les stations nouvelles d'hiver, proposées chaque année et préconisées à grand effort de réclame, cette insuffisance de l'organisation matérielle constitue un écueil fréquent. Souvent aussi le climat, parfait en théorie, présente en pratique quelque défaut considérable. On s'en tiendra donc aux stations bien connues, éprouvées ; on se défiera de leurs jeunes sœurs, nouvelles venues faisant en climatothérapie leurs premiers pas.

CLASSIFICATION GÉOGRAPHIQUE.

Une étude spéciale de toutes les stations d'hiver comprenant même les plus éloignées et les moins fréquentées par les malades français, offrirait peu d'intérêt pratique. Mieux vaut décrire avec un peu plus de détails, en s'en tenant à la classification purement géographique, les principales stations de

France (littoral méditerranéen et Sud-Ouest) et quelques rares stations obligeant à un déplacement déjà plus considérable. Les principales villes du premier groupe sont Hyères, Cannes, Nice, Beaulieu, Menton. Celles du second sont Arcachon, Dax, Cambo, Biarritz et Pau. Le troisième groupe enfin, offre à côté de deux villes fort intéressantes, Ajaccio et Alger, les stations beaucoup plus exceptionnelles d'Italie, d'Espagne et d'Égypte, et l'île si vantée de Madère. Les renseignements personnels fournis par les Drs Vidal (d'Hyères), Vaudremer (de Cannes), Guetschel (de Nice), Malibran (de Menton), Meunier (de Pau), Petit (d'Ajaccio), Verhaeren (d'Alger) nous ont permis de donner sur plusieurs de ces stations quelques détails locaux d'une réelle utilité pratique. Ces détails sont plus importants qu'un ensemble de moyennes météorologiques, fausses forcément comme toutes les moyennes.

1° *Stations du littoral méditerranéen.*

Hyères.

Hyères est une des stations hivernales les plus anciennes et les plus justement réputées. Sa région comporte en réalité trois climats distincts : 1° le climat franchement marin du littoral et de la presqu'île de Giens ; 2° le climat sylvestre et bien abrité de Costebelle, avec sa vaste forêt de pins ; 3° le climat de la ville d'Hyères avec sa belle plaine et ses promenades suffisamment protégées.

Le climat marin de Giens convient surtout aux scrofuleux. Sauf dans quelques formes très torpides de l'enfance, il est trop excitant pour les tuberculeux pulmonaires. Le climat de Costebelle, largement ouvert vers le sud et l'est à la bise marine, est encore un peu excitant. Chez les neurasthéniques déprimés, il donne souvent des résultats très remarquables. Le climat d'Hyères est beaucoup plus sédatif. La distance de la plage, l'altitude des villas qui tendent à s'élever de plus en plus sur le versant du mont Fenouillet et des monts des Oiseaux, sont des éléments importants de la cure. En février et mars, on doit toujours compter à Hyères avec quelques jours violents de mistral. Les pentes de la Chaîne des Maurettes sont les mieux préservées contre ce vent venant surtout du nord-ouest.

La température est assez élevée. Le Dr Vidal a relevé pendant dix années consécutives, la moyenne de la journée médicale de dix heures du matin à trois heures trente du soir, du 15 octobre jusqu'au 15 avril. Cette moyenne atteint 14°,09.

La pression barométrique est remarquablement élevée. Même à 60 mètres d'altitude (altitude générale d'Hyères) la moyenne mensuelle atteint en février 763 millimètres. Le Dr Vidal attribue à ces hautes pressions barométriques la rareté des hémoptysies. L'arrivée du mistral s'annonce par une chute brusque du baromètre. Il y a là pour les malades un utile avertissement.

La constitution du sol amène de grandes variations locales. Les terrains sombres schisteux et métalliques de la Chaîne des Maures conservent bien la chaleur mais sont parfois un peu humides. Au sud-ouest se trouvent vers Carqueriaux les terrains calcaires beaucoup plus froids, « leis freiaou » suivant leur nom provençal. Mais ces terrains calcaires sèchent, même après les fortes pluies, avec une extrême rapidité.

Hyères présentait autrefois des marais salants offrant, au point de vue de l'impaludisme, un danger réel. La création des nouveaux salins fit disparaître cette cause sérieuse d'insalubrité. Mieux vaut toutefois, au printemps surtout, éviter le voisinage immédiat de la rivière du Gapeau.

Avec cette précaution, avec quelque prudence par les jours de mistral, Hyères constitue réellement un des meilleurs climats d'hiver.

Cannes et le Cannet.

Cannes présente une superficie de territoire très vaste et de topographie très variable. Les villas se prolongent en tous sens jusqu'au golfe Juan, Vallauris, Juan les Pins, Antibes, Théoule, Mandelieu, la Napoule. Il est donc facile d'éviter aux malades nerveux et impressionnables le voisinage immédiat de la mer. Mais plus encore qu'ailleurs, les conseils d'un médecin résidant sur place sont utiles pour choisir la meilleure localité de séjour. On se défiera de certaines villas placées dans des sites très boisés et très ombragés. Parfaites pour l'été, où Cannes reste assez fréquenté comme plage de bain de mer, elles ne sont pas en hiver suffisamment ensoleillées.

La température moyenne de Cannes est de 9° pour le semestre hivernal. Elle n'est donc pas très élevée, mais est surtout remarquable par sa régularité et par l'absence de gelée, de neige et de vents froids. Grâce à cette régularité, la végétation de Cannes est absolument magnifique. C'est par excellence sur la Riviera, le centre des cultures florales susceptibles et délicates. La flore en quelques points rappelle celle de l'Algérie.

La brise marine du matin et du soir, assez vive et bienfaisante en été, est régulière, mais moins marquée en hiver. La différence de température entre la terre et l'eau est en effet moins grande. Les vents violents sont très rares. En mars on observe quelques rafales atténuées de mistral venant du nord-ouest. Le vent du sud-est est le plus fréquent. Passant sur le golfe de Gênes, il amène souvent la pluie. Ces pluies sont courtes et font vite place au ciel ensoleillé. Le sol de Cannes se ressuie d'ailleurs très vite. Le climat est avant tout un climat sec. Il y a une absence complète de brouillards. Mais la rosée du matin et du soir est extrêmement abondante. Cette rosée est très favorable à la végétation. Elle abat la poussière. Mais elle doit être évitée par les malades. Au lever et au coucher du soleil, il est bon de fermer les fenêtres pendant trois quarts d'heure au moins.

Cannes, avec son climat un peu excitant, convient surtout aux tuberculeux torpides, sans fièvre, sans tachycardie, sans hémoptysies. En cas de scrofule évidente, on peut choisir franchement la zone marine. L'asile Jean Dollfus obtient, avec les bains de mer pris en toute saison et même en hiver, les meilleurs résultats. Dans les formes éréthiques la région du Cannet et les hauteurs voisines de Cannes (en particulier vers le Petit Juan et les Hautes Vallergues) sont particulièrement bien supportées.

L'organisation de Cannes au point de vue hygiénique est remarquable. Les exigences de la colonie anglaise, si nombreuses dans cette ville, lui ont rendu à ce point de vue un service signalé. L'eau potable, les égouts, la surveillance de la viande et du lait (tuberculinisation des vaches), les désinfections sont irréprochables.

Une tentative intéressante a été faite près de Cannes par le Dʳ Vaudremer pour y fonder une colonie agricole. Les tuberculeux convalescents trouvent là le moyen de consolider leur santé, tout en apprenant une profession nouvelle.

Le séjour dans cette colonie est permanent, prolongé été comme hiver. L'expérience seule montrera si les fortes chaleurs de l'été sont, grâce à l'exposition favorable de la colonie, bien supportées. Ces séjours d'été seront peut-être tolérables pour des tuberculeux guéris ; ils seraient certainement nuisibles si les lésions offraient encore la moindre trace d'activité.

Nice.

Nice, si l'on habite dans la ville même, convient très mal aux malades. La façon dont on y comprend la vie d'hiver, fatigue même quelquefois les gens les plus robustes et les mieux portants. Mais la banlieue très pittoresque de Nice : Cimiez, Saint-Barthélemy, Saint-Maurice, Saint-Philippe, Mont-Boron, Fabron, Passable, offre des endroits plus calmes et plus tranquilles. Les villas pourvues de jardins suffisants sont moins coûteuses. La dépression de température au coucher du soleil est moins brutale. La protection générale contre le vent reste toujours un peu incomplète. Aussi faut-il rechercher la protection locale et choisir une villa bien protégée et bien abritée.

La température de Nice est, thermométriquement mesurée, très égale, très modérée, très constante. La température moyenne est de 15°,7 pour toute l'année. Elle est de 10°,65 de novembre à avril. Elle présente en décembre, janvier, février, des variations diurnes assez limitées.

	Lever du soleil.	2 heures.	Coucher du soleil.
Décembre	6,1	11,8	9,8
Janvier	6,6	11,6	9,9
Février	4,7	12,9	10,8

Il est néanmoins certain que, plus que toute autre ville, Nice donne vers le soir la sensation d'un froid désagréable, d'un véritable manteau de glace. Même dans le jour la transition est pénible, si l'on passe brusquement de la promenade des Anglais, en plein soleil, à l'avenue de la Gare toujours à l'ombre. Et pourtant le thermomètre indique à peine (si la température est prise à l'abri des rayons solaires) un abaissement vespéral ou une différence de 2.

De grandes précautions sont indispensables, soit en passant au cours des promenades du soleil à l'ombre, soit surtout contre le froid du soir. Pour l'éviter, la règle générale est de faire rentrer les malades vers trois heures et demie, pour leur faire faire une collation et un peu de chaise-longue. Une fois reposés, si le temps le permet (et les soirées sont en général très douces), ils peuvent, sans inconvénient aucun, ressortir un moment.

La pression barométrique moyenne est de 761^{mm},10. La pression atmosphérique commence à augmenter fin novembre, pour atteindre son maximum en janvier. Le minimum se trouve en mars, coïncidant avec les coups de mistral. La variation moyenne de pression, du lever au coucher du soleil, est de 1^{mm},51.

La moyenne hygrométrique est, à Nice, de 61 p. 100. Les mois d'hiver, d'octobre à avril, sont en général très secs. Il y a, pendant cette période, une moyenne de quinze jours de pluie, pendant lesquels tombent 192 millimètres d'eau.

Le plus grand nombre de beaux jours se compte en novembre, janvier et février. Il y a, en moyenne, cinquante jours de soleil absolu.

Le vent et la poussière sont les deux côtés faibles dans le climat de Nice. Contre la poussière, des améliorations très sérieuses ont été apportées par l'arrosage régulier et, récemment, par le goudronnage des routes. Mais le vent souffle avec une certaine violence pendant soixante-cinq à soixante-dix jours de la saison d'hiver, soit presque un jour sur deux. Comme direction on compte une dizaine de jours de mistral, trois à quatre jours de vent du nord, dix jours de vent du sud-ouest, quarante jours de vent d'est. Cette dernière direction étant la plus fréquente, il y a lieu d'en tenir compte pour l'orientation des villas.

En raison des distractions aussi fatigantes que variées offertes par Nice, pendant la saison d'hiver, beaucoup de raison et de volonté sont indispensables chez les malades pour s'en abstenir. Une surveillance médicale régulière et énergique, est plus que jamais nécessaire. Les notices récentes sur Nice vantent comme une amélioration la multiplicité des moyens de communication entre la banlieue et la ville même. Pour les malades c'est plutôt là un inconvénient. Les voyages en tramways n'ont en eux-mêmes rien d'hygiénique. Et malgré les facilités offertes pour s'y rendre, la sagesse est, pour qui veut faire une cure sérieuse, d'admirer Nice la belle, à distance et de fort loin.

Beaulieu.

Beaulieu, très remarquable comme exposition pittoresque, est un des climats les plus excitants de la Riviera. La protection contre les vents d'est, est moins bien assurée que la protection contre les vents du nord et de l'ouest. Le vent un peu énervant du sud-est est assez fréquent. Au bord de la mer surtout, il n'est pas rare, dans les premiers temps du séjour, d'observer une période d'insomnie.

La luminosité de Beaulieu est remarquable, surtout à la Petite Afrique et à la Barbiera. La poussière est assez désagréable, surtout sur la route de Nice à Monaco.

Somme toute, la contre-indication est formelle pour les tuberculeux éréthiques, fébriles, congestifs, hémoptysiques, arthritiques, excitables. En cas de tachycardie, de neurasthénie, Beaulieu est également mal toléré.

Menton.

Menton présente le quadruple avantage : 1° d'une température moyenne et assez élevée atteignant 9°,2 pour l'hiver et 16°,2 pour le printemps ; 2° d'une protection remarquable contre les vents ; ceux-ci sont rares et modérés ; 3° de pluies peu fréquentes et peu prolongées ; 4° d'un sol calcaire sec et très perméable. C'est un climat tonique et demi-excitant bien supporté dans les tuberculoses scrofuleuses et torpides, plus mal supporté en cas de fièvre, d'éréthisme ou d'hémoptysies.

La chaîne ininterrompue de collines entourant de tous côtés Menton offre en pleine campagne des villas dans une situation très favorable. La belle vallée de Görbio la plus éloignée du centre, s'enfonce à plus de 3 kilomètres de la mer. Elle échappe donc à l'influence du climat marin tout en gardant la température douce et le ciel ensoleillé de la région mentonnaise. Les dangers résultant d'une excitation trop forte s'atténuent notablement. Le refroidissement du soir s'y fait beaucoup moins brusquement. Le sanatorium de Görbio est situé à 250 mètres d'altitude dans un des contreforts de cette pittoresque vallée.

2° *Stations du Sud-Ouest.*

Arcachon.

Arcachon présente des particularités climatériques intéressantes. Son sol est d'une perméabilité absolue. Bien que les pluies soient fréquentes et abondantes, le terrain se ressuie immédiatement après chaque averse. La moyenne hygrométrique reste cependant élevée. Elle atteint 90. Elle est double de la moyenne hygrométrique d'Alger (45), supérieure même à la moyenne si élevée de Venise (87). Cette humidité de l'air contribue à l'action sédative du climat en cas d'éréthisme ou de neurasthénie. La pression barométrique est élevée. Lavielle attribue à cette élévation un rôle utile sur le ralentissement de la tachycardie, ralentissement presque toujours obtenu dès les premiers temps du séjour.

L'élément caractéristique d'Arcachon est au fond son immense *forêt de pins*. Les pins jouent un rôle important par leurs émanations térébenthinées. Celles-ci étaient, fait curieux, déjà vantées par Pline : « Sylvas eas quæ picis resinæque gratiâ radantur utilissimas esse phtisicis ». La forêt joue un rôle plus important encore comme moyen de protection contre le vent. Le vent est le côté faible du climat d'Arcachon. Les vents frais du nord et de l'ouest sont particulièrement redoutables. Au printemps et à l'automne les bourrasques d'équinoxe deviennent de véritables tempêtes. Les villas situées en pleine forêt dans les dunes parallèles au bassin sont seules suffisamment protégées. Les dunes perpendiculaires abritent bien contre les vents de l'ouest, mais beaucoup moins contre les vents du nord.

La température d'Arcachon n'est pas très élevée l'hiver. En décembre, janvier, février la moyenne thermométrique ne dépasse pas 8°. Mais la température est assez stable. La forêt de pins par les jours de soleil devient une véritable serre tempérée. Les brouillards sont rares et restent en général au-dessus des pins. Grâce à ces conditions favorables, les journées médicales permettant facilement la sortie atteignent en moyenne 55 par hiver.

En été la température de la forêt de pins et de la ville d'hiver devient étouffante. Le séjour sur la plage n'est pas mieux toléré. L'idée théorique d'avoir à Arcachon une résidence fixe :

dans la forêt l'hiver, au bord de la mer l'été, ne réussit pas pratiquement. Pour les tuberculeux, Arcachon est une ville d'hiver et de printemps. L'automne et en particulier le mois de novembre sont souvent assez médiocres.

L'indication principale est la forme congestive fébrile éréthique de la tuberculose avec lésions encore limitées, les formes fibreuses et arthritiques. L'action sur la fièvre et sur la toux quinteuse est particulièrement remarquable. La cure hygiénique est à Arcachon bien dirigée et bien comprise et le séjour (heureusement assez pauvre en distractions) invite de lui-même au repos.

Dax.

Dax fut, comme station climatérique, en grande faveur à l'époque ou l'on recherchait surtout la douceur et la constance de la température. Bâtie sur une vaste nappe d'eau chaude, cette ville doit à ce calorifère naturel l'élévation et la régularité thermique de son climat. La moyenne hivernale est de 7°,87. La proximité de la mer (30 kilomètres à vol d'oiseau), le voisinage d'immenses forêts de sapins rendent son atmosphère assez pure. Mais Dax est une ville où il est assez difficile de se loger convenablement en dehors des grands hôtels. Son atmosphère est humide. La vapeur d'eau est assez abondante pour faire de Dax, suivant l'expression pittoresque de Lavielle, une magnifique salle d'inhalation à l'air libre. Cette inhalation continue, faite uniquement de vapeur d'eau, ne peut pas être regardée comme un bien. La pluie est fréquente. Les brouillards, par suite du voisinage de l'Adour, commencent souvent vers cinq heures du soir et ne disparaissent qu'à dix heures du matin. Ils gênent donc beaucoup la cure d'air nocturne. Au printemps et à l'automne cette cure d'air pourrait même exposer à quelques accidents palustres. — Chez les malades ayant des hémoptysies à répétition, une toux particulièrement quinteuse et pénible, Dax peut avoir une utilité par l'action calmante de son atmosphère. Mais il faut en général rechercher une action plus tonique, un air moins humide, un séjour plus campagnard dans la tuberculose au début.

Cambo.

Cambo est comme distance de la mer à peine éloigné de quatre lieues. Il est entouré de montagnes et parfaitement abrité du vent. Le plateau de 60 mètres où il s'élève s'ouvre pourtant un peu vers l'ouest. Bien que station de plaine, Cambo possède donc l'égalité de température spéciale au climat marin.

La pureté de l'air, la beauté du paysage, mais surtout les cures célèbres d'un grand médecin et d'un grand poète ont contribué à sa vogue rapide. Cambo est avant tout une station d'automne et d'hiver. L'été est trop chaud. Le printemps est la saison la plus mauvaise pour le vent et la pluie. Malgré l'extrême perméabilité du sol, le climat est un peu humide. C'est le défaut ordinaire des stations du Sud-Ouest.

La vogue de Cambo a grandi plus vite que ses ressources matérielles. Par le jeu ordinaire de l'offre et de la demande, le séjour y est donc assez coûteux.

Biarritz.

Biarritz est pour les gens bien portants et pour les enfants scrofuleux un admirable séjour. La fréquence et la violence du vent, la fréquence des pluies, l'absence d'ombrage, la variabilité réelle du climat rendent au contraire cette ville peu favorable et dangereuse même pour les tuberculeux. Il faut la déconseiller formellement dans les formes éréthiques, ne la permettre qu'avec défiance dans les formes lentes et torpides. « Le malade, dit Lavielle, doit demeurer loin de la plage à 4 ou 500 mètres au moins. » C'est une condition très prudente. Mais elle enlève à Biarritz la plus grande partie de son charme.

Pau.

Malgré son altitude de 207 mètres, malgré le voisinage des Pyrénées, Pau est remarquable par son atmosphère tranquille, calme et presque trop calme. Cette absence complète de vent, cette température très douce (8° de novembre en février, 15° en moyenne au printemps), ce ciel généralement brumeux et couvert offrant, même par les plus beaux jours d'hiver, une luminosité tempérée, en font un climat sédatif et adoucissant. Le

système nerveux se calme, le pouls et la respiration se ralen-
tissent. On a pu dire que l'air de Pau chloroformisait.

La neige et les gelées sont loin d'être inconnues. Elles sont
temporaires et de courte durée. Les pluies sont fréquentes.
Elles surviennent au moins un jour sur trois. Amenées par les
vents d'ouest, elles coïncident en général avec une température douce. Ce fait atténue leur inconvénient physique, mais
ces journées pluvieuses n'en restent pas moins assez maus-
sades. Le sol étant très poreux, les pluies quoique fréquentes
et abondantes n'entraînent pas une humidité excessive. En
raison de la situation culminante de Pau sur un plateau dominant de 40 mètres le gave et la plaine environnante, les brouillards sont presque inconnus.

Le climat de Pau exerce une influence favorable sur les
hémoptysies, sur la toux, sur le catarrhe bronchique. Son
action sur la fièvre est beaucoup plus incertaine. Son action
sur l'appétit est franchement nuisible. Pour éviter l'anorexie,
la torpeur physique et morale, il faut, comme le font les Anglais
et les Américains, réagir par une activité quotidienne et voulue.
Mais cet exercice nécessaire est mal supporté par les fébricitants.

L'air de Pau, en raison du voisinage des Pyrénées, est très
pur. Il ne faudrait pas trop compter sur sa pureté parfaite et
sur son asepsie en pleine ville et dans les hôtels. Les villas
de la banlieue, le sanatorium du Trespœy offrent un séjour
bien préférable.

Sans avoir un refroidissement vespéral aussi marqué que
le Midi méditerranéen, le climat de Pau exige certaines précautions. La transition entre les promenades en plein midi et
certaines rues dirigées de l'est à l'ouest et ne recevant jamais
le soleil, est assez pénible. Le passage de ces promenades parfaitement abritées à la place Royale, où règne un courant
d'air perpétuel, peut devenir aussi une cause de refroidissements. Enfin si l'automne est splendide à Pau, le printemps est
en général médiocre. En mars, avril et mai les variations de
température sont fréquentes et les écarts journaliers considérables. Cette saison exige plus de précautions que le plein
hiver où la moyenne thermométrique est plus régulière et le
soleil beaucoup moins ardent.

3° *Stations plus éloignées.*

Ajaccio.

Ajaccio possède un excellent climat d'hiver. La moyenne thermométrique est de + 13° C. La température est très stable ; elle s'abaisse à peine de 2° au moment du coucher du soleil. Le baromètre est assez fixe et oscille peu autour de 760 millimètres. La station est bien abritée du vent par les belles montagnes groupées tout autour du golfe. La moyenne hygrométrique est de 70 seulement et le nombre des jours de pluie ne dépasse pas 14 par hiver. L'absence de toute poussière est enfin un très grand avantage, très utile surtout en cas de laryngite.

La longueur et la difficulté du voyage avaient jusqu'ici nui au développement d'Ajaccio comme station climatérique, Le voyage est aujourd'hui plus rapide (six heures de traversée seulement entre Nice et Calvi). En outre, l'organisation de stations forestières d'altitude à Bocognano, la Foce, Vizza-rona, permet aux malades de prolonger leur séjour pendant l'été. L'altitude de ces stations varie de 600 à 1 200 mètres. Elles sont reliées à Ajaccio par le chemin de fer. Le bas prix de la vie en Corse est un avantage économique bien loin d'être négligeable. Il permet aux malades de se créer, avec de modestes rentes, une organisation permanente sous un climat très doux. Beaucoup de fonctionnaires, de professeurs, d'instituteurs tuberculeux se trouvent fort bien de cette émi-gration.

Sauf en cas d'éréthisme excessif ou de cachexie, Ajaccio est facilement supporté. Son climat tonique et légèrement excitant est surtout utile aux tuberculeux torpides, anémiés, lymphatiques. Malgré le voisinage de la mer, ce climat est bien toléré par les arthritiques et par les rhumatisants. Comme partout, les malades devront éviter le séjour en hôtel et l'intérieur même de la ville.

Alger.

Alger possède un climat très doux. La moyenne de l'hiver est de 11°,4 et celle du printemps de 17°,2. Les chaleurs prin-tanières sont déjà un peu difficiles à supporter. La ville elle-même et ses faubourgs présentent les avantages sociaux et les inconvénients hygiéniques des grandes villes. Les environs seuls offrent, soit des maisons de campagne susceptibles d'être transformées en home-sanatorium, soit le sanatorium de Birmandreis.

Les conditions les plus favorables pour l'hivernage des malades dans les environs d'Alger sont réalisées par une région correspondant au premier contrefort du Sahel. Elle s'étend au sud-est d'Alger, commence aux côteaux qui dominent Mustapha supérieur et finit à ceux qui séparent Birmandreis de Birkadem. Ainsi limitée, elle forme une bande de terrains fortement accidentée, dont l'altitude varie de 110 à 230 mètres, dont les ondulations sont couvertes de plantations d'arbres pour la plupart résineux.

A Birmandreis, pendant les semestres d'hiver des cinq dernières années la moyenne des températures minima a été de 9°,3 ; la moyenne des maxima de 17°,5 ; le thermomètre n'est pas descendu au-dessous de plus 4° ; la moyenne des nuits à température inférieure à 6° a été de 5 ; celle des nuits à température de 6° à 7° a été de 9, soit seulement 14 nuits en moyenne, dont la température ait été relativement basse.

La moyenne des écarts nycthermaux a été de 8°,4.

Les hauteurs barométriques réduites à 0° ont donné une moyenne de 760^{mm},5 ; celle des variations barométriques a été de 5 millimètres, d'où une constance remarquable de pression atmosphérique.

La moyenne hygrométrique a été de 68 p. 100 ; la pluie est malheureusement assez fréquente, surtout en décembre et en janvier. Elle constitue un inconvénient réel. On atténuera cet inconvénient en choisissant une résidence sur un sol calcaire et parfaitement perméable. Cette condition est particulièrement importante pour prolonger le séjour jusqu'à la fin d'avril. A ce moment les sols humides présentent déjà quelques traces de malaria.

Toute la région d'Alger doit être classée parmi les climats marins sédatifs toniques avec Madère, Pau, Ajaccio. Sa moyenne thermométrique, ses conditions de stabilité thermique et hygrométrique en font également une station tempérée chaude, à l'égal du Caire, de Palma, des Canaries, de Funchall, de Corfou, de Malaga. Ces climats tièdes et mous conviennent dans les formes éréthiques. Ils exercent souvent une influence

11

favorable sur la fièvre. Mais ils sont débilitants et deviennent très nuisibles l'été.

Une autre station d'Algérie, Biskra, sur les confins du désert, présente un climat chaud et très sec. La pluie y est fort rare. Il ne tombe à Biskra que 164 millimètres d'eau par an au lieu de 865 millimètres à Alger. Mais Biskra offre de très sérieux inconvénients : une mauvaise eau potable, la poussière de sable si irritante et surtout, au printemps et à l'automne, le siroco. Ce vent brûlant du désert amène une température excessive, une sécheresse extrême ; il est fort mal supporté par les tuberculeux.

Malgré les inconvénients de l'été africain, quelques malades, même profondément atteints, arrivent dans certaines localités un peu élevées et bien choisies à résider toute l'année soit en Algérie, soit surtout en Tunisie. Ils survivent et se portent relativement bien. Le climat de la Tunisie paraît particulièrement favorable. Ce pays réalise au maximum une des conditions désirées par Brehmer : l'extrême rareté de la tuberculose dans la population du pays.

Stations étrangères.

Avec les ressources si variées des stations françaises, les stations climatériques étrangères n'offrent pour les malades français qu'un intérêt de curiosité. Monaco et Monte-Carlo ont un excellent climat, mais ce ne sont pas précisément des endroits de vie calme et raisonnable. — Parmi les stations italiennes, San Remo est la meilleure ; remarquablement abritée, elle rappelle beaucoup Menton. — Bordighera est beaucoup moins bien protégé du vent. — Pise a les qualités calmes et douces offertes par l'atmosphère de Dax et de Pau. C'est la même absence de vent, la même température tiède. Mais les inondations sont fréquentes et assez malsaines ; par les brises d'ouest la chaleur humide de Pise est désagréable et débilitante. Elle supprime vite tout appétit. — Venise, à côté de l'avantage de n'avoir aucune poussière, offre l'inconvénient d'être une grande ville assez insalubre et fortement palustre. — En Espagne, Valence, Séville et Malaga offrent un climat agréable, mais ce sont des villes peu aménagées jusqu'ici pour les séjours des malades. L'Égypte, le Caire, les voyages en darbanieh sur le Nil ont eu leur période de vogue. Certains

tuberculeux y résistent. Ils supportent sans trop d'aggravation les changements brusques de température, la poussière
du désert, les bouffées étouffantes de siroco. Il faut admirer
ces résistances individuelles ; mais la prudence est de réserver
l'Égypte aux voyageurs robustes et bien portants.

Parmi les stations étrangères, la plus ancienne, Madère,
reste la plus intéressante par l'uniformité de sa température
douce et tiède pendant toute l'année, très élevée pendant
l'hiver, relativemeut basse en été. Un séjour permanent y est-
il possible? Cette atmosphère chaude et humide amène vite une
grande débilitation. Les nuits sont particulièrement pénibles.
La nostalgie est fréquente soit à cause de l'éloignement, soit
à cause de l'invariabilité du climat. La mauvaise qualité de
l'eau potable amène souvent la diarrhée. Elle exige de grandes
précautions. Madère doit être connue en raison de sa vogue
ancienne, mais ne doit plus (surtout au début) être guère
utilisée.

DEUXIÈME PARTIE

LE TRAITEMENT ANTISEPTIQUE

CHAPITRE PREMIER

LE TRAITEMENT ANTISEPTIQUE DE LA TUBERCULOSE EN GÉNÉRAL.

Sommaire. — l. **Action des antiseptiques** : biologie et résistance vitale du
bacille de Koch, résistance de ses toxines, action pathogène des bacilles
morts. — II. **Voies d'introduction** : 1° voie trachéo-bronchique (fumigations, inhalations, pulvérisations, injections intratrachéales) ; 2° voie
sous-cutanée et intraveineuse (précautions indispensables) ; 3° voie stomacale (les dyspepsies toxiques, la fatigue du foie et du rein) ; 4° voie
rectale et vaginale ; 5° injection intrapulmonaire directe. — III. **L'efficacité des antiseptiques.** Critériums divers d'efficacité dans les expérimentations ; protection des bacilles par les tubercules, intervention des
tissus organiques ; les données du problème thérapeutique. Parallèle de
la tuberculose et de la syphilis.

I. — Action générale des antiseptiques.

L'ANTISEPSIE DANS LA TUBERCULOSE ET SON BUT.

Le traitement antiseptique de la tuberculose poursuit un
double but. Il recherche tout d'abord l'action directe des
agents antiseptiques sur les bacilles de Koch, sur les agents
d'infection secondaire qui leur sont associés, et sur leurs
multiples toxines. L'effet antitoxique semble même aujour-
d'hui plus important et plus réel que l'effet antiseptique
proprement dit. Cette action directe, théoriquement si pleine
d'espérances, est encore loin d'être réalisée et a donné lieu dans
la pratique à bien des déceptions.

L'action indirecte ou préventive est moins brillante, mais
fournit peut-être des résultats plus solides. On ne peut

mieux la comparer qu'à l'asepsie chirurgicale ou obstétricale. Elle se rapproche plus du traitement hygiénique que du traitement médicamenteux. Son but essentiel est de mettre le tuberculeux à l'abri des infections nouvelles, aussi bien des réinfections tuberculeuses dont nous avons démontré le danger réel, que des infections secondaires par le bacille de Koch. Pour réaliser cette asepsie médicale, les deux conditions fondamentales sont avant tout : la propreté et l'air pur. Les antiseptiques et les désinfectants ont un rôle très utile mais beaucoup plus secondaire.

Pour bien mettre en relief toutes ces données, il est donc nécessaire d'étudier dans trois chapitres successifs : 1° le rôle général des antiseptiques dans la tuberculose, leur degré d'efficacité possible et leur mode d'emploi ; 2° les antiseptiques les plus efficaces ou plutôt les moins infidèles : tannin, essences aromatiques, acide borique, iode, iodoforme, créosote et soufre ; 3° les méthodes d'asepsie médicale dans la tuberculose, méthodes si voisines de l'antisepsie dans le résultat final, si différentes dans leurs moyens d'application. Beaucoup de ces données ne sont malheureusement pas définitives. D'autres sont d'ordre un peu général. Leur résumé sera néanmoins utile et pourra servir de jalon pour les recherches de l'avenir.

ACTION DES ANTISEPTIQUES SUR LES BACILLES TUBERCULEUX.

L'action des antiseptiques sur le bacille de la tuberculose ou sur les toxines est difficile à préciser. Le professeur Straus l'avait étudiée longuement et passionnément. Après des années d'un labeur presque surhumain, il aboutissait à cette conclusion montrant bien toute la complexité du problème : « Pour le traitement de beaucoup de maladies infectieuses, l'indication en apparence la plus logique semble consister à tuer le microbe qui a envahi l'économie. Les faits qui viennent d'être exposés montrent que, si ce desideratum venait à se réaliser pour le bacille de la tuberculose, la guérison de la maladie n'en serait toutefois pas assurée, puisque les bacilles morts continuent à conserver une action délétère énergique. C'est l'élimination des foyers tuberculeux éteints ou la neutralisation du poison qui serait le vrai but à atteindre. » Straus (1), au

(1) STRAUS, *La tuberculose et son bacille*, Paris, 1895, p. 204 et suivantes.

milieu de ses innombrables expériences, avait été particulièrement frappé par un fait capital. Il y revenait fréquemment,
comme à la notion devant servir de guide précurseur à tout
essai thérapeutique contre la tuberculose. Prenez une culture
de tuberculose humaine sur gélose glycérinée. Tuez-la et
stérilisez-la aussi complètement que possible soit par l'ébullition prolongée, soit par le séjour à l'autoclave à 120 et 130°
pendant plusieurs heures et même plusieurs jours de suite.
Inoculez ces bacilles morts à des cobayes dans la circulation
générale ou dans le péritone. Leur introduction détermine
des lésions semblables à s'y méprendre aux lésions que
provoquent les cultures vivantes, y compris la caséification
des tubercules. Toutefois ces lésions restent locales, limitées
au point d'inoculation. Elles ne se généralisent pas comme
font les cultures vivantes. Mais si l'infection tuberculeuse
manque, l'intoxication se produit fréquemment. Elle se traduit
par l'amaigrissement progressif, par la cachexie et par la mort,
probablement sous l'influence d'une substance toxique contenue dans les bacilles morts et lentement abandonnée par eux.

Pour bien s'expliquer ces faits déconcertants, il ne faut
pas oublier la biologie du bacille tuberculeux, sa place exacte
dans la série des êtres vivants. A force d'entendre parler de
traitement antiseptique, stérilisant ou parasiticide, on finit parfois par regarder le bacille de Koch comme un organisme
élevé, vulnérable, facile à tuer. C'est en réalité un organisme
végétal extrêmement simple, bien plus simple qu'un grain de
blé, très résistant par sa simplicité même. La pathologie des
plantes agricoles fournit de nombreux exemples de ces bactéries parasites à résistance presque illimitée (1). Quand les
conditions deviennent défavorables à leur développement elles
survivent longtemps, des années parfois, d'une vie lente,
engourdie comme le grain de blé attendant le terrain favorable à sa germination. Elles offrent deux modes de reproduction différents, suivant qu'elles sont placées dans des conditions
propices ou nuisibles. Dans le premier cas, elles se multiplient
en se divisant en deux. De là leur nom fréquent de Schizo-
mycètes. Chacune des cellules sœurs ainsi produites se divise
à son tour en deux. La division se répète simultanément un
nombre infini de fois. La propagation des bactéries s'effectue

(1) Ed. Prillieux, *Maladies des plantes agricoles*, t. I, p. 5.

alors avec une rapidité prodigieuse. En quelques heures un schizomycète se développant sur les jus sucrés, le *leuconostoe mesenteroïdes*, peut ainsi combler de sa masse gélatineuse et compacte les cuves des sucreries. Quand au contraire la végétation se fait dans des conditions défavorables, sur un milieu nutritif épuisé ou renfermant des substances antagonistes, intervient le deuxième mode de reproduction : la reproduction par spores. Celle-ci est beaucoup moins rapide que par scissiparité. Mais les spores produites résistent bien plus que les bactéries à toutes les influences extérieures : dessiccation, température élevée, antiseptiques. Elles ne sont vraiment influencées que par la lumière solaire. Cette action stérilisante du soleil sur toutes les graines est un fait important de biologie végétale. Sur toutes, le soleil produit le retard de la germination d'abord, puis la mort de l'embryon.

La persistance des toxines sécrétées est forcément beaucoup plus grande encore que celle des spores ou des bactéries. Un exemple très net en est fourni par l'ergot de seigle. La stérilisation du mycélium producteur de l'ergot ne supprime pas l'ergotine produite. Même après avoir été soumis à une cuisson suffisante, le pain fait avec du seigle ergoté détermine de graves intoxications.

En étudiant l'action des agents soit physiques, soit chimiques sur le bacille tuberculeux, on parvient à certaines données d'un grand intérêt. Pour la chaleur, les expériences les plus remarquables ont été faites par Grancher et Ledoux-Lebard. Elles décèlent une résistance réelle. Pour tuer sûrement les bacilles, il faut, à la température de 60°, 45 à 60 minutes. Mais le point capital est celui-ci : la virulence persiste bien après la perte de la végétabilité. Des cultures soumises à la chaleur sèche de 100, pendant 1 heure, 2 heures, 3 heures, ne perdent pas leur virulence. Elles ne peuvent plus être réensemencées. Mais, inoculées aux animaux, elles sont encore susceptibles de provoquer une tuberculose généralisée et la mort. Cette loi de la virulence survivant à la végétabilité se retrouve d'ailleurs pour tous les autres agents d'atténuation : vieillissement des cultures, antiseptiques et même lumière. L'organisme vivant paraît constituer un réactif autrement favorable que les meilleurs milieux de culture artificielle. Là où ceux-ci restent stériles, l'organisme est encore infecté. Des bacilles assez affaiblis pour ne pas ensemencer les tubes de culture se développent et se généralisent sur l'animal vivant.

L'action de la lumière est très remarquable. Elle est beaucoup plus puissante que celle de la chaleur. Koch a vu mourir en quelques minutes les bacilles les plus virulents exposés en couche mince aux rayons solaires directs. La lumière diffuse elle-même les tue en cinq à sept jours. Straus a obtenu dans les mêmes conditions la perte complète de la végétabilité et de la virulence, celle-ci persistant la dernière. Ces faits ont inspiré à Finsen le traitement des tuberculoses cutanées et du lupus par la lumière. L'action chimique puissante, la véritable brûlure produite par les rayons employés ne saurait toutefois être négligée en photothérapie.

L'action des différents antiseptiques sera plus utilement étudiée à propos de chacun d'eux. Elle a parfois abouti, suivant les expérimentateurs, à des résultats assez contradictoires. Le plus actif, le cyanure d'or, qui à dose d'un millionième, stérilise les cultures, n'a pas d'action sur les animaux tuberculeux. Kitasato et Straus pensent d'ailleurs que la plupart des bacilles contenus soit dans les crachats, soit même dans les tissus sont déjà très affaiblis et souvent morts ayant perdu tout au moins la végétabilité. Ainsi s'expliquerait la difficulté d'obtenir une première culture en ensemençant des produits tuberculeux. La perte spontanée de la virulence est plus rare. Ces cadavres de bacilles tuberculeux gardent d'ailleurs longtemps toutes leurs propriétés phlogogènes et toxiques.

ACTION DES ANTISEPTIQUES SUR LES TOXINES TUBERCULEUSES.

Les toxines elles-mêmes sont beaucoup plus difficiles à neutraliser que d'autres toxines pathogènes. Elles ne sont pas comme pour la diphtérie, pour le tétanos, diffusées dans les milieux de culture ou dans les tissus ; elles sont retenues et fixées dans le corps même des bacilles. Il est difficile de les en extraire. Il est plus difficile encore de les détruire même par des modificateurs énergiques. La chaleur n'a pas d'action sur elles. En faisant bouillir longtemps une culture dans l'eau glycérinée on obtient après filtration un liquide très actif.

---

(1) GRANCHER et LEDOUX-LEBARD, Action de la chaleur sur la fertilité et la virulence du bacille tuberculeux (*Arch. de méd. expérim. et d'anat. pathologique.* 1892, p. 1).

Cette préparation par l'ébullition prolongée doit même être le procédé de choix. Seule en effet, elle assure la mort des rares bacilles qui passent parfois dans la tuberculine malgré les meilleurs procédés de filtration. Suffisamment concentré, ce liquide a tous les effets physiologiques de la lymphe de Koch. L'alcool absolu retient, sans la détruire, une partie de la substance active. Après avoir traité la tuberculine par l'alcool, on obtient en évaporant cet alcool un résidu liquide jaunâtre. Injecté à dose de 1 centimètre cube à un cobaye déjà tuberculeux, ce résidu le tue rapidement.

L'action du *tannin* est toute spéciale. Il s'agit plutôt de précipitation à l'état insoluble que d'une véritable neutralisation. Pourtant après avoir précipité par le tannin toute la substance active de la tuberculine, on ne réussit plus ensuite par aucun dissolvant à la séparer du tannin. Ce fait comporte une déduction thérapeutique. Pouchet a comparé l'action de l'extrait de quinquina et celle de la quinine sur les diverses toxines. L'extrait de quinquina a une action beaucoup plus marquée et celle-ci ne peut guère s'expliquer que par la présence du quino-tannin.

L'*acide picrique* donne avec la tuberculine un précipité floconneux, insoluble à la température ordinaire, se dissolvant à chaud mais reparaissant par le refroidissement. La valeur antifébrile et antiseptique de l'acide picrique est intéressante à rapprocher de ce fait expérimental.

L'addition de *sels minéraux* et en particulier de chlorure de sodium, aux solutions de tuberculine, facilite beaucoup la précipitation. La déminéralisation peut donc jouer un rôle important en facilitant l'intoxication tuberculeuse. Les résultats incontestables donnés par le phosphate de chaux, par le chlorure de sodium s'expliquent ainsi plus facilement. Ces agents minéraux ont une action tonique directe; leur présence paraît en outre susceptible d'entraver l'intoxication.

II. — Voies d'introduction pour les antiseptiques.

Pour agir soit sur le bacille de Koch, soit sur ses toxines, il faut d'ailleurs que le médicament antiseptique parvienne déjà jusqu'à l'organe atteint. A elle seule cette question des voies d'introduction médicamenteuse constitue une étude délicate. Voie trachéo-bronchique, voie sous-cutanée, voie stomacale, voie rectale, injections intrapulmonaires directes ont été tour à tour essayées. De tous ces procédés le dernier seul satisfait à cette condition de l'antisepsie locale dont, au Congrès du Caire de 1902, Bouchard montrait récemment l'importance. Mais il se heurte en pratique à bien des inconvénients et bien des difficultés. Chacun de ces modes d'administration met en jeu des conditions physiologiques très variables. Il faut bien les connaître avant d'aborder le dernier terme du problème : l'efficacité de l'antiseptique introduit, soit sur le tubercule, soit sur le bacille tuberculeux.

VOIE TRACHÉO-BRONCHIQUE.

De ces divers procédés d'introduction, la voie trachéo-bronchique semble *a priori*, pour atteindre les bacilles en plein tissu pulmonaire, la plus logique, la plus inoffensive et la plus efficace. De nombreux procédés : fumigations, inhalations, pulvérisations et même injection trachéale directe, ont été essayés. Les conditions physiologiques de leur action varient beaucoup pour chacun d'entre eux.

Le procédé des *fumigations* est un des plus anciens. Celles-ci étaient tantôt sèches (baume du Pérou, baume de la Mecque, myrrhe, benjoin, styrax, camphre chauffés), tantôt humides (décoction de baies de genièvre, de varech, de feuilles d'eucalyptus, de bourgeons de sapin). Le séjour dans l'air des étables, air tiède et chargé de vapeurs ammoniacales, fut aussi très en vogue. Tous ces moyens ont un grave inconvénient ; ils exigent le séjour dans un air confiné. Ils ne sont pas compatibles avec la suraération permanente. En outre, cette respiration chargée de principes odoriférants agit très défavorablement sur l'appétit.

Les *inhalations* peuvent au contraire être faite à l'air libre. Le meilleur inhalateur est un simple flacon à deux tubulures. Un tube profond fait barboter l'air dans le liquide à inhaler (goudron, menthol, essence de térébenthine). Un tube superficiel est utilisé pour l'inhalation. L'emploi de ce petit appareil constitue une distraction pour les longues heures de chaise longue. Il possède un effet palliatif réel contre la toux. Il agit même (surtout en employant le menthol) contre la toux émétisante survenant après le repas.

Les *pulvérisations* font pénétrer dans les bronches une

quantité très appréciable de liquide en fines gouttelettes (quinze gouttes en moyenne par minute dans les expériences de Waldenburg). La pulvérisation peut même entraîner sous forme de poussières très ténues les substances peu volatiles à la température ordinaire (iodoforme, benzoate de soude). Toutefois c'est avec les substances dégageant facilement des vapeurs qu'elles ont paru le plus efficaces. Le grand pulvérisateur de Championnière, employé autrefois en chirurgie pour produire le spray phéniqué, donne une excellente pulvérisation. Mais c'est un appareil un peu coûteux, de maniement délicat. Un bon vaporisateur à eau de Cologne le supplée assez bien. Si les quantités de liquides ainsi pulvérisées sont beaucoup moindres, on peut plus facilement régler la projection et la faire directement dans la gorge sans mouiller le malade et sans le faire tousser. Quant aux formules de liquides employés, elles sont complexes et nombreuses. Elles seront données plus utilement avec les divers antiseptiques. En voici seulement une à titre d'exemple. Les meilleures formules sont celles qui, suivant la remarque très juste de Huchard, associent des substances à la fois antiseptiques et sédatives. Elles sont plus sûrement tolérées ; elles risquent moins de provoquer la toux et d'augmenter la dyspnée. Huchard (1) se servait d'un mélange complexe :

Gaïacol	50 grammes.
Eucalyptol	40 —
Acide phénique	30 —
Menthol	20 —
Thymol	10 —
Essence de girofle	5 —
Alcool à 90°	Q. S. pour 1 litre.

Deux cuillerées à bouche de ce mélange dans le réservoir d'eau du pulvérisateur à vapeur. Pulvérisation d'une heure trois fois par jour dans la chambre du malade. Les résultats sont remarquables, surtout en cas de fièvre et d'abondante expectoration.

L'*injection directe dans la trachée* a été faite soit par le larynx en s'aidant du laryngoscope et au moyen d'une canule courbe, soit par ponction trachéale. Le premier procédé offre un danger sérieux. La canule a été naturellement aseptisée avec soin. Mais dans son passage à travers le pharynx, elle

____

(1) HUCHARD, *Journal des Praticiens*, 1895, vol. I, p. 359.

peut, malgré toutes les précautions, se charger de particules infectieuses. Des inflammations graves et même des gangrènes pulmonaires ont été parfois le résultat de ces injections. La ponction trachéale est facile et plus inoffensive. Parfois pourtant la piqûre d'une grosse veine donne un hématome souscutané assez désagréable. C'est un procédé dont on peut se souvenir. Si l'on découvrait un antiseptique d'une efficacité reconnue, ce mode d'introduction serait très rationnel. Encore faudrait-il que l'antiseptique fût volatil. Un simple liquide tendrait forcément à gagner non les sommets mais les parties plus déclives des bronches et du poumon. On aurait ainsi non pas une action locale, mais une simple variante d'absorption générale. Le pouvoir d'absorption de la muqueuse pulmonaire est d'ailleurs considérable, non seulement pour les gaz, mais pour les liquides. Pour parvenir à asphyxier un cheval, il faut injecter dans sa trachée jusqu'à quarante litres d'eau. Autant la pénétration d'une goutte de liquide dans le larynx détermine au début des quintes pénibles de toux réflexe, autant l'injection de quantités beaucoup plus considérables dans la trachée est facilement supportée.

Quel que soit le procédé, il ne faut pas se faire illusion sur la quantité d'antiseptique parvenant directement jusqu'aux tubercules. Quand ceux-ci sont corticaux et sous-pleuraux cette quantité est naturellement nulle. Même dans le cas de tubercules péribronchiques ou alvéolaires, l'air résidual constitue un sérieux obstacle à la pénétration. Cet air résidual est, contre toutes les influences étrangères, un puissant moyen de défense. Dans la méthode de Weigert, on arrivait à faire respirer de l'air chauffé à 100° et plus. Cet air surchauffé élevait à peine la température au niveau des cavernes du poumon. Dans la tuberculose au début, l'obstruction très fréquente des bronchioles terminales s'oppose en outre à l'arrivée de l'antiseptique jusqu'au niveau de la lésion.

Fait paradoxal en apparence, mais bien démontré par les expériences de Claude Bernard, les agents thérapeutiques introduits par la circulation générale et arrivant ensuite par l'artère pulmonaire, agissent plus sur le poumon que les agents inhalés ou injectés directement dans les bronches : Dans le premier cas, les deux cents mètres carrés de la surface muqueuse servent en entier à l'élimination. Celle-ci est extrêmement active ; injecté dans le rectum ou dans les veines, l'hydrogène sulfuré, par exemple, s'élimine entièrement par le poumon en quatre ou cinq minutes. Absorbé par inhalation, il agit au contraire sur les centres nerveux avant de rencontrer ce puissant mode d'expulsion. Son action toxique est beaucoup plus accentuée. En administrant les antiseptiques par la voie pulmonaire directe on n'oubliera pas qu'aussitôt absorbés ils sont transportés immédiatement vers des organes très vulnérables, d'une part le bulbe et le cerveau, d'autre part les divers viscères et surtout le rein. Dans l'anesthésie chirurgicale, cette expérience est faite chaque jour pour des agents d'un autre ordre. Avec le résultat cherché, l'engourdissement du système nerveux, ils amènent parfois une sidération grave. Ils produisent souvent une congestion légère du rein et une albuminurie transitoire.

Les divers *anesthésiques* : chloroforme, éther, bromure d'éthyle, sont souvent, à l'occasion d'opérations chirurgicales, donnés à des tuberculeux pulmonaires. Dans les expériences faites sur les cultures *in vitro*, les deux premiers paraissent avoir une action assez nette de retard. Il était par suite intéressant de rechercher, si ces inhalations faites souvent à doses sérieuses et prolongées semblaient amener une modification locale. En réalité, les lésions pulmonaires restent à leur égard tout à fait indifférentes. L'éther amène souvent un peu d'irritation bronchique banale, avec augmentation des crachats. Au niveau des foyers, comme phénomènes stéthoscopiques, on note tout au plus une congestion légère. Celle-ci ne va, pour ainsi dire jamais, jusqu'à l'hémoptysie. Les caractères bactériologiques des crachats ne paraissent pas modifiés.

VOIES SOUS-CUTANÉE ET INTRAVEINEUSE.

La voie sous-cutanée présente pour l'administration des médicaments antiseptiques des avantages réels : 1° absorption rapide et dosage parfait de la quantité absorbée ; 2° pénétration directe du médicament par la voie lymphatique et veineuse jusqu'au poumon, sans irritation préalable du tube digestif et du foie. Un seul mode d'administration : l'administration par la voie veineuse, est plus immédiat et plus sûr encore. Comme Bouchard l'a fait observer, une seule révolution sanguine répartit alors dans tout l'organisme la quantité totale de matière injectée. Malheureusement, quelles que soient les précautions prises : antisepsie minutieuse, choix d'un liquide peu irritant et n'amenant pas la coagulation sanguine, l'injection intraveineuse chez un tuberculeux, risque d'amener des complications sérieuses. Il s'agit, en effet, de malades qui, même au début, sont parfois en imminence de phlébite. Le traumatisme de la paroi veineuse, l'irritation locale forcément produite peuvent servir de point d'appel à la thrombose. Non seulement l'injection dans les veines ne doit pas être essayée, mais une des principales précautions sera, dans les injections hypodermiques, d'éviter la pénétration dans une veine. Le choix de la région (région fessière, région externe de la cuisse, région thoracique antérieure) donne une première garantie. En outre, on aura soin de faire toujours la ponction avec l'aiguille seule (Besnier) et d'attendre avant d'adapter la seringue. Si la moindre goutte de sang perle par l'embouchure de l'aiguille, on devra craindre la pénétration dans une veine ; retirer l'aiguille et faire la ponction sur un autre point. Avec les liquides huileux ou avec les liquides provoquant la coagulation sanguine, le danger de l'injection intraveineuse serait même immédiat et très grave. Les embolies graisseuses en particulier ont été assez fréquemment observées ; elles ont été quelquefois mortelles. Outre la précaution de Besnier, il faut avec ces liquides pousser toujours l'injection avec une extrême lenteur et surveiller les effets produits.

Il serait banal d'insister sur les précautions antiseptiques (savonnage et asepsie de la peau, liquide d'injection stérilisé, seringue et aiguille stérilisables). Pour l'aiguille, cette dernière condition n'est bien remplie que par les aiguilles en platine iridié, faciles à flamber sans altération.

A la fesse, le voisinage du sciatique impose quelques précautions. Le gros tronc nerveux suit une ligne partant à deux travers de doigt en dehors de l'épine iliaque postérieure et supérieure et aboutissant au milieu du jarret. Quand l'injection détermine de la douleur et de l'engourdissement, surtout de l'engourdissement à distance, on doit l'interrompre immédiatement.

Les injections hypodermiques ne peuvent être faites que par le médecin. Même dans les familles les plus attentives, on finit toujours par avoir quelque incident en confiant l'injection soit au malade, soit à un parent du malade. C'est là une difficulté pratique souvent fort grande. Le traitement nécessitant des visites médicales très fréquentes et en général quotidiennes devient dans bien des cas beaucoup trop coûteux. Il est vrai que la surveillance continue assurée par ces visites a, d'autre part, une grande utilité et fournit une réelle compensation.

VOIE STOMACALE.

Les antiseptiques sont toujours mal tolérés par l'estomac. Les employer par cette voie, c'est forcément compromettre la suralimentation. Leur pouvoir antifermentescible ne se concilie guère avec le surcroît de travail imposé aux ferments chimiques de l'estomac. La plupart des antiseptiques sont en outre fort irritants. Les plus inoffensifs même produisent à la longue des effets défavorables. « Tous les médicaments, disent justement Hayem et Lion, deviennent nocifs quand on en continue l'usage d'une façon prolongée. »

On peut atténuer par différents moyens ce grave inconvénient. Une première règle est, contrairement à un usage assez répandu et au préjugé populaire, de ne jamais donner les médicaments à jeun. Le mieux même est de les donner seulement vers la fin du repas. Mêlés à la masse des aliments, ils troublent peut-être moins la digestion ; leurs effets caustiques sont certainement très amoindris. De plus, suivant la remarque très juste de Grancher, « cette règle absolue de ne rien donner entre les repas, pas même une pilule, pas même une cuillerée de potion, laisse à l'estomac le repos indispensable pour une complète digestion ».

Le mode d'administration, le choix d'un véhicule approprié peut aussi faciliter la tolérance. Sous forme solide ou concentrée (cachets, capsules, pilules) l'irritation est toujours plus forte que sous forme liquide et diluée. Certaines érosions stomacales et intestinales, trouvées au cours d'autopsies, ont nettement semblé dues au contact prolongé d'une pilule ou d'un grumeau pulvérulent sur un point de la muqueuse. Mais la saveur désagréable de nombreux antiseptiques rend d'autre part leur emploi fort difficile, sous forme de solution.

Quelles que soient les précautions prises, la tolérance est d'ailleurs toujours précaire. La créosote, par exemple, paraît en général, au début, très bien supportée. Elle semble même accroître l'appétit. Cette augmentation temporaire de l'appétit traduit, en réalité, l'irritation de la muqueuse. Le traitement de l'anorexie fournira plusieurs autres exemples de ces médicaments apéritifs agissant (comme les apéritifs vulgaires) par simple congestion stomacale. Leur effet n'est jamais que transitoire, et le résultat final est franchement mauvais.

Chez les tuberculeux traités d'une façon soutenue, par la créosote ou par le tannin à hautes doses, et pris à jeun, on observe même parfois une suppression totale des fonctions gastriques semblant répondre à l'atrophie complète de la muqueuse. Ces dégénérescences artificielles englobent une grande partie des faits décrits sous le nom de gastrite terminale des phtisiques. Les troubles digestifs (vomissements, inappétence absolue, lientérie) peuvent ressembler beaucoup aux troubles cancéreux. Ils contrastent chez quelques malades d'une façon frappante avec une amélioration et un arrêt réels des lésions pulmonaires. Guéris de leur tuberculose, ces malades meurent par l'estomac.

Au début de la tuberculose, l'*intolérance stomacale* pour les médicaments se montre souvent plus grande qu'elle ne le sera aux périodes plus avancées. Elle correspond à l'intensité et à la fréquence présentées par les accidents gastriques à cette période. Ceux-ci sont-ils dus à une irritation réflexe? Sont-ils produits par une élimination des toxines tuberculeuses au niveau des glandes stomacales, élimination analogue à celle de l'urée chez les urémiques? Quelle que soit la cause admise, son action initiale est toujours particulièrement accentuée. Plus tard, l'estomac se montre plus tolérant, ou réagit tout au moins de façon moins bruyante. Cette accoutumance ou ce semblant d'accoutumance se voient pour lui à l'égard de tous les irritants.

Chez quelques malades particulièrement susceptibles, les antiseptiques introduits par une voie quelconque (inhalation, voie rectale, voie sous-cutanée) peuvent même troubler l'estomac. La part prise par la muqueuse gastrique à l'élimination de la plupart des substances se trouvant en circulation dans le sang, explique facilement cette influence. Hayem a justement signalé ces causes trompeuses et indirectes de dyspepsie.

Souvent aussi l'intolérance stomacale n'est que secondaire. Elle tient en ce cas fréquemment à des lésions du foie, plus rarement (au moins chez les tuberculeux au début) à des lésions du rein. Le foie et le rein doivent être minutieusement examinés et surveillés pendant l'emploi de la médication antiseptique.

Dès le début, chez les alcooliques, on peut voir la cirrhose hypertrophique graisseuse : la maladie d'Hutinel, s'associer à la tuberculose. Tous les tuberculeux ont le foie vulnérable et sensible ; l'étude de l'huile de foie de morue en a déjà fourni un intéressant exemple. Mais ces tuberculeux cirrhotiques sont aggravés d'une façon quelquefois foudroyante par tous les médicaments toxiques. Ces aggravations font un effet d'autant plus déplorable que les malades offrent souvent la tuberculose peu bruyante des alcooliques, un reste de bonne mine trompeuse, et qu'ils semblent résister assez bien.

Le foie est plus directement influencé en cas d'administration par la voie stomacale ou par la voie rectale. L'absorption des médicaments irritants ou toxiques se fait, en effet, immédiatement par la veine porte. En cas d'inhalations, en cas d'injections hypodermiques, le foie est moins immédiatement touché. Mais, même en ce cas, son immunité à l'égard de l'intoxication médicamenteuse est loin d'être absolue.

Le *rein*, par contre, est alors plus profondément touché par les médicaments, ceux-ci lui parvenant directement sans avoir tout d'abord franchi la barrière du foie. L'action d'arrêt et d'atténuation exercée par le foie sur les poisons fait alors défaut. Chez les tuberculeux âgés, souvent atteints d'insuffisance rénale, le retentissement des antiseptiques sur le rein sera toujours à surveiller. On doit d'ailleurs examiner les urines, au point de vue quantité et au point de vue albuminurie, avant d'essayer un traitement antiseptique. On doit répéter assez fréquemment cet examen, au cours du traitement. Chez les tuberculeux albuminuriques, un seul antiseptique est toléré, et peut être même utile contre la congestion et la fatigue rénales : c'est le tannin.

VOIES RECTALE ET VAGINALE.

La voie rectale exige pour assurer l'absorption et la tolérance de nombreuses précautions déjà étudiées à propos de l'administration des matières grasses par cette voie (page 51). Le lavement doit être porté très haut, donné très lentement. Il doit être tiède, et ne pas dépasser, comme quantité, 150 cen-

·timètres cubes. S'il s'agit de matières huileuses ou résineuses, celles-ci doivent être tout d'abord émulsionnées. L'absorption des matières salines ou albuminoïdes peut seule se faire directement. L'addition de quelques gouttes de laudanum est parfois indispensable pour éviter la révolte de l'intestin. Quelles que soient les précautions prises, le procédé des lavements se heurte, chez certains malades, à une répugnance invincible.

L'absorption par la voie rectale ménage l'estomac, mais elle ne ménage pas le foie, les veines hémorroïdales aboutissant presque toutes à la veine porte.

A la moindre menace d'irritation, soit vers le rectum, soit vers le gros intestin, le traitement doit être suspendu. Ces colites risqueraient de produire, soit par action réflexe, soit plutôt, suivant l'explication de Hanot, par infection colibacillaire, des congestions du foie.

Les *suppositoires* ne donnent une absorption vraiment efficace que pour les médicaments volatils. La tolérance est rarement longue, en raison de la concentration nécessaire. Presque toujours survient bientôt un ténesme anal peu grave mais très pénible.

Les *lavements gazeux* eurent en 1886 leur moment de célébrité. La méthode de Bergeon répondait à une idée physiologique vraie. Dès 1857, Claude Bernard avait, en effet, prouvé : 1° l'absorption rapide des gaz, et, en particulier, de l'hydrogène sulfuré par le rectum ; 2° son élimination par la muqueuse pulmonaire. Les gaz essayés (acide carbonique, hydrogène sulfuré, soit d'origine chimique, soit fourni par une eau minérale naturelle comme Cauterets, Eaux-Bonnes, Allevard) ont donné quelques résultats contre la toux et contre l'expectoration. La fièvre a paru parfois diminuer. Mais tous les expérimentateurs, et en particulier Chantemesse, ont constaté la persistance de bacilles de Koch virulents. L'action antiseptique s'exerce donc tout au plus sur les agents infectieux surajoutés. Ces lavements sont, d'autre part, très désagréables ; ils déterminent de fortes coliques, un tympanisme pénible ; ils troublent beaucoup l'appétit. Si l'on venait à découvrir un antiseptique aussi volatil et plus énergique que l'hydrogène sulfuré, ce mode d'administration deviendrait toutefois un des meilleurs et ne doit pas tomber entièrement dans l'oubli.

Chez la femme, l'emploi de suppositoires vaginaux peut

être essayé surtout en cas de métrite ou d'ovarite tuberculeuses accompagnant les lésions pulmonaires. L'absorption par la muqueuse vaginale est très active. En outre, les veines du vagin aboutissent directement par les veines hypogastriques aux veines iliaques et à la veine cave. Le foie, dans ce mode d'absorption, est donc respecté. En employant des médicaments faciles à déceler dans l'urine (iodure de potassium, acide salicylique) on constate aisément que les suppositoires vaginaux constituent un moyen très réel et très rapide d'absorption.

INJECTION INTRAPULMONAIRE DIRECTE.

Il serait évidemment préférable, comme le remarquait Bouchard au Congrès du Caire, d'agir exclusivement par antisepsie locale et par le contact direct au point affecté. — Tous ces modes d'administration générale répandent et diffusent l'antiseptique au hasard et partout. En faisant absorber ainsi 5 grammes d'antiseptiques par un malade de 50 kilogrammes, chaque kilogramme de son corps renferme $0^{gr},10$ de médicament. Cette quantité est bien faible sur le point du poumon qu'on désire modifier. Elle est bien forte au niveau de la substance nerveuse, si fragile et si vulnérable.

Malgré leur supériorité théorique, les tentatives faites pour injecter directement l'antiseptique au point atteint ont toutes échoué, tout au moins comme résultats.

Les injections intrapulmonaires de créosote (Lépine et Truc), de naphtol camphré (Fernet), les injections sclérogènes au chlorure de zinc (Lannelongue) furent remarquablement tolérées. Elles déterminent tout au plus un peu de toux. Ni les hémoptysies, ni le pneumothorax ne semblent à craindre comme complication. Mais leur efficacité thérapeutique resta très médiocre. Si l'on découvrait un antiseptique, ayant dans la tuberculose une action spécifique et réelle, cette méthode des injections intraparenchymateuses prendrait sans doute une grande importance. Mais aucun des antiseptiques actuels n'a d'action assez puissante pour mériter une introduction directe par piqûre dans le poumon. Si l'on veut bien juger de leur effet, il faut l'étudier dans les tuberculoses locales, en particulier dans les tuberculoses de la peau. Or, celles-ci (sur lesquelles il est si facile de porter directement les antiseptiques) sont en réalité bien difficiles à modifier.

III. — Efficacité des antiseptiques.

CRITÉRIUMS EXPÉRIMENTAUX D'EFFICACITÉ.

Malgré ces difficultés réelles dans l'introduction essayée par les voies les plus diverses, supposons l'agent antiseptique parvenu jusqu'au tubercule. Même dans les recherches expérimentales (qui sont relativement simples) les critériums d'efficacité choisis ont été très différents. Tantôt on a simplement recherché les substances capables d'enrayer une culture faite en milieux artificiels ; tantôt on a en outre cherché si ces cultures cessaient d'être inoculables. Un procédé très voisin de celui-ci mesure l'effet obtenu comme destruction de virulence sur les crachats tuberculeux. Il fournit des données un peu plus directement applicables à la pathologie humaine. L'inoculation de la tuberculose aux animaux a permis en outre deux ordres d'études. Dans le premier, le traitement antiseptique était précoce et fait avant ou en même temps que l'inoculation. Il essayait bien d'en enrayer préventivement les effets infectieux. Dans le second, ce traitement était tardif ; il essayait de combattre après coup les accidents toxi-infectieux produits. Ce dernier mode d'expérimentation se rapproche le plus des conditions de la thérapeutique humaine. Malheureusement, les tuberculoses expérimentales sont des tuberculoses aiguës massives et généralisées ; elles sont par suite singulièrement rebelles à tout traitement. Le seul moyen d'obtenir une tuberculose locale serait d'employer le procédé de Straus : l'inoculation de bacilles morts. Mais il devient difficile de juger l'effet produit sur ces infections à l'avance atténuées.

Les recherches sur la valeur préventive des antiseptiques donnés aux animaux inoculés restent certainement le meilleur critérium. Ce moyen, comme on le verra, fut employé par Gaucher dans ses recherches sur l'acide borique, par Raymond et Arthaud dans leurs recherches sur le tannin. Il reste le procédé expérimental de choix.

PROTECTION DES BACILLES PAR LES TUBERCULES.

Dans les formes ordinaires de tuberculose humaine la lésion produite constitue un premier obstacle. Le tubercule lui-même contribue à défendre le bacille contre les agents antiseptiques. Il est à la fois une ébauche de résistance organique, un centre protecteur pour l'agent infectieux. Théoriquement la granulie ou plutôt la typhobacillose, infection sanguine générale, doit offrir plus de prise à l'action des antiseptiques que les tuberculoses locales. Celles-ci, même quand elles sont facilement accessibles, comme les tuberculoses chirurgicales de la peau, des muqueuses superficielles ou des articulations, sont difficiles à éteindre complètement. En pathologie végétale, ce rôle gênant des tubérosités, des sclérotes pour les traitements antiseptiques est bien connu. Ces sclérotes constituent souvent pour les champignons parasites une sorte d'abri, un mode de vie latente leur permettant de résister et d'attendre des périodes plus favorables. La condition du succès consiste souvent à agir avant leur production. Mais inversement celle-ci montre que la plante résiste et ne se laisse pas détruire d'emblée. Le degré de résistance des diverses espèces de vigne à l'égard d'un parasite d'un autre ordre, le phylloxéra, se mesure même d'après le nombre des tubérosités formées.

AUTRES DIFFICULTÉS DE L'ANTISEPSIE.

Un deuxième obstacle résulte soit de la *causticité*, soit de la *toxicité* des antiseptiques. L'étude spéciale faite pour chacun d'eux montrera l'importance pratique de ces données en apparence assez banales. Elles n'interviennent pas seulement pour le mode d'introduction; elles sont une condition *sine quâ non* pour la tolérance de l'organisme. En pathologie agricole il a fallu des expériences sans nombre pour détruire les champignons parasites, sans trop abîmer le tissu végétal. Pour certains d'entre eux le problème fut abandonné comme insoluble. Les cellules nerveuses de l'homme sont fragiles, autrement fragiles que les bactéries. Le rein et le foie, les deux principaux organes de défense contre les agents toxiques, sont presque toujours, chez le tuberculeux, surmenés par les toxines pathologiques, sinon déjà atteints de lésions sérieuses. En

visant le bacille de la tuberculose, disait Peter avec son humour
coutumière, il ne faut pas tuer le tuberculeux.

Les difficultés rencontrées par l'antisepsie interne sont donc
multiples et très grandes. Sa possibilité directe a même été
contestée. Les objections faites par Hayem (1) sont particulièrement intéressantes. Pour lui, les médicaments ne vont pas
s'adresser, à l'intérieur des organes, aux germes mêmes ou
aux produits de ces germes ; c'est à l'organisme lui-même qu'ils
s'adressent. Toute leur action se borne à provoquer et à stimuler les défenses de l'organisme. L'antisepsie, pour être
efficace, doit se rapprocher de la sérumthérapie. Son but principal (autant qu'est actuellement connu le mécanisme de
l'immunité) doit être double :

1° Exciter les propriétés leucocytaires, les macrophages,
qui absorbent les germes et sont, pour ainsi dire, les grands
nettoyeurs du courant sanguin.

2° Produire, par une action chimique, le développement,
dans l'organisme, d'antitoxines ou de substances désignées
sous le nom d'*anticorps*, et qui sont probablement des
produits fabriqués par tous les éléments anatomiques.

INTERVENTION DES TISSUS ORGANIQUES.

Cette intervention des tissus organiques, le rôle de leur
réaction dans l'action des antiseptiques expliquent les différences profondes observées dans les tentatives faites sur les
cultures *in vitro* et dans les tentatives faites sur l'organisme
vivant. Un grand nombre d'antiseptiques se sont montrés,
dans les expériences de Koch, de Villemin fils, capables d'arrêter le développement des cultures. Tels sont par exemple,
d'après Villemin : l'acide hydrofluosilicique, l'ammoniaque, le
fluosilicate de fer, le fluosilicate de potasse, le fluosilicate de
soude, le naphtol A, le naphtol B, le polysulfure de potassium,
le tartrate double d'antimonyle et de potassium, le sulfate
de cuivre.

Koch, de son côté, a parfaitement réussi avec les huiles essentielles, certaines couleurs d'aniline telles que la fuchsine, le
bleu de méthylène, l'auramine, le violet de gentiane ; quelques
composés aromatiques tels que le naphtol B, la naphtylamine,

<hr>

(1) Hayem, Les tendances actuelles de la thérapeutique (*Journal de méd.
interne*, 1902, p. 224).

la paratoluidine, puis les vapeurs mercurielles et les combinaisons de l'argent et surtout de l'or avec l'acide cyanhydrique. Le cyanure d'or est l'agent le plus efficace : la solution au deux-millionième arrête les cultures du bacille. Mais Koch n'a obtenu aucun effet, quand il a essayé d'appliquer ces divers antiseptiques (si efficaces *in vitro*) au traitement des animaux inoculés.

Aucun de ces composés (sauf les polysulfures et peut-être les huiles essentielles) ne possède, essayé sur l'homme ou sur l'animal tuberculeux, d'action thérapeutique manifeste. Inversement d'autres antiseptiques, dont l'efficacité clinique semble plus réelle : créosote, iodoforme, acide borique, produisent tout au plus, essayés sur les cultures, un léger retard dans le développement.

L'explication du premier fait est facile. Un antiseptique ajouté aux tubes d'ensemencement agit d'une façon très précoce au moment même de la germination et du développement des bacilles. Son effet est alors préventif et beaucoup plus puissant. En pathologie végétale, cette différence entre l'action préventive ou précoce et l'action curative ou tardive apparaît souvent avec évidence. Le sulfate de cuivre possède contre le champignon du mildew, au début de son invasion dans les vignes, un effet de spécificité rare. Il suffit qu'un échalas ait été imprégné (comme cela a souvent lieu pour préserver le bois de la pourriture) par une solution de sulfate de cuivre. Le cep attaché à cet échalas reste indemne, tandis que tous les ceps voisins sont envahis. Cette remarque populaire conduisit même à découvrir la puissante efficacité du traitement cuprique. Et cependant, quand ils sont appliqués trop tard, sur des champignons déjà développés, malgré des badigeonnages réitérés tous les composés cupriques restent sans effet. Ils ne sont plus utiles qu'indirectement, ils ne guérissent pas le mal produit, mais ils empêchent le mycélium du mildew de donner des générations parasitaires nouvelles. Cette constatation de Prillieux, démontrée par des expériences fort ingénieuses, est d'un intérêt général. Il faut s'en souvenir, pour bien interpréter l'effet des rares spécifiques connus en thérapeutique humaine et pour ne pas les accuser trop tôt d'insuccès. Elle constitue en faveur du traitement précoce un remarquable argument.

Les bouillons de culture, même les plus soigneusement préparés, ne réalisent pas cet *optimum tellus* qu'offre parfois à un si haut degré l'organisme vivant.

La végétation du bacille de Koch dans les cultures est toujours artificielle et un peu précaire. Dans ses invasions spontanées de l'organisme il semble souvent rencontrer un milieu plus favorable. Sa multiplication prend alors (comme dans certains cas de granulie) un développement prodigieux et rapide, dont aucune culture ne saurait donner l'idée. Sur ces terrains propices il doit se montrer beaucoup plus résistant. L'arrêt de développement peut donc être beaucoup moins facile.

D'ailleurs, il ne faut pas s'exagérer, comme valeur, cet arrêt de développement. Beaucoup de cultures ainsi enrayées dans leur végétation restent, comme on l'a vu, néanmoins inoculables. Leur stérilisation complète n'est pas obtenue. Comme la plupart des levures, le bacille de la tuberculose paraît avoir ce mode d'existence si remarquable et déjà signalé par Cl. Bernard : la vie latente. Dans les conditions défavorables à leur vitalité, les levures peuvent rester pendant des mois et des années même plongées dans une sorte de sommeil. Ces levures inertes reprennent brusquement une activité prodigieuse, quand on les transporte sur un nouveau milieu plus favorable à leur développement.

En pathologie végétale, plusieurs champignons parasites montrent aussi une ténacité extraordinaire de résistance latente. Un champ une fois envahi est perdu, au point de ne pouvoir y cultiver la plante susceptible à l'attaque du parasite, même vingt ans après la première invasion. C'est le cas, par exemple, pour les rhizoctones de la luzerne, de la pomme de terre et du safran. Leur mycélium paraît sommeiller dans le sol indéfiniment. Si l'on vient à cultiver de nouveau sa plante de choix, le parasite subit un brusque réveil. Cette vie latente explique sans doute, pour le bacille de Koch, les rechutes malheureusement fréquentes dans les guérisons de la tuberculose. Ces rechutes peuvent survenir après des années de santé parfaite. Quand elles débutent, fait d'observation facile et fréquent pour les tuberculoses locales, par le point primitivement atteint, on ne saurait guère invoquer une infection nouvelle. Il est plus rationnel de supposer un réveil de l'ancienne infection. Ces réveils d'un foyer mal éteint sont, on le sait, la principale cause des poussées granuliques. Beau-

coup de guérisons tuberculeuses ne sont ainsi que des trêves
morbides. Il en résulte une conclusion pratique importante,
au point de vue des précautions hygiéniques à prendre et
des ménagements à garder par les tuberculeux guéris.

LE PROBLÈME THÉRAPEUTIQUE.

L'action exercée par les antiseptiques *in vitro* est donc
loin d'être applicable à l'action sur le tuberculeux vivant. La
valeur thérapeutique des antiseptiques peut, inversement, se
montrer supérieure à leur valeur expérimentale. Le fait, au
moins pour l'iodoforme, paraît à peu près incontesté. Sans
doute, au contact des cellules vivantes, chaque composé
subit une série de transformations chimiques : oxydations et
dédoublements, pouvant modifier son action. L'iodoforme,
par exemple, paraît se transformer partiellement en iode.

L'iode ainsi formé possède l'action énergique des corps à
l'état naissant. Il agit autrement que ne pourrait le faire une
simple addition d'iode au tube de culture. Une deuxième
explication est, en pathologie vivante, le rôle si mal connu
encore des *infections complexes*. L'amélioration serait alors
due, non pas à une action sur le bacille de la tuberculose
lui-même, mais à une action sur les agents d'infection secondaire surajoutés. Le rôle des modifications cellulaires produites par l'antiseptique, l'action sur les toxines sont deux
autres facteurs importants ; ceux-ci échappent à l'appréciation
dans les expériences sur les cultures. L'acide borique, par
exemple, est contre le bacille lui-même un très médiocre
antiseptique. Ses effets sur les toxines sont, au contraire, des
plus intéressants. Il réalise donc l'action antitoxique regardée
par Straus comme plus importante que l'action bactéricide.
Beaucoup d'antiseptiques, enfin, sont en même temps des
hypothermiques. L'hypothermie provoquée est parfois même,
comme pour la créosote, pour le gaïacol, pour l'acide phénique, un des dangers de leur administration. Mais elle est
également susceptible d'agir contre la fièvre ou tout au moins
contre l'hyperthermie fébrile. Cet effet purement symptomatique peut en imposer pour un effet direct contre l'infection.

Il faut tenir compte de toutes ces actions complexes.
Beaucoup d'antiseptiques ont, à côté de leur effet antiseptique douteux, un effet antithermique certain. Beaucoup aussi

ont une action *anticatarrhale* puissante. Bien que purement symptomatique, celle-ci exerce un effet justement mis en relief par Grancher et Barbier. « Chez les tuberculeux, disent-ils, les sécrétions bronchiques excessives peuvent provoquer une toux incessante ; celle-ci provoque à son tour de l'insomnie ; l'insomnie amène une dépression des forces, augmente la fièvre, cause par ces motifs des troubles digestifs, etc. Qu'une médication quelconque fasse tarir ces sécrétions bronchiques, et le cycle morbide va se disloquer. Le malade dort, il se sent mieux, il digère, il engraisse, il reprend ses forces. Là est le secret de la vogue excessive de certains médicaments, qui donnent le change au malade et au médecin sur leur valeur antiphtisique et que l'un et l'autre réclament et préconisent avec autant de bonne foi que de conviction. »

Le traitement de la tuberculose par les antiseptiques est donc particulièrement difficile. L'étude, soit de son action, soit de son mode d'action, présente encore bien des obscurités. Toutes ces données sont un peu décourageantes. Mais il était nécessaire de les préciser clairement. Bien des motifs permettent d'ailleurs de regarder ce problème thérapeutique comme compliqué, mais non comme insoluble. Les guérisons spontanées de la tuberculose sont communes. Elles sont très fréquentes avec une hygiène suffisante appliquée dès le début. Elles s'observent encore, même dans les conditions hygiéniques les plus défavorables et chez des sujets ayant négligé tout traitement. Suivant la remarque pittoresque du Pr Brouardel, la clientèle qui vient finir à la Morgue n'est pas très choisie. Les sujets qui terminent là leur carrière n'ont pas tous dû se soigner beaucoup au cours de leur aventureuse existence. Et cependant il n'y a guère d'autopsie pratiquée sur les individus morts de cause violente et habitant Paris depuis plus de dix années, qui ne montre pas de lésions tuberculeuses souvent guéries, soit par transformation crétacée, soit par cicatrisation fibreuse. L'organisme a, par ses forces propres, triomphé de la toxi-infection.

LA TUBERCULOSE ET LA SYPHILIS.

Mais voici peut-être le principal motif pouvant soutenir l'espoir thérapeutique, après tant d'efforts déçus. Il existe une autre maladie virulente très analogue dans son évolution où le traitement spécifique est depuis longtemps connu. Bien qu'empirique, il n'en est pas moins efficace. Il agit très réellement sans qu'on puisse préciser son mode d'action.

La tuberculose est, sous bien des rapports, comparable à la syphilis. Dans les deux maladies, à la suite de l'inoculation, se développe un accident local initial, et cela après une période d'incubation, puis les ganglions correspondants se prennent et finalement le mal se généralise. Un point complète encore l'analogie qui existe entre le tubercule et la gomme. On a souvent été très embarrassé pour leur attribuer des caractères distinctifs.

Kelsch (1) admet même toute une série de manifestations dues à l'hérédité dans la tuberculose infantile, les unes précoces et les autres tardives, absolument superposables aux manifestations de la syphilis héréditaire. Le virus tuberculeux, dit-il, à l'instar de celui de la syphilis, est apte à se conserver silencieusement dans l'organisme, à sommeiller en nous pendant de longues périodes, dissimulé dans des organes sains, le plus souvent dans des foyers ganglionnaires ou osseux guéris. Ces lésions solitaires et silencieuses, qu'elles aient été ensemencées *ante* ou *post partum*, sont une menace perpétuelle pour le porteur. Leur réveil est suivi à brève échéance du développement de localisations manifestes, patentes et dues à l'ensemencement secondaire de territoires organiques prédisposés.

La syphilis est donc cliniquement la maladie la plus voisine de la tuberculose et la plus directement comparable. Elle est aussi celle où l'efficacité de la médication spécifique est la plus certaine et la plus incontestée.

(1) KELSCH, La tuberculose dans l'armée. Paris, 1903, p. 49.

CHAPITRE II

LE TRAITEMENT ANTISEPTIQUE EN PARTICULIER.

CRITIQUE GÉNÉRALE DES MÉDICATIONS ANTITUBERCULEUSES.

Grisolle, dans son chapitre de la tuberculose pulmonaire, parvenu à l'exposé du traitement, le commençait par cette phrase désabusée : « Les médicaments, auxquels on a attribué le pouvoir de guérir la phtisie, sont nombreux, mais aucun ne mérite confiance ».

Des produits et des agents de toute nature ont été tour à tour vantés comme spécifiques de la tuberculose. Leur nombre est presque infini et ce n'est pas sans une certaine tristesse qu'on en lit dans un répertoire bibliographique, dans l'*Index catalogue*, par exemple, l'interminable énumération. Bien peu de ces médicaments ont survécu au delà de quelques années; aucun n'a présenté une véritable valeur spécifique et la plupart, à l'expérience, n'ont pas même offert une utilité quelconque. Leurs promoteurs se sont trompés de bonne foi. Ils ont pris pour l'effet de la médication les améliorations spontanées, les guérisons naturelles si fréquentes dans la tuberculose.

Celle-ci n'est pas une maladie inexorable. Tous les médicaments essayés, à condition qu'ils ne soient pas trop toxiques et trop nuisibles, porteront à leur actif la même proportion de succès.

Dans ces tuberculoses maniables, favorablement influencées par le traitement hygiénique, la première règle doit être d'éviter tout traitement médicamenteux trop énergique. Mieux vaudrait même (si certains malades n'avaient pas, à titre suggestif, besoin d'une drogue quelconque) supprimer entièrement tout traitement pharmaceutique. On choisira au moins les produits les plus inoffensifs. L'essentiel est de ne pas troubler l'effort spontané de l'organisme vers la guérison.

Mais restent les tuberculoses plus graves, plus toxiques, plus infectieuses, ne s'améliorant pas par le traitement hygiénique. Restent les cas nombreux où, par suite des conditions sociales du malade, le traitement hygiénique est incomplet ou nul. Dans ces deux circonstances, malheureusement trop fréquentes, la médication antiseptique devient légitime et reprend tous ses droits. Aucun des nombreux antiseptiques essayés n'a révélé jusqu'ici l'action puissante de la quinine dans l'impaludisme, du mercure dans la syphilis. Mais plusieurs semblent diminuer vraiment l'intensité de l'infection.

Plusieurs ont, sur quelques-unes de ses manifestations les plus gênantes, une action palliative plus incontestable encore. Leur utilité est donc à la fois directe et indirecte. Il serait fastidieux et sans grand intérêt pratique de passer en revue la liste infinie et monotone de tous les moyens proposés. De toutes les méthodes de laboratoire : vaccination, sérums antitoxiques, tuberculine, il n'y a en particulier, au moins à l'heure actuelle, rien à dire de sérieux ni de démontré. Parmi les médicaments eux-mêmes, il est indispensable de faire un choix très sévère. Beaucoup ont été très mal et très brièvement étudiés. On s'est empressé de publier quelques résultats rapides d'apparence favorable, sans les prouver par des observations suivies, sans dégager les effets d'intolérance et les contre-coups nuisibles inévitables avec les meilleurs médicaments. Mieux vaut se borner à un très petit nombre de médicaments éprouvés ou particulièrement intéressants comme promesse d'action : le tannin, la créosote, les essences aromatiques, l'acide borique, l'iodoforme et le soufre. Il sera ainsi possible de donner pour chacun d'eux une étude basée sur des faits plus personnels et plus approfondis.

I. — Le tannin.

AVANTAGES ET INCONVÉNIENTS DU TANNIN.

De tous les antiseptiques essayés contre la tuberculose au début, le tannin montre certainement l'efficacité la plus régulière et la plus accentuée. Même dans les formes les plus mauvaises, il donne parfois des résultats inattendus. Il semble, à la longue, transformer peu à peu l'allure grave de l'infection. Son effet palliatif contre la fièvre, contre les sueurs, contre l'abondance de l'expectoration, contre la diarrhée, contre les hémoptysies est également réel. Dans la tuberculose compliquée d'albuminurie, non seulement le tannin n'aggrave pas, comme les autres antiseptiques, la lésion rénale, mais il est plutôt susceptible de l'améliorer.

Très utile dans la tuberculose au début, le tannin garde encore aux périodes plus avancées une action réelle. Il semble lutter efficacement contre la tendance au ramollissement et contre l'extension des lésions locales.

A côté de tous ces avantages, le tannin présente toutefois un très sérieux inconvénient.

Peu de médicaments sont aussi difficiles à administrer à dose suffisante et d'une façon suivie. La voie stomacale est malheureusement la seule possible et l'on se heurte fréquemment à des intolérances rapides, même de la part des estomacs les plus robustes. Essayé chez la plupart des tuberculeux, le tannin est en général bientôt abandonné, moins parce qu'il se montre inefficace, que parce qu'il détermine une *irritation gastrique* presque fatale. Il entrave alors la suralimentation, produit des souffrances pénibles, et ses avantages ne compensent pas ses inconvénients.

L'intolérance pour les autres modes d'administration est plus grande encore. Le tannin donné par la voie rectale, en lavement ou en suppositoire, entraîne vite un ténesme des plus pénibles. L'administration par injections sous-cutanées donne de vives douleurs. Malgré toutes les précautions antiseptiques, elle amène parfois des escarres et des inflammations. L'addition de cocaïne pourrait à la rigueur supprimer la première complication, mais aucune des formules connues n'est venue jusqu'ici triompher sûrement de la seconde. Irritant pour la peau, le tannin doit, comme on le conçoit, l'être bien plus encore pour la muqueuse stomacale. Tout le monde connaît les brûlures d'estomac, le pyrosis déterminés par les vins âpres et rêches, par les fruits verts, par les artichauts crus ou même cuits s'ils sont mangés en proportion trop considérable. Pris directement et en poudre presque pure ou à peine dilué de moitié, comme dans la plupart des cachets médicamenteux, le tannin est encore beaucoup plus irritant. Même en se bornant à la dose la plus faible pour présenter un commencement d'efficacité, 1 gramme par jour, le problème pharmacologique de trouver une préparation permettant longtemps la tolérance est loin d'être facile à résoudre. Il importe, pour y parvenir, de bien connaître d'une part les variétés si nombreuses et si différentes de tannin, d'autre part les modes les plus favorables pour son administration. Ces notions préliminaires sont indispensables avant d'aborder l'étude si intéressante de ses effets expérimentaux et de son mode d'action.

Pour diminuer l'irritation de l'estomac, un premier moyen, déjà signalé à l'étude des antiseptiques en général, est de ne jamais donner le tannin à jeun, mais toujours au moment même des repas. Mêlé à la masse des aliments, il détermine une brûlure locale moins violente. Les potages épais, les purées féculentes, les salades cuites, les compotes de fruits semblent particulièrement susceptibles de diminuer l'action caustique locale. Le lait semble théoriquement peu indiqué. Il donne, en effet, avec le tannin, un précipité grumeleux compact assez répugnant et paraissant devoir être fort indigeste. Chez beaucoup de malades, une bonne façon de donner le tannin est de délayer rapidement la dose à prendre, 0^{gr},50 dans un peu d'eau, puis dans une grande tasse de lait sucré. Le mélange doit être bu vite pour ne pas attendre la formation de grumeaux. Ainsi donné, il n'est pas tout d'abord trop désagréable à boire. Il laisse toutefois un arrière-goût astringent qui déplaît. Quand le lait tannisé est pris au repas, la suite de celui-ci enlève assez bien cet arrière-goût. Mais beaucoup de tuberculeux mangent mal quand ils boivent du lait au repas. Si le lait tannisé est pris à jeun, la précaution de donner en terminant un bonbon quelconque est fréquemment indispensable.

Mieux encore que le sucre seul, l'adjonction de glycérine masque la saveur âpre du tannin. En outre, elle en dissout facilement jusqu'à la moitié de son poids et rend plus aisé son mélange aux différents liquides. Malgré cette solubilité du tannin dans la glycérine, mieux vaut employer la solution renfermant seulement 0^{gr},75 de tannin par cuillerée à bouche.

Tannin pur à l'alcool.................   15 grammes.
Glycérine neutre très pure............   400   —

Une cuillerée à bouche matin et soir dans du lait, du thé ou du café.

Le mélange de glycérine tannique et de lait doit être bu rapidement sitôt sa préparation. Les matières albuminoïdes du lait sont en effet bientôt précipitées par le tannin. Elles forment un liquide louche et peu agréable à boire.

Ce procédé pour donner le tannin est très utile, surtout chez les enfants qui n'acceptent ni granulés, ni pilules, ni cachets. Afin de masquer encore mieux la saveur âpre du tannin, on aura soin de sucrer à l'avance et assez fortement le lait.

La glycérine tannique ne doit jamais être donnée pure. A elle seule la glycérine non diluée est toujours, même quand elle est parfaitement neutre, irritante pour l'estomac. Il suffit de mettre sur la langue une goutte de glycérine, pour apprécier sur la muqueuse son effet caustique. Cet effet de la seule glycérine s'accroîtrait encore par le tannin surajouté.

Quand on donne le tannin aux repas, un certain choix dans les aliments devient indispensable.

La digestion des matières albuminoïdes ordinaires (œufs, viande) est peu troublée par le tannin. Il serait d'ailleurs impossible de renoncer à ces aliments. A la polyclinique de Leipzig, le tannin est même ordinairement donné avec un mélange d'eau et de blanc d'œuf, d'après la formule suivante :

Eau................................... }
Blancs d'œufs......................... } ãã 100 grammes.
Tannin................................   1 gramme.

Il faut d'ailleurs avouer que ce mélange forme un magma avec grumeaux peu appétissants et difficile à boire.

Le tannin s'associe moins facilement avec les substances collagènes, les viandes très gélatineuses. Grancher et Barbier ont montré l'utilité réelle de ces gelées préparées avec des

pieds de porc ou de veau, de la tête de veau dans l'alimentation des tuberculeux. Elles sont utiles pour varier les menus,
pour stimuler l'appétit, pour diminuer les pertes de l'organisme en albumine ou en graisse. Mais aux repas où sont
pris ces aliments très gélatineux, mieux vaut suspendre
momentanément le tannin.

LES TANNINS PHYSIOLOGIQUES ET PATHOLOGIQUES.

Le *vin* rouge renferme une quantité de tannin naturel très
suffisante pour constituer presque un mode d'administration
thérapeutique. Les vins provenant des cépages du Mourvèdre
contiennent 3^{gr},50 de tannin par litre. Cette quantité est
presque double dans les gros vins de Dalmatie. La saveur
âpre est un peu masquée par la glycérine naturelle du vin (6 à
8 grammes par litre). Mais, à la longue, l'irritation stomacale
fait rarement défaut. Cependant le tannin du vin présente
quelques caractères spéciaux pouvant contribuer à le faire plus
facilement tolérer par l'estomac. Il précipite moins facilement
la gélatine que les autres tannins et la précipite en flocons
solubles. Hippocrate conseillait déjà comme boisson à ses
phtisiques le vin astringent, âpre, noir et très vieux. Quelques
vins de Bordeaux renferment jusqu'à 1^{gr},80 de tannin par
litre. Leur saveur n'en est pas moins fort agréable. Pris exclusivement au repas, ils sont souvent très bien tolérés. On peut
donc, avec Bouchardat, les regarder comme un moyen thérapeutique.

Le tannin du vin a été quelquefois donné à l'état pur. Malheureusement, sous le nom d'œnotannin on vend en général dans
le commerce des tannins ordinaires provenant de la noix de
galle. Ces produits impurs ne représentent nullement le tannin
physiologique du raisin. R. Wagner insistait beaucoup sur la
différence de causticité entre les tannins physiologiques provenant des écorces normales et les tannins pathologiques
produits par la piqûre d'un insecte. Ces derniers sont plus
irritants. Leur puissance antiputrescible et antiseptique serait
moins considérable. Parmi ces tannins physiologiques, l'œnotannin est à peu près introuvable. Les tannins provenant du
ratanhia, du noyer, du cachou, du monésia, de la bistorte,
de la racine de fraisier rendront au contraire des services
réels. On observera de curieuses différences individuelles

pour la tolérance à l'égard de tel ou tel de ces produits.

Le *ratanhia* renferme, outre son tannin, un principe amer susceptible de stimuler l'appétit. Il est assez bien accepté par l'estomac, mais détermine souvent par contre une constipation opiniâtre. Son extrait renferme 80 p. 100 de tannin. Arthaud le prescrit souvent de la façon suivante :

Extrait de ratanhia..................	20 grammes.	
Glycérine..........................		
Alcool..........................	ᾱᾱ 50	—
Sirop de groseilles.................	250	—

Une cuillerée à dessert, après chaque repas, dans du vin.

On peut dans cette formule parfaitement supprimer l'alcool. On évite plus sûrement toute irritation.

Le tannin du *noyer* a été particulièrement vanté par Luton (de Reims). Luton croit à son efficacité même dans la granulie. Il le donnait soit sous forme d'extrait, à dose de 1 à 5 grammes en potion gommeuse, soit sous forme d'alcoolature de feuilles de noyer, à dose de 5 à 25 grammes par jour. Même dans les tuberculoses généralisées, on ne tarde pas à voir survenir l'amélioration locale et générale. La citation suivante donnera une idée de l'enthousiasme de Luton : « Sous l'influence du traitement, la dyspnée cesse, les engouements pneumoniques se dissipent, les râles deviennent humides et l'expectoration se fait sans peine pour tarir bientôt ; le météorisme s'affaisse, l'épanchement ascitique se résorbe, les matières reprennent leur cours normal ; la fièvre s'abaisse, la langue se nettoie, l'appétit renaît, le malade semble, en un mot, revenir à la vie. » Le goût particulièrement désagréable de ce tannin est malheureusement un obstacle à son emploi. Il ne semble pas d'ailleurs avoir sur les autres une réelle supériorité.

Deux autres astringents énergiques, le *cachou* et le *monésia*, ont l'avantage d'un goût très spécial, très peu styptique et presque agréable. Mais ils offrent de graves inconvénients. Le cachou est un produit très infidèle, variant pour chaque échantillon. La proportion de tannin peut dépasser 60 ou tomber au contraire à moins de 10 p. 100. Le monésia renferme 5 p. 100 d'une substance assez analogue à la saponine, toxique comme elle, déterminant du collapsus cardiaque et de la dyspnée. Les ouvriers pulvérisant l'écorce de monésia sont souvent pris d'accidents asthmatiques très pénibles. La dose de 4 grammes par jour indiquée par les formulaires pour l'extrait de monésia est donc beaucoup trop forte. Facile à atteindre et même à dépasser avec l'extrait de ratanhia, de cachou, de fraisier, de bistorte, elle pourrait avec le monésia déterminer des phénomènes toxiques. Cette quantité, avec la composition moyenne de l'extrait de monésia, ne correspondrait guère qu'à 1^{gr},50 de tannin. Le monésia paraît avoir cependant une indication générale ; il réussit souvent en cas d'hémoptysies abondantes ou répétées.

La *bistorte* était regardée par Cazin comme le meilleur des astringents indigènes. Le tannin se trouve mélangé dans la racine avec une quantité notable d'amidon. Par suite, la bistorte a pu parfois être utilisée pour faire une sorte de pain. Sous cette forme, son étude pourrait être intéressante. Sa saveur est agréable, peu styptique et légèrement sucrée. Les espèces astringentes du Codex sont un mélange de tormentille, d'écorce de grenade et de bistorte. Celle-ci rentre aussi dans la composition du diascordium.

La *racine de fraisier* fournit le produit le plus intéressant. Son extrait renferme plus de 50 p. 100 de tannin, son goût n'a rien de désagréable. Même à dose de 6 à 8 grammes par jour, la tolérance est parfaite. Toutefois, l'extrait de fraisier produit bientôt une coloration rosée des urines, une coloration rouge écarlate des matières fécales. Les crachats eux-mêmes peuvent se colorer, et semblent teintés de sang. Il importe que le malade soit prévenu, afin de ne pas s'effrayer de ces diverses colorations. Elles sont intéressantes, en montrant l'absorption parfaite du médicament.

Ces divers tannins physiologiques ayant un goût acceptable ont été fréquemment donnés sous forme d'infusion ou de décoction.

Les tisanes, soit de ratanhia, soit de bistorte, furent, dans la tuberculose, un des remèdes principaux de Fonssagrives. Il conseillait, pour la première, 20 grammes de racine en décoction pour un litre d'eau, 30 grammes pour la seconde. Le mélange, très astringent déjà par lui-même, était sucré avec 100 grammes de sirop de coings. On n'aime plus aujourd'hui donner ces fortes quantités de liquides. Mieux vaut donc avoir recours à l'extrait de ratanhia, de bistorte ou surtout de fraisier. Ces extraits renferment de 50 à 80 p. 100 de tannin. Ils sont très solubles, mais, en raison de leur saveur âpre, mieux vaut les donner sous forme de granulé, de pilules, d'électuaires qu'en potion. Ces tannins physiologiques sont souvent supportés par des malades n'acceptant pas le tannin ordinaire, même préparé à l'alcool et non à l'éther de façon à être moins irritant.

Toutes ces préparations de tannin physiologique ont toutefois le même inconvénient. Elles sont d'un prix relativement élevé, plus élevé que les préparations de tannin ordinaire. Pour un traitement de longue durée, le seul mode d'administration économique est l'électuaire; celui-ci sera préparé par le malade lui-même, à chaque repas, en mélangeant dans du miel ou de la confiture de coings une demi-cuillerée à café d'extrait de ratanhia, d'extrait de bistorte ou surtout d'extrait de fraisier.

FORMULAIRE DU TANNIN.

Les anciens électuaires, dont beaucoup eurent contre la tuberculose une période de vogue inouïe, étaient presque tous à base de tannin. Celui-ci constitue le principe actif du miel rosat et de la confiture de roses, regardés par l'école arabe et pendant tout le moyen âge comme le spécifique de la phtisie.

L'électuaire de Wehrlof, qui fut, au début du siècle, un remède populaire en Allemagne, et que Fonssagrives regardait comme très actif, est aussi remarquable par sa richesse, d'une part en tannin, de l'autre en baume du Pérou (acide cinnamique).

Baume du Pérou...................... $7^{gr},50$

Émulsionner dans un jaune d'œuf et ajouter :

Extrait mou de quinquina............. 23 grammes.
Miel rosat........................... 105 —

Par cuillerées à bouche.

Il faut avouer, toutefois, que le goût astringent et l'odeur trop fortement aromatique rendent bien peu agréable cette curieuse préparation.

La conserve de roses préconisée par Trousseau en cas de sueurs, de diarrhées, d'hémoptysies est encore souvent conseillée. Elle entre dans les formules classiques d'électuaires.

```
Tannin.................................    3 grammes.
Conserve de roses.....................   40    —
Laudanum de Sydenham................    V gouttes.
```

La conserve de roses a, toutefois, un très grave inconvénient : son prix élevé. La formule ci-dessus ne reviendrait pas à moins de 4 à 5 francs. Quand on la prescrit sur la foi d'un formulaire magistral, les malades sont toujours désagréablement surpris.

Tous ces *électuaires* ont l'avantage de masquer assez bien le goût âpre du tannin. Chez certains malades et surtout chez les enfants, ce goût spécial est, bien plus encore que la gastralgie produite, l'obstacle à son administration. Fait curieux, les infusions riches en tannin (infusion de thé, de café, de glands doux), quand elles sont convenablement sucrées, masquent assez bien le goût du tannin. Les vins les plus riches en tannin (vin de Bordeaux, vin de Cahors, vin de l'Ermitage) sont un des meilleurs excipients. Il est utile d'ajouter une certaine portion de glycérine, mais l'addition d'alcool indiquée dans beaucoup de formulaires est tout à fait superflue. La formule suivante :

```
Tannin pur à l'alcool...................   20 grammes.
Glycérine..............................   50    —
Vin de Banyuls........................    Q. S. pour 1 litre.
```

renferme 1 gramme de tannin par verre à bordeaux.

Pour maintenir cette proportion en employant les extraits de bistorte ou de fraisier, il faut remplacer les 20 grammes de tannin par 40 grammes d'extrait ; 25 grammes suffisent avec l'extrait de ratanhia.

Les *cachets*, si fréquemment prescrits, ont une efficacité réelle. Mais ils sont loin d'être aussi longtemps et aussi bien tolérés que les préparations précédentes. Ils utilisent en général le tannin pathologique de la noix de galle. Ils sont, en général, faits d'après des formules complexes, cherchant, par l'addition de diverses substances (bicarbonate de soude, phosphate tribasique de chaux, protoxalate de fer), à diminuer l'irritation stomacale. Les deux premières substances répondent le mieux à ce but. Dans d'autres cas, on recherche des actions médicamenteuses ajoutées à celles du tannin. Voici, par exemple, deux formules d'Arthaud :

1° Tannin pur à l'alcool................. 20 grammes.
Phosphate tribasique de chaux........ 20   —
Créosote........................... 10   —

Diviser en 40 cachets ; 3 cachets par jour. Un au milieu de chaque repas.

2° Tannin pur à l'alcool................ 30 grammes.
Phosphate de soude................. 6   —
Carbonate de gaïacol................ 10   —
Oxalate ferreux.................... 3   —
Sulfate de quinine................. 2   —

Diviser en 50 cachets ; 3 cachets par jour, pris également au milieu des repas.

Dans cette formule, le tannin, une fois mis en liberté par la rupture du cachet, doit former au contact des liquides de l'estomac une combinaison avec l'oxalate ferreux. Celle-ci est favorable à la tolérance, mais non à l'activité.

LES COMBINAISONS DU TANNIN.

D'autres combinaisons très nombreuses avec l'iode, la soude, avec l'albumine, l'orexine, avec la gélatine, la quinine, avec l'acétyl, ont été tour à tour essayées. L'association du tannin avec l'*iode* est une des plus intéressantes. Elle constitue peut-être un simple mélange plutôt qu'une véritable combinaison. Cependant le tannin (en particulier le tannin des fruits verts) semble vraiment, comme l'amidon, incorporer l'iode et s'unir avec lui. Toutes ces préparations iodotanniques sont remarquablement tolérées. Elles sont très utiles dans la tuberculose des scrofuleux. Elles sont plus mal supportées encore que le tannin dans les phtisies fibreuses. Le sirop iodotannique du Codex, renfermant par litre 2 grammes d'iode et 8 grammes d'extrait de ratanhia, contient beaucoup d'iode et peu de tannin. La formule suivante d'Arthaud permet de donner le tannin à doses plus considérables :

Teinture d'iode...................... 5 grammes.
Tannin............................. 30   —
Glycérine.......................... 200   —
Alcool............................. 50   —

Une cuillerée à bouche par jour, en plusieurs fois, dans du vin.
Chez l'enfant, cette solution peut être donnée par cuillerée ou demi-cuillerée à café dans un peu de sirop de ratanhia.

Le *tannate de soude*, très employé en Amérique, offre l'avantage d'être peu caustique, acceptable comme goût, facilement soluble. Ses solutions ne noircissent pas à la lumière, comme les solutions de tannin. Millard, de New-York, a vu ce sel parfaitement toléré à la dose de 3 grammes par jour. Mais il exerce sur le rein une action spéciale. Il est puissamment diurétique. Le tannate de soude a été particulièrement employé dans les néphrites. Il aurait son indication particulière, en cas d'albuminurie des phtisiques avec insuffisance urinaire.

Le *tannate d'orexine* aurait une action favorable sur l'appétit et sur la facilité de la digestion. Mais il est assez difficile de dépasser 0 gr. 50 à 0 gr. 75 par jour en cachets de 0 gr. 25. Son étude se rattache donc plus à celle de l'orexine qu'à celle de la médication tannique.

De même le *tannate de quinine* n'est bien toléré qu'à doses relativement faibles : 1 gramme à 1 gr. 50. Ce sel est l'alcaloïde naturel des quinquinas ; c'est à lui que toutes les préparations de quinquina en nature doivent leur efficacité, et leur action différente de celle de la quinine extraite. Son emploi en cachets de 0 gr. 50 réussit souvent bien contre la fièvre et contre les sueurs. Mais on surveillera les signes d'intolérance quinique : céphalée, bourdonnements d'oreilles, agitation. insomnie, ralentissement du pouls.

L'étude de ces préparations de quinquina sera plus utilement faite à propos de la fièvre. De même toute une série de combinaisons de tannin et de créosote (tannate et tanno-phosphate de créosote, tannocréosoforme) ont leur vraie place avec ce dernier médicament. Elles ne peuvent, comme lui, être employées qu'à doses modérées.

D'autres combinaisons avec l'albumine, avec la gélatine, avec l'acétyl, permettent au contraire l'emploi de très fortes doses. Mais le tannin ainsi combiné semble avoir perdu, avec ses propriétés irritantes, une grande partie de son pouvoir antiseptique.

La *tannalbine*, combinaison de tannin et d'albumine ; le *tannocol*, combinaison de tannin et de gélatine, n'irritent pas l'estomac. Leur tannin n'est mis en liberté que dans l'intestin. En cas de diarrhée, d'entérite, ces produits donnés par cachets de 0 gr. 50, jusqu'à 6 et 10 cachets dans les vingt-quatre heures, agissent bien. Mais, quoique ces doses renferment une quantité élevée de tannin (la tannalbine contenant 50 p. 100 de tannin), l'effet général sur l'infection tuberculeuse et la fièvre est certainement moins marqué qu'avec les autres préparations.

Le *tannigène*, combinaison de tannin et d'acétyl, n'abandonne, lui aussi, son tannin que dans l'intestin. Il se donne par cachets de 0 gr. 50 à la dose de 2 à 3 grammes par jour. Il réussirait particulièrement dans les diarrhées avec mélange de mucus, de sang et de pus, c'est-à-dire au moment d'entérites, soit aiguës, soit subaiguës. Il sera de nouveau mentionné avec le traitement de l'entérite tuberculeuse.

Quel est, en résumé, le meilleur *mode d'administration*? Les extraits de tannin physiologique (ratanhia, bistorte, fraisier) sont facilement pris à dose de 4 à 6 grammes par jour. Sous forme de vin ou d'électuaire, ils assurent, avec le minimum de fatigue pour l'estomac, tous les avantages de la médication tannique.

Sans doute il est, avec ces extraits, difficile d'atteindre les doses élevées de tannin, indiquées comme vraiment efficaces par plusieurs auteurs (3 grammes pour Dreyfus-Brissac et Bruhl; 4 grammes pour Viti de Marco; 5 grammes, si possible, pour Raymond et Arthaud). Or avec le tannin pur, même en fractionnant beaucoup les doses, il est tout aussi difficile de les faire tolérer longtemps. Cette méthode de la tannisation intensive doit donc être réservée aux poussées et aux formes aiguës. Elle restera toujours et forcément exceptionnelle et temporaire.

Dans les formes ordinaires et chroniques de la tuberculose, la méthode des *faibles doses longtemps continuées* est mieux tolérée et préférable. Hérard a maintenu certains malades pendant plusieurs années à la dose quotidienne de 1 gramme à 1 gr. 50. Les résultats obtenus paraissent prouver une augmentation certaine de la résistance générale à l'infection, de la résistance locale à la destruction des tissus. La sclérose de guérison paraît facilitée. Aussi le tannin, en dehors des contre-indications accidentelles résultant de l'intolérance stomacale, présente-t-il une indication formelle dans toutes les formes caséeuses. Dans les phtisies fibreuses, dans les tuberculoses a début pseudo-asthmatique, à scléroses étendues du poumon avec retentissement cardiaque, le traitement par le tannin est presque toujours nuisible. Il détermine tout au moins l'aggravation des symptômes gênants de dyspnée.

L'absence de distinction suffisante entre ces formes si différentes : forme fibreuse et forme caséeuse, explique bien des divergences d'opinion entre les nombreux auteurs ayant écrit sur le tannin.

La tolérance stomacale étant assurée et surveillée aussi bien que possible, il reste, problème plus facile, à se préoccuper de la *tolérance intestinale*. Le tannin et surtout le ratanhia déterminent souvent des constipations très opiniâtres. Les lavements d'huile ou de lait sont un des meilleurs moyens de la combattre. On retire de plus de ces lavements, en partie absorbés, un petit bénéfice pour la suralimentation. Un régime un peu spécial (salades cuites, fruits cuits) contribue aussi à rendre la constipation moins opiniâtre. Dans les cas les plus tenaces, il suffirait d'ajouter chaque jour à l'extrait de ratanhia 1 à 2 centigrammes d'extrait de belladone. Dans les vins composés, l'adjonction de glycérine, mais surtout l'adjonction de mannite à dose de 20 grammes par litre, évite l'action constipante du tannin. La mannite contribue même à donner un goût agréable à la préparation (1).

ÉTUDE EXPÉRIMENTALE DU TANNIN.

L'étude botanique et expérimentale du tannin permet de mieux concevoir les résultats obtenus par son administration. Les végétaux riches en tannin présentent une résistance remarquable à l'égard des parasites et des maladies de toute espèce. Leur rareté sur le chêne est proverbiale. Elle se montre aussi bien à l'égard des végétations cryptogamiques qu'à l'égard de parasites plus élevés, comme le gui. Les feuilles de ces végétaux se putréfient moins facilement. Les oxydations y semblent considérablement ralenties. Ce dernier fait biologique prend un certain intérêt en raison de l'accroissement ordinaire des oxydations chez les tuberculeux.

Si l'on essaie de préciser expérimentalement le mode d'action du tannin, on doit tout d'abord le regarder comme un puissant antiseptique. Son rôle contre les agents ordinaires de la putréfaction est connu de temps immémorial et sert de base à l'industrie importante de la tannerie. Même donné à l'animal vivant, le tannin semble susceptible de pénétrer en

____

(1) A.-F. PLICQUE, Le tannin dans la tuberculose (*Presse médicale*, 15 sept. 1902).

petite proportion dans le sang et de se combiner, sans les précipiter, avec les albuminoïdes du sang, rendant celui-ci imputrescible. Les expériences de Bouley, qui constata souvent l'imputrescibilité du sang chez des chevaux ayant pris en cinq jours une centaine de grammes de tannin, sont citées partout. Ces expériences ont été reprises par Raymond et Arthaud. Ils ont obtenu non seulement l'imputrescibilité du sang, mais celle des tissus. Des lapins ayant pris chaque jour, dans leur nourriture pendant un mois, un gramme de tannin, furent tués et abandonnés dans un local chaud et humide. Leurs cadavres ne se putréfièrent pas. Il serait sans doute difficile d'arriver chez l'homme à une dose proportionnellement aussi considérable (20 grammes environ). Ces faits n'en permettent pas moins de comprendre la réelle action désinfectante du tannin dans certaines bronchites putrides, son rôle pour limiter la destruction du tissu pulmonaire dans le ramollissement des tubercules caséifiés, cette destruction étant en grande partie due à des infections secondaires et à la mortification du tissu.

L'action directe du tannin sur le bacille tuberculeux reste un peu incertaine. Les expériences de laboratoire destinées à la déterminer offrent, en effet, une difficulté spéciale. Le tannin précipite la gélatine employée pour les cultures. En raison de cette action mécanique, il devient difficile d'apprécier son rôle sur l'entravement même des cultures. Villemin fils, dans sa belle et patiente étude où il étudie l'action de 150 substances sur le bacille tuberculeux, dut renoncer à toute conclusion sur le tannin par suite de cette difficulté. Cependant, dans les cultures sur milieux végétaux solides, la proportion de tannin végétal paraît influencer le développement et la virulence des cultures. Celles-ci se développent surtout sur les pommes de terre nouvelles très aqueuses et très peu riches en tannin.

Les expériences de Raymond et d'Arthaud ont également donné de cette atténuation une démonstration indirecte. Employé préventivement, le tannin paraît renforcer considérablement la résistance naturelle contre l'inoculation tuberculeuse. Les lapins tannisés ayant pris 1 gramme de tannin par jour résistent non seulement à une première inoculation faite avec une culture virulente tuant les lapins témoins, mais souvent même à une deuxième inoculation.

Bien avant ces expériences, l'immunité relative des ouvriers tanneurs à l'égard de la tuberculose avait été souvent signalée. Elle était généralement admise. Cette immunité paraît aujourd'hui plus contestable. Mais on peut invoquer, pour expliquer sa disparition, d'une part les progrès croissants de l'alcoolisme, d'autre part la substitution dans un grand nombre de tanneries des procédés nouveaux à l'alun et au chrome au vieux procédé de la jusée, faite à l'écorce de chêne et très riche en tannin.

Le tannin n'est pas seulement susceptible d'agir contre les bacilles eux-mêmes. Il paraît aussi capable de neutraliser, en les précipitant, leurs *alcaloïdes toxiques*. Dans tous les empoisonnements par les alcaloïdes, le tannin donné sous forme de décoction de quinquina, de café fort (renfermant environ 20 centigrammes de tannin par tasse), et surtout de solution de tannin à 3 p. 100, constitue, en effet, le plus énergique des contre poisons. Dans ses expériences sur la tuberculine, Koch a vu l'addition de tannin en précipiter toute la substance active. Le précipité ainsi formé est une combinaison inséparable du tannin.

Un dernier mode d'action du tannin est plus obscur et plus hypothétique. Le tannin dans le sang se transforme en *acide gallique*, et c'est sous cette forme qu'il est éliminé par l'urine. L'acide gallique est un réducteur énergique de l'oxygène, et cette propriété réductrice semblerait, dans certains cas, lutter contre les oxydations exagérées, si fréquentes chez les tuberculeux. Cuffer pense que, par l'intermédiaire de l'acide gallique, le tannin soustrait l'oxygène aux bacilles aérobies et le restitue tant aux hématies qu'aux tissus organiques. Le professeur Pouchet remarque que les transformations nécessaires du tannin se produisent elles-mêmes par oxydation. Peut-être, l'accroissement des combustions organiques s'exerce-t-il d'abord sur ce produit facilement oxydable et ménage-t-il d'autant les humeurs et les tissus de l'économie. Cette théorie répond bien au rôle joué par le tannin et les divers glucosides dans la physiologie végétale. Ces produits semblent en effet constituer pour les plantes, tantôt un agent de protection, tantôt même une réserve nutritive, une sorte d'aliment respiratoire. Leur qualité varie suivant l'état florissant ou le dépérissement de la plante. A ce point de vue, les tannins se rapprochent beaucoup des alcaloïdes, produits beaucoup plus actifs. M. A. Goris, dans une thèse récente sur les tannins végétaux, a bien discuté cette importante question de biologie.

Telles sont les nombreuses raisons théoriques qu'on peut invoquer en faveur de l'emploi du tannin. Les résultats cliniques justifient d'autre part cet emploi, et le tannin est certainement le premier médicament à essayer dans toutes les tuberculoses à allures graves, réfractaires au seul traitement hygiénique.

En variant les formules et l'astringent choisi, en surveillant d'une part l'irritation stomacale, de l'autre la constipation, on parviendra presque toujours à une tolérance suffisante, sinon presque complète. Et l'on obtiendra au maximum les effets remarquables du tannin, non seulement dans la tuberculose ordinaire à évolution curable, mais dans les formes extensives et même aiguës.

II. — La créosote.

INDICATIONS SPÉCIALES DE LA CRÉOSOTE.

En cas d'insuccès du tannin, reste la créosote. Celle-ci, dans la tuberculose au début, n'occupe que la dernière place. Son efficacité la plus incontestable, son activité presque certaine contre l'abondance de l'expectoration, et par suite contre la toux d'origine mécanique, n'y trouvent pas, en effet, l'occasion de s'exercer. Mais la créosote agit contre la fièvre, l'asthénie, le dépérissement général, en un mot contre l'infection tuberculeuse chez certains malades où le tannin a échoué. Elle est (au contraire du tannin) très facile à administrer par d'autres voies que la voie stomacale. Son emploi devient donc également très utile en cas d'intolérance et de fatigue de l'estomac (1).

Plus vulgarisée que le tannin, la créosote a fait l'objet de nombreuses études pharmacologiques. Les dérivés tirés de ce produit complexe : phénols, gaïacol, crésylol, créosol, etc., sont multiples. La possibilité de combiner soit la créosote, soit ses dérivés avec des acides, pour en former des sels (carbonate, phosphate, phosphite, valérianate, cacodylate, tannate, tannophosphate de créosote ou de gaïacol), vient finalement d'aboutir à une richesse de préparations pharmacologiques devenant même embarrassante. Quelques-unes de

(1) BOUCHARD et GIMBERT, Emploi de la créosote vraie dans la phtisie pulmonaire (*Gazette hebdomadaire*, 1877, p. 486).

ces combinaisons sont, en effet, assez mal définies ; elles semblent de composition variable, se rapprochant beaucoup plus des éthers que des sels. Leur efficacité a été parfois admise un peu théoriquement, sur la foi d'expérimentations sommaires et sans études cliniques suffisantes. Il est, à l'heure actuelle, impossible de juger la valeur exacte de plusieurs de ces produits. Elle semble avoir été, pour certains, fort exagérée.

Dans l'incertitude, le mieux est donc d'employer le produit composite, ayant fait depuis longtemps ses preuves : la créosote de hêtre rectifiée. La difficulté d'obtenir une créosote suffisamment pure a été longtemps très réelle. Elle s'est aujourd'hui beaucoup atténuée. Pourtant, comme tous les produits variables, la créosote doit toujours être maniée avec prudence. Une période de précautions est toujours indispensable quand, la provision de médicament épuisée, on recommence avec un nouveau produit.

Voici, en effet, pour le praticien, la grande difficulté dans l'emploi de la créosote. Il est fort embarrassant d'arriver à la dose efficace (1) sans dépasser la dose maniable et non toxique. Au dire des partisans de la créosote, la dose thérapeutique minimum serait de 2 à 3 grammes par jour. Employer d'emblée cette dose, employer cette dose avec un produit nouveau, même chez un sujet accoutumé, serait s'exposer à des accidents graves. Tous les médecins ont observé ces empoisonnements plus ou moins sérieux par la créosote. Chez les tuberculeux avancés, il est facile de s'illusionner et d'attribuer l'aggravation à l'évolution de la maladie. Chez les tuberculeux au début, les accidents surprennent davantage. On les a parfois rapportés à une complication méningitique. Mais, si beaucoup de médecins se sont dégoûtés de la créosote, c'est plutôt en raison des dangers qu'en raison de l'inefficacité du médicament, sa valeur étant très réelle. Il faut donc tout d'abord apprendre à le donner sans produire d'intoxication.

EMPLOI DE LA CRÉOSOTE DANS LA TUBERCULOSE AU DÉBUT.

Dans la tuberculose au début, on peut, première circonstance favorable, se contenter de doses relativement faibles,

____

(1) BOUCHARD, Thérapeutique des maladies infectieuses. Paris, 1889, p. 342.

1 gramme à 1ᵍʳ,50 par jour. Ces doses longtemps continuées
réussissent autant et même mieux que les doses massives.
Elles sont tolérées d'une façon plus certaine et plus durable.
Mais une dose de 1 gramme est, elle-même, loin d'être forcément inoffensive. Des accidents sérieux ont été parfois
observés avec des doses infiniment moindres. R. Simon et
Burlureaux ont rapporté un cas d'intoxication profonde avec
0ᵍʳ,12 de créosote, un cas de mort avec 0ᵍʳ,25. En outre de la
question de pureté, l'intolérance individuelle paraît intervenir dans certains cas. La créosote doit donc toujours être
donnée d'abord à petites doses; puis celles-ci seront
augmentées progressivement. On reviendra aux faibles doses
toutes les fois que sera changée la provenance du produit.
Chez les tuberculeux au début (et c'est une deuxième circonstance favorable), ces intolérances individuelles semblent
moins fréquentes et surtout moins accentuées que chez les
phtisiques avancés à la période de cachexie. La créosote n'est
pas seulement toxique, elle est aussi un *caustique local* violent.
Toutes les préparations renfermant de la créosote concentrée:
capsules, pilules, cachets, sont rarement tolérées par l'estomac.
Bourget, dans quelques autopsies, a même cru reconnaître des
inflammations circonscrites, là où des capsules de créosote
avaient vidé leur contenu. Toutes les formules renfermant la
créosote non diluée sont donc mauvaises. Le vin créosoté lui-
même, contenant par cuillerée à soupe 0ᵍʳ,20 de créosote, est
beaucoup trop irritant. Chaque cuillerée doit être diluée dans
trois ou quatre cuillerées d'eau. Fait curieux, l'huile de foie
de morue créosotée, bien que renfermant par cuillerée à
bouche 0ᵍʳ,25, est un peu mieux tolérée; cette tolérance plus
grande tient peut-être au véhicule huileux; la créosote s'y
trouve directement dissoute sans l'addition, comme pour le
vin, d'une forte proportion d'alcool. L'huile de faîne créosotée,
la glycérine créosotée, proposées pour les malades dégoûtés
par l'huile de foie de morue, sont également bien tolérées, au
moins comme effet caustique. Mais elles ne diminuent guère
moins l'appétit que l'huile de foie de morue; elles déterminent souvent les mêmes troubles digestifs: pesanteur, malaise,
renvois huileux ou acides, ayant le goût désagréable de
créosote. Au fond, l'administration de la créosote, par la voie
stomacale, doit être absolument rejetée. Il est fort difficile
d'arriver à une dose thérapeutique suffisante (1 gr. par jour).

Les effets obtenus ne compensent pas les graves inconvénients.

L'administration par l'estomac devant être tout à fait exceptionnelle, restent donc la voie cutanée, la voie sous-cutanée, les inhalations, la voie rectale.

Les *badigeonnages* cutanés sont loin d'être inefficaces. Mais ils présentent des inconvénients multiples : excitation de la peau, accidents toxiques imprévus et parfois graves. L'odeur dégagée par les malades est d'ailleurs absolument intolérable ; ce fait est d'autant plus gênant qu'il s'agit de malades moins atteints et au début.

Les *injections sous-cutanées*, pour être bien tolérées, exigent, d'après la technique de Burlureaux, les précautions suivantes. On se servira comme véhicule d'huile d'olive neutre stérilisée. Au début la proportion de créosote sera seulement d'un centième. On atteindra progressivement la proportion du vingtième, rarement du quinzième. L'injection sera faite lentement, goutte à goutte, de façon à ne pas injecter plus d'un gramme d'huile par minute. C'est à la fesse que les injections déterminent le moins de gêne et de douleurs locales.

Toutes ces précautions ont permis à Burlureaux d'injecter des quantités énormes de créosote. Dans un cas, la dose employée atteignit 27^{gr},33, soit 412 grammes d'huile créosotée au quinzième. Pour Burlureaux, en effet, la dose efficace à atteindre dépasse de beaucoup la dose de 2 à 5 grammes généralement admise. Elle s'élève à 10 grammes au moins. Certains malades ne supportent pas cette dose, mais ces intolérances individuelles sont elles-mêmes un facteur mauvais du pronostic. Ces injections huileuses hypodermiques sont aujourd'hui bien délaissées. Même, en n'augmentant la dose que très prudemment, elles exposent à des accidents sérieux d'intolérance. Même en prenant la précaution d'enfoncer d'abord l'aiguille seule et d'attendre un instant pour s'assurer qu'il n'y a pas d'écoulement sanguin et de pénétration dans une veine, on n'a pas toujours évité les embolies huileuses. Celles-ci ont été graves et parfois mortelles.

Les inhalations, les pulvérisations, les inhalations de vapeur créosotée sous pression, sont justement abandonnées. Elles font vivre le malade dans une atmosphère fort désagréable. A elle seule, cette odeur incessante trouble souvent l'appétit plus que l'ingestion stomacale. La quantité de médicament absorbée est peu considérable et toujours inconnue. Quant aux injections intratrachéales ou intrapulmonaires de créosote, elles sont pénibles, inefficaces et dangereuses.

La voie rectale en employant, soit les suppositoires, soit les lavements, évite la plupart des inconvénients donnés par les voies d'administration précédentes. Les suppositoires, en particulier, sont d'un emploi simple et facile. On peut facilement incorporer $0^{gr},50$ de créosote dans un suppositoire ordinaire à 3 grammes de beurre de cacao. Trois de ces suppositoires en vingt-quatre heures assurent une dose suffisante. L'irritation locale est toutefois un peu plus à craindre qu'avec les lavements.

Ceux-ci permettent d'arriver à une dose plus élevée que les suppositoires. Burlureaux a pu atteindre jusqu'à 14 grammes par jour. Les accidents d'intoxication paraissent particulièrement rares, sans doute, à cause de la lenteur de l'absorption. Comme véhicule de la créosote, on a employé l'huile d'amandes douces, l'eau qui dissout facilement un centième de créosote, le lait. Les lavements de lait créosoté ont l'avantage d'être moins coûteux et moins salissants que les lavements d'huile, moins irritants que les lavements d'eau. Le malade peut facilement les préparer chaque soir et les prendre au besoin seul, sans concours étranger. Un peu de soin suffit à la préparation.

Le traitement devient ainsi très économique et très simple. Les injections sous-cutanées, au contraire, ne pouvant être faites que par le médecin, deviennent, pour beaucoup de malades, trop dispendieuses. En ayant une certaine provision de créosote (50 grammes par exemple), la préparation du lavement par le malade lui-même offre une garantie contre les variations d'activité et de toxicité. On débutera toujours par 10 gouttes comptées au compte-gouttes ($0^{gr},25$ environ). Il suffit de les délayer dans une cuillerée à bouche d'huile d'amandes douces. L'émulsion obtenue doit être homogène et bien liée. On la délaie dans du lait en versant goutte à goutte un verre (125 grammes) de lait. Ce petit lavement pris le soir est facilement gardé toute la nuit. Le lendemain matin, il y a, en général, une garde-robe spontanée. Celle-ci est presque toujours très fétide.

La quantité de créosote ne doit être augmentée que très

progressivement. Au delà de 2 grammes, il faudrait doubler la quantité de lait. Il serait préférable de donner deux lavements par jour.

Quand le malade a épuisé la provision de créosote, dont il se sert ordinairement, on reviendra toujours à une dose faible, pendant deux à trois jours, avec le nouveau produit. La même pharmacie livre parfois, à quelques semaines de distance, des créosotes d'activité très variable.

LES SYMPTÔMES D'INTOLÉRANCE ET LES RÉSULTATS.

L'*intolérance locale* pour les lavements ainsi donnés est rare. Certains malades conservent mal, même un seul verre de liquide. Il est bon, en ce cas, de faire précéder le lavement créosoté d'un grand lavement d'eau tiède. D'autres malades se plaignent de ténesme, de cuisson. La température du lavement a une réelle importance pour éviter cette irritation locale. On doit le donner tiède, à la température du corps, 37° à 38°. Il est parfois aussi utile d'ajouter 10 gouttes de laudanum. Il est enfin indispensable d'avoir soin de donner très lentement le lavement, pour être sûr qu'il soit bien toléré et suffisamment gardé.

L'*intolérance générale* est plus grave que l'irritation locale. Parfois, même avec des doses faibles données en lavement, le malade se plaint d'avoir et de garder dans la bouche un goût très désagréable de créosote. Ce goût peut troubler l'appétit et gêner l'alimentation. L'apparition d'urines vert-olive ou noires, analogues aux urines de l'intoxication phéniquée, peut ne s'accompagner d'aucun accident toxique. Il faut pourtant toujours diminuer les doses. Les sueurs profuses sont fréquentes, presque constantes au début du traitement. Quand elles surviennent sans malaise, sans céphalée, sans vertige, sans frisson, sans hypothermie, sans fièvre, elles offrent peu de signification. Mais quand la crise sudorale est en même temps anxieuse et fébrile, il faut diminuer les doses et même chercher presque toujours un autre médicament.

Les *résultats* obtenus sont aussi variables que la tolérance. Dans les formes catarrhales, torpides avec expectoration abondante, l'effet est souvent remarquable. La créosote diminue très vite l'expectoration et par suite supprime ou atténue la toux. En cas de fièvre, l'effet est plus incertain.

L'intolérance est beaucoup plus fréquente chez les malades fébriles ; une grande prudence à l'égard des hautes doses est plus indispensable. C'est là un des côtés faibles de la médication. Les formes apyrétiques, où elle réussit le mieux, sont de beaucoup les moins graves. Cependant, même en cas de poussée tuberculeuse aiguë, on rencontrera quelques exceptions favorables, justifiant la valeur spécifique accordée à la créosote. A titre d'essai, la médication doit donc, même en cas de fièvre, être essayée sans dépasser la dose de 1 gramme. Très rapidement le résultat favorable ou l'apparition des signes d'intolérance montre s'il faut ou non continuer.

Les sueurs nocturnes sont parfois augmentées par la créosote, au point d'obliger à suspendre son emploi. Elles sont plus fréquemment améliorées.

L'albuminurie ne constitue pas une contre-indication formelle, car dans ces tuberculoses avec albuminurie précoce, toujours graves, il faut bien essayer un traitement. Mais elle oblige à beaucoup de prudence, dans les doses et de surveillance, dans les effets produits. Avant d'avoir recours à la créosote, on essaiera toujours un médicament plus maniable et mieux indiqué : le tannin.

La diarrhée peut être gênante pour l'administration des lavements. Elle nécessite souvent l'addition de quelques gouttes de laudanum. Mais elle diminue plutôt sous l'influence des lavements créosotés. Elle est donc une indication plus qu'une contre-indication.

Les hémoptysies, les accidents dyspnéiques feront, au contraire, suspendre ou ajourner l'emploi de la créosote. Celle-ci, en s'éliminant par le poumon, augmenterait la congestion et l'inflammation. Peter et Guiter, pour expliquer les bons effets de la créosote, accordaient même plus d'importance à cette action irritante locale favorisant la sclérose de guérison, qu'à l'effet bacillicide. Mais cette action irritante peut avoir des effets fâcheux. Dans la forme hémoptoïque, dans la phtisie fibreuse et pseudo-asthmatique, la créosote réussit rarement. Fernet a signalé l'intolérance spéciale des arthritiques et des goutteux. L'éréthisme vasculaire, la tachycardie, le nervosisme sont également des conditions peu favorables. Le collapsus cardiaque, les accidents pseudo-méningitiques, surviennent parfois chez ces malades sans troubles prémonitoires ; on se trouve donc tout à coup surpris par des accidents sérieux.

DÉRIVÉS DE LA CRÉOSOTE.

Les dérivés de la créosote sont nombreux. Toute une série de combinaisons soit de la créosote, soit du gaïacol avec divers acides (acides carbonique, phosphorique, phosphoreux, valérianique, tannique, camphorique, succinique, etc.), ont été réalisées. Ces combinaisons sont parfois mal définies. Plusieurs n'ont pas fait l'objet d'une étude assez approfondie. Il faut toujours se défier des produits nouveaux, si justifié que paraisse leur emploi théorique, et ne les utiliser qu'avec précautions. Quelques-uns de ces dérivés offrent un avantage, comme tolérance régulière ou comme absence, soit de toxicité, soit de causticité. L'action de plusieurs d'entre eux sur les crachats est au moins égale à celle de la créosote. Mais leur action directe sur l'infection tuberculeuse paraît moins régulière et plus incertaine. Parmi les substances multiples qui composent la créosote, c'est peut-être du côté de l'acide phénique, un peu délaissé aujourd'hui, qu'il faudrait chercher pour retrouver au maximum cette action spéciale, la plus importante dans la tuberculose au début.

Le *gaïacol*, même en simples badigeonnages cutanés, possède contre l'hyperthermie une puissance remarquable. Il fut un moment regardé comme le véritable spécifique de la fièvre tuberculeuse. Malheureusement, l'abaissement de température produit reste temporaire. Il s'accompagne souvent d'accidents fort désagréables : sueurs profuses, goût atroce dans la bouche, picotement très pénible dans la région sternale et le cou. Dans un cas de Bard (il est vrai chez un phtisique avancé), 2 grammes de gaïacol en badigeonnage ont déterminé un collapsus mortel. Peut-être même, les intolérances individuelles sont-elles encore plus fréquentes et plus accentuées à l'égard du gaïacol qu'à l'égard de la créosote. Au fond, l'hypothermie produite n'est qu'un accident d'intoxication, plutôt qu'un véritable effet thérapeutique. Les hautes doses de gaïacol sont aujourd'hui justement abandonnées.

Le seul avantage du gaïacol sur la créosote, consiste dans son absence de causticité. Weill et Diamantberger ont largement employé le mélange à parties égales de gaïacol pur et d'huile d'amandes douces stérilisée. Tandis que l'huile créosotée au quinzième est déjà caustique, l'huile gaïacolée à partie égale est bien supportée par la peau. On ne dépassera pas, au début, un quart de seringue de Pravaz, soit $0^{gr},10$ de gaïacol. Weil et Diamantberger ont parfois atteint par jour huit seringues, soit la dose énorme de 4 grammes de gaïacol. Même avec 1 gramme, il est rare de ne pas observer d'intolérance après une quinzaine de jours de traitement.

Les pilules à $0^{gr},10$ de gaïacol sont, en général, bien tolérées par l'estomac. Les lavements de lait renfermant 10 gouttes de gaïacol ne sont pas irritants pour le rectum. L'odeur du gaïacol est aussi, sinon encore plus désagréable que celle de la créosote.

Le *carbonate de créosote* est connu depuis 1891. Il a été bien étudié par Chaumier (de Tours). Son emploi peut présenter quelques avantages, surtout chez l'enfant.

Le carbonate de créosote est un liquide visqueux, sans goût désagréable, laissant à peine dans la bouche une légère saveur de goudron. Il contient 92 p. 100 de créosote. Il se dédouble lentement et en partie seulement dans l'intestin. Une partie notable est éliminée avec les matières fécales. La quantité totale absorbée reste donc incertaine. Mais dans les entérites tuberculeuses, cette persistance partielle dans l'intestin du carbonate de créosote n'est pas sans utilité.

L'administration par l'estomac n'est pas impossible, ce sel n'étant ni désagréable, ni irritant, ni caustique, ni toxique. Le mieux est de donner le médicament au début des repas. Une cuillerée à café, donnée matin et soir dans une tasse de lait, suffit chez l'adulte. Une dose double a été souvent bien tolérée. Chez l'enfant, on se contentera de 1 gramme jusqu'à un an, 2 grammes à deux ans, en augmentant de 1 gramme par année d'âge. L'émulsion suivante renfermant $1^{gr},20$ par cuillerée à café est, en général, bien acceptée.

```
Carbonate de créosote...............  )
Sirop de tolu.......................  } āā 50 grammes.
Eau.................................  )
Gomme en poudre.....................     10    —
```

Les lavements peuvent être également utilisés. Voici la formule de A. Robin.

Laudanum de Sydenham.............. V gouttes.
Carbonate de créosote................. 5 grammes.
Jaune d'œuf......................... N° 1.
Lait................................ 150 grammes.

Pour un lavement matin et soir. Cette formule, en raison du laudanum, serait inapplicable à l'enfant.

Le *carbonate de gaïacol* est comparable au carbonate de créosote : 1° comme absence de causticité ; 2° comme odeur et saveur plutôt aromatiques et non désagréables ; 3° comme dédoublement lent et incomplet dans l'intestin. Moins toxique que le gaïacol, toléré même à dose de 5 grammes par jour, le carbonate de gaïacol est cependant beaucoup plus toxique que le carbonate de créosote.

En raison de son état pulvérulent, on peut le donner très aisément par cachets de $0^{gr},50$. C'est un mode commode d'administration.

Le carbonate de gaïacol est un bon désinfectant intestinal.

D'intéressantes tentatives ont été faites pour combiner la créosote avec un acide actif par lui-même, l'acide phosphorique ou hypophosphoreux, et obtenir ainsi une double efficacité. Ces sels (ou plutôt ces éthers) se rapprochent plutôt, dans leurs effets, de la créosote que des hypophosphites et des phosphates. D'ailleurs, le *phosphate de créosote* renferme 80 p. 100 de créosote, 20 p. 100 seulement d'anhydride phosphorique. Le *tannophosphate* contient 76 p. 100 de créosote, 19 p. 100 d'anhydride et 5 p. 100 de tannin. Dans le phosphite de créosote, la créosote est encore plus prédominante (90,5 p. 100 de créosote pour 9,5 p. 100 d'acide phosphoreux).

L'emploi continu et prolongé du phosphate ou du tannophosphate aurait cependant, d'après Lorot, un retentissement spécial sur le système nerveux. On voit survenir des polynévrites analogues aux polynévrites toxiques. Ces polynévrites phosphocréosotées s'observent (comme les polynévrites alcooliques) surtout chez la femme. Elles sont beaucoup plus fréquentes chez les malades traités peu auparavant ou simultanément par l'arsenic. Curables d'ailleurs, elles s'annoncent par de la faiblesse des jambes, des douleurs vagues, des crampes, une tendance au steppage. Ces premiers signes d'intolérance doivent être bien connus. On doit s'en souvenir dans l'emploi continu de toutes les préparations phosphorées.

Il est par suite difficile de donner le phosphate de créosote à doses suffisantes et suffisamment suivies, pour constituer vraiment la médication phosphatée. A la longue, sous l'influence de son emploi, les malades maigrissent d'ailleurs plutôt qu'ils n'engraissent. Mais, employé temporairement, ce médicament possède une action spéciale, d'une part contre les sueurs, d'autre part contre les vomissements produits par la toux gastrique. La meilleure formule est l'émulsion indiquée par Brissonnet :

Phosphate (ou tanno-phosphate) de créosote.	25	grammes.
Sirop de fleurs d'oranger.....	70	—
Gomme arabique.........................	10	—
Eau distillée de fleurs d'oranger. Q. S. pour	125	—

Une cuillerée à café d'émulsion renferme 1 gramme de phosphate ou de tanno-phosphate.

Incorporés à l'huile de foie de morue (10 grammes de sel pour 240 grammes d'huile), le phosphate et le tanno-phosphate sont également bien supportés par l'estomac. Ils restent contre-indiqués, en cas d'hémoptysies ou de tendance aux poussées congestives.

Le *phosphite de créosote* au contraire, en raison de son action irritante sur l'estomac, ne peut guère être donné qu'en lavement. C'est un médicament très actif produisant facilement des poussées congestives, de l'insomnie, un amaigrissement rapide. Mais il semble parfois avoir une action directe et utile contre la fièvre et l'infection tuberculeuse. Laumonier croit qu'il agit surtout contre les infections secondaires, car, ayant traité quatre malades atteints de tuberculose associée par le phosphite de créosote, il a remarqué que :

1° Le nombre des bactéries associées des crachats diminuait sensiblement, au bout de trois à quatre mois de traitement ;

2° La diminution du nombre des bactéries associées était suivie, au bout de quelques jours, d'une amélioration qui se manifeste par la chute de la température vespérale, l'augmentation du poids du corps, le réveil de l'appétit ; en même temps les sueurs nocturnes, la diarrhée, la toux diminuent,

— améliorations qui persistent et s'affirment par la continuation du médicament.

3° Les bacilles de Koch sont au contraire peu touchés et se modifient à peine dans les crachats. Ils semblent être, beaucoup moins que les microbes d'infection secondaire, influencés par le phosphite de créosote.

En raison de la toxicité de ce produit, son emploi doit toujours être exceptionnel, temporaire et surveillé. Voici la meilleure formule de lavement :

Laudanum de Sydenham............	X gouttes.
Phosphite de créosote.............	1 à 2 grammes.
Jaune d'œuf.....................	N° 1.
Huile d'olive....................	30 grammes.
Lait...........................	150 —

Les combinaisons de créosote et de tannin recherchent également le double effet des deux médicaments. Le *tannate de créosote* renferme 25 p. 100 de tannin, 75 p. 100 de créosote. C'est une poudre de goût tolérable. Malheureusement, il produit facilement un peu d'irritation stomacale, des nausées et (fait singulier pour un composé tannique) de la diarrhée. En lavement, il se montre encore un peu irritant. C'est par cette voie pourtant qu'il est encore le mieux toléré. Le tannate de créosote est facilement soluble dans quinze parties d'eau. Mais les doses à atteindre ne dépassent pas 2 à 4 grammes par jour ; on peut employer la solution au centième ou au cinquantième. Le tannate de créosote, en lavement, n'agit que par la créosote. L'absorption du tannin par la voie rectale est des plus aléatoires.

Le *tanno-créosoforme* contient 48 p. 100 de tannin, 48 p. 100 de créosote, 4 p. 100 d'aldéhyde formique. Il est totalement insoluble et ne peut être donné que par l'estomac en cachets. La dose moyenne est de 1 à 3 grammes par jour. Mais la tolérance stomacale est rarement de longue durée. Comme applications externes dans l'impétigo, dans les tuberculoses cutanées, le tanno-créosoforme donne au contraire de bons résultats.

Les autres dérivés très nombreux sont encore à l'étude et n'ont pas d'intérêt pratique. Le cacodylate de gaïacol, essayé par le D\u02b3 Barbary, est intéressant. Mais il sera étudié avec les cacodylates, dont le rapproche entièrement son mode d'action.

III. — Les essences aromatiques.

MODE D'ACTION DES ESSENCES.

Les essences aromatiques offrent à l'expérimentation un champ de travail presque infini. Le nombre de ces dérivés organiques est absolument illimité. Tous offrent une certaine analogie dans leur constitution et dans leur structure chimique. Cette analogie rapproche même les essences des autres antiseptiques : de l'acide phénique, de la créosote, du gaïacol, et même du tannin. Mais il ne faut pas s'exagérer cette analogie. Suivant une remarque très juste de Laborde, une variation presque insignifiante dans la formule chimique de deux corps fait parfois varier du tout au tout leurs propriétés caustiques, toxiques et thérapeutiques. Chacun des innombrables dérivés de la série aromatique doit par suite être essayé pour lui-même. C'est une erreur de conclure, comme on le fait souvent, des expériences faites sur l'un des composés aux composés immédiatement voisins.

Bien que très multipliées, ces expériences ont jusqu'ici donné peu de résultats démonstratifs. Leur histoire mérite pourtant l'attention. Le nombre des *dérivés aromatiques* est si grand qu'on peut d'un jour à l'autre rencontrer l'antiseptique idéal à la fois efficace et inoffensif. Quelques-uns des produits essayés (essence de térébenthine, menthol, eucalyptus, camphre, etc.) donnent des résultats partiels d'un certain intérêt pratique.

La puissance antiseptique des essences volatiles, des baumes, des parfums fut utilisée de temps immémorial. Un grand nombre des baumes employés en vieille chirurgie n'étaient pas sans valeur. La substitution du cérat simple au début du XIXe siècle constitua un véritable recul. Ces propriétés antiseptiques des essences ont fait l'objet de nombreuses recherches expérimentales (Chamberland, Bouchard, Cadéac et Meunier). Un seul fait dans ces recherches doit être spécialement retenu. Le mélange de plusieurs essences possède toujours une efficacité antiseptique supérieure au pouvoir isolé de chacune d'entre elles. Condamnables en principe, les formules complexes sont donc pratiquement justifiées.

Cette loi importante fut démontrée en 1889 par Cadéac et Meunier. En chirurgie, Championnière l'utilisa fort heureusement:

Les essais directs sur le bacille de Koch furent surtout faits par Freudenreich. De nombreuses essences stérilisent par leurs vapeurs les tubes de culture. Il suffit de mettre ces tubes dans un bocal, où l'on verse vingt gouttes d'essence. Cet arrêt dans la germination est spécialement obtenu avec l'essence de cannelle, l'essence de Wintergreen, l'essence de romarin, l'essence de menthe, l'essence d'origan, l'essence de thym, l'essence de géranium, l'essence de lavande, l'essence d'angélique, l'essence d'eucalyptus.

COMPOSITION CHIMIQUE DES ESSENCES.

La *composition chimique* de ces divers produits est très complexe. Elle doit pourtant être brièvement résumée. Parmi les principes actifs énumérés, on en retrouvera plusieurs employés isolément en phtisiothérapie.

L'essence de cannelle est formée surtout d'aldéhyde cinnamique (75 à 90 p. 100). Elle renferme en petites proportions les éthers cinnamylacétique et phénylpropylacétique. Elle contient des traces d'acide cinnamique et d'eugénol. D'odeur agréable, elle est bien acceptée, en inhalations, par les malades.

L'essence de Wintergreen contient surtout du salicylate de méthyle et 3 p. 100 d'un terpène spécial : le gaulthérilène Son odeur est écœurante et rarement bien supportée.

L'essence de romarin est composée de 80 p. 100 de terpène, de 10 à 12 p. 100 de camphre, de 0,5 p. 100 d'un camphre spécial : le bornéol. Son odeur est également nauséeuse.

L'*essence de menthe* est formée presque entièrement de menthol, composé du plus haut intérêt. Le menthol soit pur, soit mélangé à d'autres essences, est un des meilleurs produits pour inhalations. Il calme l'irritation du pharynx et du larynx ; il atténue la toux et les vomissements. Son pouvoir antiseptique est réel. Dans les expériences de Villemin fils, une trace de menthol dans les cultures de bacille tuberculeux a toujours suffi pour les enrayer. Lubet-Barbon, Martin ont

largement employé les injections laryngées d'huile mentholée
au cinquième. Ces injections peuvent être faites aussi bien
contre la tuberculose du larynx que contre la tuberculose
pulmonaire, l'huile diffusant lentement vers la trachée et vers
les bronches. Elles sont parfaitement tolérées. Mais leur
emploi offre plus de difficulté pratique que la simple inhalation.

L'essence de thym a pour agent principal le thymol, pour
agents secondaires le thymène et le cymène. Combiné à
l'iode, le thymol donne un produit des plus actifs : l'aristol.

$$2(C^{10}H^{14}O^{10}) + 4I = C^{20}H^{26}I^{2}O^{20} + 2(HI).$$

L'*aristol* est un antiseptique très puissant dix fois plus
actif que l'acide phénique et très peu toxique. Les essences
d'origan, de serpolet donnent des produits très voisins. La
première renferme un élément spécial ($C^{40}H^{56}O$), le carvacrol,
se comportant comme le thymol.

L'aristol a donné de bons résultats dans les tuberculoses
locales ulcérées de la peau (Brocq) et des muqueuses
(Hughes). Mais le thymol et tous ses dérivés ont le défaut
d'être assez irritants. Dans le thymol camphré renfermant
5 grammes de thymol pour 1 gramme de camphre cette action
irritante est assez bien atténuée.

L'essence de lavande offre une composition très variable
suivant l'origine, 35 à 70 p. 100 de terpène et des traces de
cinéol. L'essence d'angélique renferme aussi le terpène,
comme élément principal, mais en proportion plus forte
(75 p. 100).

L'essence de géranium rose est curieuse par un camphre
spécial, le géraniol ($C^{10}H^{18}O$), et par un acide pélargonique.
Son odeur est un peu forte et assez mal acceptée.

L'eucalyptus enfin et l'*eucalyptol* ($C^{24}H^{30}O^{3}$) furent, après
les travaux de Roussel (de Genève), très employés en injections
sous-cutanées, en inhalation, et vapeur sèche, en capsules ou
en infusion de feuilles d'eucalyptus. En injections sous-
cutanées, l'eucalyptol abaisse nettement la température. Son
effet à cet égard doit même être surveillé pour ne pas aboutir
à l'hypothermie. Pour l'inhalation, Laumonier indique une
formule complexe :

Eucalyptol..........................
Essence de térébenthine.............. $\left.\right\}$ ãã 20 grammes.
Créosote......... ....
Éther...............................   5   —

Ces inhalations ont contre l'expectoration abondante ou
fétide leur maximum d'efficacité. L'ingestion de tous les
produits à base d'eucalyptus est mal tolérée par l'estomac.
Mais un moyen très simple, la friction faite matin et soir sur
tout le corps avec l'alcoolat d'eucalyptus, possède contre la
fièvre une valeur réelle. Les simples frictions et lotions
alcooliques n'ont pas la même puissance d'action.

D'autres essences moins souvent essayées ont une composition intéressante. Les essences d'amandes amères, de
vanille, d'aubépine sont riches en aldéhyde benzoïque. Sous
l'influence des oxydants, cet aldéhyde se transforme en acide
benzoïque. L'eugénol enfin, principe actif de l'essence de
girofle, de cannelle et de sassafras, offre avec certains dérivés
de la créosote une curieuse analogie. L'homocréosol, obtenu
par la saponification du carbonate de créosote, possède une
odeur de girofle et a la même composition que l'eugénol.

L'eugénol est obtenu industriellement par distillation sèche
de l'olivyle, principe cristallisé extrait de l'olivier sauvage.

Reste, en dernier lieu, l'innombrable suite des essences
sulfurées (moutarde blanche et rose, ail, radis, raifort, cresson,
cochléaria, capucine, asa fœtida). Plusieurs d'entre elles ont
été vantées comme remède populaire dans la tuberculose. Elles
ont été très peu étudiées scientifiquement. Comme structure
chimique, elles paraissent être des glucosides assez voisines
du tannin.

L'essence de térébenthine est peut-être le plus ancien dérivé
aromatique essayé contre la tuberculose.

« Tussi ac tabi conveniunt resinæ terebenthinæ; per se aut
in eclegmate ex melle vitia pectoris expurgant. »

C'est une oléorésine complexe, mélange de terpine, de terpène,
de térébène, de cymène. Elle est assez irritante. Les inhalations d'un mélange à parties égales d'essence de térébenthine
et d'eau de menthe étaient autrefois prescrites à tous les tuberculeux du service de Constantin Paul. Elles diminuaient les
crachats, peut-être même un peu la fièvre. Mais elles augmen-

taient souvent la toux et provoquaient parfois des hémoptysies. La solution au dixième est beaucoup mieux tolérée. L'addition de menthol assure encore mieux la tolérance. Les lavements renfermant 4 grammes de térébenthine, en émulsion avec un jaune d'œuf, et 150 grammes de lait, sont très bien supportés. Ils constituent un puissant moyen d'absorption.

Le *camphre*, produit fort analogue aux essences volatiles, était déjà le principal remède d'Avicenne. Il mérite d'être conservé sous forme d'injections d'huile camphrée au dixième. Huchard et Faure-Miller ont particulièrement étudié ces injections. Ils conseillent d'injecter d'abord 1 gramme, puis 2 grammes de cette solution pendant cinq jours. Le traitement est ensuite interrompu pendant une durée égale, afin d'éviter l'intolérance. La région sous-claviculaire se prête particulièrement à ces injections. Criegem (1) a récemment repris avec beaucoup de soin leur étude. Il leur accorde une valeur évidente contre la fatigue, contre l'asthénie de la tuberculose. La sensation d'euphorie, de délassement est souvent remarquable. Elle suffit à justifier pleinement leur emploi. En cas d'hémoptysies ou de lésions rénales, les injections d'huile camphrée sont, pour lui, contre-indiquées. Mais chez la majorité des malades elles constituent une excellente médication.

Il serait facile d'allonger démesurément cette liste, chaque végétal odoriférant possédant son essence spéciale. Au point de vue de leur emploi thérapeutique, tous ces produits se rapprochent par quelques caractères communs.

MODE D'ADMINISTRATION DES ESSENCES.

Une première remarque est très importante pour choisir le mode d'administration. Toutes les essences sont mal tolérées par l'estomac. Elles troublent la digestion, déterminent des renvois aromatiques fort désagréables. L'essence de myrte ou myrtol indiquée par Eichhorst, l'essence de térébenthine, le terpène conseillés par Sée ne font pas exception. Toutes les ingestions de capsules d'essence déterminent vite la souffrance et la révolte stomacales. Possible temporairement dans quelques maladies aiguës, ce mode d'administration est inapplicable aux tuberculeux.

(1) *Berl. klin. Wochenschr.*, 1899, n° 43.

Toutes ces essences sont assez facilement *volatiles*. Employées en injections sous-cutanées ou en lavements, elles s'éliminent aisément, en raison de cette volatilité, par le poumon. Elles s'appliquent par suite d'une façon particulièrement aisée à l'emploi comme inhalation.

Les procédés pour faire pénétrer dans le poumon les vapeurs d'essence (pulvérisations, vaporisation, ébullition, évaporation sur mousse de platine incandescente, évaporation par chauffage de porolithes saturés d'essence, inhalations) sont très nombreux. L'inhalation est le plus simple et donne le meilleur résultat pratique. Un appareil rudimentaire : un simple flacon bouché d'un bouchon à deux trous, est suffisant. Un premier tube servant à l'arrivée d'air vient plonger dans l'essence. Un deuxième, ne dépassant pas la partie inférieure du bouchon et recourbé, sert pour les aspirations. Tous les autres procédés ont un sérieux inconvénient. Ils obligent le malade à vivre dans l'atmosphère médicamenteuse ; ils ne sont possibles que dans un espace clos, ils saturent la chambre de vapeurs certainement antiseptiques, mais donnant vite des maux de tête, un vague état migraineux et de l'anorexie.

Non seulement les inhalations ne saturent pas autant l'atmosphère de la chambre, mais elles sont possibles même en plein air, et c'est là leur meilleur mode d'emploi. Faites pendant la cure d'air, les inhalations constituent une distraction au cours des longues heures passées sur les chaises longues. Elles sont une occupation pour le malade. Enfin la possibilité de leur emploi immédiat permet d'utiliser leur valeur palliative réelle soit contre la toux, soit contre les vomissements provoqués par la toux. Contre la toux émétisante, les inhalations de menthol en particulier constituent un très bon moyen.

Afin d'éviter au malade la petite fatigue de l'inhalation, on pourrait utiliser les nombreux modèles de masques filtrants employés, soit dans l'industrie pour préserver les ouvriers des poussières, soit dans les sanatoriums allemands pour arrêter les moindres gouttelettes de crachats pulvérisés par la toux. Il suffirait de verser l'essence aromatique sur la feuille de ouate filtrante. Mais les malades montrent à l'égard des masques une véritable répugnance assez difficile à vaincre. Ils leur préfèrent de beaucoup l'inhalation.

IV. — L'acide borique.

RECHERCHES DE GAUCHER.

L'emploi de l'acide borique dans la tuberculose a été bien étudié par Gaucher. Cette étude fut très complète ; à la fois clinique et expérimentale, elle porta sur l'action thérapeutique, sur le pouvoir antiseptique et sur la toxicité. Les recherches cliniques portèrent non seulement sur la tuberculose pulmonaire, mais sur la tuberculose rénale et, fait plus démonstratif encore, sur la tuberculose cutanée. Les résultats de cette consciencieuse étude méritent donc d'être retenus.

Gaucher commença par démontrer ce premier fait important : l'élimination de l'acide borique absorbé non seulement par l'urine, mais par les bronches. Même avec des doses minimes de $0^{gr},50$ à 1 gramme par jour, on en retrouve des traces dans l'*expectoration*. Celle-ci devient plus fluide, moins pénible. La fétidité, quand elle existe, disparaît. Cette action locale est facile à vérifier directement.

Le borate de soude et l'acide borique, mélangés aux crachats, diminuent leur viscosité. Ils les transforment en une masse plus fluide et homogène. Ils retardent très longtemps leur putréfaction. Ces propriétés ont même été utilisées par H. Kuhne (1) et par Wendriner pour faciliter l'examen bactériologique de l'expectoration.

Cliniquement ces résultats marchent de pair avec une amélioration réelle de l'état général. La modification des lésions locales fut moins évidente, les recherches ayant surtout porté sur des phtisiques avancés. Quand l'acide borique put être employé chez des tuberculeux au début, on observa une action d'arrêt dans la tendance au ramollissement.

L'*emploi externe* dans les tuberculoses cutanées, dans les scrofulides et dans l'impétigo confirme cette action locale. Le glycérolé d'amidon additionné d'un dixième d'acide borique amène souvent la cicatrisation complète. Une précaution essentielle est de faire tomber, par des cataplasmes de fécule,

(1) H. KUHNE, *Centralbl. für Bacter.*, 1890, vol. VIII, p. 293.

toutes les croûtes pour permettre le contact de l'antiseptique avec l'ulcération. Dans une forme spéciale : la tuberculose pustulo-ulcéreuse de la peau, les ulcérations se cicatrisent en trois semaines ou un mois quand on les saupoudre avec parties égales de talc et d'acide borique pulvérisés et qu'on fait ensuite un pansement avec la vaseline boriquée au dixième. Cette action topique est très remarquable, bien plus nette encore que celle de l'iodoforme.

Dans les *inoculations expérimentales*, l'acide borique donné en ingestion paraît augmenter la résistance des animaux inoculés. Les lapins, soumis à ce traitement et recevant dans du son $0^{gr},40$ d'acide borique par jour, succombent beaucoup moins vite que les lapins témoins. Ils peuvent même se montrer absolument réfractaires.

La *toxicité* de l'acide borique est enfin très minime. Si l'on proportionne à l'homme les chiffres toxiques pour un kilogramme d'animal, il faudrait, d'après les expériences de Gaucher (1), une dose quotidienne de 75 grammes pendant dix jours pour déterminer l'empoisonnement. Toutefois l'acide borique ordinaire du commerce est souvent très impur. Il peut être beaucoup plus toxique que l'acide borique officinal. Il renferme assez fréquemment de l'arsenic et du plomb.

Cliniquement une dose de $0^{gr},50$ à 1 gramme par jour donne déjà des résultats appréciables. Gaucher (2) conseille la solution suivante :

Eau................................... 400 grammes.
Acide borique pur..................... 12   —

Une cuillerée à soupe ($0^{gr},50$) à chaque repas dans un verre d'eau rougie.

On peut prendre de cette solution progressivement jusqu'à huit cuillerées par jour. L'acide borique s'élimine à l'état de borate de soude.

A la longue, l'emploi de l'acide borique amène fréquemment (comme l'emploi prolongé du borate de soude chez les épileptiques) de l'irritation et de la sécheresse de la peau. Johnson a d'ailleurs montré qu'il s'éliminait en partie par la voie cutanée.

(1) GAUCHER, *Congrès de dermatologie*, 1889, p. 544.
(2) *Société médicale des hôpitaux*, 27 janvier 1888.

Les éruptions sont rarement aiguës (érythème, urticaire, purpura). Ces éruptions aiguës ne se voient guère qu'après les applications externes et pulvérulentes et sont, même en ce cas, exceptionnelles.

L'eczéma chronique, le psoriasis sont plus fréquents. Ce qui est plus fréquent encore c'est d'observer un léger état ichtyosique de la peau. L'antagonisme entre les affections cutanées et la tuberculose fut autrefois bien exagéré. Dans ces effets de l'acide borique il y a probablement d'ailleurs plutôt un rôle de l'élimination locale qu'une modification diathésique. Cependant l'apparition de la dermatose coïncide souvent avec l'amélioration.

RÉSULTATS ET MODE D'ADMINISTRATION.

Les recherches de Gaucher (1) ont passé trop inaperçues. Ce mode de traitement, dont les résultats sont incontestables, s'est peu répandu et est aujourd'hui presque oublié. Cette indifférence assez injuste tient à deux causes principales, le peu d'effet de l'acide borique essayé sur les cultures des bacilles *in vitro* et, cause plus sérieuse, la fatigue stomacale produite souvent par l'ingestion longtemps continuée d'acide borique.

Dans les expériences faites sur les cultures bacillaires soit par Yersin, soit par Villemin fils, l'acide borique se montra un antiseptique très médiocre. Il ne put jamais amener la stérilisation complète. Pour obtenir un retard dans les cultures, la proportion extrêmement élevée d'un vingt-cinquième d'acide borique se montra nécessaire. Mais si l'action d'antisepsie directe est très peu marquée, on peut invoquer, pour expliquer l'efficacité de l'acide borique, d'autres propriétés. Schmidt-Rimpler le croit susceptible d'entraver la production des toxalbumines et des ptomaïnes sécrétées par les microbes. Dans la tuberculose, où cette sécrétion joue un grand rôle, cet effet devient particulièrement important. Enfin l'action de l'acide borique contre les fermentations et contre la putréfaction est bien établie, et il est journellement employé. Un millième d'acide borique suffit pour la conservation du lait. A elle seule cette action peut jouer un rôle très utile. La production des dérivés putréfactifs de l'albumine au niveau des lésions tuber-

(1) Gaucher et Gallois, Maladies du rein, art. *Tuberculose rénale,* vol. II, p. 171, Paris, 1896.

culeuses joue en effet un rôle important dans le développement du bacille de Koch. La leucine en particulier imprime à ses cultures une très grande activité. Ces dérivés putréfactifs sont donc doublement nuisibles par leur toxicité propre et en favorisant la pullulation de l'agent infectieux.

Mais ce pouvoir antifermentescible de l'acide borique explique d'autre part ses mauvais effets sur la *digestion*. Il agit sur les diastases animales et sur la pepsine comme il agit sur les diastases végétales et sur les ferments figurés. Cette action nuisible sur la digestion et sur la nutrition a été bien démontrée dans le rapport de Pouchet (1) au Comité consultatif d'hygiène sur les antiseptiques ajoutés aux conserves alimentaires. De jeunes chiens nourris exclusivement avec des aliments additionnés d'acide borique succombent après six semaines sans grands accidents toxiques, mais avec tous les caractères de l'inanition. Rost (2), d'après des expériences sur l'homme, croit que, même à la dose de $0^{gr},50$ par jour, l'acide borique détermine de la diarrhée et une diminution, d'abord lente, puis plus brusque et assez inquiétante du poids. Cet amaigrissement provient principalement de ce que la digestion des albuminoïdes est entravée par l'acide borique ; à la suite de quoi, la graisse de réserve de l'économie est détruite progressivement par l'organisme.

L'action nuisible du borax est identique à l'acide borique.

Du mémoire de Rost découle une autre conclusion curieuse. Beaucoup de tuberculeux et même de sujets sains font, au détriment de leur estomac, de la borothérapie sans le savoir. D'une façon courante en Allemagne on emploie l'acide borique pour conserver le jambon, le lard, la viande sèche, les saucissons, les boudins, les poissons, le caviar, les crustacés, le lait, le beurre, la margarine, le jaune d'œuf, le blanc d'œuf. Rost a trouvé que, même en lavant ces produits, un homme adulte peut arriver quelquefois à avaler avec eux 3 grammes d'acide borique par jour.

Tous ces aliments sont au nombre de ceux qui sont le plus recommandés pour la suralimentation et figurent le plus largement dans les menus des sanatoriums. Ce fait, ainsi que le rôle possible de l'acide borique dans certaines éruptions cutanées produites par ces divers aliments, a certainement son intérêt.

(1) Pouchet, *C. R. du Congrès d'hygiène*, 1900, p. 119.
(2) Rost, L'acide borique dans la conservation des vivres (*Arb. aus dem Kaiserl. Gesundheitsamte*, 1902, t. XIX, fasc. 1).

SUPÉRIORITÉ DE L'EMPLOI PAR LA VOIE RECTALE.

Pour obtenir les bons effets de l'acide borique sans mauvais résultats, il est donc essentiel de ne pas le donner par la voie stomacale. La voie sous-cutanée est peu pratique ; en raison de la faible solubilité de l'acide borique, l'injection sous-cutanée exige une forte quantité de liquide. Elle est assez douloureuse. Le procédé des inhalations et des pulvérisations n'est pas sans valeur comme topique local.

Schoull (1) a beaucoup vanté les pulvérisations faites avec la solution sursaturée d'acide borique. En maintenant le récipient de la solution dans de l'eau très chaude, on arrive à pouvoir pulvériser une solution très chaude elle-même, renfermant jusqu'à 20 p. 100 d'acide borique. Cette solution chaude et très concentrée détermine parfois un peu d'irritation pharyngée, une sensation d'âcreté dans la gorge. En ajoutant à la solution boriquée de 4 à 5 p. 100 de goudron, cette irritation disparaît.

Mais la quantité d'acide borique ainsi absorbé est très minime. La voie rectale assure au contraire, sans aucune fatigue de l'estomac, l'absorption des doses même considérables. En donnant chaque soir un lavement de 125 grammes de solution boriquée (soit 4 grammes environ d'acide borique), la tolérance locale et générale est parfaite. Il est même rare qu'on soit obligé, pour faire conserver le lavement, d'ajouter quelques gouttes de laudanum. En se servant de lait pour dissoudre l'acide borique, la tolérance locale est encore mieux assurée et l'on a un minime surcroît d'alimentation. A l'ébullition, les 4 grammes d'acide borique se dissolvent facilement dans une cuillerée d'eau bouillante qu'il suffit d'ajouter au lait. La dissolution directe dans le lait amène facilement sa coagulation.

Ces lavements sont très bien supportés, même par les tuberculeux fébriles ou dyspeptiques. Ces complications, indiquées par Daremberg comme contre-indications à l'emploi de l'acide borique par la voie stomacale, permettent donc son administration par la voie rectale. Son usage peut être indéfiniment continué et donnera fréquemment de très bons résultats.

____

(1) Schoull, *Gaz. hebdomadaire*, 25 nov. 1887.

V. — L'iodoforme.

ÉTUDE EXPÉRIMENTALE DE L'IODOFORME.

L'appréciation de la valeur d'un antiseptique contre la tuberculose est toujours, comme on l'a vu, incertaine et délicate. L'iodoforme fournit de cette difficulté l'exemple le plus remarquable. Son action dans la phtisie pulmonaire a donné lieu aux opinions les plus contradictoires. Sa puissance thérapeutique dans les tuberculoses externes, en particulier dans les abcès froids, est au contraire incontestée. Mais cette puissance ne répond guère aux résultats donnés par l'expérimentation.

Les premiers résultats expérimentaux obtenus par Yersin (1) parurent des plus encourageants. Une culture additionnée d'un centième d'éther iodoformé devenait stérile au bout de cinq minutes seulement de contact. Elle cessait de pouvoir être ensemencée à nouveau sur le bouillon glycériné. Ces recherches avaient été faites sur le bacille de la tuberculose aviaire. Elles n'en avaient pas moins un grand intérêt.

Villemin fils (2), en mélangeant à de la gélose nutritive de l'iodoforme finement pulvérisé, obtint un retard évident dans les cultures. Mais il ne put obtenir un arrêt complet.

En prenant comme critérium, non pas l'arrêt de la culture ni la suppression de son pouvoir d'ensemencement en série, mais les effets de l'inoculation aux animaux, les résultats s'étaient montrés beaucoup plus incertains. Une culture mélangée de 10 à 40 parties d'iodoforme produisit, dans les expériences de Baumgarten (3), exactement les mêmes résultats qu'une culture pure. Les conclusions de Rowsing (4) furent plus négatives encore ; Rowsing essaya de triturer des produits tuberculeux avec dix fois leur poids d'iodoforme. Il les injecta à des lapins dans la chambre antérieure de l'œil, procédé de choix pour suivre les progrès de l'évolution. La

(1) YERSIN, De l'action de quelques antiseptiques et de la chaleur sur le bacille de la tuberculose (*Ann. de l'Inst. Pasteur*, 1888, p. 60).

(2) VILLEMIN fils, Étude expérimentale de l'action de quelques agents chimiques sur le développement du bacille de la tuberculose. Thèse de Paris, 1888.

(3) BAUMGARTEN, Ueber das Iodoform als Anti-parasiticum (*Berl. klin. Wochenschr.*, 1887, p. 20).

(4) ROWSING, Hat das Iodoform eine antituberculose Wirkung ? (*Fortschr. d. Med.*, 1887, p. 257).

tuberculose locale et la tuberculose générale évoluèrent plus rapidement avec le produit tuberculeux saturé d'iodoforme qu'avec le produit tuberculeux pur.

En essayant de rendre les animaux réfractaires à l'inoculation par un traitement préventif à l'iodoforme, Gosselin (1) (de Caen) aboutissait au même insuccès. Il croyait toutefois obtenir avec le même traitement un léger effet curatif, un retard et même un arrêt dans l'évolution de la tuberculose chez le lapin. Jeannel (2) n'obtenait même pas cette action curative ; dans ses expériences, le traitement local ou général par l'iodoforme restaient également inefficaces.

Comment concilier avec les résultats positifs observés en thérapeutique chirurgicale, toutes ces données négatives ? Straus, se fondant sur un travail fait dans son laboratoire par son élève Stchegoleff (3) (de Saint-Pétersbourg), proposa de cette divergence une explication très remarquable. Celle-ci est fort intéressante et mérite d'être retenue.

L'iodoforme paraît d'une façon générale un médiocre antiseptique. Il tue parfois les microbes, mais il ne les tue qu'à doses massives, et après un contact prolongé. Deux ou trois semaines, et souvent plus, sont nécessaires au moins à l'état sec. L'action est un peu plus rapide en solution, soit huileuse, soit glycérinée. Mais, bien souvent encore, on n'obtient qu'un simple effet d'atténuation.

Antiseptique médiocre, l'iodoforme est au contraire un antitoxique remarquable. Il forme avec les ptomaïnes pyogènes un iodure ayant perdu tout pouvoir suppuratif. Le filtrat d'une culture virulente de staphylocoque devient inoffensif par le contact, pendant quarante-huit heures, d'un dixième d'iodoforme. On peut l'injecter à dose de 5 centimètres cubes dans la veine auriculaire d'un lapin. Non atténuée par l'iodoforme, cette même quantité de toxines tue l'animal en moins de quarante-huit heures, parfois même en quelques minutes. Avec la cadavérine, Behring a obtenu les mêmes résultats d'atténuation. Pour les poisons complexes de la tuberculose,

---

(1) Gosselin (de Caen), Sur l'atténuation du virus de la tuberculose (*Etudes expérimentales et cliniques sur la tuberculose, publiées par* Verneuil, t. I, 1887, p. 17).

(2) Jeannel, Nouvelles recherches expérimentales sur la tuberculose et sa curabilité (*Ibid.*, p. 416).

(3) Stchegoleff, Comment il faut interpréter l'action antiseptique de l'iodoforme (*Arch. de méd. expérim. et d'anat. pathologique*, 1894, p. 813).

la neutralisation fut plus difficile à démontrer dans les expériences de Ventani. Elle paraît néanmoins certaine.

Cornil et Coudray (1) ont invoqué, d'autre part, l'action de l'iodoforme sur les tissus nouveaux. Cet élément capital : la réaction de la cellule vivante, fait forcément défaut dans les expériences sur les cultures. Cette réaction est des plus remarquables. L'iodoforme détermine la néoformation des cellules conjonctives et par suite la tendance à la sclérose. Il augmente les formations leucocytaires. Les deux grands processus de défense : l'enkystement fibreux du tubercule et la destruction des agents infectieux par la phagocytose, se trouvent également facilités.

L'iodoforme d'ailleurs se transforme dans l'économie. Il n'est jamais éliminé en nature. Ces produits de transformation sont encore mal connus. Outre de l'iode, de l'acide iodhydrique, des iodures et des iodates, il se forme un composé organique : combinaison d'iode et d'albumine. La formation de ces composés nouveaux peut entraîner des grandes différences d'action. Elle entraîne aussi des variations profondes dans la tolérance individuelle. D'après Harnach, l'iodo-albuminate se formerait surtout en cas d'intoxication. Il jouerait, pour la production des accidents toxiques (érythème, eczéma, anorexie, insomnie, céphalée, et même dans les cas graves, coma et collapsus), le rôle prépondérant.

RÉSULTATS CLINIQUES ET MODE D'EMPLOI.

Les résultats donnés par l'iodoforme dans les *tuberculoses chirurgicales* sont particulièrement remarquables dans les abcès par congestion et dans les abcès froids. Les injections, soit d'éther, soit de glycérine iodoformée, amènent très fréquemment la cicatrisation ; Marc Sée et Bouchard les ont également trouvées utiles dans les tumeurs blanches ; Ch. Nélaton a employé avec succès ces solutions, en injections interstitielles, dans le lupus et dans les tuberculoses de la peau. Le difficile, en pareil cas, est d'éviter l'inflammation trop forte et le sphacèle. De même, dans les adénites non suppurées, dans les synovites fongueuses, l'injection en plein tissu malade est plus douloureuse, suivie d'une réaction

(1) Cornil et Coudray, *Semaine médicale*, 1900, p. 159.

locale plus forte que l'injection dans une cavité préexistante.

Les résultats donnés, soit par l'iodoforme en poudre, soit par les tamponnements à la gaze iodoformée sont certainement moins nets que les résultats obtenus avec la solution dans la glycérine, et surtout dans l'éther. Pour ces solutions existerait peut-être une action accessoire. L'éther et la glycérine dissolvent en très fortes proportions les matières grasses. Ils détergent les produits caséeux du foyer, et permettent un contact plus intense de l'antiseptique. Le bacille de Koch lui-même doit surtout sa prodigieuse résistance à la gaine cirograisseuse qui l'enveloppe et le protège. L'éther et la glycérine, en mordant sur cette gaine, facilitent la pénétration et l'action de l'iodoforme.

Les résultats dans le cas de lésions viscérales sont au contraire très contestés.

Peu de médicaments ont été jugés aussi sévèrement que l'iodoforme dans la *tuberculose pulmonaire*. « Nous n'insisterons pas longuement, écrit Marfan, sur l'iodoforme. Il est surprenant qu'on le prescrive encore contre la phtisie. S'il est efficace contre les tuberculoses chirurgicales, il n'a aucune action sur la phtisie pulmonaire. Pendant deux ans, nous l'avons employé sans en retirer aucun résultat. »

« Je l'ai ordonné, dit de son côté Daremberg, à un grand nombre de phtisiques, et je n'ai jamais constaté le moindre effet heureux chez eux. Plusieurs fois, ce médicament a provoqué des troubles gastriques qui m'ont obligé à en arrêter l'usage. »

Les troubles gastriques provoqués par des doses massives justifient cette sévérité. Mais, avec les précautions nécessaires dans son emploi, l'iodoforme reste un médicament fort utile.

Les *inhalations* d'iodoforme laissent dans la bouche un goût désagréable. Elles diminuent souvent l'appétit. C'est là un inconvénient rédhibitoire. L'addition de coumarine, de camphre, d'acide phénique, de dérivés aromatiques, atténue un peu l'odeur désagréable de l'iodoforme. Elle est, par exemple, en partie masquée dans la formule suivante de Davezac (de Bordeaux) :

Iodoforme..............................	1^{gr},50
Essence de térébenthine...............	30 grammes.
Huile d'arachides.....................	150 —
Essence de bergamote..................	2^{gr},50
Acide thymique........................	2^{gr},50

Mais la quantité d'iodoforme se dégageant de ces solutions huileuses est très minime. Elle est beaucoup plus grande, quand on fait des inhalations avec le mélange suivant, mis simplement en suspension dans de l'eau très chaude :

```
Iodoforme.............................
Camphre..............................  ãã  5 grammes.
Essence de menthe....................      1 gramme.
```

Cette quantité doit suffire pour une vingtaine d'inhalations. Dans les laryngites, même en cas d'ulcération, leur effet calmant est très remarquable.

Par l'emploi de solutions éthérées, l'absorption devient beaucoup plus considérable encore. Delthil, par exemple, faisait faire chaque jour plusieurs inhalations d'un quart d'heure chacune avec le mélange suivant :

```
Essence de térébenthine...............  350 grammes.
Essence d'aspic.......................  100   —
Iodoforme ou iodol....................   10   —
Éther sulfurique......................   20   —
```
A mettre dans un inhalateur d'un litre de capacité.

C'est là un traitement intensif pouvant même entraîner des accidents toxiques : somnolence, céphalée, vomissements. Utiles parfois, en cas de laryngite, ou bien en cas d'expectoration, soit fétide, soit abondante, ces inhalations ne trouveront guère leur emploi dans la tuberculose au début.

Les *injections sous-cutanées* d'iodoforme sont bien supportées, à condition d'employer l'huile comme véhicule. Les injections de glycérine, d'éther, sont beaucoup plus douloureuses. Malgré toutes les précautions d'asepsie, elles entraînent souvent une réaction inflammatoire. La formule donnée par Picot pour les injections de gaïacol iodoformé est excellente. On peut même, dans certains cas, supprimer le gaïacol; celui-ci est peu utile dans les tuberculoses au début sans expectoration.

```
Iodoforme...............    0gr,50
Huile d'olive stérilisée....
Vaseline liquide........    ãã  Q. S. pour 25 cent. cubes.
```

Chaque seringue de Pravaz renferme 0 gr. 02 d'iodoforme. On injecte chaque jour une, puis deux et trois seringues de Pravaz. Une fois la tolérance locale et générale bien connue, on peut employer une solution plus concentrée sans dépasser 0 gr. 05 par centimètre cube.

La *voie stomacale* a pour l'iodoforme son inconvénient ordinaire : le risque de troubles dans la digestion et dans l'appétit. Mais l'iodoforme donné par cette voie produit sur la toux une atténuation très remarquable, beaucoup plus accentuée qu'avec les inhalations, et surtout qu'avec les injections hypodermiques. Cette sédation locale est précieuse soit en cas de toux émétisante, soit en cas d'hémoptysies abondantes ou répétées. Dans les formes à début hémoptoïque l'iodoforme est un des meilleurs médicaments. Sans doute, aux fortes doses (Semmola atteignait jusqu'à 0 gr. 50 par jour), les troubles gastriques sont rapidement inévitables. Mais ces doses massives sont sans utilité. A dose de 0 gr. 10 par jour en deux fois, les effets favorables sur la toux, sur les douleurs thoraciques, sur les crachements de sang, sont obtenus, et le plus souvent sans aucun trouble stomacal. Le mieux est de donner une des pilules suivantes au repas du matin et du soir, vers le milieu du repas.

Iodoforme...	0^{gr},05
Coumarine..	0^{gr},005
Extrait de laitue.................................	Q. S.

Pour une pilule non argentée.

En cas d'hémoptysies, l'addition d'une petite quantité de poudre de Dower paraît souvent très favorable.

Iodoforme...	0^{gr},05
Coumarine..	0^{gr},005
Poudre de Dower................................	0^{gr},10
Baume de tolu...................................	Q. S.

Pour une pilule non argentée.

Une petite précaution utile est de ne jamais donner ces pilules dans une cuiller d'argent. Souvent même, le malade prenant depuis quelque temps l'iodoforme aura avantage à manger avec un couvert de fer. Il suffit, pour comprendre l'utilité de cette précaution, de toucher une pièce d'argent après avoir manié tant soit peu d'iodoforme. La pièce dégage aussitôt une odeur alliacée et nauséabonde. L'emploi d'un couvert de fer suffit souvent pour supprimer l'inappétence observée au cours du traitement iodoformé.

VI. — Le soufre et les eaux sulfureuses.

VALEUR ANTISEPTIQUE DES PRÉPARATIONS SULFUREUSES.

Le soufre et ses dérivés doivent-ils vraiment figurer dans le traitement antiseptique de la tuberculose ? Ne sont-ils pas plutôt de simples modificateurs de la muqueuse trachéobronchique et du catarrhe si souvent associé aux lésions tuberculeuses ? L'expérimentation permet d'attribuer aux préparations sulfureuses une action plus profonde que cette action toute locale. Le soufre lui-même est un parasiticide puissant, agissant sur de nombreux parasites, soit animaux comme le sarcopte de la gale, soit végétaux comme l'oïdium et le champignon du pityriasis. L'acide sulfureux dans les expériences de Vallin s'est montré un des meilleurs désinfectants. Il détruit complètement la virulence des produits tuberculeux humides et même des crachats desséchés. Villemin fils obtint par le polysulfure de potassium une stérilisation complète de ses cultures. Niepce a placé l'acide sulfhydrique au premier rang des agents détruisant la virulence tuberculeuse. Après avoir été soumis pendant dix minutes à l'action des gaz thermaux d'Allevard, des crachats bacillifères pouvaient être inoculés aux cobayes, sans produire la moindre lésion. Hiller et Schul ont toutefois obtenu des résultats beaucoup plus irréguliers. L'action antifermentescible des hyposulfites est au contraire nettement démontrée. Ils sont souvent employés pour empêcher la putréfaction des cadavres. A la faible proportion de 1/350 le sulfate de chaux empêche la fermentation des raisins, et conserve indéfiniment les sucs végétaux les plus altérables.

Les eaux minérales sulfureuses n'agissent sans doute pas seulement par leur composition chimique. Elles renferment des bactéries spéciales : beggiatoa ou thiotrix ne pouvant vivre que dans les milieux sulfurés. Elles renferment aussi un ferment, soluble, le philothion, décrit par M. de Rey Pailhade. Ce ferment paraît jouer un grand rôle sur l'absorption de l'oxygène par les cellules de l'économie.

Les résultats obtenus en clinique permettent d'ailleurs d'attribuer aux dérivés du soufre et surtout aux eaux minérales sulfureuses une action très puissante, parfois même trop puissante et difficile à régler. Peu de moyens retentissent aussi énergiquement sur les lésions locales. Les cures prolongées surtout, combinant peut-être l'action de l'altitude avec celle des eaux minérales, donnent souvent dans l'évolution de la tuberculose des résultats décisifs. Elles justifient par leur importance une description spéciale des principales eaux sulfureuses, Eaux-Bonnes, Cauterets, Luchon, Challes, Allevard, Saint-Honoré, etc. Mais en dehors de ce traitement thermal, l'emploi direct du soufre, des sulfures et des hyposulfites peut rendre des services réels. L'acide sulfureux, l'hydrogène sulfuré ont joui d'une vogue passagère. Leur étude est utile pour bien saisir l'ensemble de la médication sulfureuse, mais ils n'ont à l'heure actuelle qu'une faible importance pratique.

LE SOUFRE ET SES DÉRIVÉS.

Le *soufre* en nature fut fréquemment prescrit dans la tuberculose pendant toute l'antiquité par Pline et Galien, pendant le moyen âge par Cullen, Stahl, Hofmann et surtout Morton. Les pilules de Morton, mélange de gomme ammoniaque, de benjoin, de safran, de baume de tolu, de baume de soufre anisé, calment bien la toux et agissent favorablement sur l'expectoration. A dose de deux à quatre par jour elles donnent de bons résultats. On peut aussi employer une formule plus simple où le soufre est prédominant.

> Soufre brun précipité.................... 8 grammes.
> Baume de tolu........................... Q. S.
> En pilules de 0 gr. 20, 2 à 4 pilules par jour.

L'électuaire de Swett associait à parties égales le soufre à l'extrait de quinquina. Voici une autre formule d'électuaire réalisant bien cette réunion du soufre et du tannin.

> Soufre..............................)
> Extrait de racine de fraisier.......... } āā 30 grammes.
> Miel...............................)
> Glycérine............. Q. S. pour consistance d'opiat.
> Une cuillerée à café, puis une cuillerée à dessert, à la fin de chaque repas.

Enfin les pastilles de soufre constituent un mode encore plus simple et plus répandu d'administration. Comme toutes les pastilles, elles contribuent à calmer un peu l'irritation pharyngée.

Le soufre n'agit qu'après sa transformation en sulfure
et en hyposulfite par les liquides alcalins de l'organisme.
Son effet final se ramène à celui de ses divers dérivés. Aussi
Miahle, pour ne pas contrarier cette transformation, conseillait-
il d'éviter, chez les malades prenant du soufre, le vinaigre,
le citron et tous les fruits acides. Le soufre se transforme
également en hydrogène sulfuré ; il donne une odeur
particulièrement forte aux matières et aux gaz de l'intestin.

Les *sulfures* sont surtout donnés sous forme d'eaux minérales sulfureuses. Cependant les monosulfures de sodium ou de
calcium peuvent être prescrits directement. Le monosulfure
de calcium insoluble ne peut être donné qu'en pilules de
$0^{gr},01$ à $0^{gr},02$. Pour l'autre sel on peut employer la formule
suivante :

> Monosulfure de sodium................ $0^{gr},50$
> Sirop de goudron..................... 500 grammes.

Trois cuillerées à bouche, soit 0 gr. 06 de sel par jour.

En employant le sirop de tolu, beaucoup de malades
trouvent la préparation plus agréable au goût. Le vin de
gentiane peut également remplacer le sirop.

Les bains sulfureux ordinaires étaient conseillés souvent, et
avec beaucoup d'insistance, par Peter dans la tuberculose. Ces
bains doivent être modérément chauds (34°) et assez prolongés
(vingt minutes environ). Ils seront donnés deux fois par
semaine. Fréquemment, ils exercent sur la fièvre et sur la
fatigue générale une influence favorable. On ne saurait faire
jouer un rôle aux quelques vapeurs sulfureuses inhalées. Mais
ces bains stimulent le fonctionnement de la peau, ils assurent
son asepsie complète. Le tuberculeux, on ne doit pas l'oublier,
est infecté et intoxiqué de partout. Les sueurs chez lui sont
riches en tuberculine. En facilitant l'élimination cutanée, en
débarrassant la peau des produits toxiques accumulés par
les sueurs, les bains sulfureux peuvent donc combattre indirectement l'infection. Ils contribuent aussi à aguerrir beaucoup
les malades contre le froid. Ils deviennent ainsi pour la cure
d'air un précieux adjuvant.

Les pédiluves sulfureux chauds ont une action toute locale.
Mais ils sont un bon moyen décongestif. Ils sont particulièrement utiles chez les malades anémiques, ayant toujours

froid aux pieds. La plupart des tuberculeuses sont dans ce cas. Chez elles ce moyen très simple diminue beaucoup la toux et l'irritation pharyngée. Dans les stations thermales sulfureuses, les pédiluves constituent d'ailleurs une partie importante du traitement. Suivant qu'on veut obtenir une dérivation plus ou moins intense, on ajoutera à un bain de pieds d'eau ordinaire une ou deux cuillerées à bouche du mélange suivant :

> Monosulfure de sodium cristallisé.....
> Chlorure de sodium sec.............. } ãã 50 grammes.
> Carbonate de soude desséché........

Ces pédiluves, pour bien agir, doivent être pris très chauds, à 38° ou 39° au moins.

L'*hyposulfite de soude* est un désinfectant très puissant des bronches. Même dans la gangrène pulmonaire, Lancereaux en a obtenu de très bons résultats. Dans toutes les expectorations fétides, son emploi est donc indiqué. En cas de fièvre, résistant aux traitements ordinaires et semblant associée au catarrhe bronchique, l'hyposulfite de soude mérite également d'être essayé. Lancereaux le donnait à la dose de 4 à 6 grammes par jour, dans une potion gommeuse. Biett faisait prendre par jour, dans la scrofule, deux ou trois cuillerées du sirop suivant, dose beaucoup plus faible :

> Sirop de fumeterre.................... 400 grammes.
> — de pensées sauvages.............. 100　　 —
> Hyposulfite de soude.................. 10　　 —

Le goût de l'hyposulfite étant tolérable, on peut se contenter de donner matin et soir un paquet de 2 à 5 grammes dans du lait. A doses plus élevées, l'hyposulfite de soude est légèrement laxatif. Il devient même purgatif à dose de 30 grammes, mais ne produit pas d'autres accidents d'intoxication.

L'*hydrogène sulfuré* paraît jouer un rôle dans l'action de nombreuses eaux minérales. Il a été essayé directement dans les lavements gazeux de Bergeon. A hautes doses, il est éliminé par la muqueuse respiratoire. Il exerce sur cette muqueuse une action anticatarrhale et peut-être antiseptique. A faibles doses, il s'oxyde, se fixe pour une partie dans les tissus, est éliminé pour une autre partie sous forme de sulfates. Dans la déminéralisation produite par la tuberculose, la perte des sulfates est peu accentuée, mais la nécessité de soufre pour la reconstitution des matières albuminoïdes est cependant probable. La suralimentation par la viande ou par les œufs réalise déjà cette condition. Les gaz de l'intestin renferment une quantité d'acide sulfhydrique variant avec la quantité de matières albuminoïdes ingérées. L'acide sulfhydrique fait défaut dans les gaz intestinaux des herbivores.

Quelques végétaux, représentés parfois comme utiles dans la tuberculose : le raifort, le cresson, le céleri, l'ail, renferment, eux aussi, une huile sulfurée volatile. L'odeur prise par l'haleine prouve l'élimination par le poumon. Le raifort a été tout récemment encore conseillé par Palle. Le jus de cresson inspirait pleine confiance à Gueneau de Mussy.

Peut-on toutefois admettre l'action antiseptique de l'hydrogène sulfuré sur le bacille de Koch ? Trudeau a vu une culture rester virulente, après le passage de 8 litres d'acide carbonique saturé d'hydrogène sulfuré. Les lavements gazeux de Bergeon diminuent la toux et les crachats. Mais leur valeur curative est plus que douteuse, et leur effet palliatif s'achète souvent au prix d'accidents gastro-intestinaux, de coliques et d'anorexie.

L'*acide sulfureux* a une action antiseptique beaucoup plus certaine. Mais une dose de 1/10 000 dans l'air est déjà fort mal tolérée. Elle détermine des éternuements, du larmoiement, de la sécheresse de la gorge, de la toux. Kircher a cru remarquer que les ouvriers des usines, où se dégageaient beaucoup de vapeurs sulfureuses (grillage des pyrites de fer), devenaient rarement tuberculeux. La même immunité se retrouverait dans toutes les professions pénibles exigeant des poumons très résistants. Dujardin-Beaumetz essaya de faire séjourner des phtisiques dans des chambres où avait brûlé du soufre (5 grammes par mètre cube douze heures avant l'entrée du malade). Ce traitement fut ou inutile ou mal toléré. Auriol a facilité la tolérance en ajoutant au soufre brûlé du benjoin et de l'opium. Les résultats ne furent pas assez démonstratifs pour faire oublier les inconvénients sérieux de cette médication.

Deux médicaments nouveaux et encore à l'étude, le thiocol et l'ichtyol, se rattachent aussi à la médication sulfureuse.

Le *thiocol* est un sulfogaïacolate de potasse. Bien que renfermant 60 p. 100 de gaïacol, il est à peine toxique. Il est facilement supporté à doses de 3 à 5 grammes par jour, par cachets de 0^{gr},50. Il n'est pas irritant et ne provoque ni diarrhée ni vomissements, ni anorexie.

Chez l'enfant, le thiocol étant insoluble est donné à dose de 0^{gr},20 en suspension dans de la tisane chaude sucrée avec du sirop d'écorces d'orange amère. C'est le meilleur moyen de masquer son goût spécial.

Le thiocol modifie bien peu l'état général. Son action est locale et se porte surtout sur l'expectoration.

L'*ichtyol* est extrait de roches bitumineuses formées par des poissons fossiles. Il renferme 17 p. 100 de soufre en combinaison organique. En raison de son origine, on a voulu le rapprocher de l'huile de foie de morue.

Son odeur est nauséabonde. Aussi ne peut-on guère le donner qu'en capsules, renfermant en général 0^{gr},20 d'ichtyol. Dix capsules est la dose minimum pour obtenir un résultat. L'estomac, comme on le conçoit, se fatiguera fréquemment autant par l'enveloppe capsulaire que par le médicament lui-même.

L'ichtyol a été donné directement par Gonteil dans la formule suivante masquant assez bien son odeur :

```
Ichtyol............................... 30 grammes.
Glycérine............................. 50    —
Essence d'eucalyptus.................. 10    —
```

25 à 60 gouttes données trois fois par jour dans un demi-verre de bière de malt.

L'ichtyolate d'ammoniaque est plus facilement acceptable et d'odeur moins répugnante. Branthome conseille de commencer par 30 gouttes du mélange suivant :

```
Ichtyolate d'ammoniaque.............. 10 grammes.
Alcool à 65°......................... 20    —
```

Ces 30 gouttes sont ajoutées à un verre d'eau, bu en plusieurs fois dans la journée. On augmente de 2 gouttes par jour, en tâchant d'atteindre graduellement 120 gouttes. — L'ichtyolate d'ammoniaque donne souvent, au début, une diarrhée passagère. Plus tard, la diarrhée, en survenant de nouveau, indiquerait une dose trop élevée.

LES EAUX MINÉRALES SULFUREUSES.

Toutes les eaux sulfureuses ont la même action stimulante, à la fois générale et locale. Cette dernière peut aller jusqu'à l'hyperémie et à des hémoptysies graves. Le traitement doit être l'objet d'une surveillance médicale particulièrement sérieuse et régulière. L'auscultation, faite tous les deux ou trois jours au moins, est indispensable pour vérifier les résultats obtenus et pour observer la réaction locale. Par suite de cette irritation produite, les eaux sulfureuses ont toutes des indications et des contre-indications analogues. Leur grand succès est dans les phtisies scrofuleuses avec marche lente, chronique, absence de réaction vive. Au contraire la fièvre, la tachycardie, l'éréthisme cardio-vasculaire, les hémoptysies, la diarrhée, les sueurs profuses sont des contre-indications. Les phtisies avancées, avec généralisation viscérale, n'ont qu'à perdre par le traitement thermal, comme d'ailleurs par tout déplacement.

La durée nécessaire pour une cure sérieuse est un point des plus importants, absolument méconnu par les malades, à peine soupçonné par beaucoup de médecins. L'action des eaux sulfureuses a besoin d'être surveillée, conduite avec prudence et graduellement. Les vingt et un jours traditionnels sont à cet égard un délai beaucoup trop court et inacceptable. Ils obligent soit à marcher trop vite, soit à n'obtenir qu'un résultat des plus incomplets. « Le terme de trois semaines, disait Pidoux, est comme consacré pour le public. Le médecin est mal venu à demander plus. Or, pour les cas de phtisie où l'indication est positive et où le médicament est bien toléré, cette durée est insuffisante ; l'idéal, c'est lentement et longtemps. Il conviendrait que chaque malade pût consacrer six semaines et même deux mois à sa cure, en se donnant toutes les semaines un jour de repos au moins. »

En suivant ce sage conseil, en imposant, comme le fait l'OEuvre antituberculeuse des instituteurs à Saint-Honoré, des cures de six semaines à deux mois, on sera surpris des résultats obtenus.

C'est de cette façon seulement qu'on peut bien juger la puissante efficacité des eaux sulfureuses.

Le repos physique et moral est indispensable pendant la

cure. Les distractions de toute nature (bals, jeux, casinos, excursions trop fatigantes) ont plus de part dans les poussées congestives et dans toutes les hémoptysies que le traitement thermal. Bordeu jadis lutta avec l'énergie ancienne pour purifier la station des Eaux-Bonnes devenue, disait-il, le rendez-vous des aigrefins et des baladins de toutes les provinces. La vie qu'y menaient les dames, en particulier, était telle que les eaux avaient reçu des Espagnols le nom d'impregnadores ou engrossantes. Le flirt actuel va moins loin que le robuste amour du XVIIIᵉ siècle. Mais les lamentations un peu comiques de Bordeu sur la vie déréglée des stations thermales comportent encore aujourd'hui un réel enseignement.

Quelle est la valeur du traitement par les eaux sulfureuses, quand il est fait à distance de la source, avec les eaux transportées? Ce traitement donne des résultats très inégaux, parfois très bons, nettement accentués et produisant même des poussées congestives, parfois tout à fait nuls. Cette différence s'explique par les altérations fréquemment offertes par les eaux sulfureuses vieillies. Elles subissent à la longue une série de décompositions, précipitant la majeure partie de leur soufre, leur donnant une odeur non plus seulement hépatique, mais nauséabonde et rappelant les œufs complètement pourris. Pour une cure sérieuse, il est donc utile de se faire envoyer directement une douzaine de quarts de bouteille de la source. Avec cette précaution, les résultats sont beaucoup plus nets. Quoi qu'on en ait dit, les eaux chaudes fortement sulfureuses (Eaux-Bonnes, Saint-Honoré) supportent aussi bien le transport que les eaux froides (Enghien, Pierrefonds). On réchauffera les premières en les ajoutant à la dose de deux à cinq cuillerées à bouche dans du lait bouillant. Le sirop de polygala masque bien, à la dose d'une cuillerée, leur saveur peu agréable. Pour l'emploi en gargarismes, en inhalations, en pulvérisations, on devra réchauffer les eaux sulfureuses (qu'elles soient naturellement chaudes ou froides) suffisamment au bain-marie.

Les stations thermales, où se fait la cure sur place, sont nombreuses. Le voyage, toujours fatigant, n'est vraiment justifié que si le malade peut disposer pour le traitement d'un délai convenable, six semaines au moins. Voici, en ce qui concerne la tuberculose, les particularités des stations les plus importantes : les Eaux-Bonnes, Luchon, Cauterets, Allevard, Challes, Saint-Honoré. Les Drs Meunier (des Eaux-Bonnes), de Lavarenne (de Luchon), Royer (de Challes), Meillon (de Cauterets), Breuillard (de Saint-Honoré) ont bien voulu nous fournir sur ces stations des renseignements importants et inédits.

LES EAUX-BONNES.

Les Eaux-Bonnes ont contre la tuberculose une réputation séculaire et méritée. Elles ont, disait Bordeu, guéri quelques pulmoniques et elles en ont soulagé un grand nombre. Malgré son altitude de 750 mètres, la station garde, de juin à septembre, un climat assez régulier avec un air vif et pur. Deux sanatoriums permettent de combiner le traitement thermal avec la surveillance régulière et les avantages hygiéniques des établissements fermés. Mieux qu'ailleurs, les promenades bien abritées, bien ombragées, munies d'abris légers (sous bois) facilitent la cure d'air sans refroidissement, sans coup de soleil et sans fatigue.

Les eaux sulfurées sodiques, calciques et chlorurées ont une température de 22 à 33°. Elles sont employées en gargarismes, douches, inhalations, pulvérisations. Mais nulle part l'emploi en boisson n'est aussi général qu'aux Eaux-Bonnes. La question de la dose nécessaire et tolérée a donné lieu à des discussions sans nombre. Les doses indiquées par Bordeu (1) étaient excessives, atteignant jusqu'à 2 litres.

« On boit ces eaux, disait-il, ordinairement, le matin, depuis une livre jusqu'à quatre. L'expérience nous a appris que nos eaux bues aux repas n'ont aucun inconvénient. J'ai reconnu aussi qu'on pouvait les boire froides, mais j'ai douté si, quand on les faisait chauffer, il fallait leur donner précisément le même degré qu'elles ont à la source ».

Pidoux, comme cela arrive fréquemment, tomba dans l'exagération contraire. Il aboutissait quelquefois, par crainte de l'hyperthermie, à des doses infinitésimales. Daremberg a spirituellement raillé les 8 centigrammes de sulfure de sodium que Pidoux arrivait à donner en vingt-cinq jours avec beaucoup de circonspection. La pratique de Pidoux doit être néanmoins retenue. Elle est un argument sérieux, en faveur

____

(1) BORDEU, *Recherches sur les maladies chroniques*, Paris, 1818, p. 928.

de la cure prolongée. « Plus j'observe, disait-il, plus je réduis
mes doses, plus je suis convaincu qu'on peut obtenir beaucoup avec peu, et que tout consiste dans l'accommodation. On
ne risque jamais rien à commencer chez les phtisiques, par
une cuillerée ou deux, matin et soir. Il ne faut pas oublier que
l'eau médicamenteuse parvient aux poumons en moins d'une
minute, et qu'elle est très vivement ressentie par ces organes
chez beaucoup de phtisiques. Aussi faut-il souvent tâtonner
avec certains phtisiques, surtout avec certaines phtisiques....
Cependant ces doses minimes sont l'exception. Quant aux
doses ordinaires, je ne pense pas qu'il soit bien utile de dépasser, au bout de quinze à vingt jours, la dose de trois demi-
verres, pris en trois fois, deux le matin à une heure d'intervalle
et un dans l'après-midi, après être arrivé très graduellement
à cette dose maxima.

« Ce ne sont pas là des minuties, mais des préceptes fonda-
mentaux, dont il ne faudrait pas s'écarter, sous peine de faire
plus de mal que de bien, et qui prouvent qu'il s'agit là, non
pas d'un agent banal, mais d'un vrai et puissant médicament ».

Les indications et les contre-indications ont été remarquablement formulées par le Dr Valery Meunier. Elles s'appliquent, d'ailleurs, à toutes les eaux sulfureuses. Celles-ci, chez
les tuberculeux, ont une action incontestable pour remonter
l'état général, pour combattre le catarrhe accompagnant souvent la tuberculose, pour diminuer très vite l'engorgement
pulmonaire, surtout chez les arthritiques, chez les herpétiques et chez les scrofuleux. Chez les sujets prédisposés à la
tuberculose par l'hérédité, les eaux sulfureuses sont aussi indiquées à titre prophylactique, surtout quand ces malades présentent déjà du catarrhe pharyngé, laryngé et bronchique ou
bien s'enrhument facilement. Cependant, l'action notablement
stimulante de ces eaux ne permet pas d'y envoyer indistinc-
tement tous les phtisiques, et il importe de bien préciser
certaines contre-indications. Il faut en exclure d'une manière
absolue la phtisie aiguë non circonscrite; dans la phtisie
circonscrite il faut attendre, pour recourir au traitement
thermal, que la maladie soit dans un de ces temps d'arrêt, qui
séparent les poussées. Les complications cardiaques, la diarrhée chronique, la fièvre hectique sans rémission matinale,
sont autant de motifs d'abstention.

Quant à l'hémoptysie, à moins qu'elle ne soit récente et liée
à une de ces poussées actives qui caractérisent l'envahissement,
elle n'est pas une contre-indication ; elle a été longtemps la
préoccupation dominante des malades et des médecins qu'elle
détournait d'une médication utile, mais elle n'est vraiment à
redouter que pour ceux qui méconnaissent les précautions
nécessaires en cours de traitement, et qui ne savent éviter ni
les irrégularités dans le régime, ni les courses exagérées dans
la montagne, ni l'excès dans le dosage des eaux.

« Après trente ans de pratique, ajoute le Dr Meunier, en ce
qui concerne les Eaux-Bonnes, je ne puis que confirmer leur
influence résolutive sur les néoplasies tuberculeuses commen-
çantes, leur action reconstituante et leur précieuse adjuvance,
dans le travail de sclérose et de réparation.

La fidélité avec laquelle y reviennent pendant plusieurs
années un grand nombre de tuberculeux améliorés ou guéris,
témoigne de leur efficacité remarquable, signalée depuis longtemps par Pidoux, contre la susceptibilité catarrhale des
bronches ; elles constituent certainement la meilleure préservation contre les infections secondaires dues aux associations
microbiennes, dont on a vu plus haut le rôle si dangereux. La
cure d'air et d'altitude s'y fait d'ailleurs aujourd'hui dans des
conditions de choix qui ne sont certainement pas étrangères
aux résultats obtenus. »

LUCHON.

Luchon, à 629 mètres d'altitude, présente un climat un peu
variable. Cependant, en juillet et en août, le temps reste ordinairement beau ; les brouillards sont rares et le vent reste
tolérable. La température, fraîche le matin et le soir, est souvent un peu chaude dans la journée. Une station de cure d'air
très bien installée à Superbagnères, à 950 mètres d'altitude, et
reliée à Luchon par un funiculaire, permet aux malades de
trouver, par les jours de trop fortes chaleurs, une température
plus agréable et plus modérée.

Les eaux de Luchon sont remarquables par leur extrême
diversité de température et de composition. Leur action générale est tonique et stimulante. Maniées par un médecin expérimenté, elles peuvent satisfaire aux indications les plus nombreuses et les plus variables.

Luchon offre une particularité chimique très intéressante.

Quatre sources ont la propriété de dégager spontanément des vapeurs sulfureuses, véritables vapeurs de soufre, comme l'a déterminé récemment le professeur Moissan, qui, constituant un phénomène unique, donnent à Luchon une spécialisation d'une grande valeur thérapeutique.

Comme mode d'administration, la caractéristique de Luchon est l'emploi fréquent du humage, aspiration directe et très lente des vapeurs soufrées amenées par un conduit collecteur. Outre le soufre en suspension, le professeur Moissan a constaté dans ces vapeurs de l'argon et de l'hélium. Leur dégagement paraît aussi s'accompagner de véritables phénomènes électriques. Plusieurs sources renferment même du fluosilicate de potasse, un des produits qui, dans les expériences de Villemin fils, ont montré l'action stérilisante la plus énergique sur les cultures de bacilles tuberculeux.

Le humage possède une action non seulement immédiate, mais éloignée. Il « blinde les bronches », pour employer l'expression locale. Pendant l'hiver souvent les sujets les plus susceptibles cessent de s'enrhumer.

Voici, d'après une note qu'a bien voulu nous remettre le Dᵣ de Lavarenne, dans la tuberculose, les indications et les contre-indications fondamentales de Luchon.

« Les eaux de Luchon en bains, piscines et surtout par les humages de vapeurs spontanées de soufre, spécialité de la station, peuvent rendre de grands services chez certains sujets, enfants, jeunes gens surtout, qui, ayant une respiration nasale défectueuse, ont consécutivement un développement insuffisant de la cage thoracique, un défaut d'amplitude respiratoire, qui fait de leur poumon un *locus minoris resistentiæ* et d'eux des candidats à la tuberculose.

Chez les lymphatiques, on obtient des eaux de Luchon d'excellents résultats dans le traitement des tuberculoses osseuses, articulaires et ganglionnaires ; relativement à la tuberculose des voies respiratoires, il faut se montrer très prudent.

Il y a des tuberculeux non phtisiques, dont les lésions sont tout à leur début, qui se trouvent bien d'une médication très surveillée par les humages de vapeurs sulfurées et les bains de pieds et douches révulsives des membres inférieurs. Tous les phénomènes congestifs et sécrétoires péri-tuberculeux peuvent être amendés et par conséquent l'isolement et la sclérose du foyer tuberculeux être ainsi favorisés. Mais, à la condition d'agir avec une extrême prudence, de pouvoir traiter le malade pendant six semaines à deux mois, de l'ausculter journellement, et de s'être bien assuré chez lui que la tuberculose a cette forme que l'on appelait autrefois torpide. Du reste, Luchon s'adresse surtout aux arthritiques et aux lympho-arthritiques de la jeunesse; or, l'arthritique est habituellement un mauvais terrain pour le bacille.

Le Dr de Lavarenne a eu aussi l'occasion de traiter nombre de pleurétiques, dont les *pleurésies* étaient presque toujours fonction de tuberculose. Chez ces pleurétiques le humage, qui, en même temps qu'il est une médication topique pour la muqueuse respiratoire, fait faire une vraie gymnastique respiratoire, les humages méthodiquement formulés et très surveillés, aidés de la douche révulsive à faible pression d'abord, puis à pression croissante, lui ont permis dans certains cas, surtout chez des enfants et des adolescents, de faire disparaître des frottements et de rétablir, dans la région atteinte, la respiration, avec son amplitude normale.

Le Dr de Lavarenne connaît ainsi des pleurétiques, depuis quinze à vingt ans, qui ont conservé une santé parfaite. Le fait est important à signaler au point de vue de la prophylaxie de la phtisie.

CAUTERETS.

Cauterets est situé à 930 mètres d'altitude, dans une superbe vallée assez bien abritée, contre la violence ordinaire du vent, par la ceinture des montagnes environnantes. Son climat est extrêmement froid. Même en juillet et en août, les deux mois les plus favorables à la cure, il n'est pas rare d'avoir des matinées et soirées très fraîches. Il faut donc bien se vêtir et vivre très prudemment.

Cauterets possède une ressource hospitalière spéciale pour les indigents, une maison fort bien installée à 988 mètres d'altitude et trop peu connue. Cette maison pourrait recevoir chaque année plusieurs centaines de malades. Malgré son prix modéré de 2 fr. 50 par jour, elle en reçoit chaque saison une quarantaine au plus. Bien peu de chose suffirait pour la transformer en un superbe sanatorium thermal. Les aménagements et la cuisine sont presque irréprochables. Au lieu d'exiger à l'entrée, comme on le fait, un certificat d'indigence, il suffirait (comme cela a lieu dans les sanatoriums populaires) de supprimer cette formalité. Les véritables indigents ne peuvent supporter ni les frais du voyage ni la pension même très réduite. C'est aux malades de la classe intermédiaire entre la classe pauvre et la bourgeoisie : instituteurs, petits employés, que la maison hospitalière de Cauterets pourrait rendre le plus de services. Or ces malades sont trop fiers pour demander un certificat d'indigence, alors même que leur médiocre situation de fortune pourrait le justifier.

Actuellement, d'ailleurs, l'établissement de Cauterets reçoit surtout de faux pauvres, gens à l'affût de toutes les combinaisons charitables et pleinement au courant des formalités nécessaires pour les exploiter.

Les eaux de Cauterets sont faiblement minéralisées (0^{gr},02 de sulfure de sodium par litre au maximum). Mais elles sont extrêmement chaudes, atteignent jusqu'à 58°. Elles sont très onctueuses, en raison de leur matière organique spéciale et de leur fluosilicate de soude. Les éléments organiques, les sulfobactéries anaérobies et aérobies, les produits minéraux s'ajoutant au sulfure (silicate de soude, chlorure de lithium) ont certainement une part dans l'action des eaux de Cauterets.

Dans la tuberculose, Cauterets convient plus spécialement, quand celle-ci s'accompagne soit de laryngite, soit de neurasthénie. Ses eaux sont plus excitantes encore que les Eaux-Bonnes et leur effet congestif doit être surveillé avec soin.

ALLEVARD.

Allevard, à 475 mètres d'altitude, possède un climat doux et sec, très agréable depuis le début de juin jusqu'au milieu de septembre. Ses eaux presque froides (16°) ont pour caractéristique de renfermer l'acide sulfhydrique non combiné. Elles sont employées tout particulièrement en inhalations. Les salles d'inhalations d'Allevard, fort bien organisées, sont célèbres. Allevard donne, surtout dans les laryngites, d'excellents résultats.

Les inhalations sont tantôt froides à la température originelle de la source, tantôt tièdes à la température de 27 à 30°. Pour les inhalations froides, l'eau tombe dans une série de vasques superposées de façon à multiplier la surface de dégagement du gaz sulfhydrique. Dans ce trajet, la quantité de gaz tombe de 24 centimètres cubes par litre à un centimètre cube.

Les eaux abandonnent aussi dans l'atmosphère du soufre pulvérulent ayant un caractère particulier dit colloïdal et à l'état d'extrême division. Les séances dans ces salles sont très courtes (trois à quinze minutes au maximum), mais répétées souvent cinq à six fois par jour.

Dans les salles d'inhalation tiède, le malade doit, pour ne pas être mouillé par la vapeur, quitter ses vêtements et revêtir un peignoir spécial. La durée de l'inhalation atteint jusqu'à quarante-cinq minutes, en une seule fois, en général le matin.

Allevard est une des eaux sulfureuses les mieux tolérées. Les troubles gastro-intestinaux, la diarrhée, la fièvre, les hémoptysies mêmes, pourvu qu'elles ne soient ni très abondantes ni très répétées, ne sont pas pour la cure des contre-indications absolues.

CHALLES.

Challes, à 280 mètres d'altitude seulement, offre de juin à septembre un climat agréable et tempéré. Sa source est très froide (10°,5 seulement). Elle contient une forte proportion de monosulfure de sodium (0^{gr},513 par litre). Mais elle contient aussi du bicarbonate de soude, du chlorure, du bromure et de l'iodure tant de sodium que de magnésium. Cette composition complexe explique sa saveur spéciale et un peu amère.

Les eaux de Challes s'emploient en inhalations, en pulvérisations, en gargarismes. Mais, en dehors de cet usage externe, la boisson des eaux joue aussi un très grand rôle. Sous cette dernière forme, l'action du traitement thermal doit être surveillée de près. Les eaux froides de Challes sont, à l'égard de l'excitation, aussi difficiles à manier que les eaux sulfureuses chaudes.

Les beaux vignobles avoisinant la station permettent, au moins en fin de saison, de combiner avec la cure thermale la cure de raisin.

SAINT-HONORÉ.

Saint-Honoré est à 275 mètres d'altitude. Son air est rendu très pur par les grandes forêts voisines du Morvan. Son climat est, toutefois, un peu humide. Il offre des changements assez brusques le soir et le matin. La température présente en juillet et en août le maximum de stabilité.

Le plateau, sur lequel s'élève la station, est assez accidenté.

Il présente une montée assez rude s'élevant de 275 mètres à 300 mètres. Les malades doivent connaître cette cause de fatigue et en tenir compte pour le choix de leur installation.

Les eaux de Saint-Honoré sont tièdes, variant de 27 à 31°. Leur composition est extrêmement complexe. Leur caractéristique est d'être à la fois sulfureuses (0^{gr},07 d'acide sulfhydrique libre par litre) et arsenicales (0^{gr},0012 d'arséniate de manganèse). Mais elles renferment en outre des sels très variés : carbonates, chlorures, iodures, sulfates, arséniates, borates, phosphates et azotates de sodium, calcium, potassium, lithium, magnésium, fer, manganèse et une matière organique (glairine?) mal déterminée.

Ces eaux, à doses un peu élevées, provoquent de l'irritation des voies respiratoires. Mais, c'est une irritation simple, plutôt qu'une congestion. Les formes les plus intenses sont souvent désignées sous le nom expressif de grippe thermale. A doses plus modérées, Saint-Honoré possède une action sédative réelle; celle-ci se traduit par un grand calme et par la longue durée du sommeil. Les tuberculeux fébricitants, éréthiques, neurasthéniques peuvent donc, s'ils sont surveillés avec la rigueur nécessaire, aborder cette station.

L'OEuvre antituberculeuse des instituteurs possède à Saint-Honoré une organisation assurant le traitement régulier de ses malades. En portant la durée du séjour à six semaines, cette cure thermale prolongée donne de remarquables résultats. Choisi tout d'abord en raison de sa proximité de Paris, Saint-Honoré s'est, à l'épreuve, montré l'égal des meilleures stations sulfureuses.

CHAPITRE III

L'ASEPSIE DANS LA TUBERCULOSE. — SES MOYENS ET SON MODE D'ACTION.

Sommaire. — I. **Les infections secondaires dans la tuberculose** : 1º infections par de nouveaux bacilles de Koch, rôles de la virulence bacillaire et du milieu organique ; 2º infections par d'autres bacilles ; 3º importance de l'asepsie soit de l'air, soit des aliments; 4º historique de la contagiosité tuberculeuse et de sa prophylaxie. — II. **La prophylaxie générale** : 1º l'asepsie dans les sanatoriums et les homes-sanatoriums (logement, mobilier, crachoirs, désinfection, précautions individuelles); 2º l'asepsie dans les dispensaires ; 3º l'asepsie dans les stations de cure ; 4º la désinfection dans les petites localités.

I. — L'asepsie et les infections secondaires dans la tuberculose.

DOUBLE RÔLE DE L'ASEPSIE.

Moins bruyante dans ses promesses que le traitement antiseptique, l'asepsie rigoureuse réalise peut-être, plus lentement mais plus certainement, le but principal de l'effort thérapeutique : la disparition graduelle des bacilles. Mettant le malade à l'abri de toute infection nouvelle, soit par le bacille de Koch, soit par les bactéries d'ordre banal, elle contribue puissamment à favoriser la tendance naturelle de l'organisme pour éteindre l'infection sur place, l'empêcher de s'aggraver et de se compliquer. Derrière bien des règles du traitement hygiénique se cache au fond cette nécessité d'une asepsie complète. Indispensable pour le succès du traitement, elle n'est pas moins utile pour la prophylaxie générale. L'étude des infections secondaires dans la tuberculose fera mieux comprendre ce double but. Elle permettra de saisir l'utilité des précautions, si minutieuses et parfois si négligées, recommandées dans les sanatoriums pour assurer entièrement cette asepsie.

INFECTIONS SECONDAIRES PAR LE BACILLE DE KOCH.

Une grande partie de notre organisation hospitalière actuelle et des efforts tentés pour la lutte antituberculeuse repose sur une conception scientifique absolument fausse. Le tuberculeux est considéré comme à l'abri de toute contagion nouvelle et étrangère par le bacille de Koch ; il est regardé comme incriminé et protégé, en quelque sorte, par sa première lésion. Aussi, sous prétexte d'isolement, n'hésite-t-on pas à réunir (souvent sans précautions spéciales) ces malades les uns avec les autres. Dangereux pour un sujet sain, le voisinage d'un phtisique paraît sans danger pour un malade, dès qu'il est atteint de tuberculose même au début. C'est là une erreur complète et naïve, erreur pleine de dangers.

Hippocrate conseillait autrefois de disperser les maladies contagieuses. La pratique actuelle, absolument inverse, de la concentration n'est (au moins pour les malades eux-mêmes) certainement pas un progrès. Cette agglomération dans les salles communes n'a pas été appliquée à la seule tuberculose. Elle est pratiquée dans la rougeole, dans la diphtérie, dans la variole, dans l'érysipèle. Dans toutes ces maladies, à moins de précautions extraordinaires, le résultat de cette condensation infectieuse fut une augmentation considérable de la gravité et de la mortalité. Dans la rougeole, en particulier, les premiers résultats de la création d'un service spécial d'isolement, en 1886, à l'Hôpital des Enfants-Malades furent réellement désastreux. Ici, interviennent surtout les infections secondaires par le streptocoque et par le pneumocoque. Dans la diphtérie, à côté de ces infections secondaires, les infections directes par le bacille de Löffler paraissent jouer un grand rôle. C'est à la séparation rigoureuse des différents malades, aux précautions d'antisepsie minutieuse pour passer d'un malade à l'autre, que le Dr Martin attribue surtout la belle statistique de son service spécial de diphtérie à l'hôpital Pasteur.

A l'égard du bacille de Koch, un tuberculeux, bien loin d'être immunisé, est certainement plus vulnérable et moins résistant qu'un sujet sain. Ce dernier offre peut-être un terrain réfractaire. La contagion bacillaire pourra glisser sur lui sans prendre racine. Au contraire, le tuberculeux en activité pré-

sente certainement un terrain favorable. Sans doute, en cas
de poussée nouvelle, en cas de localisation à distance du point
primitivement atteint, on ne sait jamais s'il y a eu, soit une
infection autochtone par les bacilles vivant dans l'économie,
soit une infection étrangère par des bacilles venus du dehors.
En pratique, on doit attacher une réelle importance à la
possibilité de ces contagions surajoutées. Le tuberculeux, et
surtout le tuberculeux pulmonaire, doivent vivre dans un
milieu strictement aseptique. C'est une condition indispensable pour permettre à l'organisme de stériliser et de vaincre
à la longue ses lésions, sans voir se créer des foyers nouveaux.
Cette nécessité est plus importante que pour les infections
sanguines. Claude Bernard avait déjà montré la différence
entre le sang (milieu clos intérieur, ordinairement stérile) et
les appareils respiratoire ou digestif, largement ouverts et
continuant à faire en quelque sorte partie du monde extérieur.

Bien loin donc d'immuniser contre le bacille de Koch, un
premier foyer tuberculeux prédispose à son atteinte. A elle
seule, la fréquence des localisations multiples chez un même
tuberculeux démontre cette prédisposition. Une localisation
unique et sur un seul organe est en réalité exceptionnelle. Elle
ne s'observe guère que sur des malades tout à fait au début.
Aux périodes plus avancées, presque toujours le foyer
bacillaire essaime, soit sur d'autres points du même organe,
soit sur d'autres organes, en colonies. Pour que cette extension s'arrête, il faut que le milieu modifié cesse d'être favorable à la virulence.

RÔLE DE LA VIRULENCE ET DU MILIEU ORGANIQUE.

Ces deux questions du milieu et de la virulence sont, pour
le bacille de Koch, encore bien obscures. Pour la *virulence*, on peut simplement signaler le danger général des
infections possibles d'origine hétérogène. Le passage d'un
même microbe d'un sujet à un autre est, presque toujours,
un moyen d'exaltation virulente. Il y a là une inconnue
redoutable et suffisante pour éveiller l'appréhension. Voici
tel malade à peu près adapté à ses bacilles de Koch d'une
virulence x. Il est sur le point d'en triompher, quand, par la
promiscuité d'un sanatorium ou d'un hôpital mal tenu, vous
l'exposez à recevoir d'un malade voisin des bacilles nouveaux

d'une virulence *y*. Supportera-t-il sans succomber ce nouvel ensemencement?

Cette présence presque permanente du bacille de Koch dans l'air et dans les poussières aériennes des locaux habités par des tuberculeux n'est pas un danger chimérique. Elle fut définitivement démontrée par les expériences superbes et trop oubliées de Straus. Straus réussit, en effet, à mettre en évidence la présence de bacilles tuberculeux virulents à l'intérieur de la cavité nasale d'individus sains, fréquentant des locaux de ce genre. Ses expériences ont été faites à l'hôpital de la Charité et en partie à l'hôpital Laennec sur des infirmiers et infirmières parfaitement bien portants ; elles ont porté aussi sur des malades atteints d'affections n'ayant rien de commun avec la tuberculose, mais qui avaient séjourné à l'hôpital depuis un temps assez long ; enfin elles ont été faites également sur un certain nombre d'élèves attachés à son service.

Chez ces différents sujets, Straus (1) recueillit les poussières, les particules solides et les mucosités contenues dans la cavité nasale et les a inoculées dans le péritoine, à des cobayes.

Les résultats de ces 29 expériences peuvent se résumer ainsi : Dans 7 cas, l'inoculation intra-péritonéale des produits retirés des cavités nasales fit périr les cobayes, dès les premiers jours, de septicémie ou de péritonite purulente ; dans 13 cas, les animaux demeurèrent bien portants et ne révélèrent pas de lésions appréciables à l'autopsie ; enfin dans 9 cas, ils moururent ou furent sacrifiés au bout de trois à cinq semaines, présentant des lésions tuberculeuses, le plus souvent très accusées, à point de départ intra-péritonéal, lésions dont la nature tuberculeuse fut toujours vérifiée par la constatation du bacille.

Ainsi, sur 29 individus sains ou du moins absolument indemnes de tout soupçon de tuberculose, mais séjournant plus ou moins longtemps dans les salles d'hôpital, 9 hébergeaient le bacille de la tuberculose pleinement virulent dans les cavités nasales. On se trouve donc en présence, non pas d'une éventualité rare, exceptionnelle, mais d'un fait fréquent, puisque, dans les 29 cas relatés ci-dessus, les cas positifs figu-

---

(1) STRAUS, La tuberculose et son bacille. Paris, 1895, p. 592.

raient dans la proportion inattendue d'un tiers. Parmi les cas positifs, 6 se rapportaient à des infirmiers, vivant constamment à l'hôpital, balayant les salles, secouant les objets de literie ; sur 3 malades atteints d'affections chroniques non tuberculeuses, mais ayant séjourné depuis plusieurs mois à l'hôpital, 1 donna un résultat positif ; enfin, parmi 7 élèves du service, élèves qui généralement ne passent que quelques heures par jour à l'hôpital, 2 (dont l'interne du service) avaient des bacilles virulents de la tuberculose dans leur cavité nasale.

Ainsi se précisent les notions sur les dangers des locaux habités par les tuberculeux et sur l'infection par les voies respiratoires. Ces faits permettent de saisir sur le vif l'entrée du bacille de Koch par inhalation, et sa première étape dans les fosses nasales. Dans celles-ci et même dans les voies bronchiques supérieures, le bacille rencontre d'assez puissants moyens de défense (*cils vibratiles*, appareil sécrétoire). Les petites bronches, moins exposées à l'infection, sont moins bien armées contre elle. Même chez le sujet sain, l'absence de *cils vibratiles*, d'appareil sécréteur, la simplification de la défense lymphatique dans le système bronchique inférieur le rend plus vulnérable. Les érosions produites par une tuberculose préexistante augmentent encore cette vulnérabilité (1).

Ces belles expériences de Straus comportent une autre conclusion. Si virulent chez certains sujets, le bacille de Koch peut vivre chez d'autres à l'état de parasite indifférent. Entre ses modalités les plus infectieuses et ses modalités saprophytiques, on peut supposer toutes les gammes possibles d'atténuation. Ce fait a été souvent mal interprété. De ce qu'il peut parfois sommeiller et rester inoffensif, le bacille de Koch ne saurait être nullement regardé comme un hôte banal et dont la visite éventuelle puisse être sans trop de crainte acceptée. Bien plus que la variation des races bacillaires, semble d'ailleurs intervenir pour cette tolérance parfaite la résistance du milieu. Même, en considérant le bacille de Koch comme un simple parasite, il reste bon de se mettre soigneusement à l'abri des infections parasitaires nouvelles. — Voici un malade ayant des poux. Si vous voulez le débarrasser de ses poux,

____

(1) CLAISSE, L'infection bronchique. Paris, 1893, p. 20.

vous ne le ferez pas vivre sans précaution au milieu d'autres malades ayant des poux.

Ces infections réciproques sont le côté redoutable dans toutes les réunions de tuberculeux. On verra plus loin la minutie des précautions prises dans les sanatoriums. Et pourtant, à la Conférence internationale de Berlin en 1902, Gabrilowitch de Halila signalait le danger de voir les sanatoriums habités sans aucune interruption, devenir, à la longue, infectés et malsains. Il conseillait de les fermer deux ou trois mois chaque année pour permettre une désinfection complète et radicale. L'asepsie médicale offre ici la même exigence que l'asepsie obstétricale ou chirurgicale. Après un certain temps, les maternités, les services de chirurgie donnent des résultats plus incertains ; les mécomptes infectieux deviennent fréquents. Un assainissement complet est indispensable. Villemin l'avait déjà très justement écrit dès 1868. « Les habitations sont pour l'homme des foyers d'infection qu'il faut purifier, comme on purifie les écuries qui ont été envahies par la morve. » Un local contaminé peut, sous des apparences satisfaisantes, constituer un séjour des plus dangereux.

Ce danger du bacille de Koch, pour les sujets déjà tuberculeux, n'est nullement en contradiction avec un fait clinique bien observé par Marfan et vraiment très réel : l'immunité conférée à l'égard de la phtisie pulmonaire par un lupus parfaitement cicatrisé, par des écrouelles infantiles bien guéries. Inversement, en effet, un lupus encore en activité, des lésions scrofuleuses offrant le plus petit point de suppuration coïncident fréquemment avec des lésions viscérales. D'une façon générale, on peut tout d'abord admettre que le scrofuleux offre, à coup sûr, une grande résistance aux virus tuberculeux, puisque chez lui les lésions tuberculeuses ont une évolution très lente, sont curables, peu infectantes, peu virulentes. Chez le scrofuleux, ayant complètement cicatrisé ses lésions, cette résistance du milieu doit avoir atteint son maximum. Ces différences dans le terrain, ces modifications suivant les sujets et même sur un même sujet aux diverses périodes de sa vie expliquent bien les résistances si variables à l'égard du bacille de Koch. « Ce sont, dit Bouchard, ces dissemblances physiques, chimiques, nutritives qui font des individus autant de milieux disparates, dans lesquels viennent s'éteindre ou fructifier les agents infectieux. Ce qui est vrai, pour les différences physiques, l'est également pour les différences chimiques présentées non seulement par deux espèces voisines, mais encore par deux individus d'une même espèce, dont les humeurs peuvent ne pas être semblables, étant données les mutations d'apport et de départ, qui se font incessamment dans tout être vivant. Ces différences chimiques résulteront de la proportion, dans le sang, d'albumine, de fibrine, de sels, des matières extractives qui ne se retrouvent, ni en quantité, ni en qualité, les mêmes, d'un individu à un autre individu de même espèce, alors que les deux sont sains. Les nuances deviennent des dissemblances extrêmement accusées de l'homme normal à l'homme malade, et on sait toute la gamme de variantes représentées par l'organisme d'un enfant ou d'un vieillard, d'un scrofuleux ou d'un homme vigoureux, d'un anémique, d'un pléthorique, d'un diabétique, d'un convalescent de fièvre grave ou d'un individu amaigri par les privations. »

INFECTIONS SECONDAIRES PAR DES BACILLES D'ORDRE BANAL.

Si le danger des infections hétérogènes par des nouveaux bacilles de Koch n'est pas suffisamment connu, le danger des infections secondaires par les microbes d'ordre plus banal (streptocoques, pneumocoques, bacilles de Pfeiffer, etc.) est, au contraire, admis par tous. A lui seul, ce danger justifie les précautions d'asepsie les plus rigoureuses. La grippe fournit, de ces aggravations surajoutées, l'exemple le plus incontestable. Elle réveille des tuberculoses absolument latentes; elle donne à des tuberculoses torpides une marche aiguë. Toute épidémie de grippe amène une augmentation considérable de la mortalité tuberculeuse. Cette influence de la grippe a particulièrement frappé les médecins observant dans un milieu bien limité, les médecins de marine par exemple. « Une épidémie de grippe à bord, écrit Couteaud (1), est le poison d'épreuve des tuberculoses occultes, inconscientes ou inavouées. Dans ce vase clos qu'est un navire en mer, la grippe fait rapidement tache d'huile et peut être considérée comme le meilleur réactif de la tuberculose pulmonaire, si souvent indécelable quand elle est fermée; la grippe est à la tubercu-

____

(1) Couteaud, *Arch. de méd. navale*, t. LXXIX, p. 114.

lose humaine ce qu'est la tuberculine à la tuberculose bovine. Sur 20 cas de tuberculose que j'ai observés en 1890 en dix mois de campagne sur l'*Iphigénie*, 8 cas au moins firent leur apparition après une cruelle épidémie de grippe, qui toucha 69 p. 100 du personnel embarqué. »

Bien des causes diverses s'associent, comme l'a montré Girode(1), pour faciliter la pénétration de ces microbes (streptocoques, staphylocoques, proteus vulgaires, tétragène) superposant leur action à celle du bacille spécifique. Les solutions de continuité créées par le tubercule sont tardives et ne jouent, pour permettre l'implantation, qu'un rôle restreint, au moins dans la maladie au début.

Ce qui agit avant tout, c'est l'affaiblissement du terrain, qui favorise l'invasion des organes par des nouveaux microbes. Cet affaiblissement résulte de l'évolution infectieuse antérieure, de la suractivité des déperditions organiques et de l'influence fâcheuse de la fièvre, qui paraît, en tout état de cause, diminuer la résistance aux bactéries. La fièvre agit d'ailleurs, comme les autres causes déprimantes, en diminuant l'importance des sécrétions glandulaires bactéricides, ou en troublant l'élimination mécanique de ces sécrétions, ce qui favorise l'auto-infection.

Enfin l'imprégnation des tissus par les matières solubles, qu'a engendrées la maladie première, peut jouer un rôle direct dans la préparation de l'infection secondaire. Cette imprégnation toxique pourrait être, dans une certaine mesure, comparée à celle qui existe, suivant une formule chimique différente, chez le diabétique et l'albuminurique ; et l'on sait combien est grande ici la vulnérabilité aux infections.

On pourrait aussi faire intervenir l'épuisement de l'appareil phagocytaire ou l'altération de ses propriétés chimiotactiques, au cours de l'infection primitive. Qu'il suffise de rappeler que cet ensemble de facteurs se ramène à la formule générale qui domine toute la pathogénie des infections secondaires : diminution de la résistance vitale et affaiblissement du terrain.

Ces infections secondaires ont une grande importance pour l'extension des lésions et pour la destruction des tissus. Cornil et Babès (2) ont montré leur rôle dans les hémor-

(1) Girode, *Traité de médecine*. Paris, 1895, t. I, p. 71.
(2) Cornil et Babès, Les bactéries, 2e éd., 1890, t. II, p. 429, 460.

ragies, les gangrènes, les poussées inflammatoires broncho-
pneumoniques ou pneumoniques autour des tubercules.
Hutinel les a vues également intervenir dans la pneumonie
caséeuse. Elles constituent donc un réel facteur de gravité.

ASEPSIE DE L'AIR ET DES ALIMENTS.

La condition essentielle du traitement dans la tuberculose
est, par suite et avant tout, l'asepsie de l'air respiré. Celle
des aliments ingérés ne vient qu'en seconde ligne. C'est par
l'asepsie de l'air que se rapprochent les conditions climatériques les plus diverses : altitude, pleine campagne, air du
littoral, air du large. Dans cette atmosphère aseptique la
cicatrisation de l'ulcération pulmonaire, comme celle de toutes
les plaies en général, est facilitée sans complications. Aucune
infection secondaire ne vient troubler la tendance à la réparation naturelle. Cette absence de germes est autrement
importante que l'action antiseptique positive attribuée à
certains éléments de l'air : ozone, émanations résineuses, etc.
Il faut toutefois reconnaître que la composition précise de
l'air nous est encore bien mal connue. L'analyse chimique
explique mal la différence de qualité entre l'air des villes et
l'air de la campagne, différence si nettement perçue par l'organisme. La longue série des gaz nouveaux récemment décou-
verts dans l'air (argon, helium, neon, krypton, xenon, coro-
nium, nebulium) ouvre, dans cet ordre de recherches, des
horizons insoupçonnés. Un seul fait, la différence considérable dans la proportion d'ozone, permet de pressentir les
différences de qualité atmosphérique d'une localité à l'autre.
A l'observatoire de Montsouris la moyenne normale de l'ozone
ne dépasse guère $1^{mgr},5$ pour 500 mètres cubes d'air. Aux
Grands-Mulets, à 3020 mètres d'altitude, Maurice de Fleury
a trouvé près de $1^{gr},9^{mgr},4$. L'ozone se détruit au contact des
éléments organiques. Sa diminution dans l'air des villes
marche donc parallèlement avec l'impureté et les souillures
atmosphériques.

Deux conditions importantes du traitement climatothéra-
pique, l'absence de poussières et de brouillards, se rattachent
en réalité à cette nécessité de l'asepsie. Les poussières et
peut-être les brouillards facilitent la pénétration des agents
morbides. Ils leur servent même de vecteurs directs. Les

poussières, en éraillant par leurs aspérités la délicate muqueuse des bronches, peuvent, en outre, faire une véritable inoculation. Johne a remarqué qu'au voisinage des fonderies de fer les vaches succombent très fréquemment à la tuberculose. Les particules métalliques augmentent leurs chances d'infection par l'irritation qu'elles déterminent. Le rôle des pneumoconioses n'est pas moins évident dans certaines professions, chez les ouvriers en aiguilles de Sheffield, chez les porcelainiers de Limoges. Les poussières dures sont plus nuisibles que les poussières molles. Suivant une autre remarque importante de Hirt, les poussières animales sont bien plus dangereuses au point de vue de la tuberculose que les poussières végétales. Celles-ci sont en général aseptiques. Les premières, au contraire, sont très fréquemment infectées.

Les poussières, si périlleuses pour l'entourage du tuberculeux, ne sont donc pas moins nuisibles pour le tuberculeux lui-même. Tout dans l'ameublement de la pièce, dans la literie, dans les modes d'épousselage, d'essuyage, de balayage humides doit être combiné pour les soulever le moins possible. Les soins de ménage indispensables seront toujours faits avec les fenêtres largement ouvertes et le malade ne restera jamais dans la pièce à ce moment. Il doit de même éviter les endroits de réunion, les salles de danse et de spectacle où l'atmosphère est souvent souillée de miasmes divers et toujours empoussiérée.

Les autres modes possibles de contagion sont beaucoup moins redoutables. La contagion par le lait, par le beurre, par le fromage, par la viande crue provenant d'animaux tuberculeux est possible. Elle ne paraît pas fréquente.

Pour le *lait*, l'ébullition donne une complète sécurité. Elle rend malheureusement le lait moins agréable et moins digestible. Elle détruit ses lécithines et peut-être d'autres principes utiles. A la campagne, quand l'origine du lait offre certaines garanties, qu'il est fourni par des vaches bien portantes, vivant en plein champ, on peut parfaitement permettre de le consommer pasteurisé et non bouilli. Le lait fourni par des vaches éprouvées à la tuberculine (comme cela a lieu dans la plupart des sanatoriums) donne une sécurité plus complète encore. Le lait de chèvre, enfin, assure toute garantie, cet animal étant très rarement tuberculeux.

Les infections tuberculeuses de l'appareil digestif par le

beurre ou par le fromage sont loin d'être bien démontrées. La présence de bacilles tuberculeux dans ces aliments a été souvent signalée. Mais elle n'a été, en général, affirmée que par l'examen microscopique et non vérifiée par l'inoculation. Or, le simple examen direct comporte une cause importante d'erreur : les bacilles gras acidophiles se rencontrant normalement dans ces produits. Toute cette question est à reviser et il n'y a vraiment, à l'heure actuelle, aucun motif suffisant pour priver les malades de ces utiles moyens d'alimentation. Pratiquement on peut, avec Nocard, regarder leur danger comme nul. Si l'on veut pousser à l'extrême les précautions, on peut conseiller l'emploi du beurre préalablement fondu, procédé qui le stérilise et est souvent employé pour assurer sa parfaite conservation. La graisse d'oie, souvent substituée au beurre dans les sanatoriums d'Allemagne, n'offre aucun danger, l'oie étant absolument réfractaire à la tuberculose.

Le danger de la *viande crue* est également plus théorique que réel. Assez fréquents dans les ganglions, les bacilles sont très rares dans le plein tissu musculaire. On s'attachera donc à préparer la pulpe de viande avec des morceaux pris en plein muscle. Par contre, les abats (foies, poumons, cervelles, rognons) doivent toujours être mangés très cuits. Les tubercules, si rares dans les muscles, sont en effet, dans ces organes, assez communs.

Pour réaliser l'asepsie idéale, deux facteurs de contagion entièrement négligés (1) : 1° la contamination des *eaux potables* par les crachats et surtout par les matières fécales, si riches en bacilles et si rarement désinfectées ; 2° la souillure des *légumes*, cultivés dans les terrains d'épandage, par ces matières fécales, devraient être aussi pris en sérieuse considération. Il y a là pour la tuberculose un danger aussi réel que celui du lait, du beurre, ou même de la viande crue. La notion de la contagiosité de la tuberculose est admise par tous. Mais ce n'est pas en vain que celle-ci fut niée pendant presque tout le XIXe siècle. Dans la pratique, on continue à se conduire comme si la contagion n'existait pas.

(1) CHANTEMESSE et WIDAL, Résistance des germes de la tuberculose dans l'eau de rivière (*Congrès pour l'étude de la tuberculose*, 1888, p. 317).

HISTOIRE DE LA CONTAGIOSITÉ TUBERCULEUSE ET DE SA PROPHYLAXIE.

L'histoire des doctrines médicales relatives à cette contagiosité n'est pas sans intérêt pratique. Celle-ci était déjà classique en ancienne médecine ; Aristote la comparait à celle de la gale ou de l'ophtalmie. Comme Hippocrate, il accuse un principe morbifique de l'air : « *Aegrotat igitur qui a morbiferum est quod spiritu trahitur* ». Un plaidoyer d'Isocrate montre la crainte de contracter la phtisie en soignant un phtisique passer à l'état de conviction populaire. Dans l'Aeginétique, plaidoyer en faveur d'un homme qu'un phtisique, soigné par lui, avait institué son héritier, le rhéteur lui fait dire : « J'étais en si mauvais état que tous ceux de mes amis qui venaient me voir craignaient que je ne succombe aussi, et me conseillaient de prendre garde à moi, disant que la plupart de ceux qui soignent cette maladie en deviennent victimes ».

Plus tard, Galien dira : « *Periculosum est consuescere cum his qui tabe tenentur* ». Le Dr Léon Meunier a fait de ce point d'histoire une étude excellente et définitive (1). On y retrouve avec Septalius (1552-1633) la contamination possible de la femme par le mari tuberculeux : *ex amplexibus et basiis a marito*. Fracastor (1483-1553) a vu la transmission tardive du contage par les vêtements et par les meubles : *Vestes quæ phtisici gestavere sæpe visæ sunt post biennicum attulisse contagionem : quinimo tales etiamnum sunt et cameræ et lectuli et tabulata ubi phtisici periere*. Morton (1698) croit particulièrement menacés les gens qui partagent le lit d'un phtisique : *lecti socios*. Presque tous les auteurs anciens, acceptant les idées d'Hippocrate et de Galien, incriminent surtout l'haleine des malades et l'air comme véhicules du contage. Deleboe (1614-1672) recommande aux médecins de se préserver soigneusement de l'air fétide et âcre expiré par les phtisiques. Il croit le danger de contagion particulièrement grand pour les enfants nés de parents tuberculeux. Tulpius croit aussi à cette influence de l'hérédité sur la contagion : « Phtisis non minus medicis quam consanguineis contagiosa ». Ces idées

---

(1) Léon Meunier, Sur la contagion de la phtisie depuis Hippocrate jusqu'à Koch (Extrait du *Bulletin de la Société de médecine de Gand*, 1902).

de Deleboe et de Tulpius sont justes. Il n'est pas mauvais de s'en souvenir pour l'éducation physique et pour les milieux où doivent vivre les enfants nés de parents tuberculeux. Jonston (1603-1675) écrit cet aphorisme d'une netteté rare : *Phtisis fit a contagione ex phtisicorum anhelitu.*

Montanus, pourtant, dès le XVIᵉ siècle, redoutait non seulement l'haleine, mais les crachats des malades. Il rapporte, d'après Schenkius, le cas d'un médecin, qui devint tuberculeux rien que pour avoir flairé les crachats d'un phtisique. Van Swieten regarde ce qui s'exhale des crachats comme constituant le danger principal : *Cum putridus sputorum halitus ab adstantibus una cum aere inspirato in pulmones trahatur, metus enim est ne contagio in sanos propagetur morbus.* Escobar entrevoit la nécessité de leur désinfection. Ses idées inspirent à Cirillo et à Cotugno le fameux édit de Naples du 20 septembre 1782. Isolement, déclaration obligatoire, désinfection par les fumigations et les lavages, presque toutes nos idées de prophylaxie moderne s'y retrouvent. Il n'y manque même pas les exagérations! Mais il y reste encore aujourd'hui quelques mesures qui ne seraient pas inutiles à prendre. Voici, d'après Bouchard et Landouzy, le texte même de cette curieuse ordonnance royale :

« L'expérience, ayant fait voir combien est périlleux l'usage du linge, des meubles et des objets ayant servi aux personnes atteintes et mortes de maladies éthiques, phtisiques et autres maladies contagieuses, enjoignons à tous médecins de faire connaître les personnes malades et mortes d'éthisie ;

De façon que l'alcade fasse brûler le linge, les vêtements, les meubles et tous autres objets dont le malade se sera servi personnellement, ou qui seront restés dans sa chambre ;

De façon que l'alcade ordonne aussi que la chambre où le malade sera mort soit replâtrée et blanchie ; que le parquetage ou le dallage de la pièce ou de l'alcôve où se trouvait le lit soit changé ;

De plus, registre sera tenu de la provenance des hardes trouvées chez les brocanteurs, marchands de vieux habits, avec indication des noms et domicile du vendeur, ainsi que des personnes auxquelles linges et vêtements auront servi, les brocanteurs et marchands de vieux habits faisant ordinaire commerce d'effets contaminés.

L'alcade délivrera un papier attestant que les dites marchandises sont exemptes de contagion : ce papier seul permettra aux brocanteurs de retenir ou de vendre les marchandises d'occasion.

Tout médecin qui ne fera pas connaître les malades ou les morts éthisiques à l'alcade de son quartier encourra : la première fois, une amende de 200 ducats et la suspension pendant une année ; la seconde fois, une amende de 400 ducats et la peine d'exil pendant quatre ans.

Toutes les autres personnes (infirmiers, domestiques, gens assistant l'éthisique) qui ne feront pas la déclaration, encourront la peine de trente jours de prison, la première fois ; de quatre ans de bagne, la seconde fois.

Les autorités civiles, religieuses et militaires auront à faire brûler, dans les hôpitaux civils et militaires, tout le linge qui aura servi aux malades comme aux soldats éthisiques. »

Raulin, écrivant à la même époque (1784), est un des contagionnistes les plus convaincus. Il admet non seulement la contagion par l'air, mais aussi par le linge, les habits, la literie. « Il en a vu mille cas. » Comme désinfectant des chambres, il conseille le vinaigre jeté sur une pelle rougie au feu. Cette opinion de Raulin n'était pas sans valeur, puisque les chimistes modernes ont décrit dans la destruction de l'acide acétique par la chaleur rouge toute une série de produits antiseptiques : formène, acétylène, acétone, benzine, naphtaline.

Mais, par contre, Raulin est beaucoup plus mal inspiré pour le traitement préventif qu'il conseille aux personnes soignant des tuberculeux. La limonade cuite, le jus de citron sucré, l'infusion d'oseille, les pilules de camphre forment la base de cette prophylaxie individuelle. Si les premiers symptômes de la contagion apparaissent, le traitement devient plus médiocre encore : saignée et purgations coup sur coup.

Les mesures de prophylaxie générale indiquées par Raulin sont plus intéressantes. De son temps, en Provence, dès qu'un pulmonique était reconnu comme tel, on lui marquait son lit, ses draps, son linge de table, son couvert, en un mot tous les objets à usage personnel, dont personne autre que lui ne devait se servir.

Dès qu'il était mort, on enlevait les meubles de sa chambre, on grattait les murs et les cloisons, on les recrépissait à neuf ; on lavait les pavés et les parquets, on ne se servait plus de son lit, ni de son linge; souvent on les brûlait ou on les vendait après les avoir fait lessiver plusieurs fois; s'il y avait des tentures ou des tapisseries dans la chambre, on les exposait au grand air pendant une année entière.

Jeannet des Longrois, dans son traité de la pulmonie (1781), raconte que « en 1750, à Nancy, les magistrats firent brûler dans la grande place de cette ville le mobilier d'une femme pulmonique. Quoique bien constituée auparavant, cette femme avait été atteinte de la pulmonie, pour avoir couché souvent dans le même lit avec une femme poitrinaire. »

Portal relate qu'en Espagne et en Portugal la loi forçait les parents d'un phtisique à en faire la déclaration lorsqu'il était arrivé à la dernière période, afin de procéder à l'enlèvement de ses hardes et de les brûler. Il en était de même dans le Languedoc. Oubliées pendant presque tout le xixe siècle, ces diverses données historiques ne sont pas sans importance pour la prophylaxie générale.

II. — La technique de l'asepsie dans la tuberculose.

L'ASEPSIE DANS LES SANATORIUMS.

Le danger des infections secondaires soit par de nouveaux bacilles de Koch, soit par d'autres microbes, explique et justifie la minutie des précautions antiseptiques prises dans les sanatoriums. Celles-ci semblent quelquefois exagérées. Elles ne sont guère moindres que pour une salle d'opérations chirurgicales. Mais toutes ces mesures coûteuses, sévères, quelquefois même désagréables, sont nécessaires sous peine de périls graves. Elles portent: 1° sur le logement des malades, 2° sur les crachoirs, 3° sur la désinfection du linge et de la literie, 4° sur les relations des malades entre eux. Même pour le home-sanatorium, ces mesures de sécurité sont très utiles à connaître. Elles peuvent être atténuées, mais restent, dans leur ensemble et dans leur principe, indispensables. Elles sont nécessaires à la fois pour protéger la famille du malade et pour mettre le malade lui-même à l'abri de toute nouvelle infection.

LES CHAMBRES ET LE MOBILIER.

Dans toutes les pièces servant au séjour des malades et surtout dans les chambres à coucher, tous les détails :

mobilier, parquet, murs, plafond, chauffage doivent être combinés pour permettre facilement le lessivage et la désinfection, et pour assurer une asepsie parfaite.

Les *meubles* garnissant la chambre doivent être facilement et efficacement stérilisables. Cette condition essentielle est aujourd'hui réalisée par de nombreux modèles bien compris. Les lits et les sommiers entièrement métalliques, les tables de nuit ouvertes à tablette de marbre, les meubles soit en bois verni, soit en métal, les fauteuils recouverts de cuir ou de toile cirée supportent des procédés de désinfection suffisants. On supprimera naturellement les tableaux, les bibelots inutiles, tous les objets en saillie. La tablette des cheminées, véritable nid de saletés et de poussières, sera particulièrement surveillée. Certains modèles de cheminées-âtres, entièrement creusées dans la paroi, sans aucune saillie extérieure, suppriment ce grave inconvénient.

Peut-on autoriser des tapis, des rideaux, des tentures? Les théoriciens rigoristes disent non! Mais sachant par expérience combien est décevant, sombre et triste l'aspect d'une chambre à laquelle manquent la traditionnelle descente de lit et le rideau de fenêtre, nous autorisons, dit le Dr Verhaeren, l'un et l'autre, à condition qu'ils soient lavables. La stérilisation de ces objets se fait aussi facilement que celle des matelas, couvertures, oreillers, etc., soit par l'étuve, soit, procédé préférable, par l'immersion dans une solution antiseptique.

Un simple tapis pour descendre du lit ou pour poser les pieds, quand le malade reste longtemps assis au repos, évite bien des refroidissements et augmente beaucoup le confortable.

Toutes ces précautions pour la chambre et le mobilier n'ont rien d'excessif. Les recherches faites par Debove et Jousset à l'hôpital Beaujon (un des hôpitaux les mieux tenus de Paris) en fournissent la preuve directe. Debove et Jousset ont lavé le dessus de diverses tables de nuit et recueilli le liquide de lavage, avec lequel furent inoculés des cochons d'Inde. Ceux-ci sont morts de tuberculose dans une très forte proportion, plus de la moitié.

Il faut en outre remarquer que l'on avait choisi pour ces expériences des tables de nuit de malades non tuberculeux. Ainsi, voilà de pauvres gens hospitalisés pour des affections très diverses, à qui on avait donné des tables de nuit propres en apparence, et qui, pour peu qu'ils y posassent, soit leur pain, soit quelque objet d'usage intime, étaient exposés à être infectés de tuberculose.

Le *parquet* est, de tous les détails d'organisation, le plus discuté. Les parquets de ciment, de grès cérame, de carreaux sont parfaits comme asepsie. Mais ils sont extrêmement froids aux pieds. Ce froid est si pénible qu'on a essayé de les chauffer par des tuyaux de chaleur sous-jacents. Ce dispositif n'est pas très pratique. Le linoléum est moins froid, mais laisse entre lui et le parquet un espace toujours suspect. — Un plancher paraffiné, à jointures soigneusement faites et calfatées au besoin, comme sur les ponts de navire, supprime ces divers inconvénients. Mais ce plancher est fort coûteux. Pour résister aux lavages quotidiens, il doit être fait de lames de chêne parfaitement ajustées et scellées sur bitume. — Les planchers ordinaires laissant au-dessous d'eux un espace vide sont très dangereux.

« Lorsqu'on enlève, dit Laveran, un vieux parquet, on est toujours surpris de la quantité énorme de poussière qui existe dans l'entrevous ; au milieu de ces poussières, on trouve souvent des masses de moisissures et des vers. C'est un véritable fumier, très dangereux par la grande quantité de microbes qu'il recèle, et ce fumier se trouve au-dessous des parquets les mieux entretenus, les mieux cirés à la surface. »

Les germes se conservent d'autant mieux sous les planchers, qu'ils y sont à l'abri de la lumière et, en partie, à l'abri de l'air dans les amas de poussière.

Maximowitch, qui a fait ses expériences avec la poussière des planchers des hôpitaux, a constaté que, sur 21 cobayes inoculés, 9 sont devenus tuberculeux ; trois fois il a noté la présence du staphylocoque doré, deux fois celle du streptocoque, une fois celle du bacille de Friedlaender, une fois celle du pneumocoque.

L'analyse bactériologique de l'air montre encore mieux l'importance de cette question des poussières atmosphériques, qui se rattache intimement à la question des planchers, car c'est le balayage des planchers qui constitue la cause principale de la mise en mouvement de ces poussières.

Le seul moyen efficace pour supprimer cette cause d'infection consiste à remplacer les planchers par des revêtements imperméables faciles à laver et à désinfecter.

Sans cette précaution, les lavages, et surtout les lavages à grande eau, déterminent sous le parquet une humidité désagréable et, ce qui est encore plus grave, un véritable bouillon de culture pour tous les agents d'infection.

Si la dépense des parquets de chêne scellés sur bitume et imperméabilisés paraît trop lourde, l'asphalte, irréprochable comme absence de poussières, de rainures et comme résistance à l'eau, est d'un excellent emploi. Il est, en effet, beaucoup moins froid aux pieds que le grès ou le carreau. Un parquet d'asphalte n'est malheureusement pas très joli.

L'arrondissement des angles inférieurs de la pièce est utile pour éviter les nids à poussières.

L'arrondissement des angles supérieurs au plafond constitue une dépense sérieuse et beaucoup moins indispensable.

Le plafond toutefois doit être, comme l'ensemble des *murs*, revêtu d'une peinture vernissée ou laquée supportant les lavages. L'industrie fournit aujourd'hui de nombreux composés répondant bien à cette condition ; ceux-ci sont même de teintes plus variées et moins tristes que les premières peintures aseptiques. Le papier ordinaire doit être absolument rejeté. Il est toujours incomplètement collé; il laisse entre lui et la paroi des vides dangereux. La colle se putréfie et fourmille bientôt de microorganismes. Si on ne désire aucun luxe, les badigeonnages à la chaux constituent pour les parois un revêtement parfait. Ils ne coûtent presque rien; ils peuvent être fréquemment répétés et donnent chaque fois une excellente désinfection. Ils laissent subsister la perméabilité et la respiration des murs. Cette perméabilité supprimée par les vernis est un facteur de ventilation insensible contribuant beaucoup à l'assainissement. Mais les murs blanchis à la chaux ne supportent pas le lavage. Ils offrent des aspérités retenant les poussières. A côté de leurs avantages très réels, ils ont donc des inconvénients.

Les placages de sapin verni employés dans le sanatorium du Dr Turban, à Davos, forment, quand ils sont très exactement appliqués, le revêtement idéal. Leur principal inconvénient est d'être coûteux. Ils offrent, en dehors de l'asepsie, un avantage réel. Ils protègent merveilleusement contre le froid et le chaud de l'extérieur.

Au point de vue de l'asepsie, le *chauffage* sera combiné d'une part pour ne pas vicier l'atmosphère, d'autre part pour ne pas employer d'appareils encombrants et irréguliers. Dans les sanatoriums, presque partout le chauffage est assuré par la vapeur à basse pression, système le plus hygiénique évitant toute souillure de l'air par la poussière ou par la fumée. Les radiateurs sont des modèles spéciaux offrant le minimum possible d'irrégularités et de saillies.

Mais, malgré ce chauffage collectif, il est bon de prévoir une cheminée dans chaque pièce et dans chaque chambre. Les cheminées rendront de grands services aux saisons intermédiaires par les journées anormales de froid tardif ou précoce, par les matinées, ou les soirées fraîches. Une courte flambée suffira, alors qu'on hésitera à remettre en marche tout le calorifère. Rien d'ailleurs ne réchauffe comme la vue du feu. Toutefois, dans aucun cas, dit le Dr Verhaeren, la chaleur artificiellement produite ne sera supérieure à 15° centigrades : dans la plupart des cas, 13° seront suffisants, les malades ne devant pas compter, pour se réchauffer, sur la chaleur du milieu ambiant, mais bien sur les vêtements qui empêchent la déperdition de leur calorique propre, avec, pour adjuvants, des bouillottes, des briques chaudes, des couvertures, etc.

LES CRACHOIRS ET LA DÉSINFECTION.

La question des crachoirs est importante, mais ne résout pas à elle seule, quoi qu'on en ait dit, tout le problème de l'antisepsie. Dans les sanatoriums, une première règle est d'avoir tout d'abord des crachoirs collectifs bien disposés, assez nombreux. Ces crachoirs doivent être couverts pour empêcher la pénétration des mouches ou des insectes et (s'ils sont en plein air) pour ne pas déborder par la pluie. Ils seront de désinfection facile. Ils seront élevés d'un mètre environ pour que les crachats y tombent facilement.

Le problème des crachoirs de poche est plus difficile à résoudre que celui des crachoirs collectifs. Les modèles vraiment pratiques, étanches, faciles à nettoyer, pas trop coûteux, pas trop répugnants, sont rares. Un des meilleurs est certainement le type Leune, adopté par le dispensaire Calmette de Lille et par l'Œuvre des Instituteurs. Son très bas prix (0 fr. 60 par crachoir) lui donne pour ces œuvres populaires une réelle supériorité.

. Pour les crachoirs individuels, simplement destinés à être placés sur la table de nuit, au chevet des malades, le modèle de M. Duguet est absolument parfait, solide, de désinfection facile et peu coûteux.

Enfin la désinfection des ustensiles de table (couverts, couteaux, verres, etc.) est facilement assurée par des appareils spéciaux. La stérilisation des crachoirs de verre, pour être faite sans les casser trop fréquemment, est plus délicate. Elle est bien réalisée dans l'appareil à vapeur de Lequeux.

La désinfection du linge et de la literie ne peut théoriquement être bien réalisée que par l'étuve. Mais, en dehors des sanatoriums et des grandes villes, on n'a pas toujours ces moyens à sa disposition. De plus, cette stérilisation par l'étuve offre dans la pratique des difficultés assez sérieuses. Poussée trop loin, la chaleur détériore et abîme beaucoup les objets désinfectés et surtout tous les tissus de laine. Par crainte de cette détérioration, on reste souvent en deçà du point actif comme température et durée de séjour. La désinfection risque alors d'être incomplète.

Le Dr Verhaeren a adopté au sanatorium d'Alger des procédés de désinfection qui donnent une sécurité complète et n'exigent qu'une instrumentation rudimentaire. Ils ont, toutefois, l'inconvénient de ne pouvoir être confiés (la solution employée étant très toxique) qu'à des personnes prudentes et soigneuses. Ces deux qualités, il est vrai, sont toujours indispensables pour bien faire une désinfection.

Formule de la solution :

Sublimé	200 grammes.
Chlorure de sodium	4000 —
Glycérine	200 —
Eau de source ou de pluie	100 litres.

Cette solution ne sèche pas complètement, grâce à la présence de la glycérine, et retient ainsi toutes les poussières qui restent adhérentes au sol.

Les *parquets* du sanatorium sont passés tous les jours au chiffon imbibé de cette solution, puis balayés à la serpillière humide. Ces parquets, formés de planchers paraffinés, supportent très bien ce double lavage journalier.

Aucune pénétration de l'eau dans les fentes ni dans l'entrevous n'est à craindre. Laveran objecte toutefois que les solutions de sublimé, dans lesquelles on introduit naturellement de la matière organique, avec les linges ou les éponges, quand on s'en sert pour le lavage des planches, s'appauvrissent très rapidement.

Il préfère, avec Michaelis, pour cet emploi spécial, la solution de chlorure de zinc au millième. Le chlorure de chaux serait également bon, mais laisse après lui une odeur désagréable.

Pour désinfecter les draps et les toiles, le D' Verhaeren emploie également la solution de Miquel.

Les *linges* sont mis à tremper pendant six heures dans la solution. Ce n'est qu'ensuite qu'ils sont lessivés et blanchis.

Les linges servant aux malades sont l'objet de précautions toutes spéciales. Ces linges sont, par ordre de pouvoir contaminant : 1° mouchoirs ; 2° serviettes de table ; 3° taies d'oreillers ; 4° draps de lit ; 5° serviettes de toilette ; 6° linge de corps. A la salle à manger, la nappe sera supprimée et remplacée par une toile cirée blanche, qui sera lavée après chaque repas à l'eau savonneuse, puis soigneusement rincée à l'eau froide. (Une solution alcoolique dissoudrait le vernis des toiles cirées, le sublimé les jaunirait.)

Les *crachoirs* sont remplis et désinfectés avec la même solution — sauf ceux en métal, qui sont garnis d'une solution de phénosalyl.

Lorsqu'une chambre est quittée par un malade, on prend en outre les précautions suivantes : non seulement le parquet subit le double lavage ordinaire, mais les murs (revêtus d'un enduit imperméable de ripolin) sont lavés à la solution.

Les rideaux (toile ou mousseline), les tapis et couvertures sont mis à tremper pendant six heures dans la solution. Les toiles des matelas, après avoir été décousues, subissent le même traitement, ainsi que la laine. La solution sert aussi à laver les meubles, les chaises et tous les objets non métalliques.

Les lits et sommiers qui sont entièrement métalliques sont lavés avec la solution phéniquée à 3 p. 100, puis flambés à l'alcool.

La désinfection est complétée par une vaporisation de formol dans la chambre. Celle-ci, une fois pleine de vapeurs formoliques, reste complètement fermée pendant vingt-quatre heures.

LES PRÉCAUTIONS INDIVIDUELLES.

Les détails les plus parfaits d'installation serviraient peu sans de grandes précautions individuelles. Chaque malade doit bien en comprendre la nécessité. Il faut lui expliquer qu'elles ne sont pas seulement prises dans l'intérêt de ses compagnons. Elles ont pour le malade lui-même une utilité directe. S'il crache sur le sol il peut, en effet, respirer plus tard la poussière soulevée; il s'expose à de graves réinfeclions.

Au point de vue de ces précautions individuelles, voici tout d'abord un extrait du règlement intérieur, en vigueur au sanatorium d'Alger, relatif à cette question et que complètent pour chaque malade de longues explications verbales appropriées à chacun :

« Pour éviter de contaminer les personnes qui les approchent et aussi pour ne pas se recontaminer eux-mêmes, la guérison acquise, les malades doivent détruire soigneusement, *dès leur production*, tous les germes capables de propager la maladie. Ces germes sont les bacilles contenus dans les crachats, bacilles des plus vivaces, qui peuvent résister pendant des années aux causes ordinaires de destruction.

« Il est donc *essentiel* de :

« 1° Ne jamais cracher ailleurs que dans les crachoirs de chambre ou de poche, vidés et stérilisés tous les jours :

« 2° Se rincer la bouche et les dents, après avoir craché, avec une solution antiseptique spéciale (la solution de chloral au centième est une des meilleures et des moins irritantes). Elle doit être employée tiède. Elle peut, chez certains malades qui la trouvent un peu trop piquante, être additionnée d'un tiers ou de moitié d'eau, à condition que cette eau ait préalablement bouilli;

« 3° Se couvrir la bouche avec un écran pendant les quintes de toux;

« 4° Se laver les mains immédiatement avant chaque repas;

« 5° Se laver les mains quand elles ont été plus particulièrement souillées par un crachat ou par le maniement du crachoir. »

Dans les familles, toutes ces questions d'asepsie et d'antisepsie sont plus difficiles à résoudre. Voici les conseils donnés par le Guide hygiénique de l'OEuvre des Instituteurs :

« En crachant soit par terre, soit dans son mouchoir, apprend-on dans les sanatoriums, un tuberculeux sème des microbes très dangereux pour les autres et *pour lui-même*. Il suffit, au contraire, de cracher toujours dans un vase à demi plein d'eau pour éviter tout danger. En ajoutant à cette eau soit un verre d'eau de javelle, soit deux cuillerées à bouche de savon noir par litre, la sécurité est encore plus grande.

« Pour nettoyer le crachoir sans danger, mettez-le dans une casserole d'eau froide et faites bouillir le tout quelques minutes. Videz ensuite toute l'eau dans les cabinets d'aisance.

« Certains malades, les jeunes femmes surtout, ont par coquetterie la détestable habitude d'avaler leurs crachats. Cette habitude donne des complications très graves de l'estomac et de l'intestin.

« Lavez-vous souvent la bouche avec quelques gouttes d'alcool de menthe et d'eau. Lavez-vous souvent la barbe et les mains avec de l'eau et du savon. Lavez-vous la bouche et les mains avant chaque repas.

« Les microbes projetés avec les fines gouttelettes de salive dans la toux ou la parole à haute voix sont un mode de contagion très dangereux. Mettez donc soit la main, soit votre mouchoir devant votre bouche en toussant. Tenez-vous à distance et ne causez jamais dans la figure de votre interlocuteur. »

Ces deux dernières précautions sont fort importantes, car ce mode de contagion est particulièrement redoutable. Pour le combattre, les précautions individuelles ont été en Allemagne poussées fort loin. A la cure d'air, malgré l'écartement des chaises longues, chaque malade est séparé de son voisin par un écran protecteur. Fraenkel redoute en effet autant pour la contagion les fines gouttelettes de salive projetées pendant la toux et le parler à haute voix, que les crachats eux-mêmes. Cet écran protecteur, quoique rendant la cure bien triste et bien monotone, a sa raison d'être, si les chaises longues ne peuvent être écartées à 1^m,50 au moins. Le masque protecteur destiné à tamiser l'air par un véritable filtrage ouaté est au contraire une véritable exagération. Pendant l'auscultation, par exemple, son emploi est particulièrement recommandé pour protéger le médecin. Son emploi paraît

surtout indispensable quand de nombreux malades doivent se
succéder tour à tour. Fraenkel craint, en effet, que les
premiers malades, en toussant (ce qu'on leur fait souvent faire
pour faciliter l'auscultation), ne produisent dans la pièce une
véritable pulvérisation bacillaire. Ces faits sont utiles à
connaître pour montrer à quels points de très bons observateurs ont poussé la crainte de la contagion. Ils font un
contraste saisissant avec la négligence et le laisser-aller de
beaucoup d'hôpitaux ordinaires. Entre ces deux extrêmes, il
faut savoir garder un juste milieu. Le masque ouaté constitue
une mesure vraiment vexatoire. Ce masque est lourd, chaud,
gênant ; les poussières de ouate forcément inhalées ne sont
pas pour le malade sans réels inconvénients.

Ce danger des crachats ou des particules de salive pulvérisées par la toux impose toutefois, dans l'organisation des
sanatoriums populaires, une réforme importante. Les dortoirs
collectifs doivent être entièrement abandonnés. La nuit, il est
bien difficile à un malade, réveillé brusquement par une quinte,
de prendre les précautions nécessaires pour ne pas éclabousser
son voisin. Les chambres à coucher individuelles donnent
seules à cet égard la sécurité indispensable. A défaut, les
boxes de séparation, faits en matériaux faciles à aseptiser,
confèrent une garantie suffisante. Mais il faut de toute nécessité avoir recours, soit à l'un, soit à l'autre de ces moyens de
protection.

L'ASEPSIE DANS LES DISPENSAIRES.

Dans les dispensaires, l'asepsie est non moins indispensable
que dans les sanatoriums. Elle est même plus importante
encore, l'éducation des malades étant moins parfaite. En outre,
bien plus que les sanatoriums, les dispensaires reçoivent des
tuberculeux avancés, particulièrement dangereux comme contagion. Tout doit être avant tout combiné pour ne faire courir
aux malades aucun risque d'infection réciproque. La surveillance sera encore beaucoup plus grande que dans le milieu
familial. En montrant l'installation modèle de son dispensaire
aux visiteurs, le Pr Calmette, de Lille, conclut justement par
cette réflexion pittoresque : « Voici l'endroit de Lille où
viennent le plus de tuberculeux ; voici celui où l'on risque le
moins de contracter la tuberculose. Partout ailleurs, dans la

ville, rues, théâtres, tramways, etc., les risques de contagion
sont certes beaucoup plus grands. » Le dispensaire devra
donc adopter tous les dispositifs et toutes les précautions des
sanatoriums. Certains dispensaires improvisés, simples poli-
cliniques, sont à cet égard très défectueux. A elle seule, la
promiscuité de la salle d'attente y constitue un danger réel.
Les crachoirs disséminés dans la pièce atténuent le péril,
mais sans le supprimer complètement. Pour ne pas être plus
nuisible qu'utile, le dispensaire doit faire passer en première
ligne l'organisation minutieuse de son antisepsie. On sait
d'ailleurs que les dispensaires du type Calmette ne se préoc-
cupent pas seulement de leur antisepsie propre. Ils s'attachent
à devenir pour le voisinage des agents efficaces d'antisepsie
extérieure. Ils assurent la désinfection du linge contaminé,
distribuent les crachoirs et les solutions nécessaires, surveillent
la propreté et au besoin la désinfection des logements. C'est
peut-être par cette action extérieure que ce mode de lutte
antituberculeuse peut avoir la plus réelle efficacité.

Voici les conditions matérielles exigées par le Pr Calmette
pour un dispensaire antituberculeux aseptique, évitant tout
encombrement et permettant la désinfection (1) :

« La distribution intérieure de l'établissement devra, dit-il,
comprendre :

Une vaste salle d'attente pour les malades ;

Un bureau pour l'ouvrier-enquêteur de service ;

Une ou deux salles de consultation munies de tous les
appareils nécessaires à l'examen clinique des malades ;

Un petit laboratoire pour l'examen bactériologique des
crachats ;

Une chambre noire pour la laryngoscopie ;

Une lingerie-pharmacie ;

Un bureau d'économat ;

Un hall vitré, exposé autant que possible au midi, où les
malades pourront apprendre l'usage de la chaise longue et
faire des exercices de gymnastique respiratoire.

En annexe, soit en sous-sol, soit dans un bâtiment séparé,
on aménagera :

Une ou plusieurs stalles de bains-douches à eau chaude,
avec vestibules de déshabillage ;

____

(1) A. CALMETTE, Les dispensaires antituberculeux (*La lutte antituberculeuse*,
28 février 1903).

Une buanderie à vapeur pour le blanchissage et le séchage du linge ;

Une laiterie pour la réception, la stérilisation et la distribution du lait aux malades.

La buanderie et la laiterie devront avoir des portes extérieures indépendantes, permettant d'assurer séparément la réception et la distribution du linge et du lait.

Le mobilier sera aussi simple et aseptisable que celui des salles d'hôpitaux modernes (meubles Thonet avec sièges en bois verni, perforé ; armoires mobiles à portes de verre dépoli, sans sculpture ni ornementation d'aucune sorte ; tables et lavabos en lave émaillée).

Le sol, les plafonds et les murs doivent pouvoir être lavés à grande eau ou avec des antiseptiques. L'aération sera largement assurée pour éviter la stagnation de l'air respiré et des odeurs. Le chauffage devra être effectué par la vapeur à basse pression, au moyen de radiateurs à éléments simples, sans rainures, et la surface de ces radiateurs sera calculée de manière que la température des locaux, aux heures de consultation, soit d'au moins 20°, afin que les médecins puissent faire déshabiller les malades, sans que ceux-ci aient à souffrir du froid.

Les salles de consultation seront pourvues de fauteuils-bascules, toises, dynamomètres, etc.

L'outillage de la buanderie devra permettre l'essangeage du linge dans des bacs à antiseptiques, le lessivage à la vapeur dans une lessiveuse-désinfecteuse rotative ; l'essorage à la turbine ; le séchage rapide à l'air chaud.

Ainsi outillé et compris, un dispensaire antituberculeux peut et même doit être installé de préférence au centre même des quartiers les plus populeux. Il ne présente *aucun danger de voisinage* et est beaucoup moins redoutable à cet égard que les dispensaires de bureaux de bienfaisance ou que les polycliniques dont la clientèle se recrute parmi les malheureux atteints de maladies quelconques, et où l'on ne prend pas toujours des mesures rigoureuses pour éviter la dissémination des crachats ou des germes morbides de toutes espèces.

En règle générale, il sera préférable de lui affecter un bâtiment neuf, spécialement adapté à l'usage auquel on le destine. Nous admettons cependant que l'on puisse aménager dans des conditions satisfaisantes un immeuble déjà existant, dont les locaux se prêteraient à l'adaptation dont il s'agit. C'est ainsi qu'à Bruxelles le dispensaire antituberculeux *Albert-Elisabeth* a été installé, par raison d'économie, dans une maison bourgeoise louée à bail, mais les différentes pièces de cette maison ont été réunies en salles spacieuses, bien aérées ; les planchers ont été imperméabilisés, les angles arrondis au ciment, les murs et les plafonds peints à l'huile et vernissés, de telle sorte que la salubrité du local ne laisse rien à désirer. »

L'ASEPSIE DANS LES STATIONS DE CURE.

Ces précautions d'asepsie ne sont pas moins nécessaires pour les stations thermales et pour les villes d'hiver fréquentées par un grand nombre de tuberculeux. Fort heureusement, l'intérêt pécuniaire oblige peu à peu toutes ces localités de cure à s'y conformer. La crainte de la contagion a suffisamment pénétré dans le public. Une station hivernale ou thermale, insuffisante comme propreté et comme installations de désinfection et d'antisepsie, serait graduellement délaissée. Plusieurs de nos villes du Midi, actuellement beaucoup moins en faveur qu'autrefois, doivent avant tout accuser de leur abandon un certain laisser-aller méridional. Tout récemment, un médecin belge signalait dans une de nos grandes villes du Midi, « à deux pas de la préfecture, des ruelles dégoûtantes, pleines d'immondices devant lesquels la police, trop rare, passe et repasse majestueusement sans même se détourner. » Il montrait, non sans quelque raison, les dangers de la poussière atroce soulevée par les nombreux automobiles. Il dénonçait les lavages des linges les plus contaminés faits, au cœur même de la ville, dans la rivière fournissant l'eau potable.

Malgré un certain parti pris, son travail comporte un enseignement. Il montre que, pour toutes les localités de cure, l'asepsie n'est pas seulement aujourd'hui une condition de succès thérapeutique. Elle est aussi, ce qui touchera davantage les populations et les municipalités, une condition de succès pécuniaire. « Tandis que sous nos cieux incléments du Nord, dit notre confrère belge (1), l'alcool est le grand facteur de la tuberculose, dans le Midi c'est la malpropreté, engendrée par la paresse, qui favorise le plus activement le développement

____

(1) *L'éducation familiale.* Bruxelles, avril 1903, p. 206.

de ce microbe, comme de ceux des autres maladies contagieuses.

« Nos voisins du Midi plaisantent volontiers nos ménagères
qui prodiguent les nettoyages à grandes eaux, tandis que
chez eux on se borne à brosser ou à secouer les tapis au nez
des passants. En général, les gens du Midi sont tellement
familiarisés avec la poussière que les domestiques ne songent
même pas à arroser les planchers, les escaliers, les trottoirs, etc., avant d'y promener la brosse ou le balai, ce qui
favorise extraordinairement la diffusion des microbes. »

De tels avis doivent être sérieusement médités. L'excellente
loi du 15 février 1902 donne aujourd'hui aux maires les
pouvoirs les plus étendus pour toutes les mesures collectives
d'assainissement : désinfection, surveillance des eaux potables,
hygiène des habitations particulières. L'application rigoureuse de cette loi sera, pour les stations de cure, un facteur
puissant de prospérité.

LA DÉSINFECTION DANS LES PETITES LOCALITÉS.

Dans les petites localités où l'outillage hygiénique est
souvent incomplet, un seul point de ces exigences d'antisepsie : la désinfection, peut offrir des difficultés réelles.
Celles-ci ne sont pas insurmontables. L'OEuvre antituberculeuse des Instituteurs est parvenue à les vaincre, même pour
les villages les moins importants. Elle est parvenue à supprimer
une des causes les plus sérieuses et les plus criantes de contagion tuberculeuse. Bien souvent, en effet, un maître allait
occuper sans aucune désinfection le logement et même le lit
quittés, le matin seulement, par son prédécesseur phtisique.
Les procédés très simples et très efficaces employés par cette
œuvre méritent donc d'être connus. Ils sont résumés de la
façon suivante dans l'utile petit manuel scolaire de MM. Brouardel et Lagrue (1) : « Dans les grandes villes, la désinfection
est facile : il suffit de s'adresser aux établissements spéciaux ;
souvent même, ce sont des fondations municipales, gratuites
pour les indigents. On ne saurait donc trop conseiller de
demander leur concours.

« A la campagne, les difficultés sont beaucoup plus grandes.

(1) BROUARDEL et LAGRUE, Contre la tuberculose. Paris, 1902.

« En Seine-et-Oise, l'OEuvre antituberculeuse des Instituteurs a, sur les indications du Dr Plicque, assez bien résolu ces difficultés par l'emploi de deux désinfectants simples, efficaces et peu coûteux : l'eau de javelle et le soufre.

« Ces deux désinfectants sont bien connus; ils ont l'avantage d'être inoffensifs, même entre des mains inexpérimentées.

« L'*eau de javelle* ordinaire du commerce, même étendue au vingtième, agit puissamment sur le bacille tuberculeux. Cette action s'est montrée très constante dans les expériences de Besançon. En ajoutant à la solution 3 parties de savon noir pour 100, on la rend encore plus active.

« Cette solution peut être employée pour tremper le linge, laver les meubles, les murs et les parquets. Dans la plus humble campagne, il est facile de se procurer de l'eau de javelle. Il est essentiel de frotter énergiquement, l'action mécanique aide puissamment celle du désinfectant.

« La combustion du *soufre* donne un désinfectant gazeux, l'acide sulfureux. très actif, très pénétrant, se répandant partout dans la pièce.

« Son emploi est simple et peu coûteux; mais quelques précautions sont à prendre pour éviter tout danger d'incendie.

« Il suffit de faire brûler, par mètre cube, 25 grammes de soufre en canon dans la pièce à désinfecter. Le soufre concassé est arrosé d'alcool et placé dans les vases en terre réfractaire. Afin d'éviter tout danger d'incendie, ces vases sont mis eux-mêmes sur une couche de sable de plusieurs centimètres. L'opérateur enflamme l'alcool qui communique le feu au soufre, et s'éloigne en fermant hermétiquement la porte.

« Ce procédé, dans diverses épidémies de casernes ou d'écoles, s'est montré d'une grande efficacité. Il offre toutefois un inconvénient. Les objets métalliques (fer, dorure des cadres) doivent être soigneusement graissés de vaseline pour ne pas être attaqués et ternis par le gaz sulfureux.

« La désinfection par le soufre est tout indiquée, quand on vient occuper un nouvel appartement, même remis à neuf.

« Le *lait de chaux*, qui se prépare en mélangeant par parties égales la chaux grasse et l'eau, est un désinfectant très énergique. Fraîchement préparé, il convient particulièrement pour la désinfection des matières fécales et des égouts. »

Tous ces détails techniques peuvent sembler bien élémentaires. Ils étaient toutefois importants à rappeler, car ils ne sont pas toujours connus, même par des médecins instruits. Dans les localités les plus petites et les plus dépourvues, une antisepsie suffisante reste donc parfaitement réalisable.

Cette étude visant avant tout la tuberculose au début, il est superflu d'insister davantage sur les mesures de prophylaxie générale. Le tuberculeux au début est, en effet, peu contagieux. Il doit se préoccuper de se protéger lui-même contre les contagions nouvelles, autant, sinon plus, que de ne pas contagionner son entourage. D'ailleurs (et c'est là un point important pour la protection familiale), ce double but est atteint par les mêmes moyens. On fera plus facilement accepter au malade la nécessité des mesures préventives, en lui montrant que toutes ces mesures un peu rigoureuses sont non seulement dans l'intérêt des siens, mais dans son intérêt même. Fumées, poussières, malpropretés, crachats pulvérulents ou desséchés comportent un risque aussi grand pour le sujet déjà atteint que pour les personnes encore saines habitant avec lui. L'asepsie nécessaire n'a pas seulement une valeur prophylactique. Elle est l'élément essentiel et la principale chance de guérison.

TROISIÈME PARTIE

LE TERRAIN DANS LA TUBERCULOSE

CHAPITRE PREMIER

MÉDICAMENTS MODIFICATEURS DE L'ÉTAT GÉNÉRAL.

Sommaire. — I. **Indications diverses de ces modificateurs** : tuberculose et déminéralisation; tuberculose et système nerveux. — II. **Le phosphore et ses dérivés** : 1° leur utilité multiple. Traitement hygiénique et médication phosphatée; 2° les préparations principales : phosphore, phosphure de zinc, acide phosphorique, hypophosphites, les phosphates alcalins et autres sels calcaires ; les dérivés organiques du phosphore : glycérophosphates, lécithine, nucléine. — III. **L'arsenic et ses dérivés** : 1° les effets apparents et les effets réels de la médication arsenicale ; ses principaux modes d'action, contre-indications essentielles ; 2° les anciennes préparations et les eaux minérales arsenicales ; 3° les dérivés organiques de l'arsenic : cacodylates et méthylarsinates.

I. — Le terrain organique dans la tuberculose et ses modificateurs.

INDICATIONS THÉRAPEUTIQUES FOURNIES PAR LE TERRAIN (DÉMINÉRALISATION ET OXYDATIONS RESPIRATOIRES).

Quand il n'existe aucune indication formelle pour essayer le traitement antiseptique, faut-il se borner à l'hygiène seule ou instituer quand même un traitement médicamenteux? La part à donner aux médicaments dans le traitement de la tuberculose au début doit être bien comprise et bien précisée. En théorie, les médicaments doivent être réduits au minimum. Ils ont l'inconvénient réel de gêner toujours plus ou moins la suralimentation. Cette objection se retrouve dans les aphorismes classiques de Peter, de Dettweiler, de Grancher.

« Il faut entourer d'un soin pieux l'estomac des tuberculeux »,
disait Peter. « Ma cuisine, aimait à répéter Dettweiler, est ma
véritable et seule pharmacie. » Mais Grancher est déjà, et avec
raison, moins exclusif. Il déconseille les médicaments, mais
seulement dans l'intervalle des repas. Il est important que
dans cet intervalle « le malade ne prenne ni une cuillerée de
potion, ni une pilule, le repos le plus complet de l'estomac
étant nécessaire à chacune des digestions ». Cette dernière
remarque renferme une règle pratique fort juste. Et tous les
médicaments donnés par la bouche devront toujours être
(sauf indication majeure) pris au moment des repas.

Voici pour la théorie. Mais en pratique, au milieu de la série
d'accidents bruyants, parfois graves, manquant si rarement
au cours de la poussée d'invasion tuberculeuse, le rôle du
traitement médicamenteux apparaît singulièrement plus
important. La suralimentation n'est-elle pas autrement compromise par la toux, la fièvre, les hémoptysies, la diarrhée, les
vomissements que par quelques médicaments administrés avec
surveillance, bien choisis et bien donnés? Ce ne sont là que
des indications symptomatiques. Chez quelques malades
exceptionnels, elles pourront faire défaut et le traitement
hygiénique seul viendra à bout de tous les symptômes gênants.
Il est des tuberculoses qui semblent vraiment ne demander
qu'à guérir seules. Mais dans l'immense majorité des cas le
traitement hygiénique sera compromis, s'il n'est pas aidé par
un traitement médicamenteux variable, mais suivi. Ce dernier
n'eût-il qu'une influence palliative, celle-ci reste précieuse
pour triompher des symptômes les plus pénibles et pour
éviter le découragement.

En dehors des indications symptomatiques, deux médications efficaces par les dérivés du phosphore ou de l'arsenic
permettent peut-être de modifier favorablement le terrain
tuberculeux. Les caractéristiques de ce terrain sont encore
bien peu connues. L'accroissement des oxydations, la déminéralisation de l'organisme par la déperdition exagérée des
phosphates et des chlorures sont peut-être des effets plutôt
que des causes de l'infection tuberculeuse. Ces modifications
chimiques sont en réalité très variables et dépendent des facteurs
extraordinairement nombreux. Il est cependant vraisemblable
que des différences à peine marquées dans les milieux de
l'économie puissent rendre celle-ci plus ou moins sensible ou

plus ou moins réfractaire à la végétation du bacille de Koch.
C'est l'éternelle question de la graine et du terrain. La composition chimique du sol commande et règle sa végétation.
En la modifiant par des engrais, on voit surgir une flore nouvelle. Une plante parasite, la sauve, apparaît, par exemple, dès
qu'un terrain est naturellement ou artificiellement assez riche
en matériaux calcaires. Sa graine est suffisamment disséminée
pour que la plante apparaisse dès que cette condition nécessaire à sa végétation se trouve remplie.

En est-il de même pour le bacille de Koch? N'est-il qu'un
parasite banal, un saprophyte extrêmement répandu, prenant
tout à coup un caractère virulent et une marche infectieuse,
dès que le terrain devient favorable, affaibli ou prédisposé par
les modifications humorales? Cette hypothèse ingénieuse a
été soutenue avec un réel talent par Leroy. Au Congrès de
Madrid, dans sa remarquable conférence sur l'arthritisme et
la tuberculose, A. Robin accordait au terrain le rôle prépondérant, soit pour la prophylaxie, soit pour la thérapeutique.

« L'aptitude exagérée d'un organisme à fixer trop d'oxygène,
à fabriquer trop d'acide carbonique et à se déminéraliser, c'est-à-
dire à se consumer, disait-il, constitue l'une des caractéristiques
du terrain de la phtisie, quelle que soit son origine : hérédité,
alcool, surmenage. Ces deux termes — oxydations exagérées
et déminéralisation — caractérisent les états désignés sous le
nom vague d'états de déchéance. Tous, si dissemblables qu'ils
soient, possèdent au moins ces deux éléments communs, dont
on peut mesurer l'intensité par des procédés appropriés, ce
qui rend au terrain, dont le diagnostic devient possible, la
valeur, dont semblait l'avoir dépossédé l'avènement du bacille.
La phtisie est une maladie à deux périodes : période de
consomption et période d'infection. Cette découverte montre
donc que les états de déchéance prétuberculeuse relèvent d'une
vitalité exaspérée jusqu'à l'auto-consomption et non, comme
on l'enseigne officiellement à tort, d'une vitalité amoindrie.
Elle bouleverse toutes les idées directrices de la prophylaxie
et du traitement de la phtisie ; car, d'après ces idées classiques,
il faut tonifier, c'est-à-dire stimuler des organismes, dont le
défaut est déjà d'être en état de suractivité. Elle démontre au
contraire, sans théorie, mais avec des faits, que la prophylaxie
de la tuberculose pulmonaire ne doit faire état que de médications capables de restreindre le pouvoir originel ou acquis

que possède l'organisme de se consumer par des échanges respiratoires exagérés et par déminéralisation. Or, l'expérience prouve qu'il est des médications capables d'y arriver. L'examen des échanges respiratoires et généraux permet de déterminer ces médications et de savoir comment elles ont agi. Donc, ce mode de prophylaxie de la tuberculose, qui s'adresse au terrain, doit attirer l'attention au même titre que le bacille, et la lutte publique contre la tuberculose ne saurait être efficace, si on néglige l'un des deux éléments au profit de l'autre. Il faut examiner le chimisme respiratoire et général des individus prédisposés ou soupçonnés ; de même qu'on vaccine contre la variole, il faut traiter ces prédisposés en modifiant les conditions vitales de leur terrain.

Le traitement de la phtisie doit donc abandonner résolument les médications antibacillaires. Il doit poursuivre un triple but : 1° arrêter la consomption qui fait le lit du bacille, non par des toniques, mais par des médications antidéperditrices qui restreignent la consommation de l'oxygène, par une alimentation et des médicaments, dérivant sur eux une partie du comburant qui ronge l'organisme ; 2° reminéraliser le terrain et redonner au phtisique, sous une forme médicamenteuse assimilable, la chaux et la magnésie, dont il épuise ses os et ses tissus ; 3° combattre l'infection bacillaire et les infections secondaires, non par des médications internes, mais par des médications — soit indirectes, comme la créosote introduite par le rectum et qui s'élimine par les bronches, — soit directes, comme les inhalations longtemps prolongées de produits antiseptiques à dose très minime, tels que l'acide hydrofluosilicique associé à l'eucalyptol et à divers agents destinés à empêcher l'irritation bronchique. »

LA RÉACTION DU SYSTÈME NERVEUX.

La conception de la tuberculose se trouve donc singulièrement modifiée. Ces notions sur le terrain aboutissent presque à la théorie de Morton. « La phtisie est une maladie générale, dont la cause est dans le sang. » Mais, à côté de ces deux facteurs : 1° bacille de Koch venant infecter l'organisme, 2° terrain permettant l'implantation et la pullulation du bacille, intervient comme agent essentiel de lutte et de résistance un troisième élément du problème : la réaction du système nerveux. Dans une étude curieuse sur les deux célèbres sœurs Radica et Doodica, Grasset montrait récemment toute l'importance de cette réaction. Les deux sœurs étaient toutes deux tuberculeuses et par suite toutes deux infectées. Elles avaient une circulation commune et présentaient en conséquence le même terrain chimique. Cependant l'une d'entre elles était gravement atteinte, près de succomber, quand fut faite l'opération séparatrice. Elle survécut, à peine, à cette opération. L'autre sœur, au contraire, était légèrement touchée. Elle supportait bien sa tuberculose. Elle offrait une fièvre beaucoup moindre, s'améliora, survécut et remonta une fois libérée par l'opération. Ce rôle du système nerveux permet de comprendre pourquoi des observateurs comme Bennett et Grancher ont placé au premier rang, en tant qu'élément de pronostic, l'*énergie* ou la *faiblesse morales*. Pour Grancher, c'est cette influence de l'élément nerveux qui fait avant tout de la tuberculose une maladie si individuelle. C'est elle qui explique la prodigieuse résistance opposée par certaines hystériques à des lésions massives et étendues. Ces faits établissent une différence profonde entre la tuberculose et les autres maladies infectieuses.

« Très semblable à elle-même par son bacille et par les réactions cellulaires que celui-ci provoque dans les tissus, la tuberculose est aussi très dissemblable, selon la résistance organique opposée à sa progression par tel ou tel malade. Si bien qu'on pourrait dire avec autant de vérité : « il n'y a qu'une tuberculose », ou, au contraire : « il y a autant de tuberculoses que de tuberculeux ». Sans doute, toutes les maladies microbiennes où le germe et le terrain se trouvent face à face en sont là ; mais la tuberculose se distingue de toutes les autres : diphtérie, fièvre typhoïde, choléra, etc., par l'importance prédominante du terrain, qui commande ici, sans conteste, la végétabilité et surtout la curabilité de la bacillose.

A bacilles égaux en nombre et en virulence, deux tuberculeux se comporteront tout différemment, selon qu'ils auront un bon ou un mauvais estomac, un bon ou un mauvais système nerveux, une bonne ou une mauvaise circulation et, plus encore, une bonne ou une mauvaise énergie morale.

Le premier guérira et le second mourra.

Ce sont des différences essentielles, on en conviendra, et qu'on ne trouve au même dégré nulle autre part.

Que peut l'état psychique du scarlatineux, par exemple, sur la marche de sa maladie? Rien. Or, cette vigueur morale est souvent décisive devant le bacille de Koch qu'il faut combattre longtemps, avec intelligence, courage et ténacité. Si bien que la cure de la tuberculose est, avant tout, chose individuelle, et qu'on ne saurait sagement lui appliquer une formule générale, inflexible.

Voilà un point de vue purement thérapeutique il est vrai, mais qu'il ne faudra pas oublier quand nous voudrons conclure. En matière de tuberculose, il n'est pas deux malades à qui convienne toujours le même conseil, pour peu que le médecin étudie avec soin les détails du traitement, détails variant à l'infini et très importants à connaître dans leurs variétés.

Les principes de la cure sont les mêmes pour tous, assurément, mais leur application change pour chaque cas particulier. »

Cette étude du terrain peut donc fournir des indications thérapeutiques raisonnables et intéressantes. Les dérivés du phosphore et de l'arsenic qui paraissent le mieux réaliser ces indications sont, non seulement des modificateurs de la nutrition, mais des toniques puissants du système nerveux. Leur étude offre donc un double intérêt.

II. — Le phosphore et ses dérivés dans la tuberculose.

UTILITÉ MULTIPLE DU PHOSPHORE.

Le phosphore et surtout ses multiples dérivés (phosphates, hypophosphites, dérivés organiques) présentent dans la tuberculose une action générale, comme tonique du système nerveux et (au moins pour certains de ces composés) une action locale, dans la crétification des tubercules.

Ce rôle du phosphore et des composés phosphoriques, d'une part dans la nutrition générale, d'autre part dans la pathogénie de la dénutrition et de la cachexie tuberculeuses, apparaît de jour en jour plus considérable. « Sans phosphore, écrit Bouchard, nulle cellule ne peut se former ni même subsister. » C'est surtout pour les cellules jeunes de nouvelle formation, pour celles qui interviennent soit dans l'accroissement, soit dans la réparation et la cicatrisation des tissus, que le phosphore est indispensable. Les *leucocytes*, dont le

rôle dans la défense phagocytaire et dans la réparation des lésions tuberculeuses est si important, lui doivent leur activité.
« Les tuberculeux, écrivent Grancher et Barbier, ont besoin de grandes quantités de leucocytes, parce que, au niveau des lésions en formation, ils en détruisent beaucoup. Pour lutter avec avantage contre la maladie, la moelle osseuse fabrique des leucocytes et les met en charge dynamique, au moyen du phosphore des phosphates osseux et des albumines qu'elle emprunte à l'organisme, si la nourriture n'est pas suffisante. » Avec une alimentation mal réglée, ce précieux moyen de défense peut donc devenir une cause de consomption pour l'économie.

Ph. Hauser (1), au dernier Congrès de Madrid, attribuait aussi au phosphore un rôle important dans la lutte contre l'infection. D'après ses recherches, « la déminéralisation et la déperdition considérable d'acide phosphorique chez les tuberculeux par l'urine et les crachats, pendant la période prodromique et pendant celle de l'évolution de la maladie, sont plutôt l'indice de la déchéance de la cellule organique, ayant perdu la faculté de fixer le phosphore, et la conséquence naturelle de l'oxydation imparfaite des globules sanguins à cause du rétrécissement du champ respiratoire; car ce n'est que l'oxyhémoglobine qui est seule capable d'entretenir la vie cellulaire, en véhiculant l'oxygène nécessaire à la vie des cellules et à leurs fonctions, tandis que les hématies qui ne sont pas suffisamment oxygénées ne sont pas aptes à fixer les phosphates et à les incorporer aux tissus. D'un autre côté, à mesure que les sels phosphatiques diminuent dans le sang, les globules blancs perdent une partie de leur pouvoir phagocytaire et la faculté microbicide du sérum commence à fléchir. »

Pour lui, le but principal de la thérapeutique doit être d'augmenter par l'assimilation des sels phosphatiques le pouvoir bactéricide du sérum et la vitalité des globules sanguins.

Cette utilité du phosphore et de ses dérivés dans la lutte de l'organisme contre l'infection tuberculeuse comporte une triple indication : 1° diminuer la déperdition des phosphates causée par la maladie; 2° les donner aussi largement que possible dans l'alimentation ; 3° les donner directement par le traite-

(1) HAUSER, *Médecine moderne*, 1903, n° 24.

ment médicamenteux. A la rigueur, ce dernier moyen pourrait
être négligé. Mais les phosphates sont au nombre des rares
médicaments bien acceptés par l'estomac. Convenablement
choisis, ils peuvent même avoir une utilité contre certains
troubles digestifs : flatulence, pesanteur d'estomac, diarrhée. Ils
permettent, sans inconvénient, d'ajouter au traitement hygiénique une prescription d'allure pharmaceutique. Ils satisfont
ainsi, sans effet nuisible, au désir si fréquent chez les tuberculeux français : être médicamentés. Bien des malades, surtout
dans la classe populaire, reprennent plus de foi dans le traitement hygiénique, sont plus satisfaits, plus confiants par le
seul fait de prendre solennellement à chaque repas quelques
décigrammes de phosphate de chaux. On n'a pas le droit de
négliger cette action suggestive utile.

LA DÉPERDITION PHOSPHATIQUE.

La déperdition des phosphates dans la tuberculose est une
cause d'affaiblissement général et par suite une cause facilitant l'extension de l'infection. Après le diabète phosphatique,
la tuberculose est la maladie où cette déperdition atteint son
maximum. Le diabète phosphatique se termine d'ailleurs
presque toujours par la phtisie. Bouchardat signalait un autre
fait prouvant la diminution de résistance organique à l'égard
du bacille de Koch, en cas de déperditions phosphatiques
exagérées. Dans certaines étables, les vaches sont nourries
pour porter la production du lait à son maximum. Elles perdent
avec le lait des quantités considérables de phosphates, 30 grammes et plus par jour. Si leur alimentation ne répare pas et au delà
ces pertes, ces vaches deviennent rapidement tuberculeuses.
Bouchardat expliquait de même le coup de fouet donné, à des
tuberculoses latentes et presque guéries, par la lactation et par
l'allaitement. Il regardait ce dernier comme plus redoutable
encore que la grossesse.

La déperdition phosphatique de la tuberculose se fait par
des voies multiples, par la diarrhée, par les sueurs, par les
crachats et par l'urine. Ces deux derniers modes de déperdition sont de beaucoup les plus importants. Les crachats
tuberculeux renferment une quantité énorme de phosphates
minéraux et organiques. La présence de la lécithine y a été
souvent constatée. Les crachats purulents sont riches en

nucléine, et c'est même dans les noyaux des globules du pus que cette substance fut isolée par Miescher pour la première fois. Toutefois les crachats ne sont une cause de perte notable qu'aux périodes déjà avancées, quand leur abondance augmente.

Dès le début, au contraire, la fuite des phosphates par l'urine est considérable. Elle apparaît dès qu'apparaît l'amaigrissement. Elle peut constituer un élément de diagnostic différentiel, entre la pseudo-chlorose tuberculeuse et la chlorose vraie, où les phosphates urinaires sont au contraire diminués. Dans la tuberculose, la quantité des phosphates atteint et dépasse 3 à 4 grammes par litre. Comme il y a presque toujours de la polyurie, on voit que le chiffre normal de 2 gr. 50 par jour est de beaucoup dépassé.

Un certain nombre de traitements conseillés dans la tuberculose semblent même agir surtout en diminuant cette déperdition des phosphates.

TRAITEMENT HYGIÉNIQUE ET MÉDICATION PHOSPHATÉE.

La cure de repos est un excellent moyen d'épargne. On a remarqué, dans les sanatoriums, que les malades dormant le plus offrent en général l'amélioration la plus remarquable, non seulement comme embonpoint, mais comme vigueur générale. Or, A. Gautier a constaté que pendant le sommeil l'excrétion phosphatique diminuait environ d'un neuvième. Par contre, les fatigues musculaires et, plus encore que celles-ci, les fatigues et les préoccupations intellectuelles augmentent beaucoup la phosphaturie. Le repos ne doit donc pas être seulement physique; il doit être aussi moral. Certains aliments enfin paraissent doublement utiles, directement par eux-mêmes, indirectement en diminuant la phosphaturie. Ce mode d'action par l'*épargne phosphatique* se retrouve pour les aliments riches en graisse, pour les hydrates de carbone, pour les substances collagènes et la gélatine. La graisse sous toutes ses formes (huiles diverses, beurre, gras de jambon, lard, etc.) épargne les phosphates organiques des albuminoïdes et diminue leur destruction. Ce serait même, pour E. Bischoff, la seule façon d'agir d'un médicament doué d'une efficacité incontestable : l'huile de foie de morue. Le sucre, les féculents possèdent en partie cette action des graisses ; ils sont souvent bien mieux tolérés par l'estomac et constituent chez les dyspeptiques une ressource précieuse. L'alcool a les mêmes propriétés d'épargne, et celles-ci justifient dans certains cas, en particulier par les temps humides et froids et pendant les périodes fébriles, son emploi raisonnable et modéré.

LES PHOSPHATES ALIMENTAIRES.

Une alimentation bien combinée peut ainsi, sans fatiguer l'estomac, sans augmenter démesurément la dose d'albumine du régime, fournir les phosphates en quantité très abondante et surtout sous forme particulièrement assimilable. La tisane de céréales, longuement étudiée à propos de la suralimentation, doit à la composition de ses phosphates, son action très remarquable dans la croissance, plus difficilement, mais à la longue nettement perceptible, dans la tuberculose. Les céréales, comme toutes les graines, renferment en effet leurs phosphates sous une forme spéciale, en quelque sorte vivante : les lécithines végétales, se détruisant plus tard au cours de la germination et de l'accroissement de la plante.

Le lait est aussi très riche en phosphates. Le lait de vache renferme par litre 3 grammes de triphosphates calcaires. Le lait de chèvre est un peu plus pauvre. Le lait d'ânesse est au contraire plus riche encore. Au début du siècle dernier, il était un des principaux remèdes conseillés dans la tuberculose par des médecins tels que Laennec et Chomel. En dehors de son action sur l'état général, il calme incontestablement la toux. Il est malheureusement très coûteux, difficile à se procurer en quantité suffisante et régulière. Sa saveur spéciale déplaît souvent au début. Le lait de chienne a une composition plus remarquable encore. Il renferme jusqu'à 10 et 12 grammes de matières minérales par litre. Dans le rachitisme il donnerait, d'après le Dr H. Georges, de très bons résultats. Son emploi, bien qu'exceptionnel, ne serait pas impossible, les chiennes se laissant fort bien teter par les jeunes enfants. Peut-être ce moyen bizarre pourrait-il, faute de mieux, être essayé dans la tuberculose des bébés.

Un point important et récemment découvert est l'influence exercée par l'ébullition ou la stérilisation sur la composition phosphatique du lait. Non seulement une partie de l'albumine se coagule. Les lécithines sont en outre partiellement détruites. Cette donnée est très importante et très embarrassante pour la pratique. Peut-on donner cru le lait de vache, animal si souvent tuberculeux? Le lait chaud sortant de la traite, si populaire dans quelques pays et vraiment si agréable, d'une saveur si spéciale, si différente du lait refroidi, n'est-il pas sans danger, en cas de mammite tuberculeuse ou même de tuberculose viscérale? Après des discussions sans nombre, cette question de la transmission possible de la tuberculose par le lait n'est pas encore tranchée. Il est certain que le danger a été fort exagéré. Mais, dans l'incertitude, le lait des espèces animales réfractaires à la tuberculose, ânesse, brebis, chèvre, doit être préféré au lait de vache pour être consommé cru.

Le régime alimentaire des animaux permet, comme on l'a vu à propos de la suralimentation, d'augmenter considérablement la valeur nutritive et surtout la richesse phosphatique du lait. A la campagne, ces petits moyens ne sont pas négligeables; toutes ces questions si curieuses de zootechnie constituent même une utile distraction pour le tuberculeux.

En dehors du lait, d'autres boissons, le vin, la bière, le cidre renferment une quantité très notable de phosphates : 1 gramme environ par litre. Les phosphates du vin paraissent se trouver en partie sous la forme particulièrement favorable de glycérophosphates. Mais ils sont trop souvent précipités, détruits par une falsification extrêmement fréquente : le plâtrage du vin. Ces vins sulfatés sont beaucoup moins toniques, beaucoup plus irritants pour l'estomac et pour l'intestin. Ils sont une cause fréquente de dyspepsie et de diarrhée. L'extrait de malt renferme jusqu'à 8 grammes de phosphates (en partie sous forme de lécithines végétales) par litre. Cet extrait est malheureusement assez difficile à prendre en fortes quantités.

Parmi les aliments d'origine végétale, les plus intéressants comme richesse en phosphates sont le pain et toutes les préparations à base de farine, les légumineuses (fèves, pois, haricots, lentilles) et certains fruits (raisin, pommes, amandes). Les fruits ont le grand avantage de pouvoir être mangés crus sans destruction des lécithines végétales.

Parmi les aliments d'origine animale, les œufs, si faciles à gober crus et si riches en lécithine, les huîtres, très riches à la fois en phosphates organiques et en phosphates calcaires, présentent également cet avantage. Les huîtres paraissent contenir les phosphates calcaires sous la forme la plus assimilable. En effet, elles renferment une poche, sécrétant incessamment ces derniers phosphates, pour subvenir à la réparation et à l'accroissement de leurs coquilles. Pour la lécithine, les œufs et la cervelle sont d'une richesse remarquable. La cervelle en renferme 3 gr. 16 et les jaunes d'œufs 8,43 p. 100. La moelle osseuse, et surtout la moelle osseuse jeune recueillie au niveau des cartilages costaux, est, elle aussi, très riche en nucléine et en lécithine.

Elle peut très facilement être consommée crue. Les jaunes d'œufs doivent être également pris crus ou tout au plus délayés dans du lait ou du bouillon tiède; à 70° la lécithine, en effet, se détruit. Certains malades se dégoûtent assez vite de ces jaunes d'œufs crus. Mais beaucoup s'habituent facilement à en prendre 6, 8, et même 10 par jour. Le dégoût pour la lécithine elle-même est d'ailleurs assez commun.

LES PHOSPHATES MINÉRAUX.

Les préparations médicamenteuses fournies par le phosphore et ses dérivés sont très nombreuses. Malgré sa toxicité, le phosphore en nature a été parfois donné sous forme d'*huile de foie de morue phosphorée* renfermant 2 milligrammes de phosphore par cuillerée à bouche. Cette dose est déjà considérable. Les premiers résultats semblent parfois assez satisfaisants : retour des forces, entrain plus grand, diminution des crachats. L'excitation génésique est fréquente. Mais finalement cette médication phosphorée amène de véritables désastres, des congestions pulmonaires et des hémoptysies graves.

Le phosphure de zinc est beaucoup plus maniable. Dans le cas très commun de neurasthénie s'associant à la tuberculose, pendant les périodes de fatigue et de dépression nerveuse, on peut, avec beaucoup moins de risque, obtenir, par lui, la même action stimulante. Dans les phtisies scrofuleuses torpides avec apathie et découragement, les granules de phosphure de zinc à 1 ou 2 milligrammes relèvent rapidement l'état général. Mais, bien que le phosphure de zinc soit huit fois moins actif que le phosphore, il est prudent de ne pas dépasser 1 centigramme par jour, par granules d'un quart de centigramme. Pour éviter l'action stéatosante sur les viscères, il faut séparer chaque période d'administration d'une semaine par une période égale de repos. Le traitement, d'ailleurs, ne doit jamais être prolongé, une fois la première action stimulante obtenue.

L'*acide phosphorique* est rarement employé, et cela un peu à tort. En cas de fièvre et d'embarras gastrique, la limonade phosphorique du Codex constitue une excellente boisson rafraîchissante et tonique. Voici sa formule :

Acide phosphorique médicinal.....	2 grammes.
Eau....................................	900 —
Sirop de sucre.........................	100 —

On peut en donner 1 et même 2 litres par jour. La limonade phosphorique est également très utile en cas d'hémoptysie ou surtout d'entérorragie. Elle paraît aussi favoriser la formation et l'absorption des peptones. Cette action est particulièrement utile en cas d'hypoacidité gastrique. Mais, même en cas d'hyperacidité, l'acide phosphorique atténue souvent les troubles fonctionnels. Il paraît diminuer la sécrétion exagérée d'acide chlorhydrique. Cette hyperacidité est d'ailleurs l'exception chez les tuberculeux. Cautru note cependant quelques contre-indications à son emploi : diarrhée, lésion du foie, du rein. Donné en même temps que l'arsenic, l'acide phosphorique est souvent aussi très mal toléré.

Les *hypophosphites*, dont Churchill avait fait le spécifique de la tuberculose, paraissent posséder, outre l'action stimulante commune à tous les dérivés du phosphore, une action spéciale et très utile. Ils diminuent les oxydations organiques, toujours augmentées chez les phtisiques, et suppriment ainsi une des principales causes de dénutrition. Sous l'influence de leur emploi, on observe presque toujours rapidement une augmentation réelle de l'appétit, un relèvement marqué des forces, une amélioration très marquée de l'anémie. C'est même dans la forme pseudochlorotique de la tuberculose que les hypophosphites trouvent leur meilleure indication. Rabuteau les rapproche, comme action, des ferrugineux. Mais, comme ceux-ci, les hypophosphites, à doses élevées, peuvent produire de l'éréthisme, des congestions, des hémoptysies. Aussi, bien qu'ils ne soient pas toxiques, faut-il toujours débuter par de faibles doses et ne les augmenter que très progressivement. On commencera par 50 centigrammes pour atteindre au plus 2 grammes par jour.

Churchill avait d'ailleurs bien montré que les hypophosphites ne sont utilisés et assimilés qu'à petites doses. L'oxydation nécessaire pour transformer l'hypophosphite en phosphate organique ne se produit plus au delà de la dose de 1^{gr},50 à 2 grammes. C'est aussi à cette dose que la fixation de l'azote dans l'organisme est le plus puissamment excitée. Au delà, on doit craindre les accidents congestifs et on imprime tout au moins à l'estomac une fatigue inutile. L'hypophosphite de soude, plus soluble, est plus facile à administrer que l'hypophosphite de chaux. On peut prescrire, soit le sirop d'hypophosphite de soude du Codex renfermant 20 centigrammes par cuillerée à bouche, soit la solution suivante, plus concentrée :

> Hypophosphite de soude............... 3 grammes.
> Eau................................... 120 —

Une cuillerée à bouche dans du lait une ou plusieurs fois par jour. Chaque cuillerée renferme 50 centigrammes.

Les *phosphates alcalins* présentent une pharmacologie un peu complexe. L'acide phosphorique étant tribasique, on trouve, en effet, pour chaque base, une triple série de sels. Chacune de ces séries possède des propriétés différentes. Le phosphate tribasique de chaux est absolument insoluble. Il agit à la façon des alcalins et des absorbants. Il est utile dans la dyspepsie acide. Mêlé aux cachets renfermant du tannin ou de la créosote, il en atténue beaucoup l'action irritante. Ce sel constitue le principe actif de toute une série d'anciennes préparations : poudre d'écailles d'huîtres, d'yeux d'écrevisses, de corne de cerf. La poudre d'os, très employée en zootechnie et regardée par les éleveurs comme un stimulant très puissant de la nutrition, est surtout formée de phosphate tribasique avec quelques principes azotés et des sels très variés (fluorures, carbonates, chlorures). En raison même de leur composition complexe, ces produits d'origine organique agissent bien contre la déminéralisation, si complexe elle-même chez les tuberculeux. La fameuse décoction blanche de Sydenham (où le Codex remplace aujourd'hui la corne de cerf par le phosphate tricalcique) est une excellente boisson antidiarrhéique. Le phosphate bibasique, peu usité, est également insoluble. Le phosphate monobasique ou acide est au contraire extrêmement soluble. Il a l'utilité générale des acides en cas d'anémie, de dyspepsie hypochlorhydrique. Le sirop de phosphate monocalcique du Codex renferme 40 centigrammes de sel par cuillerée à bouche. On peut également le donner en solution aqueuse.

Le lactophosphate, le chlorhydrophosphate de chaux sont des combinaisons mal définies ou plutôt une simple dissolution du phosphate tribasique insoluble par l'acide lactique ou par l'acide chlorhydrique. Donné en nature, c'est sous forme de chlorhydrophosphate que le phosphate insoluble paraît assimilé par l'estomac. Les solutions aqueuses constituent, en raison de la solubilité, un mode très commode d'administration. On prescrira :

    Lactophosphate de chaux............... 15 grammes.
    Eau.................................... 300   —

Une cuillerée à bouche (1 gramme de lactophosphate) à chacun des trois repas.

La même formule peut servir pour le chlorhydrophosphate et pour le biphosphate de chaux. Cette solution est beaucoup plus active que les sirops préparés pour les mêmes sels avec la formule du Codex et renfermant seulement 25 centigrammes de phosphate par cuillerée à bouche.

Le *phosphate de soude*, assez facilement soluble, est souvent donné comme purgatif à haute dose, 30 et 40 grammes à la fois ; à faible dose, 1 à 5 grammes par jour, il est très facilement accepté et toléré par l'estomac. On préfère, en général, les phosphates calcaires pour avoir simultanément l'action de l'acide phosphorique et celle des sels de chaux. La calcification des tubercules, mécanisme essentiel de la guérison aux périodes un peu avancées, est due en effet à l'incrustation du tissu fibreux par des sels calcaires (phosphates, carbonates) et magnésiens. La même composition se retrouve dans les calculs du poumon assez fréquents chez les tuberculeux guéris. Cette intervention de sels multiples dans la crétification de tubercules peut être invoquée, non seulement en faveur des sels de chaux, mais en faveur des poudres d'origine organique renfermant tous ces éléments.

En cas de tuberculose chez un diabétique, le phosphate de soude, qui paraît avoir une action contre la glycosurie, aurait, néanmoins, une indication toute spéciale. Barth le regarde aussi comme particulièrement utile en cas de neurasthénie,

en cas de tuberculose préparée et provoquée par le surmenage
intellectuel, par des fatigues cérébrales. Cette forme est, dans
les grandes villes, extrêmement fréquente. Mais, en ce cas, le
meilleur mode d'administration est la voie hypodermique. On
injectera tous les jours ou tous les deux jours, soit à la paroi
abdominale, soit mieux encore au thorax, une seringue de
Pravaz de la solution de Luton :

> Phosphate de soude........ .... 19 grammes.
> Sulfate de soude..................... 29 —
> Eau distillée........................ 207 —

Ces injections sont très peu douloureuses et très bien supportées. Par la voie digestive, Dujardin-Beaumetz conseillait
fréquemment le vin phosphaté de soude et de potasse, préparation d'un goût agréable et très bien acceptée même par les
enfants :

> Phosphate de soude................... 6 grammes.
> — de potasse................ 3 —
> Sirop d'écorces d'oranges amères....... 60 —
> Vin de Banyuls...................... 200 —

Un verre à liqueur à la fin de chaque repas.

Ce vin est légèrement laxatif, comme d'ailleurs toutes les
préparations de phosphate de soude données par la bouche.

LES SELS CALCAIRES.

Il est intéressant de rapprocher des phosphates alcalins et
surtout des phosphates de chaux l'emploi des divers sels
calcaires. Outre leur action reconstituante, l'emploi des sels de
chaux répond à une indication théorique plausible : faciliter la
transformation crétacée des tubercules. Certains sels peuvent
aussi être accessoirement utiles en cas de diarrhée, de
dyspepsie acide; d'autres (phosphates et glycérophosphates)
ont une action spéciale contre l'élément neurasthénie.

L'eau de chaux mêlée au lait, à la dose de deux ou trois cuillerées à bouche par jour, facilite souvent beaucoup la tolérance
pour le régime lacté. Son action locale en cas d'ulcérations
tuberculeuses de l'intestin est bien problématique. Mais son
emploi diminue certainement la tendance à la diarrhée.

Le carbonate de chaux est surtout utilisé comme absorbant.
Cependant, il paraît se transformer partiellement en phosphate.

C'est même sous cette forme que se fait exclusivement sa très faible absorption.

Le carbonate de chaux rend quelques services en cas de diarrhée, de dyspepsie acide. Il constitue la partie fondamentale de nombreuses préparations : poudre d'yeux d'écrevisses, poudre d'écailles d'huîtres, poudre de coquille d'œufs, ayant eu autrefois une grande vogue médicale contre la tuberculose, gardant encore un certain crédit dans les masses populaires. Outre le carbonate, ces poudres renferment du phosphate de chaux et une matière albuminoïde soufrée. A dose de 2 à 8 grammes par jour, ce ne sont pas de mauvaises préparations.

Le *chlorure de calcium* est, contre la phtisie, le plus intéressant des sels de chaux. C'est peut-être le plus important ; en général, tous les sels calcaires ne semblent absorbés qu'après transformation en chlorure de calcium par l'acide chlorhydrique de l'estomac. Au siècle dernier, Hufeland, Biett, Cazenave le regardèrent comme le médicament antiscrofuleux par excellence. Il est beaucoup plus actif que les autres sels. A dose de plus de 4 grammes par jour, il provoque de la diarrhée, des vomissements et même de la somnolence. En solution trop concentrée, à plus de 1 gramme p. 200, il est irritant pour l'estomac. Pur, le chlorure de calcium serait presque aussi caustique que le chlorure de zinc. Pour atteindre la dose de 4 grammes nécessaire à un effet thérapeutique réel, il faut donc donner le chlorure de calcium en solution dans du lait. Son extrême solubilité permettra facilement de formuler une solution renfermant $0^{gr},50$ par cuillerée à café (10 grammes p. 100 d'eau). Mais on spécifiera soigneusement que chaque cuillerée à café doit être prise dans un grand bol de lait.

Le chlorure de calcium est un diurétique, fort utile en cas d'urines rares et d'insuffisance urinaire. Il ne semble pas irritant pour le rein. On diminuera néanmoins la dose à 2 grammes en cas d'albuminurie.

DÉRIVÉS ORGANIQUES DU PHOSPHORE.

Les dérivés organiques du phosphore paraissent les plus assimilables. Ils semblent les plus actifs, même à faible dose, car ils agissent sous la forme même des dérivés phosphoriques du système nerveux. Préférables comme toniques et reconstituants, ils sont pourtant, au point de vue de l'incrustation calcaire, inférieurs aux phosphates ordinaires de chaux donnés à beaucoup plus fortes doses. Comme action, à certains égards, ils paraissent se rapprocher des dérivés organiques de l'arsenic. L'un d'entre eux, l'acide phosphomannitique, n'a été étudié jusqu'ici qu'à l'état de phosphomannitate de fer, et les préparations ferrugineuses sont toujours d'emploi délicat dans la tuberculose, même en cas d'anémie. La lécithine, les glycérophosphates, seront au contraire, en cas d'anémie et de neurasthénie tuberculeuses, des toniques excellents.

Les *glycérophosphates* constituent peut-être le mode d'action final de la lécithine. Celle-ci en effet se transforme en acide glycérophosphorique et en acide gras, sous l'influence du suc pancréatique. La même transformation s'obtient sous l'influence de la chaleur. A 70° la lécithine brunit et se décompose. Les nombreux aliments renfermant de la lécithine (jaunes d'œufs, laitance, cervelles, etc.) subissent donc cette décomposition par la cuisson. Dans la décoction de céréales, des composés organiques se forment, d'après Springer et Schulze, par hydratation des lécithines végétales.

Les glycérophosphates déterminent facilement un peu de fatigue stomacale. On diminue beaucoup cette action irritante en mélangeant dans les cachets, aux glycérophosphates, partie égale de bicarbonate de soude.

Si l'intolérance persistait, on aurait recours aux injections sous-cutanées :

Eau.................................... 4 grammes.
Glycérophosphate de soude.............. 1 gramme.

Ces injections sont toujours bien tolérées et d'un effet remarquable. Elles renferment par seringue de Pravaz ordinaire : 0^{gr},25 centigr.

La *lécithine*, au contraire, est bien tolérée par l'estomac. Mais son goût paraît souvent très peu agréable. Elle a une saveur assez répugnante d'œuf passé, et cette saveur a même l'inconvénient bizarre de dégoûter parfois des œufs, cet aliment si utile. Elle n'est pas toxique, même à hautes doses. Dans leurs expériences, Bernheim et Tabary ont obtenu des résultats

déjà satisfaisants aux doses minimes de 25 à 50 centigrammes
par jour. Ces doses peuvent être facilement données en dra-
gées ou en pilules dosées chacune à 5 centigrammes de
lécithine. En injections sous-cutanées, la dose utile peut être
réduite de moitié et varie de 10 à 25 centigrammes. Cette dose
peut facilement être dissoute dans 2 ou 5 centimètres cubes
d'huile stérilisée. Employée par l'une ou l'autre voie, la
lécithine paraît rapidement produire chez les tuberculeux une
modification (1) dans les échanges nutritifs, se traduisant par
une diminution immédiate de l'élimination du phosphore et
une tendance à l'élévation progressive du coefficient d'utilisation azotée, c'est-à-dire, extrêmement favorable. Mais,
comme pour les glycérophosphates, les injections sous-cutanées constituent, quand elles peuvent être faites par le médecin
lui-même, le procédé de choix. Le traitement devient ainsi un
peu coûteux. Dans les familles aisées où cet inconvénient
n'entre pas en ligne de compte, ces injections fréquentes sont
un excellent moyen de faciliter la surveillance médicale, de
justifier les visites répétées, si nécessaires et parfois si peu
réclamées, dans la tuberculose au début. Elles présentent à
cet égard un avantage indirect mais des plus sérieux.

Restent enfin les dérivés organiques du phosphore, les moins
connus et les plus curieux de tous, les *nucléines*. Avec les
nucléines, on sort réellement de la pharmacie chimique pour
entrer dans le mécanisme immédiat de la phagocytose et
dans la sérothérapie. Leur rôle apparaît prépondérant pour
la formation et pour la conservation de l'énergie cellulaire.
Ce sont, avant tout, des agents d'accroissement, de développement, de reproduction. Par malheur, il est jusqu'ici un peu
difficile d'obtenir et de graduer leur action. Les effets pyrétogènes de certaines nucléines, leur action d'accroissement sur
l'élimination de l'azote, de l'acide phosphorique, de l'acide
urique, pourraient même être, dans la tuberculose, franchement
nuisibles. Le premier résultat obtenu, en particulier, avec la
nucléine de pulpe splénique fut souvent l'amaigrissement.
Pour éviter celui-ci, Bovet a conseillé les nucléo-albumoses
végétales, produits complexes, renfermant des hydrocarbures
et des graisses. Suivant leur origine, l'action des nucléines

____

(1) CLAUDE et ZAKI, *Presse médicale*, 28 sept. 1901.

paraît, d'ailleurs, très variée. Les nucléines des levures semblent surtout avoir une action bactéricide et antiparasitaire. Leur inconvénient est dans la production de troubles gastro-intestinaux (pesanteur d'estomac, aigreurs, renvois acides, diarrhée). Leur emploi, par la voie hypodermique, n'est pas toujours inoffensif, et pourrait même, d'après Laumonier, provoquer des phlébites de voisinage et des embolies graves. Les nucléines du thymus paraissent porter au maximum la leucocytose, mais sont souvent pyrétogènes. Les nucléines spermatiques paraissent avoir une action élective sur les éléments nerveux. Les nucléines végétales paraissent très facilement absorbées. Elles cèdent 90 p. 100 de leur phosphore, ce qui explique, peut-être, l'action tonique des extraits de malt. Elles sont peptogènes, et leurs diastases semblent favoriser la digestion. Mais elles ne paraissent jouer que faiblement le rôle anti-infectieux des autres nucléines. Toute cette partie de la thérapeutique offre donc, peut-être, un grand avenir, mais est encore à l'étude.

Colombet, en associant l'acide nucléinique au méthylarsinate de soude, croit obtenir, sur l'état général et même sur la réparation locale des tissus, un effet très supérieur à l'effet donné par l'emploi séparé de ces deux médicaments. Sa formule renferme comme principes actifs, par cuillerée à soupe : 2 centigrammes et demi de méthylarsinate disodique et 10 centigrammes d'acide nucléinique extrait de la laitance de hareng. La dose quotidienne était de deux cuillerées à soupe par jour, une cuillerée une heure avant chaque repas.

Nulle chez les phtisiques cavitaires, l'amélioration avait été rapide et remarquable chez les tuberculeux, au premier ou même au deuxième degré. Plusieurs fois, l'amélioration fut obtenue chez des malades soumis antérieurement, sans succès, au repos, à l'alimentation régulière et parfois à la médication cacodylique ; ces améliorations doivent donc bien être portées à l'actif du traitement et non à la simple cure de repos et d'alimentation, si efficace à elle seule en bien des cas.

La médication a été bien supportée dans la grande majorité des cas ; toutefois elle a parfois provoqué de la diarrhée et des hémoptysies. La tendance à ces accidents constituerait donc une contre-indication et la tolérance de chaque malade sera minutieusement surveillée.

III. — L'arsenic et ses dérivés dans la tuberculose.

DOUBLE MODE D'ACTION DE L'ARSENIC.

L'arsenic est, dans la tuberculose, un des toniques les plus anciennement et les plus fréquemment employés. Son emploi alla souvent même jusqu'à l'abus et entraîna parfois des complications graves : troubles digestifs, congestion pulmonaire, accidents nerveux. Malgré la tolérance remarquable de l'organisme pour les dérivés nouveaux de l'arsenic, cacodylate et méthylarsinate, une certaine prudence est toujours indispensable. Elle est le plus sûr moyen pour éviter les accidents et pour obtenir le maximum d'effet utile. Tous les arsenicaux présentent, en effet, dans la tuberculose, un double mode d'action.

Le premier de ces modes est le plus brillant, mais le plus illusoire. En donnant à un tuberculeux des doses fortes ou longtemps prolongées d'arsenic, on arrive à lui procurer pour quelque temps un embonpoint remarquable, un retour de bonne mine, un entrain factice, une grande liberté de la respiration. Ce soulagement temporaire peut parfois s'obtenir même à la période de cachexie. Abusés par cette amélioration trompeuse, Cahen, Isnard purent, par suite, présenter l'arsenic comme le spécifique, non seulement de la tuberculose, mais même de la phtisie confirmée. Mais, toujours surviennent tôt ou tard les accidents d'intolérance, les troubles gastro-intestinaux, la fatigue dans la marche, les congestions pulmonaires graves. Le malade saturé d'arsenic s'affaiblit et succombe brusquement. Ces effondrements subits, au milieu d'un état général en apparence satisfaisant, sont fréquents chez les malades saturés par un autre stimulant : l'alcool (1).

Le deuxième mode d'action de l'arsenic, employé à faibles doses et avec des périodes de repos, est beaucoup moins éclatant. Les effets produits sont tout d'abord imperceptibles et ne se manifestent qu'à longue échéance. Si prudemment manié que soit le médicament, on se heurte parfois, même avant d'obtenir l'effet favorable, à des accidents d'intolérance, chez quelques sujets très susceptibles. Mais, chez la plupart des

(1) A.-F. PLICQUE, L'arsenic chez les tuberculeux (*Journal de médecine interne*, 1903, p. 31).

malades, on obtient une augmentation de l'appétit qui devient plus régulier et plus soutenu, une diminution lente, mais progressive de la fièvre, un retour marqué des forces. L'organisme, dans sa lutte contre l'infection et contre l'intoxication tuberculeuses, semble peu à peu devenir plus résistant.

Le mode d'action de l'arsenic a fait, comme l'action physiologique de la plupart des médicaments, l'objet d'innombrables hypothèses. A doses modérées, il semble, avant tout, agir comme médicament d'épargne. Il abaisse la température ; il diminue la proportion d'urée et d'acide carbonique. Schmitt et Brettschneider ont vu cette diminution atteindre jusqu'à 20 et 40 p. 100. Ils ont également signalé une diminution parallèle des phosphates urinaires.

Tous ces effets sont déjà très remarquables et, cependant, on a encore attribué à l'arsenic bien d'autres propriétés favorables.

« L'arsenic, disait Sée, agit dans la phtisie par la modification qu'il imprime à la constitution des parenchymes, par sa fonction d'épargne, par son pouvoir antidyspnéique et par la dépression de la circulation ; c'est l'iode avec le pouvoir sécrétoire en moins et l'action atrophiante nulle. »

Buchner, de Munich, a voulu, en outre, faire jouer à l'arsenic un rôle parasiticide ou, tout au moins, un rôle de stérilisation sur le terrain organique, rendant les cellules plus réfractaires à l'action du bacille tuberculeux et de ses toxines. L'action *in vitro* de l'acide arsénieux sur les cultures du bacille semble, à première vue, venir à l'appui de cette hypothèse. Mais, elle exige des doses bien supérieures aux doses tolérées en thérapeutique. De même, les pneumoconioses arsenicales qui, chez les mineurs du Hartz, produisent une sclérose spéciale du poumon, sont dues à une action massive et continue. Cette sclérose peut-elle se retrouver avec les doses médicamenteuses, forcément faibles, même employées, comme le voulait Trousseau, en inhalation ou en fumigation ? Le fait est possible, mais non certain.

Le rôle le mieux démontré, celui de médicament d'épargne, prête lui-même à discussion. Il n'est pas toujours aisé de rencontrer la zone maniable où l'arsenic diminue la désassimilation. Avant d'obtenir cet effet, on rencontre parfois des phénomènes d'intolérance.

L'arsenic paraît agir comme un poison du système nerveux. Il fait maigrir, et, suivant l'expression de Peter, il conspire alors avec le tubercule. Même chez les tuberculeux qui engraissent, cet embonpoint doit être discuté. S'il s'accompagne d'une fermeté plus grande des tissus, d'une augmentation proportionnelle du poids, d'un retour des forces, le pronostic est favorable. Mais, il s'agit parfois de bouffissure, plutôt que d'embonpoint vrai.

Cet effet est bien connu des éleveurs anglais qui emploient fréquemment l'arsenic en zootechnie. Au delà d'une certaine dose, les animaux, mis à l'engraissement, augmentent de volume, tout en augmentant peu de poids. Ils sont énormes, mais à chairs flasques, et, au fond, peu résistants et mal portants.

Cette bouffissure trompeuse se retrouve parfois en clinique. « A l'exemple de Peter, dit Marfan, nous ne recherchons pas l'arsenisation systématique et nous n'ordonnons jamais de fortes doses. Nous avons gardé le souvenir de deux confrères phtisiques qui avaient pris l'arsenic, à doses élevées, et qui sont morts avec un embonpoint énorme ; ils étaient gras, bouffis et pâles ; l'arsenisation ne les a pas empêchés de succomber. »

L'exemple des montagnards arsenicophages de la Styrie, qui, tout en ingérant d'une façon continue des doses considérables d'arsenic (jusqu'à 0 gr. 20 par jour), restent robustes, alertes, plus légers, « plus volatils », comme ils disent, et qui parviennent à un âge très avancé, a été souvent invoqué, en faveur de l'arsenisation systématique. Mais, d'une part, les effets favorables de l'arsenicophagie semblent, dans bien des cas, compensés par des effets nuisibles. D'autre part, les montagnards styriens consomment l'arsenic sous une forme spéciale : les *sulfures naturels*, le réalgar ou, en général, l'orpiment. Ces sulfures naturels, très employés en ancienne médecine, sont insolubles et très peu toxiques. Leur action est très atténuée, très différente de celle des sulfures artificiels qui contiennent presque toujours une proportion assez considérable d'acide arsénieux et sont, par suite, beaucoup plus toxiques. L'étude thérapeutique des sulfures naturels serait même intéressante à reprendre, sans la découverte des composés arsenicaux organiques : cacodylates et méthylarsinates si remarquablement tolérés.

Cet emploi récent des dérivés organiques de l'arsenic a

permis de soupçonner un autre mode d'action : la création de lécithines et de nucléines arsenicales, suppléant les lécithines phosphorées détruites.

L'arsenic, disent Grancher et Barbier, est précieux, surtout chez les malades dont les déperditions en phosphore indiquent une destruction rapide des nucléines. Il n'est pas impossible que l'arsenic, qui agit, ainsi qu'on sait, sur les noyaux, puisse former des nucléines dont le phosphore moléculaire soit remplacé par l'arsenic et ayant un dynamisme égal. « Capable de s'unir à la glycérine et aux corps gras pour former des lécithines arsenicales, il s'accumule dans le cerveau et dans le foie et devient ainsi un agent dynamogène remarquable des centres nerveux. »

Physiologiquement même, ces nucléines arsenicales semblent constituer un élément ordinaire de certains tissus, en particulier du corps thyroïde, qui exerce un rôle si remarquable sur la nutrition. A. Gautier a même signalé entre la glande thyroïde, réservoir d'arsenic, et la menstruation, une relation curieuse, très intéressante pour expliquer l'action de l'arsenic dans l'aménorrhée tuberculeuse. Le sang menstruel renferme, en effet, de l'arsenic en quantité presque égale à la totalité de l'arsenic thyroïdien. Mais ces quantités physiologiques sont très faibles, atteignant à peine 1/240 000 du poids total. Elles paraissent fournies par certains aliments : pain, vin, et surtout par les crucifères et par la viande. Les doses infinitésimales, apportées par ces aliments, semblent, d'ailleurs, suffisantes. Même donnés sous la forme médicamenteuse, les arsenicaux paraissent d'ailleurs exercer leur action la plus favorable à dose modérée. A. Robin et Binet (1) ont étudié l'action comparative des divers médicaments sur les échanges respiratoires. Parmi ceux-ci, l'huile de foie de morue, l'arséniate de soude et l'arsénite de potasse à la dose de 5 milligrammes, le cacodylate de soude à la dose de 5 centigrammes, le tartre stibié (1 à 5 centigrammes) diminuent les échanges respiratoires des phtisiques, dans les proportions suivantes : huile de foie de morue 10,3 p. 100, arsenic 27,2 p. 100, cacodylate 23 p. 100, et tartre stibié 21,3 p. 100, mais les arsenicaux, quels qu'ils soient, employés à des doses doubles des précédentes, exercent plutôt sur les échanges une action

____

(1) ALB. ROBIN et BINET, *Académie de médecine*, 21 janvier 1902.

accélérante, puisque l'arsénite de potasse et l'arséniate de
soude par exemple, à la dose de 1 centigramme, par jour,
augmentent notablement les échanges respiratoires.

Dans l'emploi thérapeutique de l'arsenic, il est bon de se
souvenir du rôle physiologique joué par des quantités très
peu considérables de ce corps ; c'est un nouveau motif pour
éviter de l'employer à doses exagérées. On ne risquera pas,
de cette façon, de produire les accidents de saturation et
d'intolérance : nausées, gastralgie, céphalée, congestions
oculaires, toux sèche parfois avec hémoptysies, diarrhée,
fourmillements et engourdissements des membres, qui
dégoûtent trop souvent de cet utile médicament.

CONTRE-INDICATIONS ESSENTIELLES.

La plupart des contre-indications formulées contre l'emploi
de l'arsenic dans la tuberculose disparaissent, d'ailleurs, quand
le médicament est manié à dose raisonnée et sous une forme
convenable.

Les tuberculeux dyspeptiques, à troubles gastro-intestinaux,
avec gastralgie ou dilatation stomacale, pourront être traités,
mais ne pourront guère être traités, que par les injections
sous-cutanées de cacodylate.

Les tuberculeux fébricitants, éréthiques, tachycardiques ou
sujets à des hémoptysies, exigeront des doses faibles, inter-
rompues par des périodes de repos et suffisamment surveil-
lées. Mais, avec ces précautions, l'arsenic reste, contre la
fièvre, un des médicaments à longue échéance les moins
infidèles ; en cas d'éréthisme vasculaire ou d'hémoptysies,
il est beaucoup moins difficile à manier que les sulfureux.

Seuls, peut-être, les tuberculeux alcooliques, et surtout les
tuberculeux alcooliques offrant ce gros foie mou, cette
cirrhose graisseuse spéciale, décrite par Hutinel et Sabourin,
ne supportent l'arsenic sous aucune forme. Mais ces tuberculeux alcooliques ne se trouvent guère mieux d'aucun régime
ni d'aucun médicament. Ils sont en phtisiothérapie un « oppro-
brium artis ».

ANCIENNES PRÉPARATIONS ARSENICALES.

Même dans l'administration par la voie buccale, le choix
de la préparation peut beaucoup pour amener la tolérance.

De même son mode d'administration. Données à jeun, et à peine diluées, la plupart des anciennes préparations étaient fort irritantes, presque susceptibles d'agir comme caustiques de l'estomac.

Les *granules de Dioscoride* ne renferment qu'un milligramme d'acide arsénieux, mais les *pilules asiatiques* ou arsenicales en renfermaient 5 milligrammes, auxquels s'ajoutaient (ce qui ne pouvait guère atténuer l'inflammation stomacale) 5 centigrammes de poivre noir pulvérisé. La *solution* d'acide arsénieux de *Boudin* au millième (5 milligrammes par cuillerée à café) est déjà plus maniable, très bien supportée dans du lait. La *liqueur de Fowler* renfermant un centième d'acide arsénieux (1 centigramme pour 1 gramme ou 23 gouttes) est très irritante pure, très irritante quand elle est, même diluée, prise à jeun.

Suivant l'excellent conseil de Grancher et d'Hutinel, mieux vaut prescrire exclusivement les solutions étendues d'acide arsénieux ou surtout d'*arséniate de soude,* moins irritant, titrées à 1 milligramme par cuillerée à café. On supprime ainsi le plus grand nombre des cas d'intolérance, surtout si on les donne au milieu du repas.

Guéneau de Mussy employait même presque exclusivement les *eaux arsenicales naturelles*, en particulier l'eau de la Bourboule, qui contient de 14 à 20 milligrammes d'arsenic par litre. Il en donnait un ou deux verres, matin et soir, avec du lait chaud. L'augmentation d'appétit produite par ce traitement est souvent remarquable. Parfois, comme dans la cure thermale faite sur place, elle ne survient qu'après une courte période de troubles intestinaux : coliques et selles muqueuses. En cas d'anémie, d'aménorrhée, d'arthritisme, de nervosisme, les eaux de la Bourboule sont aussi efficaces et plus régulièrement tolérées que les eaux sulfureuses.

L'*eau de Saint-Honoré*, à la fois sulfureuse et arsenicale (renfermant jusqu'à 12 milligrammes d'arsenic par litre), possède une action congestive plus forte. A hautes doses, elle peut même déterminer une véritable grippe thermale. Mais, en surveillant son emploi, elle donne (même employée à distance) d'excellents résultats dans les phtisies scrofuleuses, dans les laryngites et chez les malades avec abondante expectoration.

L'arsenic a été souvent associé à d'autres médicaments actifs.

Une excellente formule de Barth réunit l'arsenic et l'hypophosphite de soude :

    Arséniate de soude.................... 0^{gr},10
    Hypophosphite de soude............... 6 grammes.
    Eau distillée........................ 240   —

Une cuillerée à entremets, au début de chaque repas.

Bucquoy, dans le sirop suivant, unit l'arsenic à la strychnine :

    Liqueur de Fowler.................... 1 gramme.
    Teinture de noix vomique............. 2 grammes.
    Sirop de goudron..................... 300   —

Une cuillerée à soupe au début des deux principaux repas.

Certains malades trouvent la saveur du goudron désagréable ; on peut, en ce cas, employer la même formule en substituant, suivant le conseil de d'Heilly, au sirop de goudron, le vin de gentiane ou le vin de Colombo.

Quelques combinaisons d'arsenic sont actives à double titre.

Par exemple, les granules d'*arséniate de strychnine* à un milligramme stimulent très bien l'appétit. Par contre, en donnant les granules d'*arséniate de fer* ou d'*arséniate d'antimoine* à 1 milligramme, on ne peut, à vrai dire, guère compter, ni sur l'action anti-anémique du fer, ni sur l'action expectorante de l'antimoine.

L'*iodure d'arsenic*, malgré ses faibles doses d'iode, est plus intéressant. Rousseau Saint-Philippe le regarde comme le meilleur des antiscrofuleux.

Dans les formes hybrides avec mélange ou soupçon de syphilis, dans les scrofulates de vérole, comme disait Ricord, la *liqueur de Donovan* possède une action très puissante. Voici sa formule :

    Iodure d'arsenic.................. ... 0^{gr},20
    Biiodure de mercure.................. 0^{gr},40
    Iodure de potassium.................. 4 grammes.
    Eau distillée........................ 120   —

On commencera par dix gouttes, matin et soir, dans du lait, pour arriver jusqu'à cent gouttes par jour.

Les *sulfures d'arsenic*, qui furent le seul mode d'emploi de ce médicament pendant des siècles, sont aujourd'hui, et peut-être à tort, abandonnés. Le danger des sulfures artificiels d'arsenic, toxiques par les proportions variables d'acide arsénieux qu'ils renferment, a contribué à ce discrédit.

Les anciens ne se servaient que des sulfures naturels Dioscoride, par exemple, conseillait le *réalgar*, soit avec du vin miellé, soit avec du miel, soit en inhalations, soit en pilules résineuses. « Sandaracha datur ex mulso, purulenta extuscientibus. Suffitur quoque cum resina adversus veterem tussim, rapto per fistulam nidore; vocem expedit cum melle delincta : suspiriosis cum resina in catapotio optime datur. » (Dioscoride, lib. V, chap. LXXXI.)

Pline, qui ajoute quelques détails curieux sur le rôle contre l'enrouement et contre la dyspnée, préfère la sandaraque à couleur d'or ou orpiment :

« Sandarachæ summa dos septica. Fauces purgat cum melle sumpta ; vocem lympidam ac canotam facit. Suspiriosis tussentibusque jucunde medetur, cum resina terebinthina in cibo sumpta : suffita quoque cum cedro ipso nidore itidem medetur. Et arsenicum quod optimum, coloris etiam in auro exellentius : quod vero pallidius aut sandarachæ similius est, deterius existimatur. » (Pline, lib. XXXIV, chap. XVIII.)

L'exemple des montagnards de Styrie, l'efficacité puissante des eaux sulfureuses arsenicales prouvent que ces vieux médicaments n'étaient pas sans valeur.

Le mode d'*administration en inhalations*, tout à fait délaissé aujourd'hui, a peut-être plus qu'un intérêt historique. Trousseau fut le dernier partisan des *cigarettes arsenicales* renfermant $0^{gr},05$ à $0^{gr},10$ d'arséniate de soude. En cas de dyspnée, d'expectoration difficile, ces cigarettes soulagent certainement. Trousseau croyait à leur effet palliatif, même aux périodes avancées.

« Nos essais, dit Trousseau, ont été faits sur des phtisiques et sur des malades atteints de catarrhe chronique du larynx. Chez les phtisiques, nous avons obtenu, non pas des guérisons, mais tout au moins une suspension des accidents fort extraordinaire dans une maladie, dont rien ne retarde la marche fatale. Nous avons vu la diarrhée se modérer, la fièvre hectique diminuer, la toux devenir moins fréquente, l'expectoration prendre un meilleur caractère, mais nous n'avons pas guéri. » Ces résultats n'en sont pas moins très remarquables.

DÉRIVÉS ORGANIQUES DE L'ARSENIC.

Tous ces modes d'administration sont aujourd'hui quelque peu délaissés pour les nouveaux dérivés organiques de l'arsenic.

Le *cacodylate de soude*, ce produit remarquable dû au professeur Gautier, présente comme tolérance aux fortes doses, comme action sur le sang et sur la nutrition, une supériorité réelle sur les autres composés arsenicaux. Mais son avantage capital est la possibilité de son emploi par la voie hypodermique, mode d'emploi qui serait fort douloureux avec tous les autres composés.

Les injections sous-cutanées, seul moyen d'assurer l'absorption, en nature, sans décomposition, sont la méthode de choix. Administrer le *cacodylate par la voie gastrique* en pilules, granules, solution, ou par la voie rectale en suppositoire ou lavement, c'est s'exposer à la *transformation* partielle du cacodylate en *oxyde de cacodyle toxique*, à des complications gastriques, et à tout l'aléa, comme intolérance, de la médication arsenicale ; cela n'est pas impossible, mais demande une grande surveillance.

Pour la voie gastrique, on peut employer soit les pilules ou les granules à 1 centigramme, soit la solution suivante au vingt-cinquième :

> Cacodylate de soude pur.............. 1 gramme.
> Eau................................ 25 grammes.

Cinq gouttes correspondent à 1 centigramme de cacodylate.

Le mieux est, par cette voie, de ne pas dépasser 2 centigrammes par jour. On se défiera de ce mode d'emploi chez les malades offrant le moindre trouble gastrique. Il est rare, même en ne donnant le cacodylate qu'une semaine sur deux, d'éviter une saveur alliacée dans la bouche. Très désagréable et supprimant tout appétit chez certains malades, ce goût d'ail est, suivant la remarque pittoresque de Grasset, sans inconvénient pour la population méridionale.

L'administration *en lavement* ne supprime pas la production d'oxyde de cacodyle, poison très volatil. Même, avec de faibles doses ($0^{gr},05$ centigrammes au maximum), elle produit souvent des sécrétions glaireuses, du ténesme et de la rectite. Il semble même y avoir un retentissement spécial sur le rein; l'urine diminue; la congestion rénale peut entraîner une albuminurie passagère.

Les *injections sous-cutanées* n'ont aucun de ces inconvénients. Avec une asepsie suffisante, elles ne donnent aucune irritation, même quand elles sont faites dans le tissu cellulaire sous-cutané, et non profondément en plein tissu musculaire. Elles sont peu douloureuses et les malades s'habituent très vite à la légère cuisson, désagréable au début. On ne dépassera jamais un maximum de $0^{gr},05$ par jour et, pour les premières injections, on n'emploiera, pour tâter la susceptibilité du sujet, que $0^{gr},01$. La solution la plus pratique est la solution au vingtième, en ampoules de 1 gramme, renfermant $0^{gr},05$ chacune. Les injections peuvent être faites, tous les jours ou tous les deux jours, par séries de 10 à 12 injections, séparées par des intervalles de huit jours. Le traitement sera continué très longtemps. Ce n'est pas par l'intensité des doses, c'est par la continuité qu'agit la médication cacodylique.

Les injections n'ont qu'un seul inconvénient. Quand elles sont faites par le médecin (ce qui est désirable), elles constituent forcément un traitement très coûteux. Chez les malades peu fortunés, il devient donc indispensable d'apprendre à une personne de la famille, suffisamment propre et soigneuse, à faire l'injection. Mais le médecin devra voir le malade tous les huit jours au moins.

Les injections sous-cutanées de cacodylate sont certainement le plus puissant moyen de la médication arsenicale.

Quand elles sont, pour une raison ou pour une autre, impossibles ou mal tolérées, un autre produit, voisin du cacodylate, découvert également par le professeur Gautier (1), le *méthylarsinate de soude* (arsynal ou arrhénal), est, lui aussi, fort intéressant. Il peut, en effet, être avec quelques précautions donné sans inconvénient par la bouche, soit en granules de 1 centigramme, soit en solution au vingt-cinquième, à 1 centigramme par 5 gouttes. Il est inutile de dépasser 2 centigrammes par jour, et l'on doit toujours faire succéder

(1) A. GAUTIER, La médication cacodylique (*Bull. de la Soc. méd. des hôpitaux,* 1900, p. 240).

cinq jours de repos à cinq jours de médication. Ces deux conditions : doses faibles et périodes de repos, sont indispensables pour la parfaite tolérance. On surveillera particulièrement les malades ayant de l'insuffisance hépatique.

L'arrhénal dans certains cas s'est montré actif alors que l'action du cacodylate paraissait épuisée du fait de l'accoutumance. Il peut donc être essayé en cas d'échec du cacodylate ou de ralentissement dans ses effets. Dans le premier cas pourtant, les succès sont un peu plus rares. La médication par l'arrhénal comporte forcément des doses faibles, très inférieures aux doses possibles avec les injections hypodermiques de cacodylate. Elle constitue donc un moyen d'action utile pour suppléer momentanément ce dernier, mais en réalité beaucoup moins énergique. — Les doses un peu élevées d'arrhénal semblent d'autre part moins bien tolérées, même en injection hypodermique, que les doses similaires de cacodylate. On se défiera surtout de ces fortes doses en cas de fièvre, même légère.

Des doses relativement peu élevées ($0^{gr},05$ à $0^{gr},12$) peuvent, chez les tuberculeux fébricitants, donner lieu à des exacerbations fébriles avec poussées congestives, amaigrissement, aggravation de l'état général et local. La diarrhée peut aussi en être la conséquence.

Même, s'ils sont peu intenses, tous ces accidents vont directement contre le but même de la médication arsenicale, et cette intolérance pour les fortes doses d'arrhénal doit être bien connue.

En raison de la grande puissance des combinaisons organiques arsenicales, de nombreuses tentatives ont été faites pour utiliser leurs différents dérivés. Les nucléines ou lécithines arsenicales, théoriquement fort intéressantes, sont encore à l'étude. Un de ces dérivés, le *cacodylate de gaïacol*, essayé par le Dr Barbary (de Nice), paraît, malgré les petites doses de gaïacol utilisées, posséder des propriétés spéciales.

Le cacodylate de gaïacol a donné chez cinquante tuberculeux, au Dr Barbary (1), des résultats semblant plus durables et plus rapides que les résultats, soit du cacodylate de soude, soit du gaïacol, employé isolément. Ce composé paraît surtout

(1) BARBARY, *La lutte antituberculeuse*, 31 août 1901, p. 131.

utile comme antiseptique des infections secondaires, en cas de poussées subaiguës.

Il doit être dissous dans une préparation huileuse, renfermée dans des ampoules de 10 grammes et stérilisée. Chaque dose répond à $0^{gr},05$ de cacodylate de soude et $0^{gr},05$ de gaïacol synthétique.

L'injection est pratiquée dans la région des fesses, et profondément. Les premières gouttes doivent être injectées très lentement; l'injection des 10 centimètres cubes exige dix minutes. Avec ces précautions, le malade ne ressent aucune gêne ni aucune douleur. Il suffit d'injecter une ampoule tous les deux jours. Après la dixième injection, le traitement est interrompu pendant huit jours, puis repris de la même façon.

Ce produit, susceptible d'agir à double titre, paraît fort intéressant.

Les cacodylates de chaux, de magnésie et de quinine ont été étudiés par Burlureaux. Le premier semble supérieur au cacodylate de soude, ce qui correspond bien à l'utilité générale des sels calcaires. Malheureusement, il n'est toléré par la peau que s'il est donné en solution relativement étendue, tandis que le cacodylate de soude peut être donné en solution concentrée. Celui de magnésie tient le milieu entre les deux. A hautes doses, le cacodylate de chaux devrait être donné par la voie rectale.

Le *cacodylate de quinine*, qu'on parvient à obtenir en solutions concentrées ($0^{gr},20$ par c.c.), très bien tolérées en injections intramusculaires, semble appelé à un bel avenir thérapeutique. Il mérite surtout d'être essayé dans les tuberculoses fébriles. L'action modératrice de la quinine sur le cœur paraît susceptible d'atténuer les effets trop excitants des cacodylates en cas de tachycardie.

Le *cacodylate de strychnine*, enfin, s'est montré, à la dose de 1 à 2 milligrammes, un très bon tonique, mais son action dépend plus de la strychnine que de l'acide cacodylique.

CHAPITRE II

LES FORMES INDIVIDUELLES DE LA TUBERCULOSE AU DÉBUT.

Sommaire. — I. **Tuberculose de l'enfant** : formes cliniques, traitement hygiénique, médicamenteux et hydrominéral. — II. **Tuberculose du vieillard** : atténuation des symptômes et du traitement. — III. **Tuberculose de la femme** : éléments favorables du pronostic, éléments défavorables, influence de la menstruation, tuberculose et grossesse. — IV. **Les tuberculoses fibreuses** : leur évolution bénigne avec des symptômes bruyants, difficultés du traitement. — V. **La tuberculose des albuminuriques.** — VI. **La tuberculose des diabétiques et des addisoniens** : les trois formes dans le diabète maigre et l'addisonisme, le diabète traumatique, le diabète gras. Difficultés du régime. — VII. **La tuberculose des alcooliques** : son extrême gravité, fréquence des poussées brusques et des rechutes, particularités thérapeutiques. — VIII. **La tuberculose et la syphilis** : 1° leur association : les formes dangereuses et maniables ; 2° syphilis du poumon (acquise ou héréditaire) simulant la tuberculose; sa curabilité par le traitement spécifique.

Le pronostic et le traitement de l'infection tuberculeuse peuvent être profondément modifiés par le terrain sur lequel elle évolue. Les associations morbides surajoutées à la tuberculose créent aussi, dans quelques cas, des données thérapeutiques exceptionnelles et imprévues. — Voici, pour toutes ces formes individuelles, les indications pratiques les plus importantes dans les tuberculoses de l'enfant, de la femme et du vieillard. — Voici, d'autre part, celles qui sont fournies par les principales associations morbides : arthritisme (phtisie fibreuse), albuminurie, diabète, maladie d'Addison et syphilis. La scrofule, cette diathèse fondamentale pour les cliniciens d'autrefois, peut être aujourd'hui étudiée, en quelques lignes, avec la tuberculose de l'enfance.

I. — Tuberculose de l'enfant.

FORMES CLINIQUES.

La tuberculose des enfants offre des formes aiguës, rapides, à peu près inexorables. Les complications méningées sont fréquentes et forcément mortelles. Mais, d'autre part, l'organisme de l'enfant présente, quand la poussée aiguë vient à être surmontée, un pouvoir de réparation merveilleux. Il n'est pas rare de voir des lésions très étendues, en apparence, rétrocéder et guérir. Probablement, d'ailleurs, la réaction congestive joue un grand rôle dans l'étendue de ces lésions. Mais on voit chez l'enfant et chez l'adolescent ce qu'on ne voit guère dans l'âge adulte : des tuberculeux avérés, ayant offert des signes manifestes de ramollissement, redevenir parfaitement robustes et bien portants (1).

L'écueil thérapeutique est malheureusement la tendance aux manifestations multiples, aux généralisations, aux complications intestinales, broncho-pneumoniques, et surtout méningées. Souvent, en pleine évolution favorable, apparaît brusquement une infection tuberculeuse suraiguë.

Inversement, chez les enfants scrofuleux, la tuberculose est parfois remarquablement lente, silencieuse et torpide. Les lésions locales sont plus tenaces, se réparent difficilement, mais elles retentissent fort peu sur l'état général. Chez les enfants atteints de tuberculoses osseuses ou articulaires, il n'est pas rare de trouver à l'auscultation de grosses lésions locales, et cela sans fièvre, sans toux, sans dyspnée, sans hémoptysies, naturellement aussi sans crachats. Les troubles digestifs (et c'est une condition favorable à la suralimentation) font aussi, presque toujours, défaut (2).

Le rôle des *végétations adénoïdes* dans ces bronchites des scrofuleux doit être particulièrement signalé. Il a été bien étudié par le Dr Hutinel. Les adénoïdiens offrent fréquemment des poussées bronchitiques localisées, unilatérales, siégeant sur un point limité et assez souvent au sommet. Au premier examen, ces poussées en imposent pour une tuberculose étendue en plein ramollissement. Puis les signes stéthoscopiques se calment, s'atténuent, disparaissent. Mais la moindre cause, fatigue ou refroidissement, provoque une nouvelle poussée. L'ablation des végétations adénoïdes est alors le meilleur et le seul traitement. Cette ablation supprime l'irritation cause du réflexe congestif. Elle remédie à l'insuffisance respiratoire

----

(1) AVIRAGNET, La tuberculose chez l'enfant. Thèse de Paris, 1892.
(2) LANDOUZY et QUEYRAT, Sur la tuberculose infantile (*Soc. méd. des hôpitaux*, 1886, p. 189).

et améliore l'état général presque toujours chétif et compromis. Même en cas de tuberculose avérée, l'existence de végétations adénoïdes peut fournir une indication thérapeutique importante. Les troubles locaux et généraux sont souvent, en ce
cas, d'origine mixte, produits à la fois par la tuberculose et par
les lésions pharyngées. La suppression de ces dernières peut
devenir un facteur décisif d'amélioration.

Gallois (1), dans un livre récent, a même voulu faire tenir
toute la scrofule ancienne dans le cadre restreint de l'adénoï-
disme. L'inanitiation respiratoire, la suppression de la respiration nasale, les infections secondaires d'origine pharyngée,
les déformations thoraciques entraînées par les végétations
adénoïdes ont sur l'organisme un retentissement profond,
susceptible d'expliquer bien des troubles généraux. Le rôle
éventuel du bacille de Koch dans certaines amygdalites et rhi-
nopharyngites chroniques a été, d'autre part, mis en relief par
Dieulafoy. Mais sous peine de retomber dans les descriptions
si vagues, si obscures, si contradictoires d'autrefois, il faut
absolument distinguer : 1° la tuberculose vraie englobant sous
ses formes osseuses, articulaires, ganglionnaires, cutanées,
viscérales, la majeure partie des cas de scrofule ; 2° la syphilis
héréditaire, produisant parfois des lésions assez analogues et
dont le diagnostic différentiel offre une grande importance
thérapeutique ; 3° les diverses causes de déchéance physique :
cachexie de misère, de mauvaise alimentation, de logement
sombre, humide, sans soleil et sans air. La première forme est
avant tout justiciable du traitement ordinaire de la tuberculose
et surtout du traitement hygiénique. Comme médicaments,
l'huile de foie de morue à hautes doses en hiver, le sirop d'iodure de fer, l'arsenic et l'iode ont donné le maximum de
résultats. Dans la seconde, l'efficacité du traitement spécifique
sera d'autant plus grande qu'il sera appliqué plus près du
début, avant la période d'inflammations surajoutées et de destructions locales. La troisième n'est en quelque sorte qu'une
première étape vers la tuberculose, une tuberculose à l'état
latent. Elle constitue le triomphe du traitement hygiénique
qui vient apporter dans les conditions mauvaises d'existence,
un changement radical et complet. Toutes ces indications
générales l'emportent sur le traitement local : l'ablation des

---

(1) GALLOIS, La scrofule et les infections adénoïdiennes. Paris, 1900.

végétations adénoïdiennes. A elle seule, celle-ci suffirait rarement. Associée au traitement hygiénique et médicamenteux, elle peut, au contraire, en rétablissant l'intégrité respiratoire, devenir un facteur important d'amélioration. Ainsi restreinte et comprise, l'ingénieuse théorie de Gallois rendra de grands services au traitement.

Un autre point ne doit pas être oublié dans la pathogénie. La déminéralisation, cette caractéristique regardée comme si importante du terrain tuberculeux, est très nette dans la scrofule. Les urines sont souvent boueuses, épaisses, chargées de sels. Les os même sains renferment, d'après les analyses de Beneke, 64,4 p. 100 d'eau au lieu de 13, 6 p. 100 que contiennent les mêmes os chez des sujets bien portants du même âge. Il y a une diminution parallèle des sels calcaires, de la matière azotée et de la graisse. Cette hydratation excessive diminue singulièrement la résistance du système osseux.

En même temps que l'hypertrophie portant sur les amygdales et sur le tissu adénoïde du nasopharynx, on rencontre très souvent chez les enfants tuberculeux l'hypertrophie des ganglions. Celle-ci est souvent peu accentuée et multiple. Legroux a bien décrit cette micropolyadénopathie avec glandes petites, dures, indolentes, très nombreuses. Il a montré avec raison sa réelle valeur pour le diagnostic. Mais, en dehors des grosses adénites massives et même suppurées, le retentissement sur un groupe ganglionnaire peut être plus profond, donner une tumeur plus volumineuse sans pourtant vaincre la résistance du tissu lymphatique à l'infection. Mauclaire (1) a étudié cette variété dérivative et éphémère de l'adénopathie bacillaire. Très souvent (et ce fait augmente encore son intérêt), elle apparaît en même temps que s'améliore ou se guérit une tuberculose pleuro-pulmonaire, péritonéale ou articulaire. Cette évolution clinique s'explique par ce fait que l'appareil ganglionnaire lymphatique est surtout, chez l'enfant, un appareil de défense phagocytaire contre toutes les variétés d'infection, comme l'ont démontré les travaux de Metchnikoff, Paulowsky, etc. Si, dans ces cas, on pratique l'ablation des ganglions, la repullulation est rapide. Cette adénopathie dérivative et défensive a donc son utilité et sa nécessité. Le

____

(1) MAUCLAIRE, *XIVe Congrès de chirurgie*, 1902.

traitement sera donc purement médical au début. Il sera surtout hygiénique.

TRAITEMENT HYGIÉNIQUE.

Le traitement hygiénique présente chez les enfants riches, et chez les enfants pauvres, une différence d'action singulière, bien mise en relief par Cazin. Chez les premiers, il donne trop souvent des déceptions. Ces enfants frappés au milieu de conditions hygiéniques excellentes offrent fréquemment un terrain défavorable, un organisme chétif, usé, souvent aussi une tare héréditaire. Dans les familles éprouvées par la tuberculose, il est malheureusement trop commun de voir un enfant, un adolescent atteint, à son tour, malgré des soins incessants et malgré les plus grandes précautions. A ces tuberculoses inexorables, fatales, comme les appelait Bennett, s'opposent les formes accidentelles dues à la misère, à l'air vicié, au surmenage précoce, à la nourriture insuffisante, s'observant chez les enfants pauvres. Ici la cure hygiénique donne de vraies résurrections.

L'aération permanente est remarquablement supportée. Quelques précautions sont utiles chez les tout jeunes enfants. Le Dr Boureau, du sanatorium de Clocheville, les pousse au maximum et jusqu'à l'âge de 5 ou 6 ans ne fait jamais tenir ouverte la fenêtre quand la température descend au-dessous de 7 à 8°. En outre, d'après lui, l'enfant, atteint de végétations adénoïdes en même temps que de tuberculose qui demande la fenêtre ouverte, doit être très surveillé. Il respire la *bouche ouverte* et peut être plus susceptible à contracter une bronchite ou une affection pharyngienne que l'enfant qui respire normalement. Cette dernière règle de conduite est très sage, mais la première pousse certainement la prudence à l'excès. La suralimentation peut être portée à son maximum. La cure de repos seule doit être mitigée pour éviter l'ennui. Il faut, en particulier, renoncer à la cure de chaise longue ou ne l'appliquer que très modérément. Voici à cet égard l'opinion du Dr Vaquier, de l'hôpital de Villiers-sur-Marne.

« Quant à la chaise longue, elle est inapplicable à nos jeunes malades, et vous savez les motifs graves qui, en dehors de cas très particuliers, nous ont amenés à y renoncer pour la généralité des hospitalisés. Les rêveries du repos sur la chaise longue sont malsaines pour l'imagination de l'enfant, qui n'est point fait pour vivre de la vie contemplative. Il n'a rien dans son passé qui puisse lui fournir un aliment à la réflexion et lui permettre de combattre le désœuvrement, pendant les longues heures du repos forcé. L'enfant joue, s'agite, il est possédé d'un besoin de se dépenser, qu'on n'entraverait, je crois, qu'au risque de le voir s'ennuyer et, partant, se déprimer. Et il en est ainsi tant qu'il n'est pas aux prises avec la fièvre. Alors, le repos s'impose ; il est facile de l'obtenir, mais, pour la masse des enfants tuberculeux au début, la cure d'air en mouvement est seule applicable.

Il n'en reste pas moins vrai que le principe de l'aération permanente est la base du traitement des tuberculeux ; mais son application reste subordonnée à l'âge des malades, et ce qui est possible pour l'adulte est souvent irréalisable pour l'enfant, ce qui n'empêche pas que, par un contrôle sévère, on n'obtienne, chez ce dernier, les résultats équivalents à ceux donnés aux malades adultes, par la méthode appliquée dans toute sa rigueur. »

Sauf le cas de fièvre, de période aiguë ou de complication, on renoncera donc à exiger des enfants le repos. Fort heureusement, l'exercice raisonnable chez l'enfant tuberculeux est bien mieux supporté que chez l'adulte. Il y a chez lui une résistance remarquable à la fatigue physique. L'inverse est vrai pour la fatigue intellectuelle. L'interruption complète des études est une condition essentielle de la guérison. Même après le retour à la santé, les précautions sur ce point doivent être très grandes. Un excès de travail cérébral, la préparation d'un examen, d'un concours sont trop souvent l'occasion d'une rechute.

On ne saurait aussi, trop mettre en relief, avec Debove (1), le rôle considérable joué par l'alcoolisme dans la tuberculose de l'enfant. Il s'agit souvent d'alcoolisme héréditaire, et les départements les plus alcoolisés sont aussi les plus décimés par la tuberculose infantile. Mais il s'agit souvent aussi, fait encore plus important pour la pratique, d'alcoolisme précoce. Dans bien des régions, les enfants à peine sevrés boivent du vin, du cidre, de la bière, parfois même, comme en Normandie, du café additionné de cognac. Cette hygiène détestable joue un

____

(1) Debove, Prophylaxie de la tuberculose (*Monde médical*, juillet 1904).

grand rôle dans l'éclosion et dans les progrès de leurs lésions tuberculeuses. Il suffit souvent de supprimer toutes ces boissons excitantes et toxiques, de les remplacer par du lait pour obtenir aussitôt une amélioration marquée. Brunon (1), malgré les résistances et les révoltes des familles, impose même, dans son service infantile de Rouen, l'eau comme unique et uniforme boisson.

« Tous les enfants sans exception, écrit-il, nous arrivent avec l'habitude de prendre du café noir le matin ; presque tous portent les stigmates du *caféisme* chronique : pâleur, nervosisme, insomnie, éruptions polymorphes, entéro-colite, amaigrissement, etc.

Le caféisme dans la classe ouvrière en Normandie mériterait mieux qu'une courte mention. Non seulement, il marque le premier pas vers l'alcoolisme, car à partir de l'âge de 12 à 16 ans le café ne se prend pas *vierge*, c'est-à-dire sans alcool, mais, de plus, il caractérise un empoisonnement spécial ayant son rôle dans le grand concert des intoxications qui conduisent à la tuberculose.

La preuve est faite par la suppression de cet excitant. On voit, en quelques jours, le régime alimentaire de l'hôpital transformer des enfants dyspeptiques. »

Le lait, en raison de sa valeur alimentaire, est préférable à l'eau. Chez les enfants n'aimant pas, ou ne digérant pas bien le lait, la tisane de céréales constitue une excellente boisson. Son pouvoir nutritif est réel et l'on échappe aux inconvénients des eaux malsaines. Elle est moins lourde et moins indigeste que la simple eau bouillie.

Les enfants supportent très bien la suralimentation raisonnable. La poudre de viande donne chez eux de très bons résultats. La zomothérapie produit aussi son maximum d'effets dans l'enfance. Cependant Brunon croit avantageux de ne pas exagérer la suralimentation, en général et en particulier, de restreindre la suralimentation carnée. Cette règle est d'autant plus exacte que les enfants sont plus jeunes. Voici le régime adopté par Brunon.

Les enfants de son service font quatre repas par jour:

1° Déjeuner du matin, avant le départ pour la cure: chocolat, lait et pain ;

____

(1) BRUNON et NÉE, Tuberculose des enfants. Rouen, 1903.

2° Dîner à onze heures : bouillon avec 50 à 100 grammes de viande crue, suivant l'âge du malade et son appétit ; deux sardines ou un morceau de thon à l'huile ; viande cuite sous forme de bifteck, côtelette, ragoût. Peu de viandes cuites en général, très souvent des œufs, beaucoup de féculents (pommes de terre et haricots, beaucoup de fruits cuits ; gâteaux tous les dimanches) ;

3° Collation à deux heures : pain, beurre, fruits cuits, fromages ;

4° Souper à cinq heures : potage, œufs ou poisson, légumes, fruits cuits, confitures.

L'aération permanente est supportée d'une façon remarquable par les enfants. Avec une galerie de cure très simple placée dans des conditions climatériques assez médiocres (faible défense contre les vents froids de l'est, brouillards fréquents) Brunon a obtenu chez des tuberculeux déjà gravement atteints d'excellents résultats : retour de l'appétit et de la gaieté, disparition des sueurs, suppression quelquefois très rapide de la toux, augmentation étonnante de poids. Mais on aura souvent, surtout dans les classes pauvres, à lutter contre les préjugés des familles. Il semble, écrit tristement Brunon, que les parents aiment mieux voir leurs enfants mourir, *au chaud*, chez eux, que guérir, *en plein air*, à l'hôpital.

Chez les tout jeunes enfants, âgés de moins de deux ans, on devra pourtant se défier de la susceptibilité spéciale au froid. Quelques précautions sont également indispensables dans le cas si fréquent où la tuberculose pulmonaire est compliquée de tuberculose chirurgicale. La cessation momentanée de l'aération nocturne, après toute intervention opératoire un peu importante, paraît nécessaire. De même, il faut se défier des pansements importants faits les fenêtres ouvertes. L'influence des refroidissements dans la production de certains cas de tétanos paraît incontestable.

Les avantages du *climat marin* sont incontestables dans les tuberculoses chirurgicales de l'enfance. Dans la tuberculose pulmonaire, ce climat, par l'amélioration de l'état général qu'il détermine, est encore très utile. Il est beaucoup mieux supporté que chez l'adulte. Sa principale contre-indication serait le nervosisme du malade. Mais les enfants atteints de tubercu-

lose sont surtout des scrofuleux à réactions faibles et torpides.
Le séjour (et c'est un point sur lequel Hoffa insistait justement dans son rapport du Congrès de Madrid) doit toutefois
être très prolongé. Il doit être continué, comme d'ailleurs le
séjour à la campagne, en toute saison.

Il n'y a pas lieu, cela va sans dire, de s'attendre à un
bénéfice durable pour les enfants, si on les envoie pour quelques
semaines d'été seulement à la mer ; c'est là une faute que l'on
commet encore souvent. On les envoie pour deux à trois mois
dans les hospices marins et l'on s'attend à les voir revenir
guéris : celte manière de faire est absolument irrationnelle. Il
faut, au contraire, donner aux enfants l'occasion de pouvoir
profiter, si possible, toute l'année, des bienfaits de l'air de la
mer.

Mais par le séjour prolongé les résultats obtenus sont remarquables. Ils sont non seulement immédiats et temporaires,
mais définitifs. Ce point a été spécialement étudié par Leroux.
Sa statistique fut faite à l'asile d'enfants de Banyuls-sur-Mer
et Saint-Trojan. Sur 432 enfants atteints de tuberculose
osseuse et articulaire, soignés au cours de ces dix années
dans ces deux hospices maritimes, on avait obtenu, comme
résultats immédiats, 61 p. 100 de guérisons, 10 p. 100 d'améliorations, environ 13,5 p. 100 d'états stationnaires et 6,5 p. 100
de décès. Leroux s'est alors appliqué à la tâche pénible de
récolter des renseignements sur le sort des enfants partis
guéris. Il reçut des nouvelles de 95 malades : 70 = 73,6 p. 100
sont restés guéris, 14 = 14,8 p. 100 présentèrent des récidives,
11 = 11,6 p. 100 étaient morts. Parmi les 70 cas guéris, on
constate 43 fois que la guérison s'était maintenue après cinq
à dix ans, 28 fois après un à cinq ans. La plupart des malades
guéris avaient de nouveau retrouvé toute leur capacité de
travail. Sur les 14 cas de récidive, 8 ont guéri ultérieurement.
Les décès furent causés six fois par la cachexie tuberculeuse,
deux fois par la méningite tuberculeuse, deux fois par la
tuberculose pulmonaire, une fois par une hémorragie après
amputation. Ces résultats, dit Hoffa, doivent être considérés
sans conteste comme très bons. Tous ceux qui ont été à
même d'envoyer au bord de la mer des enfants atteints de
tuberculose articulaire sont forcés de reconnaître l'influence
extrêmement favorable du climat marin sur la constitution
des enfants.

On ne confondra naturellement pas le séjour au bord de la mer avec le traitement par les bains de mer, souvent très mal tolérés. Cette distinction est particulièrement importante, en cas de lésions pulmonaires, ou de lésions cutanées telles que l'impétigo.

Chez ces jeunes malades, arrachés à la tuberculose, le *choix d'une profession* est également décisif pour maintenir les résultats obtenus. Les conseils du médecin sont heureusement plus faciles à suivre que chez l'adulte. Il n'y a pas, comme chez ce dernier, tout un changement de carrière à réaliser. Parfois pourtant les parents ne cèdent pas sans résistance. Ils s'obstinent à faire reprendre par l'enfant la direction primitivement désirée, les études fatigantes, la préparation des grandes écoles. Le médecin doit les prévenir avec énergie ; il doit leur signaler la fréquence des rechutes et leur extrême gravité. La tuberculose ne pardonne pas facilement deux fois.

Une erreur très fréquente est de chercher, pour ces jeunes convalescents, faibles et peu robustes, ébranlés par une première atteinte tuberculeuse, des professions sédentaires, enfermées, bien à l'abri des intempéries. En réalité, ces natures débiles ont, plus que les autres, besoin d'être tonifiées par le grand air. Les emplois de bureau les vouent presque fatalement à une rechute. Un métier pénible, mais de plein air, est au contraire le meilleur moyen de les fortifier. A l'inverse des arthritiques si sensibles au vent, au froid, à la pluie, ces tuberculeux guéris ont même, à l'égard des intempéries, une remarquable indifférence. Malgré ses fatigues, le service militaire lui-même est, une fois la période de premier entraînement surmontée, bien supporté par eux. La carrière militaire, quand elle est possible et désirée, reste assez favorable. « Chez un grand nombre de ces sujets porteurs de tuberculose latente ou guérie, écrit Kelsch, la vie au grand air, les exercices d'assouplissement et d'entraînement progressif produisent une influence salutaire et deviennent des auxiliaires précieux de l'organisme, dans sa lutte défensive contre les foyers bacillaires momentanément éteints. De ces jeunes gens affligés de tuberculose latente qui ont réussi à se glisser dans les rangs de l'armée en passant, méconnus, à travers les mailles du filet de la revision, sont sortis, a écrit le médecin-inspecteur général Colin, « maints vigoureux soldats, des chefs illustres qui, au cours d'une longue carrière, ont rendu de véritables services au pays ». M. Grancher parle dans le même sens dans son rapport à l'Académie. « J'ai vu, affirme-t-il, bien des soldats bénéficier de leur année de service militaire, qui avaient eu une atteinte antérieure et légère de tuberculose. »

La carrière navale serait beaucoup moins favorable. L'existence à bord est plus fatigante, elle expose plus brusquement aux intempéries; elle oblige, par d'autres moments, à vivre dans une atmosphère confinée. Toutes ces conditions sont défavorables, et la tuberculose chez les jeunes officiers de marine est loin d'être rare. Elle prend souvent une marche rapide.

Les professions agricoles sont en réalité l'idéal. Ce que Peter disait pour l'enfant simplement prédisposé à la tuberculose peut s'appliquer, et à plus forte raison, au malade guéri. « Faire de l'enfant un petit paysan, changer la vie urbaine pour la vie agreste, la vie dans les chambres pour la vie dans les champs, la privation de soleil par l'exposition au soleil, la crainte du froid par sa recherche, les bains chauds par les bains de rivière, le repos par l'activité, les exercices intellectuels par les musculaires; en un mot, vivre de la vie naturelle, là est, en réalité, la vraie prophylaxie. »

Les colonies agricoles de convalescence, trop rares malheureusement en France, constitueraient un rouage important dans la lutte contre la tuberculose chez l'enfant. La statistique du Professeur Hutinel (1), faite chez les enfants assistés de Paris envoyés dans le Morvan, montre les excellents résultats de cette vie agreste. Un très grand nombre sont des orphelins nés de parents tuberculeux. Grâce au plein air, malgré des conditions d'existence assez misérables, ils résistent et se fortifient. La campagne combinée avec des ménagements suffisants dans le travail, avec une nourriture plus abondante et mieux choisie, donnerait des résultats meilleurs encore. Dans tous les orphelinats, cette nécessité d'éviter les professions sédentaires, enfermées, urbaines, chez les enfants nés de parents tuberculeux, devrait être bien connue. Ceux-ci constituent, en général, la moitié et plus des pensionnaires secourus ou recueillis. Ils ont souvent une intelligence précoce, la facilité et le goût des

____

(1) Hutinel, La tuberculose héréditaire et la tuberculose du premier âge (*Congrès pour l'étude de la tuberculose*. Paris, 1891, p. 344).

études. Les diriger vers l'enseignement, vers les carrières administratives paraît séduisant et raisonnable. Au point de vue de leur développement physique, et de leur résistance ultérieure à la tuberculose, cette direction donne les plus mauvais résultats. Presque toutes ces professions exigent un effort de travail cérébral, une préparation de concours, au moment même de la puberté. Même si ce premier pas difficile est franchi, il est rare que l'organisme ne finisse pas, faute d'exercice et d'air, par succomber dans la suite.

Les enfants nés de parents cachectiques sont, d'après Grancher et Hutinel, au moins aussi vulnérables à la tuberculose que les enfants nés de parents tuberculeux. Ils présentent une débilité native qui facilite et prépare l'infection. Landouzy attache une grande importance à l'âge avancé, aux déchéances organiques des générateurs. « La tuberculose envahit un domaine depuis longtemps ruiné et appauvri. » Brehmer regarde comme particulièrement menacés, les derniers nés des familles nombreuses, ou les enfants suivant de près l'enfant qui les précède. La mère épuisée par des grossesses très nombreuses ou trop rapprochées ne transmettrait en pareil cas qu'une vitalité médiocre. Grancher croit même que, dans la lutte contre la tuberculose, tout l'effort prophylactique devrait, pour être couronné de succès, porter sur ces enfants non encore atteints, mais simplement menacés, soit par une constitution débile, soit surtout par leur hérédité. Après avoir signalé les difficultés pratiques rencontrées par la cure de sanatorium chez les adultes des classes pauvres : traitement trop tardif et souvent trop court, rechutes fréquentes, quand reviennent les mauvaises conditions d'autrefois, dépenses considérables, il montre qu'appliqués aux enfants du tuberculeux, de moindres efforts donneraient de tout autres résultats. « Prenons, dit-il, dans une lettre adressée au Dr Faisans, et bien remarquable sous sa forme familière, un exemple pour mieux fixer notre terrain.

Dans une famille de cinq personnes, le père, ouvrier, travaillant à l'atelier, devient tuberculeux ; la mère et les enfants sont sains ; le diagnostic est fait de bonne heure (je ne parle pas de MON DIAGNOSTIC PRÉCOCE, il n'y faut pas songer, mais du diagnostic classique) : submatité ou craquements secs à l'un des sommets, amaigrissement, santé générale bonne encore.

Je suppose que cet homme consente à nous donner six mois. Il nous coûtera au moins 5 francs par jour, et la famille, qu'il faudra secourir, au moins 2 francs. Mettons 6 francs, et c'est le minimum.

Quels résultats *utiles*, non humanitaires (ce n'est pas actuellement la question), obtiendrons-nous ?

Penzoldt (*Bulletin mensuel de l'œuvre des enfants tuberculeux*, janvier 1899, p. 17) admet que, sur 12 000 malades de ce genre, 9 000 pourront, après la cure, reprendre leur travail pendant trois ans, d'où un bénéfice social de 8 875 000 francs.

Je ne suis pas aussi enthousiaste et ne crois pas à d'aussi beaux résultats.

Même si une sélection sévère veille à l'entrée du sanatorium, les résultats utiles seront minimes.

La tuberculose est curable, assurément; mais elle l'est surtout spontanément, sans diagnostic, ou dans le sanatorium, chez l'homme AISÉ qui peut se soigner longtemps.

Donc, si nous obtenons, après six mois de sanatorium, une guérison relative permettant *un an* de travail chez le QUART de nos malades, ce sera bien, très bien même.

Mais pour ce résultat, que d'argent, que de forces perdus !... et il faudra recommencer au bout d'un ou deux ans... pour être enfin battus.

Pendant ce temps-là que devient la famille ? C'est sur elle que je veux attirer votre attention. La femme végète, les enfants grandissent comme ils peuvent, et, la misère aidant, ils se contagionnent plus ou moins dans la promiscuité d'un étroit logis.

Ne pensez-vous pas, cependant, qu'au point de vue humanitaire bien compris, au point de vue de la race, c'est cette partie encore saine de la famille qui mérite le plus notre attention ? Quand Pasteur a voulu combattre la maladie des vers à soie, il a laissé là les vers malades et a fait la sélection de graines encore saines.

Que pensez-vous d'une œuvre qui s'occuperait de ces enfants de tuberculeux, enfants encore sains, et qui ferait pour eux ce que l'Assistance publique fait pour les enfants assistés, et les placerait chez des cultivateurs, en pleine vie des champs ?

Chaque enfant coûterait 200 francs par an, de 15 à 18 francs par mois, et RIEN à partir de dix à douze ans. Nous pourrions commencer avec un capital de 200 000 francs !

Les familles ne donneraient pas leurs enfants ? N'en croyez rien. Quelques-uns refuseraient, soit ; mais beaucoup accepteraient avec enthousiasme, que le père malade soit au sanatorium, à l'hôpital ou à la maison.

Et je reviens à nos 200 000 francs. Avec leur rente nous pourrions entretenir 30 enfants et plus à la campagne, avec la certitude de faire du bien à TOUS et d'attaquer le problème de la tuberculose par son côté vraiment pratique, par le seul peut-être, pendant que le père et la mère, allégés de leurs enfants, se tireront d'affaire beaucoup mieux.

En tous cas, nous aurions sauvé, avec relativement peu d'effort et d'argent, la partie saine d'une famille de tuberculeux, et la graine et la race. »

Le Dr Bagot (1), étudiant les résultats définitifs obtenus au sanatorium marin de Perarhidy, près de Roscoff, signale, de son côté, l'importance de la vie en plein air après la cure de sanatorium et les résultats obtenus, à la longue, dans les pires tuberculoses : « Combien de fois, écrit-il, n'ai-je pas vu des enfants, ayant des gommes tuberculeuses multiples et profondes, des adénopathies énormes, des ostéites avec issue de séquestres, etc., et plus tard je les revoyais devenus de forts et solides gaillards. C'est que, une fois les difficultés de l'enfance passées, dès treize ou quatorze ans (et même avant) filles et garçons vont garder les vaches et commencent à aider leurs parents, soit aux travaux des champs, soit (pour les garçons) à la manœuvre des bateaux. Cet exercice musculaire, au grand air, leur développe la poitrine et les muscles, leur donne une santé florissante. Dans ces conditions la scrofulo-tuberculose guérit et reste guérie. J'attire l'attention des médecins de sanatorium sur ce fait; ils pourront guider de leurs conseils les parents des petits malades qu'ils auront guéris. Il serait à désirer que l'enfant tuberculeux, sortant guéri d'un sanatorium, fût poussé vers l'agriculture ou la navigation; au lieu de végéter dans l'atmosphère des villes, comme ouvrier, et de mourir jeune en laissant des rejetons dégénérés, le jeune homme se développerait à la campagne et ferait souche de robustes agriculteurs. Le complément du sanatorium est le travail agricole. »

(1) BAGOT, La lutte antituberculeuse, 1903, p. 85.

TRAITEMENT MÉDICAMENTEUX ET HYDROMINÉRAL.

Le traitement médicamenteux doit, dans la tuberculose de l'enfance, être réduit au minimum, exception faite pour les cas de scrofule avérée. Dans la lutte contre l'infection tuberculeuse, l'organisme jeune donne déjà spontanément tout ce qu'il peut donner. Les médicaments l'aident bien peu dans sa résistance. En outre, ils n'ont pas chez l'enfant cet effet utile de suggestion, ce rôle d'encouragement moral qui ne sont pas à négliger chez l'adulte. Ils sont souvent mal acceptés, soulèvent des résistances ; leur administration est difficile, soit par la voie stomacale, soit, et encore plus, par la voie rectale ou par la voie hypodermique. On devra, en général, se contenter des médicaments les plus faciles à prendre : quinquina, phosphates et sels calcaires, sirops balsamiques, quelquefois antipyrine ou quinine. — La révulsion par les pointes de feu est à peu près inapplicable. Les badigeonnages de teinture d'iode ne sont pas toujours inoffensifs et Jules Simon redoutait beaucoup leur action congestive sur le rein chez l'enfant. Les petits vésicatoires sont assez bien tolérés. Ils peuvent rendre des services, en cas de foyer nettement limité et surtout en cas d'adénopathie bronchique.

Outre les lésions tuberculeuses, il existe, en général, dans l'adénopathie bronchique, une zone inflammatoire autour des ganglions. Ces congestions périganglionnaires jouent un rôle dans les accidents réflexes et de compression : toux quinteuse et coqueluchoïde, dyspnée, tachycardie, dysphagie. Une révulsion légère atténue beaucoup ces accidents, en faisant disparaître cette zone de fluxion périphérique.

En cas de scrofule avérée, l'huile de foie de morue, à dose croissante, donne souvent de bons résultats. Grancher la regarde aussi comme le médicament le plus utile contre l'adénopathie trachéo-bronchique. Les enfants la prennent presque toujours assez volontiers et sans dégoût. Mais ils ne la digèrent pas toujours bien. En ce dernier cas, deux ou trois heures après l'administration de l'huile, on voit souvent les petits malades présenter une mauvaise mine, un teint terreux et verdâtre, indice de la fatigue stomacale. Il n'est pas rare de voir, au repas suivant, diminuer notablement l'appétit. Le médecin doit bien connaître ces signes d'intolérance et remplacer au besoin l'huile par les simples corps gras.

L'*iode* et les iodures sont presque toujours bien tolérés chez l'enfant. Ils provoquent, moins et moins souvent que chez l'adulte, le catarrhe local. L'iodure de fer lui-même est bien supporté par les enfants à la fois anémiques et lymphatiques. Les poussées congestives et les hémoptysies, accidents à redouter par l'emploi des ferrugineux soit chez l'adolescent, soit chez l'adulte, sont fort rares chez l'enfant.

La meilleure façon de donner la teinture d'iode est de la donner, soit dans du lait, soit dans de l'eau de riz, soit, chez les enfants plus âgés, dans un peu de vin sucré et étendu d'eau. On commencera par des doses très faibles et progressivement augmentées. Chez un enfant de trois ans on débutera par deux gouttes seulement par jour pour arriver peu à peu à huit et dix gouttes. La teinture d'iode sera surtout donnée aux enfants lymphatiques et bouffis. Cette forme de tuberculose avec une conservation et même une augmentation de l'embonpoint est d'ailleurs assez fréquente. On surveillera l'amaigrissement produit, indice de la saturation médicamenteuse. On évitera l'usage interne de l'iode chez les enfants maigres et nerveux.

Le sirop d'iodure de fer sera toujours donné à doses modérées, deux à quatre cuillerées à café par jour, soit $0^{gr},10$ à $0^{gr},20$ du médicament. La tolérance est presque toujours parfaite ; il faut surtout surveiller l'éréthisme cardiaque.

Le *climat marin* (si défavorable d'une façon générale chez l'adulte) est plus facilement toléré par l'enfant. En cas de scrofule, ses avantages sur l'état général peuvent même l'emporter sur ses inconvénients à l'égard de la bronchite locale. Cazin a vu des lésions pulmonaires s'améliorer, même en hiver, sur la plage humide et froide de Berck. De tels succès sont exceptionnels. Les plages tempérées du sud-est et du sud-ouest en hiver, les plages plus septentrionales, mais bien choisies en été donnent des résultats plus sûrs et plus réguliers. Ces cures climatériques ont souvent une influence décisive dans la guérison de la tuberculose chez l'enfant.

Jules Simon accordait aussi, particulièrement en cas d'adénopathie bronchique, une grande valeur aux *cures thermales*, surtout aux cures par les eaux de la Bourboule et du Mont-Dore. Le premier résultat immédiat n'est pas toujours favorable. La poussée congestive produite au début par les eaux et surtout par les eaux arsénicales de la Bourboule, tuméfie d'abord les ganglions. Elle aggrave la dyspnée et la toux. Même vers la fin de la cure, le soulagement paraît souvent très médiocre. Le résultat thérapeutique ne se dessine qu'après plusieurs semaines. On s'aperçoit que les premiers froids d'automne et d'hiver sont beaucoup mieux supportés. Pour faire coïncider le maximum d'amélioration avec la saison la plus périlleuse pour les bronches, une cure un peu tardive faite en août est utile. Avec une cure plus précoce, on risque d'épuiser trop tôt le résultat. Le mois de septembre, d'autre part, à l'altitude du Mont-Dore et de la Bourboule, est déjà humide et froid.

II. — La tuberculose sénile (1).

FORMES CLINIQUES ET PRONOSTIC.

La tuberculose est fréquente chez les vieillards. Son évolution surtout dans la classe aisée est presque toujours torpide, lente, silencieuse. La réaction locale (toux, crachats, hémoptysies, dyspnée) et la réaction générale (fièvre, sueurs) sont également atténuées. Aussi, songe-t-on presque toujours, soit à l'usure naturelle de l'âge, soit à une simple bronchite chronique. Avant la recherche des bacilles dans les crachats, c'est à ce pronostic qu'on se tenait presque invariablement. Ces faits ont plus d'importance encore pour la prophylaxie que pour la thérapeutique. Il n'est pas rare, comme l'a montré Landouzy, de voir des vieillards tuberculeux, ne soupçonnant pas leur mal et ne prenant pour leurs crachats aucune précaution, contaminer leur entourage et, en particulier, dans leur entourage, les tout jeunes enfants.

Le traitement est, avant tout, dans les bonnes conditions hygiéniques. La différence dans les conditions d'hygiène explique la grande différence d'évolution entre la tuberculose des vieillards pauvres et celle des vieillards aisés. Chez les premiers, même après qu'ils sont recueillis dans les hospices

(1) BARIÉ, La tuberculose sénile (*Revue de médecine*, 1896).

ou dans les asiles d'indigents, il n'est pas rare de voir une marche
rapide inexorable. La forme de pneumonie caséeuse est assez
fréquente. Elle tue parfois presque sans éveiller de réaction,
comme d'ailleurs la pneumonie franche. Les malades succombent presque subitement après un ou deux jours de vague
malaise et souvent même sans s'être plaints. Dans la classe
aisée, au contraire, la tuberculose débutant à un certain âge
est tolérée d'une façon parfois surprenante; « passé l'âge de
quarante-cinq à cinquante ans, dit Fonssagrives, et toutes
conditions de vigueur égales du reste, il est, à cette époque,
à peu près indifférent d'être ou de ne pas être phtisique ».

INDICATIONS SPÉCIALES DU TRAITEMENT.

Tout en recherchant de bonnes conditions d'hygiène, il
serait plutôt nuisible de faire ce traitement hygiénique de
façon trop rigoureuse. Dans cette forme, où le catarrhe bronchique est prédominant, où la fièvre est nulle, la cure d'air
nocturne serait inutile et mal supportée. La suralimentation
est elle-même contre-indiquée par la sénilité du rein. Reste
le troisième élément : la cure de repos. Mais, les malades
étant, en général, apyrétiques, cette cure n'offre rien de bien
spécial. Elle doit avant tout consister dans un exercice
modéré, en proportion avec les forces.

Chez ces malades le séjour d'hiver dans les stations méridionales du sud et du sud-ouest donne d'excellents résultats.
Ce séjour contribue beaucoup à diminuer leurs malaises et à
prolonger leur existence. Il supprime les poussées bronchitiques hivernales, cause principale et fréquente d'aggravation.
Grâce à ces déplacements annuels certains vieillards tuberculeux parviennent à un âge extrêmement avancé. Inversement,
l'altitude est chez eux mauvaise et mal supportée.

Si ces déplacements ne sont pas possibles, il faut, en hiver,
se rappeler pour ces malades le vieux conseil d'Hippocrate :
« Vivre au coin du feu ». On ne peut à cet âge espérer de
résultat thérapeutique décisif. Pour éviter les aggravations,
pour maintenir la tuberculose dans son allure silencieuse et
torpide, il faut, avant tout, une existence très calme, très
mesurée et des précautions sans nombre. Les soins et les
attentions de l'entourage sont alors pour beaucoup dans le
pronostic.

Le traitement médicamenteux n'a qu'un rôle palliatif. Les balsamiques, la créosote, sont utiles contre l'élément bronchitique. C'est même dans ces tuberculoses séniles, à accidents de catarrhe prédominants, que la créosote donne ses meilleurs résultats. Les crachats, qui étaient purulents, fétides, nombreux, deviennent muqueux, inodores et rares. La fièvre, l'insomnie, la toux s'atténuent. Les premières recherches de Bouchard ont d'ailleurs été faites à Bicêtre, chez des malades de cette catégorie. Et cette particularité ne fut pas sans contribuer à l'excellence saisissante des résultats obtenus. Parmi les toniques, les dérivés arsenicaux sont souvent mal tolérés. Les phosphates et les glycéro-phosphates sont préférables. La préparation suivante, indiquée par Barth, associe les balsamiques et les toniques :

Extrait de quinquina soluble	5	grammes.
Cognac vieux	50	—
Sirop de tolu	200	—

Un verre à liqueur après chaque repas.

III. — La tuberculose chez la femme.

ÉLÉMENTS FAVORABLES DE PRONOSTIC.

La tuberculose chez la femme se présente à certains égards dans des conditions plus favorables au traitement que chez l'homme. Le début est souvent plus brusque, moins insidieux. Le début par une pleurésie, par une hémoptysie est, en particulier, fréquent. Même dans la forme commune, la réaction locale et générale sont d'emblée plus significatives et moins trompeuses. La toux, la dyspnée, la névralgie intercostale, les palpitations sont assez intenses pour éveiller l'inquiétude. La toux est souvent émétisante et va parfois jusqu'aux vomissements incoercibles. La dyspnée prend fréquemment le type pseudo-asthmatique. Parmi les accidents généraux, l'anémie est presque toujours et d'emblée très accentuée, chez les jeunes filles surtout. Ces accidents pseudo-chlorotiques peuvent égarer le diagnostic. Mais ils appellent, tout au moins, l'attention sur la souffrance de l'état général. La forme absolument insidieuse, évoluant sans troubles généraux ni locaux bien préoccupants, est certainement plus rare que chez l'homme.

Les conditions étiologiques sont aussi plus favorables.

L'alcoolisme, cette cause si fréquente de tuberculose chez l'homme et ce facteur redoutable de gravité, est rare. L'influence de la vie sédentaire, de l'air confiné, d'une alimentation insuffisante est plus commune. Mais cette influence offre, quand elle existe, une indication heureuse à l'action inverse de la cure hygiénique. Celle-ci est à l'ordinaire très bien acceptée et suivie avec beaucoup d'intelligence par les malades femmes. « J'ai toujours trouvé plus de pensionnaires raisonnables, comprenant bien le médecin et lui obéissant, parmi les femmes que parmi les hommes », écrit Brehmer.

C'est parmi ces malades (et l'expérience d'Hauteville est à cet égard probante) que les sanatoriums populaires ont donné les meilleurs résultats. Les établissements recevant les malades femmes de la classe moyenne ou de la classe pauvre sont malheureusement bien peu nombreux, plus rares encore que pour les malades hommes de ces mêmes catégories.

C'est là une lacune fâcheuse de notre organisation sociale et hospitalière. Elle est très regrettable car, en raison de l'absence d'alcoolisme, du début fréquent par des accidents nets et inquiétants, le recrutement de tuberculeuses à la première période, vraiment et facilement curable, se ferait dans de bien meilleures conditions que le recrutement des tuberculeux.

. Le *nervosisme*, si fréquent chez la femme, est lui-même une condition de résistance. Rien de capricieux, de déconcertant comme l'évolution de la tuberculose chez certaines grandes névropathes. Aux aggravations les plus inquiétantes succèdent des améliorations inattendues. Parfois les lésions pulmonaires s'atténuent alors que la malade maigrit ou tout au moins n'engraisse pas. Puis, en pleine guérison apparente, survient une poussée nouvelle. Ces alternatives en bien et en mal permettent une survie presque indéfinie. Ces malades, suivant la pittoresque expression de Sabourin, ne guérissent pas, mais enterrent généralement plusieurs médecins. Assez souvent d'ailleurs, il s'agit non de tuberculose vraie, mais de congestion pulmonaire hystérique, accompagnée ou non d'hémoptysie; celle-ci est loin d'être rare. Elle se localise fréquemment au sommet et (signe important mis en relief par Debove) elle coïncide souvent avec l'hémianesthésie du côté atteint. Elle coïncide tout au moins avec des stigmates d'hystérie. —

Dans ces tuberculoses névropathiques, comme dans ces congestions pulmonaires hystériques, l'éloignement du milieu familial, l'isolement ont une action particulière. Le sanatorium agit fort bien en réalisant cet isolement. L'anorexie hystérique, prélude et cause fréquente de la tuberculisation, est justiciable du même moyen : l'isolement absolu. La suggestion, la recherche de l'idée fixe consciente ou subconsciente, qui empêche la malade de manger, seront d'utiles adjuvants. — Mais, le moyen par excellence serait l'alimentation artificielle par la sonde, autant et plus encore que dans les autres formes d'anorexie. Les alternatives d'aggravation et d'amélioration, les rechutes, l'influence du traitement déjouent d'ailleurs tous les pronostics. « Ces malades, écrit encore Sabourin, dessèchent à volonté leurs foyers morbides, les humectent à nouveau, supportent des complications thoraciques, qui semblent devoir les jeter à bas, sortent de là victorieuses, et reprennent pendant un certain temps une santé florissante, pour retomber encore une fois.

Tous ces changements, toutes ces révolutions dans leur état général et local, sont subordonnés à des causes plutôt psychiques, et, pour ces malades, une satisfaction quelconque, un déplacement désiré, un changement de milieu, la suggestion inconsciente d'un nouveau médecin traitant, ont une valeur thérapeutique cent fois supérieure à tous les procédés de traitement qu'on peut imaginer pour elles.

Il en est assurément qu'on voit guérir entre ses mains. Mais combien d'autres continuent pendant des années leur changeante odyssée, dans des stations variées et sous des climats divers, sans plus guérir pour cela? On en a vu qui avaient eu deux, trois fois, une guérison apparente qu'il semblait devoir être facile de consolider en peu de temps, et qui rechutaient toujours. Les malades semblent vraiment jouer avec leurs bacilles comme le chat avec la souris. »

ÉLÉMENTS DÉFAVORABLES.

Voici, par opposition à ces éléments favorables, quelques éléments défavorables du pronostic. Les influences morales tristes, quand elles existent, sont plus puissantes que chez l'homme. Elles entraînent un invincible découragement. L'influence personnelle du médecin, l'autorité qu'il sait obtenir possède alors une influence prépondérante sur l'évolution, mais elle n'arrive pas toujours à triompher de certaines tuberculoses, à forme dépressive, où la mélancolie confine presque à l'aliénation mentale. La suralimentation doit être conduite avec quelques ménagements ; l'estomac et surtout l'intestin cèdent assez facilement à la fatigue. La cure d'air exige, au début, des précautions en raison de la susceptibilité et de l'accoutumance moins grande au froid. — Les complications péritonéales, les formes mixtes pleuro-péritonéales ne sont pas rares. Elles évoluent assez souvent vers la guérison ; l'ascite curable des jeunes filles n'est qu'une variété de ces tuberculoses bénignes. — Les hémoptysies sont fréquentes ; elles surviennent parfois avec une régularité désespérante, à chaque période de congestion menstruelle. — Mais elles sont presque toujours remarquablement tolérées. — Les hémoptysies supplémentaires coïncidant avec la suppression des règles peuvent même apporter avec elles une certaine détente et un véritable soulagement.

L'association assez fréquente du *rétrécissement mitral* est aussi spéciale à la tuberculose de la femme. Ces formes mixtes prennent souvent le type chlorotique. La tuberculose reste silencieuse, torpide dans sa marche ; elle semble, comme le croyait Potain, enrayée par l'affection cardiaque et par l'engorgement de la petite circulation. Mais, si les accidents pulmonaires sont assez facilement vaincus, le pronostic n'en reste pas moins sérieux pour l'avenir, au point de vue de l'asystolie. Même après la convalescence, la moindre fatigue est mal supportée. — Les accidents gravido-cardiaques enfin sont, en cas de grossesse, fréquents et graves.

INFLUENCE DE LA MENSTRUATION.

Les règles jouent un rôle très important dans les paroxysmes et dans les complications de la tuberculose chez la femme. Le succès thérapeutique dépend pour beaucoup des précautions prises, au moment de chaque période menstruelle. Il suffit alors d'un léger refroidissement, d'une fatigue pour déterminer une aggravation. Les règles normales physiologiques, bien supportées, sont l'exception chez les malades tuberculeuses même très légèrement atteintes. « La surveillance, dit avec raison

Sabourin (1), doit être très grande, car le molimen utérin élève généralement la température des tuberculeuses pendant plusieurs jours; la lésion pulmonaire suppure davantage, et l'effort hémorragique y trouvant un lieu de moindre résistance, il en résulte des hémoptysies variables ; le crachement de sang est tellement ponctuel chez certaines femmes, qu'elles finissent par ne plus y faire attention, quand il est bénin. Ou bien, ce sont des congestions pleurales ou pleuro-pulmonaires qui se montrent brusquement autour des foyers en suppuration, et souvent dans des régions voisines, qui semblaient déjà guéries.

Il y a des femmes tuberculeuses qui sont détraquées quinze jours par mois par leurs règles et qui passent pour ainsi dire le reste du temps à réparer les dégâts produits, dans leur lésion, par l'époque précédente. De là un piétinement sur place qui n'avance guère la guérison.

« Nous avons vu des phtisiques, ajoute Sabourin, qui, perdant ainsi en huit jours le bénéfice acquis par trois semaines de traitement, finissaient par succomber dans la lutte, accablées par ces assauts périodiques. On peut affirmer que certaines femmes tuberculeuses, qui se présentent dans des conditions de curabilité probable, sont tuées par leurs règles.

« Une autre modalité de ce cas pathologique concerne les femmes qui, plus ou moins bien réglées pendant leur tuberculose, guérissent presque, mais point complètement. Leur santé est devenue superbe, on les croit en guérison apparente. Arrive l'époque des règles, le thermomètre s'élève, le dernier foyer bacillaire, qu'on croyait desséché, donne des signes d'humidité à l'auscultation, la toux se réveille, amenant quelques crachats et souvent du sang. Les règles passent plus ou moins bien, et tout est à recommencer. Il y a des malades qui font ainsi des guérisons apparentes d'un ou deux mois et qui roulent de rechute en rechute, du fait de leurs époques menstruelles. La guérison peut fort bien arriver d'ailleurs, après une série d'épreuves de ce genre. Mais il faut avouer qu'il est pour le moins désagréable pour ces malheureuses d'avoir constamment en perspective cette épée de Damoclès.

« Autre variété des accidents. Des femmes, et plutôt encore des jeunes filles, n'entrevoient plus qu'en rêve leur guérison

____

(1) Sabourin, Les exutoires tuberculeux du poumon (*Revue de médecine*, 1903).

définitive, simplement par cette raison que leurs règles ont disparu avec l'éclosion de leur tuberculose et qu'elles n'ont plus reparu depuis, ou à peine une fois sur trois ou quatre époques. Et alors, à chaque époque manquée, il se produit une légère poussée congestive dans l'ancienne lésion : avec parfois une hémoptysie et un peu de fièvre, et, l'orage passé, le foyer tuberculeux reprend son calme accoutumé jusqu'à l'époque menstruelle suivante, mais il ne guérit point.

« Les causes de cette aménorrhée nous échappent, car la santé générale est revenue parfaite. On ne peut guère agir autrement que par le repos au lit et des calmants au moment des époques présumées. »

— La ménopause donne lieu, on le comprend, à des accidents du même genre. Cependant, cette période est en général assez bien supportée.

TUBERCULOSE ET GROSSESSE.

L'éventualité de la *grossesse* est, au fond, le point noir du pronostic dans la tuberculose même guérie chez la femme. La grossesse est une occasion trop fréquente de réveils morbides et de rechutes graves. Celles-ci, fait singulier, n'apparaissent pas au cours même de l'imprégnation. Souvent, même dans la tuberculose en évolution, cette période est très bien tolérée ; la grossesse imprime aux accidents et surtout aux troubles fonctionnels un arrêt trompeur ; de là vient la croyance populaire, si répandue et défendue même, par un grand observateur, par Cullen, de ses effets favorables chez les tuberculeuses. L'avortement est, lui aussi, rare, même chez des phtisiques déjà assez avancées. — Mais après l'accouchement, l'infection bacillaire se réveille ; elle prend souvent une marche subaiguë. — Quand la mère essaye de nourrir, il y a là une autre cause puissante de fatigue et d'épuisement. Peter avait adopté, comme conseil à ses malades tuberculeuses, cette formule rigide et intransigeante : « Fille, pas de mariage ; femme, pas de grossesse ; mère, pas d'allaitement. » Menier, dans sa thèse en 1891, regarde aussi la grossesse comme moins dangereuse que l'allaitement. Gaulard a bien discuté cette question au point de vue de la pathogénie et de la clinique. Il a montré l'activité des échanges respiratoires cutanés par la grossesse, la déperdition des phosphates nécessaire pour former le

squelette du fœtus, la gêne mécanique accélérant les mouve-
-ments du poumon, surtout dans ses portions supérieures.
Au point de vue clinique, Gaulard (1) groupe ses observations
en trois catégories. Dans la première, celle qui comprend
les femmes phtisiques avant de devenir enceintes, on voit
qu'elles ont, avec beaucoup de peine, atteint le terme de la gestation. Dans certains cas où la gestation semblait avoir amélioré
la situation, cette amélioration n'était qu'apparente ; malgré un
certain amendement des symptômes généraux, on trouvait
dans les poumons des cavernes que l'on n'avait pas constatées
au début.

Dans le second groupe, représentant les femmes qui, avant
de devenir enceintes, ne présentaient aucun signe de tuberculose, mais une simple disposition à s'enrhumer, M. Gaulard
a remarqué qu'elles avaient, au terme de leur grossesse, des
symptômes évidents de phtisie et souvent même de phtisie
avancée.

Dans une troisième série de faits, la tuberculose n'a débuté
que plus ou moins longtemps après l'accouchement. Mais les
grossesses antérieures avaient préparé le terrain.

Hamburger (2), en raison du coup de fouet donné à la tuber-
-culose par la grossesse, a même discuté récemment le droit et
le devoir pour le médecin de *provoquer l'avortement* chez les
femmes tuberculeuses obligées de travailler. Il a demandé
au Congrès de la tuberculose en 1905 d'ouvrir, sur cette
question de pratique, une discussion permettant une règle
de conduite générale. Pour lui, la grossesse des tuberculeuses
est dangereuse pour la mère pour la famille et pour la
société. Elle constitue pour la mère, une cause d'aggravation
parfois définitive. L'enfant, en outre, sera probablement tuberculeux, et tout nouveau tuberculeux est une non-valeur et un
péril social. — Toutefois, l'avortement artificiel n'est conseillé
par Hamburger que dans deux conditions : lésions déjà assez
avancées avec amaigrissement, toux, expectoration bacillaire,
pauvreté obligeant la malade à travailler. Ces deux conditions,
et la dernière surtout, restreignent singulièrement les indications de l'interruption provoquée de la grossesse.

Quand, au cours de la grossesse et après l'accouchement, la
malade peut trouver de bonnes conditions hygiéniques, le coup

(1) GAULARD, *Nord médical*, juillet et août 1896.
(2) HAMBURGER, *Berlin. klin. Wochenschr.*, 17 et 24 nov. 1902.

de fouet donné à la tuberculose devient beaucoup moins sérieux et beaucoup moins inévitable. Beaulavon, dans sa thèse, rapporte neuf observations de guérison parfaitement maintenue, malgré une ou plusieurs grossesses. Chaque malade a été suivie pendant six ans au moins. L'une d'elles, observée pendant quatorze ans, n'eut pas moins de six enfants. Sa santé s'était néanmoins maintenue, sauf une légère toux en hiver. Son poids, malgré sa série de grossesses, s'était accru de 10 kilos.

D'autre part, les enfants nés de mères tuberculeuses sont souvent vigoureux, d'un poids et d'une force remarquables, malgré la maladie maternelle. L'hérédité bacillaire est chez eux loin d'être la règle ; la transmission directe de la mère au fœtus paraît même extrêmement rare. En s'attachant aux idées exposées au Congrès d'hygiène de 1900 par Pinard (1) sur la puériculture intra-utérine, sur la nécessité du repos et d'une bonne hygiène pour la mère, par Budin sur la puériculture après la naissance, on peut donc suffisamment protéger et la mère et l'enfant. Le vœu formulé par Pinard : « Toute femme salariée a droit au repos pendant les trois derniers mois de sa grossesse », est — en dehors de l'indication majeure fournie par la tuberculose ou même le simple affaiblissement — une grande vérité sociale. La cure hygiénique faite pendant la grossesse et après l'accouchement est une solution plus simple et plus humaine, aussi efficace que l'avortement provoqué. Quant à l'accouchement prématuré différé jusqu'à sept mois, à l'âge où l'enfant est déjà viable, c'est la plus mauvaise des solutions. Les enfants nés avant terme ont un système nerveux incomplètement développé. Ils sont faibles, souvent infirmes. La femme, d'autre part, doit supporter toute la fatigue de la grossesse jusqu'au septième mois ; l'accouchement, à ce moment, est presque aussi pénible qu'à terme. Cette solution bâtarde est donc mauvaise, soit pour la mère, soit pour l'enfant.

IV. — Les tuberculoses fibreuses.

CAPRICES DE L'ÉVOLUTION.

La tuberculose fibreuse s'observe chez les arthritiques, les saturnins, les asthmatiques, les emphysémateux. Presque

______

(1) PINARD, *C. R. du Congrès d'hygiène* de 1900, p. 417 (rapport de PINARD), et 426 (rapport de BUDIN).

toujours elle survient chez des sujets adultes, ou même un peu âgés. Elle s'associe fréquemment aux lésions produites par les pneumoconioses, par les poussières de charbon, de gypse, de fécule, de fer, de chaux, etc. Ses troubles fonctionnels sont bruyants (1). La dyspnée est intense et précoce avec des paroxysmes très pénibles. La toux est violente et quinteuse. Les hémoptysies sont fréquentes, abondantes, tenaces, répétées. Les poussées congestives ont, dans cette forme, une violence spéciale, elles peuvent constituer un danger direct.

Au milieu de tous ces accidents bruyants et graves, la tuberculose elle-même garde une allure bénigne. Les observations de Blume (2) démontrent assez nettement cette bénignité relative de la tuberculose des arthritiques. Sur seize tuberculeux ayant eu des coliques néphrétiques, un seul est mort et, chez tous les autres, la phtisie garde une allure bénigne et semble guérie. De même, sur vingt-six de ces malades qui étaient en même temps rhumatisants et sur sept atteints de diverses dermatoses, aucun n'a succombé et le pronostic paraît définitivement favorable.

La fièvre est rare, sauf au moment des poussées congestives. L'appétit reste bon. Les lésions locales progressent peu. Elles tendent même à se cicatriser. La sclérose finit presque toujours par vaincre et par enrayer la caséification des tubercules. Dans une récente communication au Congrès de Madrid, Robin et Binet expliquent cet antagonisme entre l'arthritisme et la tuberculose par le fait que le chimisme respiratoire est diamétralement opposé dans les deux cas. Les combustions ordinairement diminuées chez l'arthritique peuvent toutefois augmenter accidentellement sous l'influence de l'obésité, de l'arthrite, du diabète, du surmenage, des chagrins, mais surtout de la dyspepsie et de l'alcoolisme.

Tous ces états exagèrent les échanges respiratoires dans une mesure plus ou moins prononcée, et enlèvent à l'arthritique tout ou partie de son immunité. D'autres, au contraire, tels que l'ARTÉRIOSCLÉROSE, la NÉPHRITE INTERSTITIELLE, demeurent sans influence.

Chez les arthritiques frappés de la tuberculose, un premier groupe n'offre qu'une médiocre augmentation des échanges

(1) A.-F. PLICQUE, La phtisie fibreuse et son traitement (*Presse médicale*, 5 juillet 1899).
(2) BLUME, *Semaine médicale*, 1901.

respiratoires, les éléments essentiels du syndrome arthritique n'étant pas touchés; ce sont ces malades, dont l'état général est à peu près conservé et qui possèdent une tendance à la guérison spontanée. Dans un deuxième groupe l'exagération des échanges respiratoires est plus marquée et les caractères du chimisme tuberculeux apparaissent; chez ces sujets le terrain arthritique continue encore à se faire sentir, quoique à un moindre degré; ce sont encore des résistants. Enfin, dans un dernier groupe, les échanges respiratoires sont très élevés et la phtisie évolue avec sa gravité ordinaire par suite de la suppression de l'un des actes essentiels de la défense organique.

Si l'on compare le chimisme respiratoire des phtisiques à forme fibreuse, pris en bloc, à celui des phtisiques ordinaires, on voit que les échanges sont, chez les premiers, de 14 à 25 p. 100 inférieurs. En raison de ces combustions moindres, peut-être aussi de la minéralisation spéciale aux arthritiques, la déminéralisation est également beaucoup moindre. Cette autre condition est également très favorable. Toutefois, si la guérison est fréquente, elle est plus rarement complète; les malades conservent presque toujours de la dyspnée et du catarrhe bronchique. Ils finissent souvent par présenter des complications du côté du cœur ou du rein. Ils succombent après plusieurs années soit d'asystolie, soit d'urémie. Même si ces complications graves sont évitées, toute fatigue est impossible et mal supportée. Guéris de leur tuberculose fibreuse, les malades restent, suivant l'énergique expression de Mooris, des invalides du poumon. Moins grave et moins souvent mortelle que la forme commune, la forme fibreuse est donc, moins que celle-ci, susceptible d'une guérison parfaite. Presque toujours et précisément en raison de sa longue durée, la tuberculose fibreuse amène sur les bronches des lésions irrémédiables. On peut établir comme une règle, dit Grancher, que la déformation des bronches (dilatation et rétrécissement) est proportionnée à la durée de la phtisie.

Chez certains arthritiques, en particulier chez les obèses et chez les goutteux, Sabourin croit même que la lésion locale du sommet peut jouer le rôle d'un véritable *exutoire*. Son action devient analogue à celle des migraines, des dermatoses, des accès de goutte. « Au lieu de manifester leur état de trop-plein par des eczémas, écrit M. Sabourin, ces malades tiennent en permanence ou bien ouvrent de temps en temps leur exutoire pulmonaire pour rendre du pus. Au lieu d'avoir des épistaxis, ils ont des hémoptysies qu'on pourrait appeler des épistaxis pulmonaires. Leur petit foyer non desséché ou mal cicatrisé devient la soupape de sûreté de leur pléthore. »

Pour guérir cet éxutoire, il faut dès lors s'attaquer avant tout à l'arthritisme, le combattre par un exercice régulier, par les soins de la peau, par l'hydrothérapie. Il faut modérer la suralimentation, la remplacer même parfois par le régime des viandes blanches et des végétaux, par la diète aqueuse. Cette modification du régime fait souvent disparaître, comme par enchantement, les hémoptysies. Ses effets sont surtout remarquables chez certains malades non arthritiques, mais parvenus à un embonpoint excessif, par une suralimentation trop intense et trop prolongée. Ces obèses artificiels, même quand ils sont guéris en apparence, gardent presque tous un léger foyer pulmonaire insignifiant, mais qui ne se ferme point, qui se dessèche et s'humecte alternativement, sans qu'on sache pourquoi. Le plus souvent, il en sort des crachats purulents, mais parfois aussi, il en sort du sang.

Si l'on essaie de forcer la suralimentation pour obtenir la guérison complète, les résultats locaux et fonctionnels sont déplorables. Si même on continue seulement, telle quelle, la cure d'engraissement, on voit le tuberculeux présenter une série de misères : congestions après les repas, constipation ou diarrhée, poussées d'hémorroïdes et crises d'asthme, auxquelles viennent se joindre des hémoptysies.

Sabourin va même jusqu'à se demander si la conservation de cet exutoire n'est pas pour la santé plus utile que nuisible. « Il n'est pas, dit-il, invraisemblable que le poumon de ces malades conserve un émonctoire artificiel servant à l'élimination des principes nocifs qui dans des circonstances analogues s'élimineraient sous forme d'eczémas aux pieds, aux mains, à la région anale ou sous une autre forme extérieure. On peut donc admettre que cette lésion tuberculeuse est une infirmité, il est vrai, mais que, comme exutoire, elle sert de dérivatif à une foule de misères que ces malades pourraient avoir. »

Cette opinion est ingénieuse, mais soulève une objection grave. Les arthritiques porteurs de ces foyers mal éteints présentent parfois des complications brusques de tuberculose aiguë. Les obèses tuberculeux, en particulier, succombent quelquefois très vite à des poussées de granulie ou de phtisie galopante. Ces poussées éclatent, en pleine tolérance apparente des lésions. On doit donc procurer, sans redouter des accidents arthritiques plus pénibles que vraiment sérieux, la cicatrisation aussi complète que possible du foyer bacillaire. Pour l'obtenir, les remarques de M. Sabourin ont d'ailleurs un intérêt pratique très réel. L'excès d'embonpoint est chez les tuberculeux plutôt un mal qu'un bien. Ce sont les muscles, ce n'est pas la graisse qu'il faut viser à refaire par la suralimentation.

RÈGLES SPÉCIALES DU TRAITEMENT.

En dehors même de l'obésité et de la goutte, le traitement hygiénique est, chez les malades atteints de tuberculose fibreuse, assez difficile. La cure d'air exige beaucoup de précautions. Les moindres refroidissements sont mal tolérés, ils entraînent souvent des poussées congestives. Les malades asthmatiques et nerveux supportent souvent mal la cure d'air nocturne et la cure diurne de chaise longue. Sous les climats peu favorables, par les temps froids, humides et brumeux, mieux vaut alors renoncer à la cure d'air au repos. C'est chez ces malades susceptibles que la climatothérapie est particulièrement précieuse. Les stations d'hiver les mieux abritées : Pau, Cannes, Hyères, Menton, Ajaccio trouvent souvent, dans cette forme, leur principale indication. Le soulagement donné par l'altitude est moins régulier. Les stations de haute altitude sont souvent nuisibles.

Le repos est indispensable en raison de la dyspnée. Le moindre exercice fatigant est une cause fréquente de poussées congestives et d'hémoptysies. La gymnastique respiratoire est, plus encore que jamais, inutile et dangereuse. On veillera avec un soin spécial, chez ces malades tourmentés par une toux sèche et quinteuse, à la discipline de la toux.

La *suralimentation* paraît, à première vue, devoir être facilitée par l'absence de la fièvre et par la conservation de l'appétit. Elle est facile, mais elle est presque toujours très mal tolérée. Elle aggrave la dyspnée, elle détermine des accidents cardiaques très pénibles. Ces accidents semblent analogues à la dyspnée d'origine ptomaïnique décrite par M. Huchard. Ils sont dus avant tout à la fatigue du rein et à l'insuffisance rénale. De bonne heure le filtre rénal, scléreux et surmené, suffit mal à l'élimination des déchets alimentaires. A une période plus avancée, l'albuminurie est une complication fréquente de la phtisie fibreuse. C'est peut-être même la plus grave de ses complications. La nécessité de ménager le rein oblige donc à un choix tout spécial des aliments.

Le lait, aliment complet et d'une extrême digestibilité, permet, à première vue, d'assurer la suralimentation tout en ménageant le rein. Malheureusement, comme l'a fait observer Debove, pour obtenir la suralimentation avec le lait, il faut ingérer un minimum de cinq à six litres par jour et cette énorme quantité de liquide n'est pas sans présenter des inconvénients. Il se produit bien vite une sorte d'hydrémie, se traduisant par de la polyurie, par des sueurs profuses, par une faiblesse croissante. Fort heureusement, un assez grand nombre d'aliments peuvent être ajoutés au lait sans inconvénient réel. Les poudres de légumes, les jaunes d'œufs très frais, les viandes blanches ou les cervelles très fraîches et très cuites, les poudres de viande de préparation très récente, les purées de légumes, le pain et les diverses préparations à base de farine sont presque toujours bien tolérés. La viande crue très fraîche — qui fut un moment en honneur dans le traitement des néphrites — constitue aussi une précieuse ressource. En résumé, il y a lieu de se défier surtout des aliments riches en toxines : poudres de viandes vieillies, conserves de poisson, fromages fermentés. Il y a lieu de se défier également de la bière et de l'alcool. Mais, avec de la surveillance, la suralimentation, si elle n'est pas aussi complète que dans la phtisie commune, sera presque toujours possible. Les accidents d'intolérance : troubles circulatoires et dyspnéiques, palpitations, vertige cérébral, pituites glaireuses, céderont souvent très vite à un ou deux jours de régime lacté absolu. C'est là une nouvelle preuve de leur origine toxique par insuffisance rénale.

Le traitement thermal ou médicamenteux doit être aussi très prudent. L'iode, le soufre, l'arsenic produisent trop souvent des poussées congestives ; la créosote ou les antiseptiques augmentent la fatigue du rein. Une surveillance médicale journalière et très rigoureuse est nécessaire pour surveiller les effets de tous ces médicaments actifs. Cette surveillance est plus nécessaire encore dans l'emploi des *cures thermales* :

arsenicales ou sulfureuses. C'est peut-être dans la phtisie fibreuse, où les malades, à première vue, se rapprochent beaucoup des malades atteints d'asthme, d'emphysème, de bronchite chronique, que les eaux minérales : le Mont-Dore, la Bourboule, Saint-Honoré, Allevard, Cauterets, Luchon, les Eaux-Bonnes, offrent le plus d'efficacité. C'est certainement chez eux que le traitement est le plus difficile à manier sans inconvénients et sans provoquer d'hémoptysies.

Parmi ces diverses stations, le Mont-Dore renfermant à peine comme principe actif des traces d'arsenic est la plus régulièrement tolérée. Dans les phtisies goutteuses et rhumatismales, surtout quand la tuberculose a succédé à la disparition d'accidents arthritiques, Jaccoud (1) a montré ses bons résultats. Le climat du Mont-Dore est rude et n'est vraiment tolérable qu'en juillet et en août. De grandes précautions sont nécessaires à la sortie des salles d'inhalation.

Chez les tuberculeux arthritiques ayant eu des dermatoses, de l'eczéma, des manifestations d'herpétisme, Uriage, d'après Jaccoud, donne le maximum de résultats. Son emploi est alors aussi efficace que dans les scrofulides cutanées et muqueuses. Les eaux chlorurées et sulfurées d'Uriage sont excitantes ; elles provoquent facilement, si la cure est trop brutale, de la fièvre et des accidents congestifs. Bien que l'altitude soit seulement de 414 mètres, le climat a les variations du climat de montagne. Il offre en outre une certaine humidité.

Moins puissantes dans leurs effets, les eaux indifférentes et faiblement minéralisées de Royat ont une action plus régulière et mieux tolérée. Les inhalations constituent à Royat le traitement presque exclusif. Les vapeurs minérales utilisées deviennent assez abondantes, avec un champ d'absorption aussi vaste que celui de la muqueuse pulmonaire. « Mais dans ces salles, dit le Dr Petit, il y a surtout diminution du principe excitant, l'oxygène ; intervention d'un milieu émollient, la vapeur d'eau ; d'un agent sédatif, l'acide carbonique, et d'une substance médicinale, l'arsenic ; tout concourt dans ces salles à aider l'effet topique des vapeurs minérales ; tout se réunit pour porter dans les voies respiratoires un état de calme et de détente. » A cette accalmie des poussées congestives s'ajoute souvent un effet utile sur la nutrition générale et sur l'appareil digestif.

(1) JACCOUD, *Clinique médicale de l'hôpital Lariboisière*, Paris, 1872, p. 384.

Parmi les médicaments, il en est un, peu employé chez les tuberculeux en général qui, donné à très faibles doses, constitue un des meilleurs moyens contre les accidents dyspnéiques, c'est l'iodure de potassium ou de sodium. Une des meilleures formules est la solution chloro-bromoiodée de M. Potain :

Chlorure de sodium....................	10 grammes.
Bromure de sodium....................	5 —
Iodure de sodium.....................	1 à 1^{gr},50
Eau distillée.........................	100 grammes.

Une à trois cuillerées à café dans une tasse de lait.

L'iodoforme chez ces malades offre aussi une indication spéciale. Il paraît avoir une action prophylactique réelle contre les poussées congestives et contre les hémoptysies. Avec les doses faibles de 0^{gr},05 à 0^{gr},10, l'intolérance stomacale est rare. Il serait d'ailleurs, en ce cas, facile d'employer les injections hypodermiques.

Reste enfin un dernier moyen plus important, la *révulsion*. Celle-ci, utile dans toutes les formes de tuberculose, est tout particulièrement utile dans la phtisie fibreuse, en raison des lésions inflammatoires banales si souvent surajoutées. Les pointes de feu seront préférées aux vésicatoires et même à la teinture d'iode toujours à craindre pour le rein. Les ventouses sèches largement appliquées donneront, au moment des poussées congestives, un très grand soulagement.

En cas de poussées congestives graves, on pourra même (car les malades atteints de tuberculose fibreuse sont souvent résistants et robustes) songer aux émissions sanguines locales : sangsues et ventouses scarifiées. Ces émissions sanguines font parfois cesser très vite une dyspnée fort menaçante. La déperdition sanguine produite est évidemment regrettable, comme cause d'affaiblissement. Mais elle prévient souvent une hémoptysie et l'hémorragie beaucoup plus considérable, qui en résulterait. L'hypertension vasculaire au moment des poussées congestives suffit d'ailleurs, par son intensité, à justifier et indiquer ces émissions sanguines.

V. — Tuberculose des albuminuriques.

DIFFICULTÉS DU TRAITEMENT.

Par bien des points, la tuberculose des albuminuriques se rapproche de la tuberculose fibreuse. Même dyspnée prédominante, même susceptibilité pour le froid, même intolérance pour la suralimentation. Les hémoptysies et les poussées congestives sont rares. Mais l'urémie avec son lamentable cortège d'accidents respiratoires, nerveux, gastriques, intestinaux, assombrit singulièrement le pronostic. Peut-être aussi l'albuminurie, surtout au début, est-elle déjà, par elle-même, l'indice d'une mauvaise tuberculose, d'une toxi-infection particulièrement intense.

Les précautions pour la cure d'air et pour la suralimentation seront les mêmes que dans la tuberculose fibreuse. Le froid est particulièrement dangereux. La recherche de climats tempérés et même chauds en hiver est toujours, en stimulant la fonction cutanée, favorable à l'albuminurie. Malgré la nécessité de lutter contre l'albuminurie, il est difficile de s'en tenir au régime lacté exclusif. On ajoutera donc au lait, comme dans la tuberculose fibreuse, des aliments choisis pour renfermer le minimum des toxines. On surveillera d'ailleurs, sur la quantité d'albumine et sur les troubles fonctionnels, l'action de chacun de ces aliments. On s'attachera surtout, dans le régime, à restreindre la quantité de chlorures. Les recherches récentes de Widal (1) ont montré le rôle de l'*hyperchlorurie* dans les œdèmes, ce facteur important des principaux accidents albuminuriques. Le régime lacté est surtout utile par sa pauvreté relative en chlorures. Les œufs, la viande, les légumes, à condition d'être très frais et à peine salés, sont presque aussi bien tolérés que le lait ; on peut souvent, grâce à cette simple précaution, donner les aliments les plus variés, riches en albuminoïdes comme la viande, en hydrates de carbone comme le pain, le sucre ou la pomme de terre, en graisse comme le beurre. Le riz, les pâtisseries, les pâtes alimentaires fourniront des résultats analogues, pourvu que le sel ne soit pas ajouté à leur préparation.

____

(1) WIDAL et JAVAL, *Soc. méd. des hôpitaux*, 26 juin 1903.

Tous ces aliments ne contiennent, en effet, dans leur composition naturelle que des traces de chlorures. La viande par exemple n'en renferme que 0,10 p. 100 environ, et le pain non salé par le boulanger ne contient que les quantités minimes provenant de la farine.

La technique observée dans l'administration du *lait* offre, pour la façon dont il est toléré, une grande importance. Le mode d'action du régime lacté doit être bien connu.

Le lait, disait avec une grande justesse Potain, agit surtout parce qu'il ne nuit pas. Ne fournissant aucune toxine à l'organisme, il donne au rein le temps d'éliminer les toxines existantes. Le régime lacté, comme l'ont montré Charrin et Roger, diminue par suite beaucoup la toxicité des urines. « Mais l'administration du lait est, écrit Tournier (1), soumise à des règles précises qu'on ne saurait enfreindre, sous peine de courir à un échec. Nous avons déjà dit que, pour être efficace, le lait devait constituer, quelque temps, l'unique nourriture. En outre, il doit être pris à hautes doses, le malade en boira quotidiennement deux litres et demi au minimum; il pourra, sans inconvénient, aller jusqu'à trois litres et plus. La succès est à ce prix.

Le mode d'ingestion du lait est loin d'être indifférent. Suivant la remarque de Huchard, il faut se garder de dire au patient : « Buvez du lait tant que vous voudrez, aux heures qu'il vous plaira », on n'aboutit ainsi qu'à des indigestions répétées et à un dégoût rapide du sujet. Le lait doit être pris au contraire à intervalles égaux et réguliers : « Il faut recommander aux malades d'en prendre régulièrement une tasse toutes les heures et demie ou toutes les deux heures, en ayant soin de ne pas absorber cette quantité d'un seul trait, mais de le prendre, en plusieurs fois et par gorgées. Car, lorsqu'on en prend de trop grandes quantités à la fois, le gros coagulum, qui se forme dans l'estomac, n'est pas tout entier attaqué par les sucs digestifs. Il passe dans l'intestin à l'état de corps étranger et provoque la diarrhée. »

Pour augmenter la digestibilité du lait, on additionnera chaque tasse de deux ou trois cuillerées d'eau de chaux, d'eau de Vichy, etc. On se trouvera bien également de prescrire un

____

(1) TOURNIER, La dyspnée cardiaque. Thèse de Paris, 1892.

peu de pepsine, de pancréatine ou de diastase de la façon suivante :

Pancréatine.................................... $0^{gr},20$
Pour un cachet, à prendre après chaque tasse.

En outre, pour prévenir le dégoût engendré par la monotonie du régime, on aromatisera avec différents produits, en petites quantités : café, thé, kirsch, cognac, etc.

Peu à peu et suivant la tolérance on ajoute au lait les aliments les plus inoffensifs. A mesure que le malade se rapproche du régime ordinaire, on diminue naturellement la quantité de lait. Mais il est sage, pour conserver l'effet diurétique, de ne pas le faire disparaître entièrement de l'alimentation. Un litre par jour doit toujours être la quantité minimum. Le régime lacté intégral serait immédiatement repris, à la moindre menace de troubles urémiques, quelle que soit leur forme : respiratoire, gastro-intestinale, ou nerveuse.

Les autres médications n'offrent rien de bien spécial.

Les cures thermales sont inutiles et nuisibles chez les tuberculeux albuminuriques. Tous les médicaments actifs offrent chez eux des dangers réels. Un seul fait peut-être exception et paraît même susceptible d'améliorer l'albuminurie : c'est le tannin. Il trouve, dans cette forme grave, une de ses plus formelles indications.

VI. — La tuberculose chez les diabétiques et chez les addisoniens.

La tuberculose présente une évolution, et par suite un traitement très variable, dans les trois grandes formes de diabète : 1° diabète maigre ou pancréatique ; 2° diabète nerveux traumatique ; 3° diabète arthritique ou gras.

DIABÈTE PANCRÉATIQUE ET TUBERCULOSE.

Dans le diabète pancréatique, la tuberculose est extrêmement fréquente. Sur quatorze cas, Lancereaux l'a constatée neuf fois. Mais, à vrai dire, ces accidents se confondent avec les différents troubles de cachexie, sans présenter de gravité bien spéciale. Elle est, chez ces malades épuisés, moins une complication qu'une façon de finir. Le traitement par les toniques et par la suralimentation prolonge la vie des malades, mais n'empêche pas l'évolution progressive et fatale. L'opothérapie pancréatique n'a pas justifié les espérances conçues d'après la théorie pathogénique. Elle agit tout au plus, en favorisant la digestion. Parfois même, sous son influence, Thiroloix a vu augmenter la glycosurie. Dans certaines formes mixtes, où le diabète pancréatique se complique d'une pigmentation à type addisonien (diabète bronzé), l'opothérapie surrénale pourrait être essayée. Mais elle n'offre de chance de succès qu'avant la période cachectique. Une fois cette période atteinte, elle peut déterminer des accidents (vomissements, indigestions) graves en raison de l'extrême faiblesse, parfois même mortels comme dans une observation de Bouchard. Le traitement par l'ingestion de capsule surrénale crue est seul possible. Les injections exposeraient trop à des accidents phlegmoneux. Dans un cas de Muhlmann le malade prit d'abord chaque jour une demi-capsule surrénale, puis une entière. Il y eut d'abord une amélioration considérable. Mais, au bout de dix-huit mois, le malade succomba brusquement, avec des accidents aigus.

LA TUBERCULOSE DES ADDISONIENS.

En cas de maladie d'Addison pure, sans glycosurie, le traitement pourrait comprendre, non seulement, l'administration stomacale mais, comme dans un fait de Béclère, l'injection quotidienne d'une solution contenant par centimètre cube l'extrait de $0^{gr},25$ de capsule surrénale de veau (un puis 2 centimètres cubes à chaque injection). Ces injections sont très douloureuses. Chez le malade de Béclère, elles amenèrent une amélioration très réelle, mais transitoire, au bout de deux mois. Faisans, dans un autre cas, vit disparaître la mélanodermie. Dieulafoy, Hayem, Widal ont obtenu un relèvement marqué des forces. Mais ces heureux résultats restent l'exception.

Tous les autres traitements de la tuberculose addisonienne (toniques, suralimentation, bains sulfureux) sont purement symptomatiques. Greenhow croit avoir obtenu quelques succès, en alternant l'huile de foie de morue et la glycérine. Dans cette maladie, d'ailleurs, les lésions tuberculeuses du poumon restent aussi discrètes, aussi effacées que possible. Elles sont à peu près constantes, mais en général, très peu étendues et sans importance clinique.

DIABÈTE NERVEUX ET TUBERCULOSE.

Le diabète succédant à des traumatismes et, en particulier, à des traumatismes de la tête ou de la colonne vertébrale, ne se complique de tuberculose que dans sa forme tardive. La forme précoce, dans laquelle la glycosurie apparaît aussitôt après le traumatisme, évolue toujours vers la guérison. Dans la forme tardive elle-même, la tuberculose n'est pas la complication la plus fréquente. Elle est beaucoup plus rare, comme cause de mort, que les accidents cérébraux ou le coma. Le traitement n'offre pas d'indication bien spéciale à la tuberculose. Dans cette forme nerveuse du diabète, l'hygiène morale, le déplacement, l'éloignement des préoccupations habituelles, donnent les meilleurs résultats. L'opium peut être utile, à la fois contre la toux et contre la glycosurie intense. Brouardel lui attribue également, par l'intermédiaire du système nerveux, un rôle sur la nutrition. Des doses de $0^{gr},05$ à $0^{gr},10$ par jour sont suffisantes. L'opium est contre-indiqué en cas de torpeur cérébrale, de somnolence, d'acétonurie ou d'odeur acétonique de l'haleine. La valériane, assez efficace contre la polyurie, pourrait alors être essayée. L'antipyrine a donné aussi quelques résultats. Elle agit vite, quand elle doit agir. Au bout de quelques jours, si son action n'est pas manifeste, il est inutile d'en continuer l'emploi. L'hydrothérapie, maniée avec prudence, trouve dans cette forme nerveuse sa principale indication.

DIABÈTE ARTHRITIQUE ET TUBERCULOSE.

La tuberculose survenant au cours du diabète arthritique, chez des malades un peu âgés déjà, gros mangeurs, obèses, est la plus intéressante, au point de vue thérapeutique. Mais elle est, dans cette forme, assez rare. Lasègue opposait sa rareté chez les malades de la ville, à sa constance presque absolue chez les diabétiques pauvres et cachectiques, morts à l'hôpital. En ville, il l'avait rencontrée à peine une fois sur vingt. A l'hôpital, au contraire, Bouchardat, sur dix-neuf autopsies faites, trouva la tuberculose dix-neuf fois. Il faut évidemment, pour expliquer cette différence, faire la part, non seulement des privations, mais de la contagion hospitalière. Même dans la classe riche, le fait d'être exposé avec plus d'intensité à la contagion bacillaire, augmente la fréquence de cette complication. Elle paraît plus commune chez les médecins diabétiques. Lasègue succomba de cette façon.

Le diabète, même avec une conservation apparente de l'état général, exige donc quelques précautions spéciales de prophylaxie.

Worms, dans une statistique intéressante portant sur quarante et un malades de la classe aisée, suivis par lui pendant plus de trente ans, conclut à la rareté de la tuberculose. Sur quinze malades ayant succombé, deux seulement présentèrent des accidents de nature tuberculeuse. La coexistence de ces accidents avec un symptôme d'ordre nerveux : les névralgies symétriques, doit être signalée, bien que n'étant peut-être qu'une coïncidence. Les vingt-six autres glycosuriques survivaient à peu près bien portants, véritables vétérans du diabète. — Worms (1) donne quelques indications thérapeutiques importantes : 1° le rôle de l'altitude, très utile à la fois contre la tuberculose et contre la glycosurie ; l'altitude sera surtout conseillée pendant l'été; 2° l'efficacité spéciale des eaux de la Bourboule; 3° la valeur médicamenteuse de l'arsenic et surtout de la quinine. — Tous ces malades prenaient d'une façon presque ininterrompue $0^{gr},20$ à $0^{gr},30$ de quinine par jour. Ils supportèrent sans aucune fatigue pendant douze ou quinze ans ce traitement. Worms lui attribue la rareté des complications (en particulier de la tuberculose) et la longue survie de ces malades.

Comme autres médicaments, la créosote peut être utile, en tant qu'antiseptique pulmonaire. A côté de la tuberculose, interviennent en effet dans le diabète bien d'autres infections trachéo-bronchiques. Bien que l'expectoration soit en général insignifiante, la créosote devient alors utile. Elle est d'ailleurs fort bien supportée, d'autant mieux que la congestion et que les hémoptysies sont fort rares, dans cette forme spéciale. La créosote doit être donnée exclusivement par la bouche ou par la voie rectale. Les injections sous-cutanées offriraient un danger sérieux de suppuration et de gangrène. Pour la même raison on doit, dans le traitement local, renoncer à la révulsion.

Dans le traitement hygiénique, la cure de repos ne doit pas

_____

(1) WORMS, *Bull. de l'Acad. de médecine,* 5 déc. 1893.

être absolue. Chez presque tous ces diabétiques arthritiques intervient, en effet, comme facteur étiologique, l'absence d'exercice, la sédentarité. Un exercice modéré leur est donc utile. La cure d'air doit être maniée avec prudence ; ces malades sont, en effet, très sensibles au froid.

La suralimentation doit porter plutôt sur les aliments gras (huile de foie de morue à hautes doses) que sur les viandes. L'alimentation carnée excessive n'est pas sans danger, au point de vue du coma diabétique. « La fin naturelle du diabète non traité est la tuberculose, disait pittoresquement Pavy. La fin naturelle du diabète trop rigoureusement traité est le coma. » Les fruits, le lait paraissent utiles pour diminuer les risques de la suralimentation carnée. Ils sont, en réalité, très bien supportés, le lait surtout. Malgré sa richesse en lactose, le lait aggrave bien peu la glycosurie.

Le régime est parfois encore rendu beaucoup plus embarrassant par la coexistence de la glycosurie, de la tuberculose et de l'albuminurie même légère. Le régime lacté, utile contre l'albuminurie, est insuffisant contre la tuberculose. Les divers aliments hydrocarbonés (féculents, sucre) permis comme appoint aux albuminuriques, sont nuisibles contre la glycosurie. Au milieu de ces indications contradictoires, Worms attachait la principale importance aux goûts du malade. La première qualité d'un régime, disait-il non sans raison, est d'être bien accepté. L'expérience pour chaque aliment donne d'ailleurs, suivant les malades, en particulier pour la glycosurie, les résultats les plus variables. Fréquemment même, les malades maigrissent et se sentent plus faibles, quand on arrive, par un régime absolument strict, à supprimer entièrement la glycosurie. On s'attachera donc, avant tout, à maintenir, malgré le sucre et malgré l'albumine, une certaine suralimentation.

Dieulafoy (1), dans une clinique récente, a bien montré les inconvénients des régimes inspirés par un parti pris théorique trop sévère. Mieux vaut voir un diabétique conserver quelques grammes de sucre que maigrir et s'affaiblir. L'association de l'albumine elle-même ne comporte pas forcément une gravité fatale. Le régime achloruré de Widal permet d'ailleurs aujourd'hui de combattre les œdèmes, tout en conser-

(1) DIEULAFOY, Tuberculose et diabète (*Clinique méd. de l'Hôtel-Dieu*, 1901-1902, p. 281).

vant une alimentation suffisante, et sans se borner exclusivement au lait.

VII. — Tuberculose des alcooliques.

GRAVITÉ DU PRONOSTIC.

L'alcoolisme, dans l'évolution de la tuberculose, accumule les mauvaises chances. Le début, en pareil cas, est presque toujours perfide, insidieux. Le malade paye longtemps de mine ; avec des lésions locales déjà graves, il paraît à peine touché. Il continue souvent son travail, surmontant, à coups d'alcool, ses malaises généraux : fièvre, fatigue, affaiblissement. Puis, brusquement, l'affection prend une marche aiguë. Le tuberculeux alcoolique est emporté, soit en quelques jours par une granulie, soit en quelques semaines, par une pneumonie caséeuse, n'offrant aucune prise au traitement.

Les formes plus régulières et plus maniables donnent elles-mêmes bien des surprises. La cure d'air expose, plus que chez les autres malades, à des complications. Les alcooliques acceptent la cure d'air, même excessive, avec une belle sérénité. Ils ne se plaignent presque jamais du froid. Mais, presque seuls, ils présentent des complications sérieuses dues au refroidissement : bronchites, congestions et apoplexies pulmonaires, hémoptysies. Les hémoptysies sont souvent très rebelles, en raison du mauvais état des vaisseaux et de la stéatose de leurs parois. Les hémoptysies graves, incoercibles dès le début, ne s'observent guère, en dehors de l'alcoolisme.

La suralimentation est également difficile. Elle est gênée par les pituites, par les vomissements, par l'anorexie, par la dyspepsie, dus à la gastrite éthylique. Elle est entravée plus souvent encore par le mauvais état du foie. La cirrhose hypertrophique graisseuse (maladie d'Hutinel) est une complication fréquente et presque fatalement mortelle. Les accidents dus à l'insuffisance hépatique (oligurie, glycosurie alimentaire, diarrhée fétide, hémorrhagies diverses, ascite, œdème des membres inférieurs, cachexie, ictère fébrile ou non) dominent souvent la scène morbide. Ils effacent et rendent silencieux les accidents d'origine pulmonaire.

Le pronostic chez ces malades est très sombre. Sur ce fond d'accidents multiples, pas très intenses en apparence, éclatent brusquement des accidents aigus de phtisie galopante, d'ictère grave, parfois d'encéphalopathie alcoolique avec état pseudo-typhique. Le malade qui semblait assez bien résister, meurt en quelques jours par le poumon, le foie ou le cerveau.

Un détail est important dans le diagnostic de cette grave complication. L'hypertrophie du foie peut, quand elle est isolée, exister en dehors de la maladie d'Hutinel. Cette hyper-trophie n'est pas rare, après la suralimentation graisseuse et, en particulier, après l'emploi de l'huile de foie de morue à doses fortes et prolongées. Le foie est alors mou ; il n'est douloureux ni spontanément, ni à la pression. Dans la cirrhose hypertrophique graisseuse, le foie est au contraire douloureux, il y a, en même temps, hypertrophie de la rate. Ce sont là deux éléments significatifs de diagnostic différentiel. Un point de pratique rapproche toutefois ces deux affections si diverses : stéatose simple et cirrhose. Chez tous les tuberculeux à gros foie, il faut se défier : 1° de la suralimentation graisseuse ; 2° de tous les médicaments actifs et toxiques : arsenic, créo-sote, opium, etc.

Les complications péritonéales sont également très fré-quentes. Elles s'associent souvent à la maladie d'Hutinel. Quand elles existent isolément, elles sont un peu moins graves que les complications hépatiques.

Lancereaux, pour le pronostic, attache une importance spéciale au genre d'intoxication. L'intoxication par l'absinthe se complique presque fatalement de tuberculose. Malgré ses allures silencieuses, cette tuberculose est fatalement mortelle. L'intoxication par le vin donne une tuberculose moins constante et plus maniable. Comme la précédente, elle offre, au point de vue de la localisation pulmonaire, ce caractère de débuter presque toujours par le sommet droit. Ce début anormal doit à lui seul être suspect. Dans la tuberculose œni-lique, le pronostic dépend, avant tout, de la participation ou de l'intégrité du foie. Quand le foie est indemne, la guérison n'est pas impossible. Elle l'est d'autant moins que les sujets atteints sont souvent remarquablement robustes. Ce sont fréquemment des individus vigoureux (tonneliers, charretiers, camionneurs, débardeurs), exposés malheureusement, par leur profession, à la tentation réitérée d'un verre de vin. — Le difficile, une fois la guérison obtenue, est de surveiller suffisamment les malades et d'obtenir la continuation de la sobriété nécessaire. Le retour aux anciennes habitudes amène toujours une rechute rapide et grave. L'alcoolisme ne cause donc pas seulement la phtisie ; il cause des phtisies particulièrement incurables. D'après l'analyse de 2192 cas de tuberculose pulmonaire, Lancereaux croit pouvoir, comme mauvaise signification, classer les facteurs phtisiogènes dans l'ordre suivant : 1° l'alcoolisme ; 2° le confinement et le sédentarisme ; 3° la misère et la dénutrition ; 4° l'hérédité.

Les sociétés d'assurances-maladies allemandes regardent l'association de l'alcoolisme et de la tuberculose, comme un facteur presque fatal de pronostic. Les chances de guérison leur paraissent infinitésimales, assez faibles pour que, même au début, ces malades soient écartés systématiquement des sanatoriums populaires. Cette opinion est un peu absolue. En raison de l'extrême fréquence de l'alcoolisme dans les classes ouvrières, elle rendrait, si le règlement était appliqué dans toute sa rigueur, le recrutement des sanatoriums à peu près impossible, au moins pour les malades hommes. Toutefois, cette influence de l'alcoolisme est très réelle. Elle est le seul moyen d'expliquer une variation curieuse survenue dans les allures de la tuberculose. Les anciens cliniciens la regardaient comme plus fréquente et plus grave chez la femme. Elle est aujourd'hui plus commune et plus grave chez l'homme. On pourrait appliquer à cette forme, en le modifiant, l'aphorisme de Boerhaave sur la tuberculose héréditaire : « *Phtisis alcoolica omnium pessima* ».

Le traitement nécessite, avant tout, de la prudence dans le maniement de la cure d'air et de la suralimentation. L'hydrothérapie, moyen puissant, soit de calmer, soit de tonifier le système nerveux, exige, elle-même, de grandes précautions. Le régime lacté donne souvent de très bons résultats, soit contre la gastrite éthylique, soit contre l'irritation du foie à son début. Après quelques jours de lait, il n'est pas rare de voir se réveiller l'appétit. Parmi les médicaments, la strychnine peut avoir une indication spéciale en raison, soit de l'asthénie nerveuse, soit de l'anorexie.

VIII. — La tuberculose et la syphilis.

FORMES MIXTES DE TUBERCULOSE ET SYPHILIS ASSOCIÉES.

L'association de la syphilis et de la tuberculose est assez fréquente. Théoriquement, elle prête à l'espoir thérapeutique. Le traitement spécifique semble devoir présenter son utilité habituelle. S'il ne peut modifier les lésions locales bacillaires, il paraît devoir, tout au moins, remonter l'état général. L'amélioration pulmonaire est alors indirecte. Potain (1) en a rapporté un intéressant exemple. Parfois même, après une aggravation apparente, après une poussée congestive produite autour des tubercules par l'iodure, le traitement finit par toucher le fond diathésique et devient, en dernier lieu, favorable. Mais à vrai dire, dans la pratique, ces faits heureux restent de beaucoup l'exception.

Il ne faut pas s'illusionner sur la fréquence de ces résultats satisfaisants. Le plus souvent, le traitement antisyphilitique a une influence déplorable sur l'évolution de la tuberculose pulmonaire, si bien que, perdant, comme tuberculeux, le droit au traitement syphilitique, le malade qui mène de front les deux infections est dans la pire situation, menacé, s'il veut conjurer sa syphilis, d'aggraver sa tuberculose.

La conclusion de Landouzy au Congrès de la tuberculose en 1891 est très juste: « Parmi les associations infectieuses, il n'en est pas de pire, pas de plus redoutable, que la combinaison d'une syphilis et d'une tuberculose marchant de pair.

Dans cette association, la syphilis trouve le sujet sans résistance, et d'autre part, n'offrant aucune prise à la thérapeutique spécifique. Terrible association, sous les coups de laquelle le malade tombe d'ordinaire dans la fièvre, dans le processus de ramollissement et d'étisie ; le tuberculeux pulmonaire doublé d'un syphilitique devient, comme je l'ai vu trop souvent, un phtisique rapide.

Tout autres m'ont paru les choses, quand il s'est agi d'un ancien syphilitique, ayant quelque vingt années de syphilis, auquel venait s'attaquer la tuberculose. Les malades ressortissant à cette variété chronologique d'association morbide

(1) Potain, *Journal de méd. et de chir. pratiques*, janvier 1884.

m'ont paru, dans une dizaine de cas au moins, faire une tuberculose toute particulière, laquelle tuberculose s'affirmait, au point de vue anatomo-pathologique, plutôt fibreuse et, au point de vue évolution, lente, torpide, apyrétique, non diffusante. C'est à propos de cette catégorie de malades anciens syphilisés, néo-tuberculeux, que j'ai l'habitude de dire familièrement qu'ils aboutissent au sclérolate de tuberculose. »

Les injections intraveineuses ou intramusculaires de *cinnamate de soude* faites d'après la méthode de Landerer (1), paraissent donner leur maximum de résultats chez ces tuberculeux syphilitiques. Savoire en a obtenu de bons effets. Il regarde surtout ces injections comme indiquées, en cas de tendance à la transformation fibreuse. D'après les expériences, les constatations histologiques et les observations cliniques de Landerer, ces injections déterminent, au niveau des foyers tuberculeux, un appel de globules blancs avec une inflammation vive ; elle aboutit à la formation d'une zone de tissus fibreux qui limite et enferme les lésions tuberculeuses. Cette formation est, d'ailleurs, mise en évidence par une sensation particulière de douleur, par de la dyspnée, la diminution de l'expectoration et une petite toux sèche caractéristique.

Ce travail congestif ne va pas sans quelque risque et demande à être minutieusement surveillé. Savoire (2) a rapporté l'observation d'un jeune malade habitant la province, à qui avait été confié le soin de son traitement et qui, après avoir suspendu, de son chef, les injections pendant un mois, voulut les reprendre à la même dose de 30 milligrammes, qu'il devait avoir atteinte normalement à cette époque ; il y eut une violente poussée fébrile, avec dyspnée intense faisant redouter l'asphyxie et suivie d'une série de poussées broncho-pneumoniques qu'il fut impossible d'enrayer.

Voici la technique de ces injections :

On emploiera une solution aqueuse au vingtième, neutre ou alcaline, stérilisée par un séjour de cinq minutes au bain-marie. La dose initiale sera très faible : un milligramme tous les deux jours. Landerer regarde les injections intraveineuses faites au pli du coude, comme plus actives. Les injections intrafessières sont plus pratiques. La dose sera portée, peu à

(1) LANDERER (de Stuttgart), La cicatrisation des processus tuberculeux, traduction française du Dr ALQUIER, 1899.
(2) SAVOIRE, *Courrier médical*, 1903, p. 99.

peu, au maximum de 0^{gr},2. Cette dose est atteinte après une vingtaine d'injections, soit au deuxième mois du traitement. Après quatre mois, un repos complet de deux mois est indispensable. Les injections seront suspendues ou diminuées comme dose, à la moindre menace de fièvre ou de poussée congestive. Landerer a obtenu des résultats, même dans le cas de lésions avancées ; il accorde à l'inflammation produite par le cinnamate de soude un pouvoir cicatrisant réel.

SYPHILIS VRAIE DU POUMON ET PSEUDO-TUBERCULOSE.

Le traitement spécifique constitue, au contraire, l'indication primordiale et agit naturellement d'une façon beaucoup plus efficace, dans la syphilis vraie du poumon. Celle-ci peut se présenter avec tous les symptômes ordinaires de la tuberculose. Elle peut simuler la phtisie chronique, avec caverne (observation de Fournier)(1), l'adénopathie bronchique (observation de Mauriac), la phtisie galopante (observation de Hayem et Giraudeau). L'infiltration initiale débute souvent par le lobe moyen du poumon droit. Pourtant, dans un cas de Raymond, elle était aussi nettement localisée au sommet gauche, simulant l'infiltration tuberculeuse la plus classique. Les signes différentiels indiqués par Berg sont assez incertains. La toux serait moins constante et moins tenace dans la syphilis, en raison du peu d'abondance des sécrétions bronchiques ; les hémoptysies seraient aussi moins fréquentes, et la fièvre moins fréquente et moins élevée. En outre, chez les syphilitiques pulmonaires, la perte de poids des malades est moins marquée et moins rapide que chez les tuberculeux ; l'anémie est moins accusée et les sueurs nocturnes font très souvent défaut.

La pleurésie précoce du stade roséolique est encore plus fréquente. La pleuropneumonie syphilitique a souvent, comme l'a montré Dieulafoy, son maximum aux sommets. Elle peut s'accompagner de dyspnée intense et simuler les formes suffocantes de la granulie. Contre ces accidents graves, parfois presque désespérés en apparence, le traitement spécifique a souvent donné des résultats rapides et merveilleux. Ce traitement doit être mixte. Employés seuls, ni l'iodure à

(1) Fournier, Phtisie syphilitique simulant la phtisie commune (*Bull. de l'Acad. de médecine*, 19 nov. 1878).

hautes doses, ni les frictions mercurielles intensives ne donnent les résultats obtenus par l'association des deux médicaments. On peut toutefois avoir, comme Mauriac, recours à leur emploi alternatif, consacrer une semaine, par exemple, aux frictions mercurielles, une semaine à l'iodure. Les frictions seront faites avec 4 grammes d'onguent napolitain, autant que possible sur les régions latérales du thorax. L'iodure sera donné à hautes doses : 4 et 6 grammes par jour. Au point de vue du catarrhe bronchique, ces fortes doses seront plutôt mieux tolérées que les doses faibles.

Cette méthode alternative est la mieux supportée. Dans certains cas, l'un des deux médicaments est mal accepté, nuisible, tandis que l'autre se montre, au contraire, efficace. En les donnant tour à tour, on peut se rendre compte de ces capricieuses variétés d'action.

Au fond, la seule règle pratique, pour juger l'utilité réelle du traitement, est l'épreuve thérapeutique. Il est impossible de préjuger à l'avance les résultats bons ou mauvais. On doit donc toujours faire une tentative. Suivant la remarque de H.-W. Berg (1), l'action du traitement spécifique, quand elle doit être favorable, est rapide. Dix jours, quinze au plus suffisent à juger la question. On peut passer outre à l'aggravation locale, survenant parfois pendant les deux ou trois premiers jours. Mais si, dès la troisième semaine, les résultats ne se dessinent pas nettement favorables, il est superflu de continuer.

SYPHILIS HÉRÉDITAIRE DU POUMON.

A côté de la syphilis acquise, on n'oubliera pas le rôle possible de la syphilis héréditaire. Son retentissement sur le poumon n'est pas très commun. Fournier en a cependant rapporté quelques exemples démonstratifs. Tantôt la syphilis héréditaire agit simplement, à titre de cause affaiblissante et cachectisante. C'est la vieille théorie de la transformation de la syphilis en scrofule. Ces manifestations parasyphilitiques sont peut-être les plus fréquentes. Elles offrent peu de prise au traitement. Mais parfois les lésions sont purement spécifiques. Ces formes pures peuvent s'observer non seulement dans l'enfance, mais même à un âge assez tardif. Deux malades

(1) H.-W. Berg, Syphilis simulant la tuberculose du poumon (*Medical Record*, 13 déc. 1902).

observés par Guidone étaient âgés de dix-sept et de vingt trois ans.

Ces rapports entre la syphilis héréditaire et la tuberculose semblent beaucoup moins rares, en étudiant non plus les tuberculoses viscérales, mais les tuberculoses chirurgicales. Dans son rapport au Congrès de Madrid, Hoffa signale la grande fréquence des antécédents spécifiques chez les enfants atteints de tuberculose articulaire. Il explique, par cette association morbide, les résultats incontestables donnés par l'iodure de potassium à l'intérieur, par les applications d'onguent mercuriel à l'extérieur.

Championnière, sans essayer de donner une interprétation théorique, était depuis longtemps arrivé à la même conclusion pratique, pour le traitement des ostéites, des adénites et des abcès froids. Dans la tuberculose du testicule, assez fréquente chez l'enfant, cette influence de la syphilis des parents semble particulièrement commune. Le traitement spécifique, essayé même dans des cas où la tuberculose est évidente et prédominante, amène souvent des modifications favorables, rapides, même en cas de trajets fistuleux et suppurés.

QUATRIÈME PARTIE

LE TRAITEMENT SYMPTOMATIQUE

CHAPITRE PREMIER

LA FIÈVRE, LES SUEURS ET L'ANÉMIE.

Sommaire. — I. **La fièvre.** Causes multiples de la fièvre tuberculeuse :
infection directe, infections secondaires, intoxication, réactions inflammatoires. Action des moyens hygiéniques, des médicaments antiseptiques ou toniques contre la fièvre. Le traitement de l'hyperthermie.
L'antipyrine : mode d'administration, intolérance, indications. La quinine et le quinquina. Le pyramidon et le camphorate de pyramidon.
La cryogénine dans les fièvres inflammatoires secondaires. L'aspirine.
Le traitement de la tachycardie et de l'éréthisme cardio-vasculaire : la
digitale. — II. **Les sueurs.** Action du traitement hygiénique sur les
sueurs des tuberculeux. Précautions indispensables. Les moyens de
traitement externe. Le traitement interne : la belladone et l'atropine,
l'acétate de thallium et ses accidents, les sels de plomb et leurs dangers,
la poudre d'agaric blanc, le phosphate de chaux, le tannate de quinine,
les boissons chaudes. — III. **L'anémie.** Les indications du traitement
tonique. Le fer et le chlorure de sodium. Traitement de l'aménorrhée et
des névralgies.

Les complications de la tuberculose pulmonaire sont nombreuses et variées. Plusieurs sont assez fréquentes pour
constituer de véritables symptômes. D'autres sont assez
pénibles et offrent assez de danger immédiat, pour dominer
l'indication thérapeutique.

Le traitement de tous ces accidents, d'ordre général ou
d'ordre local, offre donc une grande importance. Parmi les
premiers, la fièvre, la tachycardie, les sueurs, l'anémie et
l'asthénie tuberculeuses se rattachent si directement à l'infection, que les combattre équivaut à lutter contre l'infection

elle-même. Parmi les symptômes locaux, les troubles si variés
de l'appareil respiratoire : toux, catarrhe bronchique, hémoptysies, poussées congestives, laryngites, pleurésies, pneumothorax sont particulièrement pénibles et exigent un traitement, au moins palliatif. Ils sont peut-être, au fond, moins
redoutables que les troubles plus insidieux de l'appareil
gastro-intestinal : anorexie, dyspepsie, vomissements, diarrhée.
Une brève mention suffira pour les tuberculoses éloignées et
parfois si graves (tuberculoses locales, péritonite, méningite)
qui viennent si fréquemment s'associer à la tuberculose pulmonaire.

I. — La fièvre des tuberculeux et son traitement.

CAUSES DE LA FIÈVRE ET DE LA TACHYCARDIE.

Plus que tous les autres accidents, la fièvre fait constater
la puissance morbide de certaines infections tuberculeuses et
l'insuccès final de bien des médications vantées. La fièvre,
chez les tuberculeux, dépend de causes très diverses. Elle
est fréquemment liée à des poussées congestives, et transitoire comme ces poussées elles-mêmes. Elle est souvent
produite, en majeure partie, par des facteurs accidentels :
fatigue, surmenage, préoccupations morales, refroidissement, suralimentation mal dirigée, troubles digestifs, constipation. Elle peut, enfin, être sous la dépendance du catarrhe
bronchique et des infections secondaires. Le traitement, soit
hygiénique, soit médicamenteux, donne, dans toutes ces
formes accessoires, de réels succès. Mais la fièvre tuberculeuse vraie est autrement difficile à combattre et même à
modifier. Peu bruyante dans ses allures, elle devient singulièrement dangereuse, par sa ténacité et par sa continuité. Ces
petits accès fébriles sont l'agent principal de la consomption,
épuisant peu à peu l'énergie de l'organisme, transformant la
tuberculose en phtisie.

Un autre élément de l'accès, la tachycardie, suit d'ordinaire une marche parallèle à l'hyperthermie. Mais ces deux
facteurs morbides peuvent aussi avoir une marche complètement indépendante. La tachycardie peut même exister sans
aucune fièvre. Elle est un des accidents les plus précoces de
la phymie commençante. C'est un mauvais symptôme. Elle

indique une tuberculose à marche rapide et sans arrêts. C'est aussi un symptôme pénible. Les battements cardiaques peuvent atteindre 140 et même, comme l'ont vu Potain et Faisans, 160 par minute. Les malades se sentent très affaiblis, anxieux; ils sont exposés à des syncopes, ces syncopes peuvent, parfois même, être mortelles.

Les accès fébriles n'ont-ils pas, dans certains cas, une utilité? Ne peuvent-ils pas contribuer, par l'hyperthermie, à la destruction et à l'élimination des toxines, constituer une sorte de processus défensif pour l'organisme? Cette hypothèse n'est pas invraisemblable. Mais, si l'on met en parallèle d'un côté le pénible accablement, le découragement, l'anorexie causés par la fièvre, d'autre part le soulagement obtenu, quand on parvient à vaincre ou à diminuer celle-ci par les moyens soit hygiéniques, soit thérapeutiques, on renoncera à toute idée de respecter les accès fébriles. Il n'est, d'ailleurs, nullement prouvé qu'en supprimant l'hyperthermie, on entrave la défense de l'organisme.

La *tachycardie* oblige, dans le traitement hygiénique, à diverses précautions bien résumées par M. Grandin dans sa thèse. « Tout tuberculeux tachycardique, dit Faisans, doit être aéré, mais il doit l'être prudemment et graduellement ». « Il ne faut pas, en effet, ajoute Grandin, exposer le malade, déjà si enclin à la congestion, à l'air libre pendant de longues heures ; il vaut mieux l'exposer plusieurs fois par jour à intervalles réguliers. Les tuberculeux tachycardiques doivent éviter le vent et la trop grande lumière ; ils doivent suivre l'excellent précepte de Sabourin, qui dit que le malade doit voir la lumière du soleil, mais ne doit pas être vu par lui. » La cure de repos doit être, chez ces malades, portée à son maximum. Ils doivent éviter les exercices corporels, et surtout les exercices corporels prolongés. La plupart du temps, ils resteront étendus sur une chaise longue et ne feront que des promenades de courte durée, à plusieurs reprises, dans le courant de la journée. Les exercices corporels sont une source de dangers pour ces malades ; ils augmentent leur tachycardie, les prédisposent aux congestions pérituberculeuses et aux hémoptysies : ils peuvent les conduire à la syncope. Des exemples nombreux établissent les mauvais effets des exer-

---

(1) GRANDIN, La tachycardie chez les tuberculeux. Thèse de Paris, 1903.

cices corporels trop prolongés et trop souvent répétés, pour les tuberculeux tachycardiques.

Les repas trop fréquents et trop copieux, les moindres troubles des fonctions digestives, les mauvaises digestions exercent aussi une fâcheuse influence sur le cœur, précipitent ses battements, déterminent de l'arythmie. L'alimentation sera donc très surveillée et l'on aura soin d'éviter de donner des aliments difficiles à digérer et de trop surcharger l'estomac de ces malades. L'étude du pouls constitue un des meilleurs moyens pour juger de la tolérance, à l'égard de la suralimentation.

TRAITEMENT HYGIÉNIQUE ET GÉNÉRAL DE LA FIÈVRE.

Un certain nombre de moyens dans le traitement soit hygiénique, soit antiseptique, doivent le meilleur de leur efficacité à leur action contre la fièvre. Ils doivent toujours être essayés, avant de tenter l'action purement palliative des antithermiques proprement dits. Parmi les moyens hygiéniques, la cure d'air permanente, la cure d'air au repos suppriment complètement la fièvre de surmenage, si fréquemment surajoutée à la fièvre de la toxi-infection tuberculeuse. Même contre celle-ci, l'aération permanente, en facilitant l'oxydation des toxines, n'est pas sans action. Les lotions cutanées agissent, peut-être, en favorisant le fonctionnement de la peau et l'élimination sudorale des toxines. Les bains sulfureux ont, comme on l'a vu, une action plus difficile à expliquer, mais souvent très réelle. Tout cela doit être longtemps et presque indéfiniment continué. L'aphorisme favori de Brehmer était « patience, patience et encore patience contre la fièvre ».

Parmi les moyens antiseptiques, on doit, contre la fièvre, placer en première ligne, le tannin, en seconde ligne, l'acide borique, dont l'emploi prolongé se montre souvent très utile. L'iodoforme, la créosote, les essences balsamiques, le gaïacol, l'acide phénique sont, pour combattre la fièvre, très inférieurs aux antiseptiques précédents. L'effet hypothermique du gaïacol et de l'acide phénique peut faire illusion sur leur valeur antifébrile. Ils ne produisent, en réalité, qu'un collapsus morbide et souvent même dangereux. Ils abattent alebrutment l'hyperthermie ; ils ne combattent pas la fièvre.

D'autres moyens ont une action très indirecte, mais utile. Le cacodylate de soude et le méthylarsinate de soude, par exemple, en relevant l'organisme lui permettent souvent, à la longue, d'user sa fièvre. — La suralimentation peut être une cause occasionnelle d'élévation légère de la température. Pourtant combien de tuberculeux ont fini par nettoyer et cicatriser leurs lésions locales, par vaincre leur fièvre, grâce à la suralimentation. — La zomothérapie enfin, si distincte de la suralimentation, est, dans les mauvaises tuberculoses, à fièvre tenace et persistante, résistant à tous les autres moyens, une dernière et puissante ressource.

La distinction fondamentale entre l'hyperthermie temporaire et la fièvre tuberculeuse, restreint au rôle de simples palliatifs, les médicaments antithermiques : antipyrine, quinine, pyramidon, cryogénine. Il ne faut les employer que temporairement et en désespoir de cause, après l'échec de tous les moyens précédents. Dans ce rôle modeste, ils rendront des services réels. — Bien qu'agissant plus sur la tachycardie que sur l'hyperthermie, un médicament trop délaissé aujourd'hui, la digitale, ne doit pas être oublié dans ce traitement palliatif de la fièvre tuberculeuse.

TRAITEMENT ANTITHERMIQUE DE LA FIÈVRE. — L'ANTIPYRINE.

Rien n'est variable suivant les différents malades, comme l'action des divers antithermiques. Rien n'est difficile, comme de prévoir à l'avance, pour chaque médicament, l'effet favorable ou défavorable.

L'antipyrine, donnée au maximum de l'accès fébrile, abaisse rapidement la température. Donnée quand l'accès se dessine, au moment du premier frisson, elle empêche assez bien la température de monter. Cette double action sur l'hyperthermie est incontestable. Mais dans le premier cas, la chute de température produite ne va pas sans sueurs profuses, sans malaises, sans fatigue générale ni sensation de défaillance. Cette détente thérapeutique est très souvent mal supportée. Parfois même, il y a des vomissements. Le second mode d'emploi, l'administration préventive de l'antipyrine, est mieux toléré. Pour bien manier le médicament, l'étude complète de la courbe thermométrique prise toutes les deux heures est indispensable. On donne $0^{gr},75$ d'antipyrine deux heures environ avant l'heure de la journée (cinq heures de l'après-midi, en général) où le thermomètre atteint 38°. — On renouvelle, au besoin, cette dose. On porte chacune de ces deux doses à 1 gramme, si le thermomètre atteint 39°. « Les plus mauvais cas, dit Daremberg dans une étude fondamentale sur l'antipyrine (1), sont ceux où la fièvre débute vers dix heures du matin et se termine à une heure avancée de la nuit; même avec 4 grammes d'antipyrine on arrive difficilement à la couper; il faudra quelquefois atteindre 5 grammes et donner la dernière dose vers dix heures du soir, si la température atteint 37°,7. Sinon, la fièvre n'est que reculée; elle se produit pendant la nuit et le malade dort très mal ou transpire abondamment. Quand la fièvre existe dès huit heures du matin, atteint un maximum de 40° et n'a qu'une courte rémission nocturne, il est absolument inutile de prescrire des antithermiques.

Chez quelques malades, la température monte avec une telle rapidité qu'il faut donner l'antipyrine, le thermomètre à la main, et prendre la température toutes les heures après le début de l'accès fébrile, sinon, on pourra donner le médicament quand la fièvre est trop élevée et on provoquera des sueurs et des vomissements. Aussi, pour ces cas, j'ai formulé la règle suivante : *On prendra la première dose d'antipyrine avant que le thermomètre ait atteint 37°,6, puis on prendra un nouveau gramme, toutes les fois qu'en une heure, le thermomètre aura monté de plus de 3 dixièmes.*

Il convient de donner l'antipyrine une heure avant ou deux heures après les repas ; on pourra la mélanger avec du bicarbonate de soude ou de l'eau de Seltz, pour éviter les pesanteurs d'estomac. Les doses de 2 à 5 grammes d'antipyrine peuvent être continuées, avec avantage, pendant plusieurs mois; je soigne même un malade qui en prend 4 grammes depuis dix-sept mois, et qui cesse de manger et de dormir, dès qu'il suspend l'usage des antipyrétiques, parce qu'il est très péniblement impressionné par les sensations fébriles. » Cette tolérance parfaite, ces résultats excellents contre la fièvre, sont, à vrai dire, l'exception.

Si l'effet hypothermisant de l'antipyrine est assez régulier, son effet thérapeutique est très variable et très individuel.

(1) G. Daremberg, Traitement de la phtisie pulmonaire, 1893, vol. II, p. 178.

Quelques malades (le plus souvent des malades jeunes) sont vraiment soulagés. — Chez quelques autres l'amélioration obtenue n'est qu'un trompe-l'œil. Le malaise, l'énervement, la tachycardie, le manque d'appétit persistent. L'anorexie est parfois même beaucoup plus grande que dans l'accès fébrile, abandonné à son évolution normale. Entre ces deux actions extrêmes, on rencontre les malades encore plus nombreux, dont la fièvre est simplement retardée et déplacée. Au lieu d'avoir son maximum le soir, l'accès revient dans la nuit. Il entraîne des sueurs profuses, une insomnie fatigantes. Il supprime, ce qui est encore plus grave, la rémission ordinaire du matin. Cette crainte de troubler l'apyrexie matinale empêche, non sans raison, Sabourin d'employer l'antipyrine, toutes les fois que cette apyrexie existe. Quelle que soit la température atteinte le soir, 38°, 39° et même 39°,5, Sabourin respecte cet accès passager, comptant pour l'user, à la longue, sur la cure d'air et le repos. — Or, d'autre part, dans la fièvre n'ayant pas de rémission matinale et atteignant le soir un maximum de 40°, l'antipyrine agit au fond bien peu.

Ce simple déplacement de l'accès étant le principal inconvénient de la médication, une idée logique paraît de poursuivre indéfiniment par l'antipyrine l'accès nouveau. Grasset, par exemple, essaya de la donner à doses fractionnées et décroissantes (de 1 gramme à 0^{gr},50) en répétant suffisamment les prises, pour maintenir continuellement le malade sous l'influence hypothermique. — Mais cet emploi continu de l'antipyrine n'est pas toléré. Après avoir pris une vingtaine de grammes, presque tous les malades ont des éruptions scarlatiniformes, du gonflement des jointures, des vomissements. Beaucoup, bien avant cette dose, ont des malaises, une sensation de défaillance, de dépression nerveuse, des sueurs profuses avec une tendance à la syncope. Enfin, si l'hyperthermie est supprimée, elle est souvent remplacée par des frissonnements désagréables. Ces frissonnements sont, pour la cure d'air, beaucoup plus gênants que ne l'est la fièvre même. — Un dernier inconvénient de l'antipyrine donnée à hautes doses, ou même trop longtemps continuée, à faibles doses, est l'anémie fréquente avec insomnie, bourdonnements d'oreilles, anorexie. L'antipyrine paraît, en ce cas, produire une véritable déglobulisation. Son emploi, en cas d'anémie accompagnant la tuberculose, sera toujours particulièrement restreint et surveillé.

L'antipyrine n'a donc qu'une valeur partielle et palliative. Pour utiliser, sans inconvénient, cette valeur, il faut dans l'emploi observer les trois conditions suivantes : 1° ne donner jamais l'antipyrine qu'à titre exceptionnel et temporaire, 2° la donner de préférence soit en lavements, soit en injections sous-cutanées et rarement par la bouche, 3° tenir compte des intolérances et des réactions individuelles si fréquentes pour ce médicament. Ces précautions pourront sembler excessives. Elles s'appliquent naturellement à la tuberculose au début. Aux périodes avancées, Daremberg a comparé l'emploi des antithermiques à celui de la morphine. A ce moment, ils peuvent contribuer à adoucir les sensations pénibles, à rendre la vie moins maussade. Mais cet effet euphorique, précieux comme palliatif, ne doit pas, chez un tuberculeux au début, être acheté au détriment des chances de guérison.

Parmi ces indications exceptionnelles de l'antipyrine, Sabourin en admet trois principales : 1° accès fébrile même d'intensité modérée, mais gênant beaucoup le repas du soir ; 2° accès fébrile survenant à une heure anormale, gênante, vers onze heures ou midi par exemple et entravant beaucoup le grand déjeuner ; 3° accès fébrile accompagné de céphalée, d'un état migraineux et névralgique. En dehors de ces indications, il n'accorde pas à l'antipyrine grande utilité.

Quoique l'antipyrine soit assez bien tolérée par l'estomac et puisse même calmer quelques troubles gastriques d'origine migraineuse, il faut, quand cela est possible, la donner de préférence soit par la voie rectale, soit par la voie hypodermique. En lavement, la dose d'antipyrine doit être double de la dose habituelle.

Lait tiède.......................... 100 grammes.
Jaune d'œuf......................... N° 1.
Antipyrine.......................... 2 à 4 grammes.

En injection hypodermique au contraire, cette dose peut être réduite de moitié.

Antipyrine......................... 5 grammes.
Eau distillée de laurier-cerise........... 10 grammes.

Chaque seringue de Pravaz contient 0^{gr},50. Ces injections sont plus faciles à donner que les lavements à n'importe quel moment de la journée. Elles sont très efficaces, mais restent malheureusement moins commodes que l'administration par la voie stomacale.

LA QUININE ET LE QUINQUINA.

La quinine, après avoir été essayée sous toutes ses formes, sulfate, bromhydrate, lactate, chlorhydrate, est aujourd'hui délaissée. Son action antithermique est incontestable. Elle est au moins aussi rapide, et plus durable, que celle de l'antipyrine. Mais la quinine produit une série d'effets secondaires désagréables : maux de tête, bourdonnements d'oreilles, état vertigineux. Elle est mal tolérée par l'estomac, et les injections hypodermiques sont assez douloureuses. La mode pour les nouveaux antithermiques aidant, elle fut tout à fait abandonnée.

La clinique est chose complexe et il reste au moins une indication de la quinine. — L'antagonisme entre la tuberculose et l'*impaludisme* fut longtemps admis. En réalité, il n'est pas exceptionnel de voir la tuberculose survenir chez des malades atteints de cachexie palustre (1). Il est fréquent encore de la voir s'associer aux degrés légers de l'intoxication paludéenne. La cure d'air nocturne, en été surtout, peut elle-même devenir une cause occasionnelle d'impaludisme. Elle n'est pas toujours faite dans des localités strictement irréprochables. Même aux environs de Paris, l'impaludisme léger est fréquent. On doit songer à cette cause possible dans les accès fébriles mal expliqués et surtout dans les accès à périodicité capricieuse, à maximum matinal. On doit y songer chez tous les tuberculeux, ayant la rate quelque peu grosse. Il faut se défier de cette association, surtout dans la tuberculose des enfants. Jules Simon insistait sur cette extrême susceptibilité de l'enfance à l'égard du poison palustre. Il regardait ces formes hybrides comme très fréquentes. Pour lui, le critérium essentiel était l'hypertrophie splénique. Dans toute fièvre soit chronique, soit à répétition avec rate grosse, la quinine restait le médicament indispen-

(1) Laveran, Art. Antagonisme du *Dict. encyclopédique des sciences médicales*.

sable ; aucun autre antithermique ne pouvait le remplacer. Voici pourtant une objection à ce traitement, qui est toujours un peu un traitement de tâtonnement et d'essai : la quinine est très mal tolérée par l'estomac. Les injections sous-cutanées sont douloureuses. Elles ne sont pas, même faites avec asepsie, exemptes d'accidents locaux : inflammation et eschares. En réalité, le seul mode d'administration inoffensive est l'administration par la voie rectale. Il est nécessaire d'employer de fortes doses, 1^{gr},50 à 2 grammes de chlorhydrate de quinine dans 120 grammes d'eau tiède, chez un adulte. Il est presque toujours nécessaire d'ajouter quelques gouttes de laudanum. Ces lavements sont, en effet, assez difficiles à conserver. On peut également, pour faciliter la tolérance, ajouter au liquide un jaune d'œuf. Ces lavements sont très efficaces et très bien absorbés. Au bout d'une demi-heure, la quinine apparaît déjà dans l'urine. Son élimination totale dure quarante-huit heures environ.

Un antifébrile bien plus ancien, bien plus démodé encore est le quinquina. Au XVIIe siècle, sa vogue fut pourtant extraordinaire et on le regarda comme un spécifique de la phtisie et de toutes les cachexies. Van Swieten, si réservé en matière de thérapeutique, le regarde comme utile. Son opinion est intéressante par sa modération même. « Tentavi ipse in phtisi incipienti peruviani corticis usum nec pœnituit. » L'extrait mou de quinquina donné à la dose de 2 à 3 grammes, à la fin du repas de midi, soit dans du miel, soit dans des confitures, agit souvent fort bien contre la fièvre. Toute la question est dans la tolérance plus ou moins complète de l'estomac. Amédée Latour, de son côté, attribuait à la macération de quinquina (10 grammes d'écorce pour 1000 grammes d'eau) employée pour couper le vin une action antifébrile des plus utiles. Ces préparations directes de quinquina se montreront parfois très efficaces ; elles agissent d'ailleurs, non seulement par leur quinine, mais aussi par leurs autres alcaloïdes et peut-être surtout par leur tannin.

Jaccoud, dans la fièvre tuberculeuse, prescrit la potion suivante, très stimulante et très agréable au goût :

Vin rouge vieux.............................	125 grammes.	
Teinture de cannelle..............	2 à 6	—
Sirop d'écorces d'oranges........... ⎞ āā	30	—
Rhum ou cognac................... ⎠		
Extrait mou de quinquina..........	2 à 4	—

Cette potion est prise dans la journée, de préférence après les repas. — En cas de défaillance cardiaque, Jaccoud fait ajouter l'infusion de 0ᵍʳ,50 de poudre de feuilles de digitale dans 50 grammes d'eau. Cette infusion, pour ne pas être irritante, doit être filtrée avec soin.

Jaccoud conseille également la quinine, mais à haute dose et avec une technique particulière. Il la donne, sept heures, avant l'accès, par cachets de 0ᵍʳ,50. Dans les phtisies aiguës, il n'hésite pas à faire prendre, en une demi-heure, jusqu'à quatre de ces cachets.

Étudiant l'action de la quinine dans la phtisie aiguë (cette forme si redoutable, mais particulièrement voisine comme pathogénie toxique de la fièvre de la tuberculose au début), Dreyfus-Brissac et Bruhl (1) attribuent même à ce médicament plus qu'une simple action antifébrile. « A tous les autres antipyrétiques, écrivent-ils, nous préférons les sels de quinine, à « condition que l'état des voies digestives permette de les prescrire, à haute dose : 1ᵍʳ,50 ou 2 grammes par jour ; non seulement ils influencent la fièvre et ont des propriétés toniques et antiseptiques, mais encore ils agissent puissamment contre l'élément congestif, si important dans certaines formes de tuberculose aiguë ou subaiguë. »

L'ACIDE SALICYLIQUE.

L'acide salicylique, bien étudié par Jaccoud, paraît moins actif que la quinine dans la fièvre du début. Il paraît, au contraire, plus efficace dans les tuberculoses avancées et dans la fièvre de résorption septique. — Fait remarquable, son pouvoir antithermique semble disparaître, en cas d'alcoolisme. Jaccoud donne le premier jour 1ᵍʳ,50 d'acide salicylique, le deuxième jour 1 gramme en cachets de 0ᵍʳ,50, à une demi-heure d'intervalle. — Il fait prendre un grog après chaque cachet, pour atténuer l'irritation stomacale et pour maintenir la diurèse.

Hayem (2) a, de son côté, remarqué qu'en alternant la quinine et l'acide salicylique, on obtenait des résultats bien supérieurs à ceux de ces médicaments employés seuls. L'association des deux antithermiques peut agir dans un sens aussi favorable

(1) Dreyfus-Brissac et Bruhl, Phtisie aiguë, 1892, p. 188.
(2) Hayem, Les grandes médications, Paris, 1887, p. 283.

que leur alternance. L'association de la quinine et de la digitale réussit particulièrement. Il y a là des effets analogues à ceux qui s'observent dans l'alternance ou l'association des antiseptiques.

LE PYRAMIDON.

Le pyramidon, dérivé méthyle et amide de l'antipyrine, offrirait sur celle-ci l'avantage d'une action plus progressive et surtout plus prolongée. Toutefois, si l'apyrexie obtenue est moins passagère qu'avec l'antipyrine, elle est encore loin d'être définitive. La lenteur de l'action constitue une petite difficulté pratique. Pour être sûr d'agir sur l'accès, il faut en effet donner le pyramidon dès les premiers symptômes, sans même attendre comme pour l'antipyrine une ébauche d'élévation thermométrique.

Le pyramidon est, en général, très bien toléré. Chez les neurasthéniques déprimés, chez les alcooliques, Roger l'a vu parfois déterminer des accidents de collapsus assez inquiétants. Son principal inconvénient est la production fréquente de sueurs profuses, accompagnées même d'éruptions sudorales. Aussi, depuis les travaux de Bertherand, emploie-t-on presque exclusivement le camphorate de pyramidon. Ce produit est très facile à donner en cachets de 0^{gr},30 (un à deux cachets chaque jour). Non seulement il ne provoque pas les sueurs, mais il les supprime, quand elles existent. Son effet sur les sueurs est même moins passager que sur l'hyperthermie. Souvent, après quelques jours, les sueurs diminuent considérablement.

Malgré sa saveur légèrement amère, le camphorate de pyramidon peut aussi, en raison de sa solubilité, être donné dans la potion suivante dont chaque cuillerée renferme 0^{gr},30 :

> Camphorate de pyramidon............... 1^{gr},50
> Eau distillée............................ 60 grammes.
> Sirop de limons........................ 15 —

Son emploi mérite d'être essayé dans les accès fébriles accompagnés de sueurs profuses et fatigantes. Mais pour apprécier son utilité réelle, on ne se basera pas seulement sur l'action brutale, sur la suppression de l'hyperthermie et de la transpiration. Si le malade, après un accès ainsi coupé, est plus en train, plus gai, dort mieux, mange de meilleur appétit, le pyramidon lui est utile. Il est au contraire indifférent ou même nuisible, si le tuberculeux, tout en ayant moins de fièvre apparente, se sent frissonnant et fatigué.

Un point obscur dans l'effet thérapeutique du pyramidon est son rôle dans les oxydations organiques. Il augmente les échanges respiratoires au lieu de les restreindre, comme le fait l'antipyrine. Chez les tuberculeux, où ces échanges sont déjà accrus, ce nouveau surcroît d'oxydation médicamenteuse n'est-il pas très nuisible? Au fond, il faut bien l'avouer, nous sommes encore dans une ignorance complète sur l'interprétation de ces réactions organiques dans la fièvre. L'augmentation des échanges respiratoires est une cause d'hyperthermie. Par elle, comme l'a dit Richet, la fièvre tend à s'accroître elle-même. Elle est, en se répétant, une cause d'usure et de consomption. Mais elle est aussi un moyen de destruction des toxines bactériennes. Il est impossible de savoir où s'arrête l'effet favorable de cette défense naturelle contre l'intoxication, où commence son effet nuisible. Il ne faut chercher, soit à l'aider, soit à l'entraver que très prudemment. Utile chez un malade, le pyramidon peut être défavorable chez un autre. Il faut, si l'on fait fausse route, savoir l'interrompre à temps.

L'ASPIRINE.

L'aspirine a été essayée par Combemale (1) et Petit dans la fièvre des tuberculeux. Elle abaisse la température, relève l'activité cardiaque. L'abaissement thermique varie entre 3° et 1°,5. Il se prolonge quatre à six heures environ. Dans la fièvre infectieuse du début, des doses faibles (0^{gr},60 à 0^{gr},80) données deux à trois fois par jour sont en général suffisantes. Combemale les a souvent maintenues, sans inconvénients, quinze jours et plus. L'appétit se relève en général, ainsi que les forces, d'une façon marquée. Le principal inconvénient de l'aspirine est de provoquer presque constamment des sueurs profuses très abondantes. Ces sueurs sont en général temporaires, disparaissent le deuxième ou troisième jour de l'administration. Elles sont quelquefois durables et assez gênantes. Les vomissements sont plus rares. Pour Combemale, ils ne sont pas le fait du médicament lui-même. Somme toute,

(1) COMBEMALE, *Écho médical du Nord*, 7 déc. 1900, et lettre du 24 mars 1903.

après trois ans d'expérience, Combemale regarde l'aspirine comme très réellement et très habituellement efficace, susceptible de réduire vite, et avec le minimum d'inconvénients, la fièvre des tuberculeux.

LA CRYOGÉNINE.

La cryogénine, étudiée au sanatorium d'Hauteville par le Dr Dumarest (1), présente comme antithermique quelques particularités utiles. Son action s'accuse très vite, atteint son maximum au bout de deux heures, mais persiste encore le lendemain matin. La défervescence, une fois obtenue, peut être maintenue avec les doses faibles, données tous les deux jours seulement et continuées aussi longtemps qu'il est nécessaire. La dose initiale sera par exemple de 1 gramme, donnée au début de l'accès fébrile. Les doses suivantes iront graduellement en décroissant de $0^{gr},60$ à $0^{gr},20$. Elles seront données tous les jours, puis tous les deux jours seulement, à l'heure initiale de l'accès. Dumarest a souvent poursuivi son emploi un mois et plus, presque sans discontinuer.

La cryogénine n'est pas toxique. Le seul effet désagréable observé chez quelques malades est un pyrosis pénible, mais passager.

Par contre, elle n'a provoqué, en aucun cas, ni frissons, ni sueurs, ni collapsus, ni cyanose, ni troubles cardio-vasculaires, ni troubles digestifs sérieux, ni accidents cutanés ou sensoriels, ni modifications urinaires. C'est un antithermique pur, particulièrement utile, par conséquent, dans les cas où la fièvre est durable et doit être combattue longtemps.

La cryogénine a son maximum d'efficacité dans les fièvres inflammatoires secondaires, la fièvre de caséification et de ramollissement, la fièvre hectique. Elle n'a qu'une demi-efficacité dans la fièvre liée aux poussées congestives. Elle se montre alors inférieure à la révulsion, à l'ipéca et au tartre stibié. Elle agit moins encore dans la fièvre liée à l'intoxication par la tuberculine : celle-ci est, avec la précédente, la forme fébrile la plus fréquente dans la tuberculose au début. Il faut connaître, en essayant le médicament, ces causes possibles d'insuccès.

(1) DUMAREST. La cryogénine dans la fièvre des tuberculeux, *Lyon médical*, 23 novembre 1902.

LA TACHYCARDIE ET LA DIGITALE.

La digitale fut longtemps regardée comme le spécifique de la tuberculose. Elle eut, au xviiie siècle, une période de vogue inouïe. Érasmus Darwin — le grand-père du célèbre naturaliste — la plaçait au même rang que le mercure dans la syphilis. Frank dans sa *Pathologie*, après avoir énuméré, avec un scepticisme éclectique, une centaine de médicaments, n'en retient qu'un seul ne l'ayant jamais trahi dans sa longue pratique : la digitale. Au début du xixe siècle, Magenni (1), dans un mémoire très consciencieux, rapporte une série de guérisons incontestables. Sa confiance dans ce médicament était extrême; il allait jusqu'à cinquante et même soixante-quinze gouttes de teinture, par jour. Mais si les guérisons étaient certaines, elles étaient obtenues dans des conditions bien particulières. Et celles-ci méritent d'être rappelées pour montrer, exemple toujours utile, comment un observateur de mérite peut se tromper dans l'appréciation d'un médicament. Magenni soignait par la digitale les prisonniers français du Ier empire devenus phtisiques. Ceux-ci quittaient pour l'hôpital leurs pontons, véritables pourrissoirs où tout leur manquait, l'air comme la nourriture. Ceux qui avaient suffisamment résisté dans ces cimetières flottants pour avoir le temps de contracter la tuberculose, étaient déjà des sujets d'une vigueur exceptionnelle. Une amélioration aussi grande dans leurs déplorables conditions hygiéniques devait souvent suffire à leur guérison. L'école de Brehmer, faisant jouer à la faiblesse cardiaque le rôle prépondérant comme pathogénie de la tuberculose, apporta même pour l'emploi de la digitale une explication scientifique. Mais sous l'influence de la théorie infectieuse, pendant toute la période consacrée à la recherche du meilleur antiseptique, la digitale fut naturellement abandonnée. Ce fut un tort. Elle n'est qu'un médicament occasionnel, mais elle remplit deux indications éventuelles importantes et est à peu près seule à les remplir. Elle agit efficacement contre l'éréthisme et la tachycardie : éléments pénibles de la fièvre, facteurs importants de la consomption tuberculeuse. Pour diminuer le malaise et atténuer les effets des accès fébriles, la digitale mérite d'être conservée.

(1) Magenni, *The Edinburgh Practice*, Londres, 1803, p. 190.

Même dans la granulie, Dreyfus-Brissac et Bruhl la regardent comme doublement utile pour abaisser la température, tout en soutenant l'énergie cardiaque.

Son emploi doit être, bien entendu, intermittent, car on connaît ses effets d'accumulation. Et, de toutes les préparations, il faut choisir celle qui fatigue le moins l'estomac. La poudre en nature, la macération, la décoction ne sont pas à préférer, car ici leur action diurétique n'est pas indispensable. La teinture à la dose de dix gouttes données, une ou plusieurs fois par jour, dans du lait, leur est supérieure comme tolérance et comme action. Dans la pneumonie caséeuse, Grancher conseille jusqu'à cinquante gouttes et plus par jour. Pour faciliter aux familles le maniement d'un médicament aussi actif à ces doses élevées on peut, au lieu de teinture, employer le sirop de digitale. Une cuillerée à café correspond à peu près à cinq gouttes de teinture.

La digitale n'abaisse que peu la température, mais elle reste supérieure aux antithermiques (quinine, gaïacol) : ceux-ci ne réalisent trop souvent l'abaissement thermométrique qu'en amenant le collapsus cardiaque.

II. — Les sueurs des tuberculeux et leur traitement.

TRAITEMENT HYGIÉNIQUE DES SUEURS.

Le traitement des sueurs nocturnes est, en général, bien simplifié chez les malades soumis à la cure d'air permanente. On n'observe pas chez eux ces sueurs profuses, abondantes, fatigantes qu'observaient les vieux cliniciens, condamnant leurs tuberculeux au séjour dans une atmosphère renfermée et dans une chambre surchauffée.

Les soins de la peau : frictions sèches, frictions alcooliques, lotions, hydrothérapie en usage dans la plupart des sanatoriums, sont aussi un moyen puissant et inoffensif de diminuer les sueurs.

Un point délicat pour la cure d'air faite la nuit est d'éviter les refroidissements. Les malades ne peuvent être trop couverts sans augmenter la transpiration. Au moment où celle-ci commence, beaucoup de malades s'endorment et, par suite, ne peuvent appeler pour diminuer l'entrebâillement de la fenêtre et l'arrivée de l'air. Une surveillance étrangère est donc indispensable. Le refroidissement est surtout à craindre, en cas de crise sudorale vers l'aurore, coïncidant avec le froid habituel du matin.

Le port d'une chemise de flanelle de laine est naturellement indispensable. La flanelle de coton absorbe peu ou point la sueur. Elle n'est qu'un palliatif bien insuffisant.

TRAITEMENT MÉDICAMENTEUX.

Les médicaments susceptibles d'augmenter les sueurs : antithermiques, créosote, gaïacol, opium, morphine seront tout d'abord supprimés.

Sans être des antisudorifiques bien puissants, d'autres médicaments, au contraire, seront indiqués. Le *tannin*, par exemple, diminue presque toujours beaucoup les transpirations. Cet effet, quand on le donne à l'intérieur, fait rarement défaut. Franck croyait même qu'en faisant porter au malade une chemise trempée dans la décoction d'écorce de chêne et séchée, l'application locale du tannin modérait les sueurs.

Les frictions sèches avec un peu de poudre de tannin, les lotions humides avec la décoction de feuilles de chêne ont certainement un effet local plus accentué. Les lotions de vinaigre soit pur, soit coupé d'eau, les lotions de vinaigre aromatique conseillées par Jaccoud contre la fièvre ont également un effet très satisfaisant contre les sueurs. Les lotions alcooliques donnent un résultat moins satisfaisant.

La *belladone* (utile d'autre part pour calmer la toux et, à faible dose, pour faciliter le sommeil) peut être également essayée contre les sueurs. Il ne faut pas dépasser dans la nuit deux pilules renfermant chacune 1 centigramme de poudre plus 1 centigramme d'extrait. A cette dose, la belladone est déjà nettement laxative. En cas de diarrhée, on préférerait donc le tannin. Celui ci, au contraire, produit parfois une constipation gênante. Il est facile d'éviter tout effet soit de constipation, soit de diarrhée en associant les deux médicaments.

L'alcaloïde de la belladone, l'*atropine*, lui est très supérieur comme antisudoral, très inférieur comme calmant. L'atropine trouble plutôt le sommeil, détermine un état anxieux avec rêves, cauchemars, hallucinations. Nous avons complètement renoncé à son emploi.

Un autre antisudorifique puissant : l'*acétate de thallium*, est beaucoup plus dangereux. A dose de 10 centigrammes, il produit souvent la suppression des sueurs, dès la première heure et cette suppression se prolonge parfois plus de huit jours. Mais dans près d'un quart des cas (8 fois sur 34 malades observés par Vassam), l'acétate de thallium a produit une chute en masse des cheveux et des poils. Dès que son emploi se prolongeait, il déterminait des douleurs très intenses dans les jambes, menace certaine de névrite. M. Huchard a justement combattu à l'Académie de médecine ce périlleux médicament.

Les sels de plomb et surtout l'*acétate de plomb* conseillés par Fouquier produisent plus sûrement la colique saturnine, qu'ils n'arrêtent les sueurs. Briquet ne leur demandait pas seulement une action antisudorale, il croyait à une sorte d'antagonisme entre le saturnisme et la tuberculose. Ces souvenirs historiques sont utiles à rappeler, car ils montrent combien la thérapeutique a été parfois bizarre et dangereuse. Bien des médicaments nouveaux proposés chaque jour sont aussi mauvais et aussi délétères que les sels de plomb.

La *poudre d'agaric blanc* donnée en cachets, à la dose de 0^{gr},50 à 1 gramme, diminue les sueurs. Mais après trois ou quatre jours, son effet semble s'épuiser. L'agaric blanc renferme une résine âcre peu favorable à l'estomac et fatiguant surtout l'intestin. Son emploi augmente souvent la diarrhée. C'est un médiocre médicament.

Le *phosphate de chaux* n'a qu'une action très infidèle. A la dose de 4 ou 6 grammes par jour, Potain en a pourtant obtenu de bons effets. Son rôle sur la nutrition générale est d'autre part favorable. On peut donc toujours l'essayer.

En cas de sueurs avec hyperthermie, le *tannate de quinine* par cachets de 1 gramme, à la dose de deux à trois cachets, dans les vingt-quatre heures, réalise la double indication antisudorale et antithermique. Pour éviter son action irritante, les cachets doivent être donnés en même temps que des aliments.

L'emploi des boissons chaudes, et surtout des boissons alcooliques contre les sueurs nocturnes, semble bien paradoxal. Celles-ci sont cependant mises en usage dans les sanatoriums. Elles sont surtout utiles, en cas de frisson, de sentiment de froid précédant la crise de sueur. Un grog chaud, en se couchant, combat ce refroidissement, provoque une moiteur agréable, diminue beaucoup la crise sudorale du matin et son malaise. Le thé comme boisson chaude (quand il ne trouble pas le sommeil) est particulièrement indiqué.

III. — L'anémie et l'asthénie des tuberculeux.

LES INDICATIONS DU TRAITEMENT TONIQUE.

La fatigue générale, l'asthénie profonde, l'anémie, l'amaigrissement causés par la phymie commençante, sont des accidents moins sérieux que la fièvre, mais singulièrement pénibles. Ils sont, heureusement, plus faciles à combattre. L'effet utile, fourni par beaucoup de médicaments contre ces troubles désagréables, n'est pas à dédaigner. Outre son action directe, il contribue à remonter le moral du malade, à lui donner l'espoir de la guérison. Quelques-uns de ces médicaments toniques ont de plus l'avantage d'être anodins et inoffensifs ; ils permettent, sans inconvénients, de contenter le désir si fréquent chez beaucoup de malades : avoir, outre la cure hygiénique, un traitement médicamenteux.

L'infection tuberculeuse est presque toujours préparée par la misère physiologique. Les causes de cette déchéance organique sont extrêmement variables. Air impur ou confiné, alimentation insuffisante, surmenage physique, soucis et chagrins, nostalgie, alcoolisme interviennent, tour à tour ou simultanément. La puissante efficacité du traitement hygiénique tient à sa lutte directe contre ces causes. — Les tuberculoses, où l'organisme a cédé sans aucun motif appréciable, où l'infection éclate avec un terrain général en apparence irréprochable, sont les plus mauvaises de toutes. Elles ne peuvent guère s'expliquer que par une virulence exceptionnelle de l'agent infectieux. Elles prennent souvent la forme de phtisie galopante et de tuberculose aiguë.

Favorisée par les troubles de l'état général, l'infection tuberculeuse devient, elle-même, une cause de troubles généraux très variés. Il y a là, pour le traitement médicamenteux, des indications fréquentes et réelles.

Il paraît superflu d'insister sur toute une série de toniques d'ordre un peu trop banal, injections de sérum, kola, coca. Le quinquina garde une valeur en cas de fièvre; il doit être donné au moment des repas. Donné à jeun, ses effets comme irritant de l'estomac sont, avec raison, redoutés. L'extrait fluide de coca ou de kola, le mélange de ces deux extraits donné à la dose d'une cuillerée à café dans du lait, est un stimulant bien supporté.

LE FER ET LE CHLORURE DE SODIUM.

Quant aux préparations ferrugineuses, elles sembleraient devoir être souvent indiquées en cas d'anémie, de pseudo-chlorose tuberculeuse, d'aménorrhée persistante. Elles sont presque toujours mal tolérées, fatiguent l'estomac, provoquent des congestions, des hémoptysies. Cette intolérance pour le fer, cette inefficacité du traitement constituent presque, avec l'anémie simple et la chlorose vraie, un critérium-diagnostic.

Nuisible dans l'anémie tuberculeuse, le fer conserve-t-il son utilité chez une chlorotique venant à se tuberculiser ? Ces tuber-culoses chez les chlorotiques vraies sont rares, même en cas d'hérédité tuberculeuse manifeste. Hayem, sur 40 cas de chlorose franche suivis pendant plusieurs années, n'a observé que deux tuberculisations tardives et deux à marche lente. Dans ces associations exceptionnelles, le fer manié avec prudence peut reprendre son utilité.

Cependant, même dans ces formes hybrides, Potain con-seillait de préférer aux ferrugineux, soit l'arsenic, soit le manganèse. Il craignait, par le premier traitement, d'affaiblir l'action d'antagonisme réel exercé par la chlorose. L'effet antianémique obtenu lui semblait une médiocre compensation. Potain aimait à répéter avec Trousseau que « ces chloroses-là sont de celles qu'il ne faut pas trop chercher à guérir ».

Le *chlorure de sodium* fut, sous l'influence des travaux d'Amédée Latour, regardé comme un véritable médicament antituberculeux. Il est certainement utile à doses raisonnables, pour stimuler l'appétit et faciliter la digestion. Beaucoup de malades prennent plus facilement le lait légèrement salé. Potain conseillait très fréquemment à ses tuberculeux de prendre chaque matin une cuillerée à café de la solution suivante :

Chlorure de sodium...	10 grammes.
Bromure de sodium....................	5 —
Iodure de sodium....................	1 gramme.
Eau distillée............................	100 grammes.

Dans cette formule l'iodure est, malgré sa dose infinitési-male, le principe le plus actif. Quant aux pilules antiphtisiques de Latour, elles agissent surtout par le tannin qu'elles renferment.

Voici en effet leur formule :

    Sel marin............................ 50 grammes.
    Tannin............................... 10   —
    Conserves de roses................... Q. S.
Diviser en 100 pilules, 10 à 12 par jour.

Elles ne sont pas une des meilleures manières de donner le tannin.

Le phosphate de soude, le phosphate de chaux et tous les sels calcaires donnent souvent aussi, contre l'anémie et contre l'asthénie, de très bons résultats. Cet effet est un argument en faveur de la théorie de Robin et de Gaube sur le rôle pathogène de la déminéralisation. Les associations complexes de plusieurs sels réussissent particulièrement. Une des meilleures est le mélange de glycérophosphate de chaux et de glycérophosphate de magnésie employé par Malibran (de Gorbio).

Dans la scrofule, la poudre de quinquina à la dose de 4 à 6 grammes par jour a paru à Grancher doublement utile comme amer et comme tonique. Grancher indique la préparation suivante, donnée, matin et soir, à la dose d'une cuillerée à café, à dessert ou à bouche suivant l'âge :

    Biphosphate de chaux................. 15 grammes.
    Liqueur de Pearson................... 10   —
    Sirop iodotannique................... 300   —

La liqueur de Pearson renferme pour douze gouttes un milligramme d'arséniate de soude.

Tous ces produits actifs tels que l'arsenic, la noix vomique et la strychnine, ne doivent jamais être employés que de façon temporaire. Ces médicaments ont une action tonique très puissante, mais transitoire. Ils sont, mieux que l'arsenic, susceptibles de stimuler l'appétit. Outre les gouttes amères de Baumé (4 à 8 gouttes) au début des repas et les granules à un milligramme de sulfate de strychnine, on pourra avoir recours aux granules d'arséniate de strychnine, combinaison très efficace. Ces granules se donnent aux mêmes doses que le sulfate, un milligramme au maximum.

Si le traitement hygiénique est possible, toutes ces discussions sur le traitement médicamenteux de l'anémie perdent d'ailleurs leur raison d'être. « Ce qu'il faut à ces chlorotiques en voie de tuberculisation, c'est le repos à l'air libre et l'alimentation, écrit à juste titre Papillon dans sa thèse (1). C'est à ces malades-là que les sanatoriums peuvent être appelés à rendre les plus grands services ». Les cures d'altitude trouvent, en particulier, dans cette forme une de leurs plus belles indications.

TRAITEMENT DE L'AMÉNORRHÉE.

Ce traitement hygiénique est aussi l'élément essentiel, en cas d'aménorrhée. S'il y a suppression complète des règles, sans accident douloureux, mieux vaut même ne diriger, contre l'aménorrhée, aucun traitement direct. Les pertes blanches, qui remplacent souvent les règles et peuvent être une cause de fatigue par leur abondance et leur prolongation, seront simplement traitées par les injections astringentes (décoction d'écorce de chêne, de feuilles d'eucalyptus) ou les topiques locaux (ovules au tannin, à l'acide salicylique et surtout à l'ichtyol). Mais dans d'autres cas, les règles sont à la fois très peu abondantes et très douloureuses. Leur début surtout s'accompagne de violentes coliques. Le repos complet suffit quelquefois à diminuer les souffrances et à faciliter l'établissement des règles. La chaleur (compresses chaudes, sac de caoutchouc plein d'eau chaude, infusions chaudes) est aussi un très bon moyen. Mais dans les cas les plus pénibles, on sera contraint d'avoir recours soit aux capsules d'apiol, soit à la formule suivante de Barth :

        Poudre d'armoise............................. ⎫
          —   de rue............................... ⎬ āā 0^{gr},10
          —   de sabine........................... ⎭
                                                          0^{gr},05
. Pour un cachet.

En prendre trois par jour jusqu'à ce que les règles soient bien établies.

TRAITEMENT DES NÉVRALGIES.

En dehors de ces douleurs par la dysménorrhée, les douleurs, dans la tuberculose au début, sont rarement assez intenses pour exiger un traitement spécial. Les anciens cliniciens déploraient même l'indolence spéciale de cette

(1) ERNEST PAPILLON, Diagnostic précoce de la tuberculose pulmonaire chez les chlorotiques. Paris, 1898, p. 64.

maladie (*indolens morbi natura*) : cause trop fréquente de négligence thérapeutique et d'illusion chez le malade. Ils opposaient le peu de souci donné par cette affection si grave à l'émoi et au désir de se soigner, donnés par une simple rage de dents. La forme commençant par un zona peut cependant laisser des névralgies intercostales très tenaces et très pénibles. Ces névralgies ne sont pas sans influencer fâcheusement le moral et la santé générale. La révulsion réussit souvent, surtout dans les névralgies associées à une pleurésie sèche. La faradisation au pinceau amène presque toujours un soulagement rapide. Solis Cohen emploie les onctions faites avec le mélange suivant :

Menthol...........................)
Camphre........................... } ãã 5 grammes.
Hydrate de chloral.................)

Après une première impression de froid, ces onctions produisent une sensation de chaleur douce très agréable et presque toujours suivie de soulagement. Les larges badigeonnages de collodion sont eux aussi très efficaces, agissant peut-être surtout par la légère compression qu'ils déterminent. Dans les cas les plus rebelles, on aurait recours aux injections sous-cutanées d'eau distillée faites *loco dolenti*. Ces injections sont très douloureuses. Mais elles suppriment presque toujours la névralgie. Les injections de sérum d'Hayem sont indolores ; elles réussissent, elles aussi, très souvent, mais le sérum doit être injecté par quantités plus fortes, 5 centimètres cubes au moins.

CHAPITRE II

LÉS COMPLICATIONS RESPIRATOIRES. — LA TOUX ET LE CATARRHE BRONCHIQUE.

Sommaire. — I. La toux : 1º Rôle de l'irritation nerveuse et du catarrhe bronchique dans la toux ; 2º La révulsion et ses effets complexes ; action des pointes de feu, des vésicatoires, des cautères, de l'iode, des frictions révulsives ou irritantes. Les enveloppements humides du thorax ; 3º Traitement local de l'irritation pharyngée : vaporisations, pulvérisations, cocaïne, menthol ; 4º Les antispasmodiques : opium et ses dérivés, jusquiame, belladone, aconit ; action calmante de l'iodoforme. — II. Le catarrhe bronchique : Le catarrhe bronchique et l'utilité de la toux expectorante. La médication anti-catarrhale : les balsamiques et les sulfureux. Traitements de l'expectoration abondante. L'expectoration fétide et les préparations d'eucalyptus.

I. — La toux chez les tuberculeux.

LES DEUX GRANDES CAUSES DE LA TOUX.

La toux quinteuse et pénible de la phymie commençante, exige avant tout, quand elle n'est pas accompagnée d'expectoration, un traitement par la révulsion et par les antispasmodiques. La toux liée au catarrhe bronchique ne peut être, au contraire, combattue sans inconvénient qu'à condition de diminuer ou de tarir par les balsamiques, par les sulfureux, par la créosote sa cause mécanique : l'expectoration.

Outre ces deux causes fondamentales, Lathan, d'Edinburgh (1), a indiqué toute une série de causes occasionnelles. Il place en première ligne les réflexes cutanés. L'impression du froid ou du chaud : un vent frais, un courant d'air, le fait de se coucher dans un lit froid, ou inversement, en rentrant du grand air, de pénétrer dans une chambre trop chaude, sont des causes fréquentes de quinte. L'alcool augmente, lui aussi, tou-

____

(1) Lathan, *Edinburgh med. Journal*, juin 1901.

jours la toux. Les réflexes d'ordre gastro-intestinal dus à la dyspepsie, à la constipation, plus rarement aux entozoaires, les réflexes dus aux moindres irritations du pharynx et du larynx jouent aussi un rôle important. Toutes ces causes doivent être soigneusement recherchées et soignées avant tout traitement direct par les médicaments ou par la révulsion.

LA RÉVULSION ET SES PROCÉDÉS.

La révulsion, outre sa valeur propre contre la toux, n'est peut-être pas sans utilité contre le foyer tuberculeux local. En outre de son action réflexe, cette irritation, au voisinage du point atteint, peut favoriser utilement la phagocytose. Elle contribue certainement aussi à combattre le catarrhe bronchique et à diminuer l'abondance de l'expectoration.

Les *pointes de feu* faites soit au thermocautère, soit au galvanocautère, constituent le moyen le plus employé de révulsion. Elles sont bien acceptées; elles ne déterminent presque toujours qu'une douleur facilement supportable. Chez les malades très pusillanimes, on peut supprimer toute douleur en touchant la peau, un instant avant l'application, avec un pinceau humecté de chlorure de méthyle. Dès que l'épiderme commence à blanchir, la cuisson produite par la pointe de feu cesse d'être perçue. Le refroidissement local ainsi produit est très minime. Pratiquement, il s'est toujours montré sans inconvénient.

Au moment des poussées congestives fébriles, les pointes de feu sont-elles, comme le croient Grancher et Barbier, capables d'augmenter la congestion et de favoriser la production d'hémoptysies? Par prudence, il est facile, en pareil cas, d'avoir recours à d'autres modes de révulsion Quand les pointes de feu déterminent une émotion violente, une révolte, des mouvements désordonnés du malade, elles peuvent être la cause occasionnelle d'hémoptysies. Mais l'anesthésie au chlorure de méthyle supprime facilement toutes ces difficultés d'application.

La puissance d'action thérapeutique des pointes de feu n'est pas douteuse. Elle est évidente dans les tuberculoses chirurgicales et en particulier dans les tumeurs blanches. Même dans la tuberculose pulmonaire, elle se traduit souvent, au bout de un à deux jours, par la modification des crachats et de l'auscultation. Les malades apprécient d'ailleurs le soulagement produit et d'eux-mêmes réclament vite les pointes de feu.

Celles-ci faites régulièrement une ou deux fois par semaine, ont un autre avantage indirect. Elles maintiennent le tuberculeux sous la surveillance répétée du médecin. Elles rappellent au malade la nécessité de se soigner et combattent la tendance si fréquente qu'il a d'oublier sa maladie.

Les pointes de feu un peu pénétrantes, faites au moyen de la pointe la plus fine, agissent mieux que les grandes brûlures en surface.

Pour l'anesthésie par le chlorure de méthyle, on emploierait au lieu du pinceau un tampon de ouate entouré de tarlatane et ayant à peine le volume d'une noisette. On prolongera le contact jusqu'à ce que la peau se déprime en cupule blanchâtre. Mises sur toute la zone blanche, les pointes de feu mêmes profondes ne sont pas perçues.

Les *vésicatoires* ont une action plus lente que les pointes de feu. Ils ne déterminent pas une contraction réflexe aussi puissante sur les vaso-moteurs cutanés. Ils risquent donc moins de déterminer une congestion trop rapide et sont particulièrement applicables dans les périodes aiguës ou subaiguës de congestion fébrile. Peut-être même, les vésicatoires agissent-ils plus que par la simple révulsion. Ils paraissent augmenter la production des leucocytes et la phagocytose. L'importance de la réaction locale provoquée par le vésicatoire chez les tuberculeux n'avait pas échappé aux anciens observateurs. Ils avaient remarqué l'épaisseur et la consistance de la couenne inflammatoire, produite au niveau des foyers, et lui accordaient une certaine valeur diagnostique. En raison de cette réaction locale très intense, la durée d'application doit être particulièrement courte, quatre à cinq heures au plus.

En cas de lésions superficielles et étendues, particulièrement de pleurésies sèches, les vésicatoires réussissent très bien. Leur action sur les frottements pleuraux est plus évidente que celle des pointes de feu. Celles-ci, pour les lésions profondes, ont au contraire une supériorité.

Mais l'objection sérieuse faite au vésicatoire, est l'irritation produite soit sur le rein, soit sur la vessie. S'il y a la moindre trace, soit d'albumine, soit d'irritation vésicale, ce moyen de révulsion est à rejeter complètement. Il est à rejeter chez les tuberculeux âgés ayant dépassé la quarantaine, car le rein chez eux est toujours un peu fatigué. La simple notion dans les antécédents pathologiques, soit d'une scarlatine, soit d'une diphtérie, doit même suffire à faire abandonner le vésicatoire.

Les morceaux d'emplâtre vésicant seront toujours fortement camphrés et de petites dimensions. Ils ne dépasseront guère la grandeur d'une pièce de cinq francs. Les mouches de Milan sont aussi irritantes que le vésicatoire ordinaire et renferment, comme lui, un tiers de leur poids d'emplâtre en poudre de cantharides. Le papier épispastique ne contient en cantharides que le douzième (papier nº 2) et même le seizième (papier nº 1) du poids d'emplâtre. Il est beaucoup plus maniable, peut être appliqué d'une façon plus prolongée et sur une surface plus étendue. Il donne les mêmes résultats que le vésicatoire et les mouches, avec moins de risques et d'inconvénients.

Le papier épispastique au garou est beaucoup moins irritant que le papier à la cantharide, pour la vessie et pour le rein. Il était très employé autrefois pour entretenir la suppuration des vésicatoires. A lui seul, il peut produire la vésication, mais par un contact prolongé.

Le pansement du vésicatoire doit être fait avec beaucoup de soin et de propreté. C'est une condition importante pour la parfaite tolérance. La vaseline boriquée est en général employée, comme plus aseptique que le cérat. Elle aurait, d'après H. Barth, l'inconvénient de macérer la peau. Le cérat frais donnerait une reproduction plus rapide de l'épiderme. Il est aussi fort important de protéger, par une couche d'ouate non tassée, l'épiderme soulevé, contre les irritations mécaniques et contre le frottement des vêtements. Dans les tuberculoses bilatérales, H. Barth n'hésite pas à faire appliquer, tous les huit jours, un vésicatoire de six centimètres alternativement à droite et à gauche, en avant et en arrière. Un mois s'écoule de cette façon avant que la révulsion ne revienne agir sur le même point. Dans les formes infiltrées et subaiguës, cette révulsion puissante et continue donne de très bons résultats.

Les *cautères*, autre mode d'obtenir une suppuration permanente, procurent dans les phtisies avancées un soulagement très réel. Ils diminuent beaucoup l'expectoration et, par suite, la fatigue de la toux. Ils n'ont pas d'application dans la tuberculose au début. La crainte d'infections secondaires possibles au niveau du foyer suppurant, doit, en ce cas, les faire absolument écarter.

Les *applications externes d'iode*, d'un emploi si banal, sont à la fois plus efficaces et moins inoffensives qu'on ne le croit. En dehors de la révulsion, elles agissent par l'inhalation de vapeurs iodées. Cette inhalation peut être nuisible et irritante, surtout quand on emploie de grandes feuilles de coton iodé. L'irritation produite sur la peau par des badigeonnages répétés peut devenir très vive et très douloureuse. La teinture d'iode vieillie et exposée à la lumière contient de l'acide iodhydrique. Elle cause sur la peau de véritables brûlures, et ses vapeurs sont très irritantes. Les badigeonnages trop étendus de teinture d'iode peuvent même influencer le rein; Jules Simon les regardait comme une cause possible et assez fréquente d'albumine chez l'enfant. Ce moyen, d'un emploi très commode et susceptible de rendre des services, ne doit donc pas être laissé à la discrétion de malades peu soigneux ou employé sans quelques précautions.

Jules Simon insistait sur un autre petit détail d'application. On prendra soin, en hiver surtout, de faire légèrement tiédir au bain-marie la teinture d'iode afin d'éviter l'impression très désagréable de froid produite par l'évaporation de l'alcool sur la peau.

Les *frictions révulsives* comprennent tout d'abord les simples frictions stimulantes au liniment de Rosen, au liniment ammoniacal camphré, au liniment térébenthiné, à l'alcoolat de Fioraventi. Faites sur toute la poitrine aussitôt après un refroidissement, elles sont un bon moyen de ramener le sang vers la peau. Elles sont, dans beaucoup de sanatoriums, employées quand le malade sent un frisson pendant sa cure d'air. Elles sont aussi un moyen puissant d'endurcir et de stimuler la peau.

Les frictions vraiment irritantes ont une indication beaucoup plus restreinte. Chez les herpétiques, le début des accidents pulmonaires coïncide parfois avec la disparition d'accidents cutanés : herpès, psoriasis, eczéma. Certes les vieilles théories humorales ont aujourd'hui fait leur temps. Et pourtant, chez ces malades, quelques frictions faites sur la poitrine avec la pommade stibiée d'Autenrieth déterminent, sitôt les premiers boutons apparus, une améliorara- on surprenante. Sur certaines peaux très sensibles, l'effet produit par la pommade stibiée est beaucoup trop intense. Il convient alors d'augmenter la proportion d'axonge. Celle-ci est des trois quarts seulement dans la formule d'Autenrieth :

Émétique porphyrisé.................... 10 grammes.
Axonge benzoïnée...................... 30   —

Cette pommade au quart se montre très irritante chez quelques sujets ; et ces susceptibilités individuelles sont réellement surprenantes. On ne l'emploiera donc pour les premières applications qu'en très petites quantités, gros comme un pois environ. En augmentant graduellement, suivant l'effet vésiculeux produit, on en obtiendra parfois d'excellents résultats.

LA RÉVULSION HYDROTHÉRAPIQUE.

Les *enveloppements humides* du thorax sont très employés dans les sanatoriums d'Allemagne. Ils constituent un moyen puissant de révulsion ou plutôt de décongestion profonde. Ils méritent d'être connus et essayés dans les formes de la tuberculose à marche rapide et fébrile. Voici la technique indiquée par Moeller : On prend un morceau de toile long de deux mètres, gardant, une fois plié en double, 20 centimètres de large. On le tord dans l'eau froide et on l'applique, en le croisant en double X au-dessus des épaules, sur la poitrine. Par-dessus, le malade endosse une petite camisole d'étoffe imperméable. Le tout est maintenu par une forte bande de flanelle longue de 6 mètres et large d'au moins 25 centimètres. Au moment où l'on fait les tours de bande, il importe que le malade respire profondément. Sans cette précaution les circulaires du thorax produiraient une constriction pénible.

Ces enveloppements sont mis le soir et laissés jusqu'au matin. En cas d'accidents aigus obligeant à garder le lit, ils sont renouvelés matin et soir.

L'effet de ces enveloppements humides serait, après un refroidissement temporaire, une dilatation et une circulation accélérées dans les vaisseaux périphériques. Cet effet ne se borne pas à la peau. Il s'étend profondément jusqu'à la plèvre et au poumon malade. La circulation, dit Moeller (1), devient plus

(1) MOELLER, Traitement de la tuberculose dans les établissements fermés. Berlin, 1902, p. 155.

rapide, la nutrition s'améliore, la toux diminue, l'expectoration devient plus fluide et plus facile.

Au matin, quand on enlève l'enveloppement, on trouve la peau rouge et chaude. Pour éviter les refroidissements, le mieux est de faire une lotion fraîche très rapide et de frotter ensuite énergiquement à sec.

En cas de fièvre persistante ou d'hémoptysies, Moeller indique même des enveloppements enlevés au bout de dix minutes et ne donnant par conséquent que l'effet de refroidissement. En enlevant le linge humide, on fait une friction sèche. Ces courts enveloppements sont au besoin renouvelés toutes les deux heures et même, en cas de broncho-pneumonie, toutes les heures. Si le pouls faiblit, on soutient le malade avec un peu de vin ou de cognac.

Pour attirer le sang vers les membres inférieurs et décongestionner le thorax, Moeller conseille le procédé suivant : Le malade met des bas de coton trempés dans l'eau froide puis, par-dessus, des bas de laine épais. Une boule chaude est placée aux pieds. La circulation du sang est vite activée dans les pieds et dans les jambes, dégageant les parties supérieures du corps.

Nous n'avons aucune expérience des deux derniers moyens. Nous avons vu employer le premier dans une famille allemande chez un malade atteint de pneumonie caséeuse. L'enveloppement fut très bien toléré. L'effet sur la fièvre et sur la dyspnée parut très bon.

L'emploi aujourd'hui courant des compresses d'eau froide dans les broncho-pneumonies a préparé les familles françaises à comprendre et à accepter ce traitement. Chez les sujets nerveux entourés de parents pusillanimes, la compresse échauffante appliquée à l'eau tiède rencontrerait encore moins de résistance. Sauf la première sensation de froid, son effet définitif se rapproche beaucoup de l'enveloppement froid. C'est le même échauffement rapide de la peau et la même sudation locale. La compresse est appliquée tiède et recouverte de taffetas gommé, de ouate et de flanelle. L'action calmante de cet enveloppement tiède est remarquable en cas de point de côté par congestion pleuro-pulmonaire.

TRAITEMENT DE L'IRRITATION PHARYNGÉE.

Un autre moyen indirect de calmer la toux consiste à lutter contre l'irritation pharyngée. Les vaporisations, les pulvérisations, les badigeonnages de cocaïne, les inhalations remplissent ce but, tout en évitant de fatiguer l'estomac. Comme vaporisation, on peut conseiller de respirer la vapeur d'une décoction très chaude de guimauve renfermant par tasse quinze gouttes de :

            Teinture de benjoin.................. } āā 5 grammes.
            Alcool à 90°........................ }

Comme pulvérisation, la préparation suivante réussit en général bien :

            Eau..............................   450 grammes.
            Glycérine........................   50   —
            Benzoate de soude................ } āā 10   —
            Antipyrine....................... }

Un simple pulvérisateur à eau de Cologne est suffisant. On aura soin de faire tiédir la solution au bain-marie. Après avoir pulvérisé deux ou trois minutes dans la gorge, il est bon de terminer par une pulvérisation d'une demi-minute dans chaque narine.

Pour les badigeonnages de cocaïne, on emploiera la solution au cinquantième dans l'eau de laurier-cerise. Les pastilles de cocaïne peuvent être aussi essayées, elles sont certainement plus efficaces que toutes les pâtes et pastilles calmantes. Peter cependant conseillait de ne pas dédaigner l'effet palliatif de ces préparations. Gueneau de Mussy préférait à tous ces moyens calmants, quelques fragments de gomme arabique mis à fondre lentement dans la bouche. Outre leur utilité pour combattre la sécheresse de la gorge, il leur accordait même une valeur d'alimentation. Un verre à liqueur d'eau de fleurs d'oranger bu à petites gorgées, autre moyen indiqué par Pidoux, fait assez souvent cesser les quintes les plus pénibles.

Mais, parmi tous ces menus palliatifs, le plus efficace est fourni par les inhalations de menthol. Il suffit de remplir au tiers un petit flacon de cristaux de menthol et de le fermer par un bouchon à deux trous. Un premier tube plonge dans les cristaux et sert à l'arrivée de l'air. Un second tube s'arrêtant au ras du bouchon est recourbé à angle droit pour faciliter l'inhalation. En hiver il est bon de plonger quelques instants le flacon dans l'eau chaude. Mais cette pratique n'est pas indispensable. Ces inhalations sont très agréables ; elles peuvent être reprises, sitôt que la toux devient menaçante et pénible. Leur action calmante n'est pas à dédaigner.

LES ANTISPASMODIQUES.

En cas d'insuccès de ces divers moyens contre la toux d'irritation, l'agent le meilleur et le moins infidèle reste certainement l'*opium*. Dans plusieurs sanatoriums, les malades sont toujours porteurs d'un petit flacon de pilules d'extrait thébaïque, dosées à un centigramme. Ils prennent une de ces pilules en cas de quinte un peu violente. Ils en prennent coup sur coup quatre ou cinq en cas d'hémoptysie. L'emploi de l'opium diminue certainement l'appétit, mais cette diminution est souvent beaucoup moins marquée qu'on ne pourrait le craindre. Elle constitue un inconvénient moins grave que le trouble apporté à l'alimentation par une toux incessante, entraînant des vomissements. La constipation opiniâtre provoquée parfois par l'opium est un ennui plus sérieux. Avantageuse chez quelques sujets toujours menacés ou atteints de diarrhée, cette action de l'opium peut chez d'autres malades obliger à préférer d'autres antispasmodiques.

La *morphine*, la *codéine* possèdent l'action calmante de l'opium tout en ayant, à un degré beaucoup moindre, son effet de constipation. Les pilules à un centigramme, soit de morphine, soit de codéine, peuvent remplacer les pilules d'opium. Les pilules de codéine sont assez coûteuses. Les gouttes blanches anglaises sont une solution de chlorhydrate de morphine dans l'eau de laurier-cerise. Dix gouttes correspondent à un centigramme.

Un dérivé diacétique de la morphine : l'*héroïne*, parut un moment, en raison de son action rapide et puissante contre la toux et contre la dyspnée, susceptible de rendre de grands services dans la tuberculose. De plus, l'héroïne diminue la consommation d'oxygène. Celle-ci tombe aux 4/5 et même aux 2/3 de son chiffre précédent ; l'exagération ordinaire des combustions se trouve donc combattue. L'accoutumance est très lente. Comme la morphine, l'héroïne se donne en pilules ou en injections sous-cutanées, mais à doses deux fois moindres, 5 milligrammes au plus pour une prise. Même avec ces doses réduites, la tolérance est loin d'être toujours parfaite. On voit quelquefois une sorte d'ivresse, de la somnolence, de la céphalée. Les nausées et les vomissements, fréquents comme pour la morphine après la première injection, disparaissent par l'accoutumance. Chez les malades tolérant bien l'héroïne, on se heurte à un autre écueil, surtout en cas d'injections hypodermiques. Celles-ci finissent par devenir indispensables. Leur besoin se fait sentir à des intervalles de plus en plus rapprochés. C'est une véritable héroïnomanie en tout semblable à la morphinomanie. — On évitera donc, dans les tuberculoses au début et encore curables, l'emploi de l'héroïne. On le réservera pour les tuberculoses avancées où son effet antidyspnéique peut donner un soulagement réel.

En cas de tendance naturelle à la constipation, la *belladone* et la *jusquiame* permettraient facilement de combattre cette tendance en même temps que la toux. La forme pharmaceutique la plus simple pour chacun de ces médicaments est encore les pilules renfermant 1 à 2 centigrammes d'extrait. La belladone a parfois l'inconvénient d'augmenter la sensation de sécheresse de la gorge.

Un autre antispasmodique, l'*aconit*, possède une action plus complexe. Il agit certainement non seulement contre la toux, mais contre l'enrouement, la fièvre, le malaise qui accompagnent la toux. C'est surtout en cas de toux nocturne empêchant le sommeil que l'action de l'aconit est souvent remarquable. Jules Simon l'associait en général à la belladone. Il donnait le soir dans une tasse de lait, cinq à dix gouttes du mélange suivant :

> Teinture de belladone.................. } āā 5 grammes.
> Alcoolature de racine d'aconit......... }

Cette dose est ordinairement suffisante. Elle pourrait être chez l'adulte répétée ou dépassée.

L'action de l'*iodoforme* contre la toux est certaine et absolument incontestable. L'iodoforme a été longuement étudié parmi les antiseptiques. Mais même si on lui refusait ce dernier rôle, son efficacité contre la toux constituerait encore une réelle indication.

II. — Le catarrhe bronchique.

MÉDICATIONS ANTI-CATARRHALES.

La toux accompagnée d'expectoration est, à certains égards, utile pour expulser les crachats, et doit être respectée. Dans les sanatoriums, la fameuse discipline de la toux a précisément pour but d'apprendre aux malades à ne pas tousser sans motif, par simple irritation, à ne tousser que pour cracher. Mais si les crachats, par leur abondance, finissent par provoquer des quintes trop fréquentes, le moyen le plus efficace de diminuer ces quintes est d'agir indirectement contre elles, en diminuant les crachats.

Parmi les moyens indiqués plus haut, la révulsion, l'iodoforme remplissent assez bien la double indication calmante et anti-catarrhale. Le tannin, en particulier sous forme d'extrait de ratanhia, la créosote et ses dérivés modifient aussi la sécrétion bronchique. Cet effet de la créosote est particulièrement remarquable, dans la tuberculose catarrhale des vieillards. Mais l'action modificatrice la plus puissante appartient aux balsamiques: acide benzoïque, baume de tolu et du Pérou, aux préparations sulfureuses, à la terpine et au goménol.

L'*acide benzoïque* paraît constituer le principe le plus actif du baume de tolu et du baume du Pérou. Sous forme de benzoate de soude il est particulièrement bien toléré par l'estomac. Le mieux est de le prescrire en solution aqueuse renfermant 1 gramme par cuillerée à bouche. Une cuillerée à bouche matin et soir dans du lait constitue une dose suffisante. Le baume de tolu s'emploie surtout en sirop ou comme excipient pour les diverses pilules balsamiques. Le polygala, au lieu de diminuer tout d'abord la sécrétion bronchique, tendrait plutôt à l'augmenter, mais tout en facilitant beaucoup l'expectoration. Dans les cas où la toux quinteuse amène avec peine quelques grumeaux compacts et peu abondants, le sirop de polygala à dose d'une ou deux cuillerées par jour, l'extrait de polygala en pilules de 0^{gr},10 centigrammes soulagent plus que les autres balsamiques.

Les *préparations sulfureuses* ont quelquefois l'effet inverse. Tout en diminuant l'expectoration, elles peuvent rendre la toux plus sèche et plus pénible. Toutes les eaux sulfureuses

(Eaux-Bonnes, Saint-Honoré, Cauterets, Enghien) doivent, même loin de la source, être données à doses faibles (deux cuillerées au début) et progressives. Le mieux est de les mélanger le matin à du lait chaud et de sucrer avec une cuillerée de sirop de polygala. Les autres préparations de soufre sont peu usitées. Le sirop de monosulfure de sodium du Codex renfermant 0^{gr},02 centigrammes par cuillerée à bouche est la plus employée. Au cas de mauvaise odeur des crachats, son action désinfectante est réelle. L'hyposulfite de soude, donné à dose de 2 à 4 grammes par jour par Lancereaux (1), agit aussi très bien sur l'abondance et sur la fétidité des crachats.

Dans certaines formules anciennes on trouve des associations assez judicieuses. Les pilules balsamiques de Morton renferment à la fois de la gomme ammoniaque, du benjoin, du baume de tolu, de la poudre de safran, du baume de soufre anisé. Elles sont bien tolérées, même à dose de six pilules par jour. Les pilules de cynoglosse, outre un centigramme d'extrait d'opium par pilule de 0^{gr},10, contiennent de la myrrhe, de l'oliban, du safran, du castoréum, de la jusquiame. Elles sont à la fois calmantes et balsamiques. La poudre de Dower est à peu près aussi riche en opium (5 centigrammes d'extrait d'opium dans 55 centigrammes de poudre). Mais c'est un mélange complexe présentant aussi de l'ipéca, du sulfate et du nitrate de potasse. Les pilules balsamiques de Bouchard contiennent chacune 0^{gr},10 de goudron, 0^{gr},10 de baume de tolu, 0^{gr},10 de benzoate de soude. En principe, ces formules complexes sont inférieures aux formules simples. Quelques-unes ont cependant fait leurs preuves. Elles sont en tout cas utiles, quand il faut varier la médication.

La *terpine* est peut-être le plus puissant modificateur des hypersécrétions bronchiques. — Elle les diminue rapidement et par suite atténue la toux. Même chez les enfants, Descroizilles a montré son utilité spéciale, toutes les fois qu'il existe des râles humides dans les bronches. Les enfants, bien qu'ayant du catarrhe bronchique, ne crachent pas, ils déglutissent leurs crachats et cette déglutition devient une cause d'irritation et d'intoxication gastro-intestinale. La terpine en ce cas améliore non seulement le catarrhe local, mais l'état général en supprimant cette cause d'intoxication. La

(1) LANCEREAUX, *Leçons de clinique médicale*, 1892, p. 313.

terpine ne peut malheureusement être donnée que sous forme
de pilules, de cachets ou d'élixir. Elle est un peu irritante
pour l'estomac. La formule d'élixir de P. Vigier, bien que renfermant 0^{gr},50 par cuillerée à bouche, est assez bien tolérée, à
condition de donner l'élixir dans du thé ou dans du lait.

Vanilline............................	0^{gr},02
Terpine.............................	5 grammes.
Glycérine...........................	
Alcool à 95°........................	āā 70 —
Miel...............................	

Le *goménol* on *terpinol naturel* est au contraire facile à
administrer en injections sous-cutanées. Bien qu'il soit possible
de le donner en capsules, la voie hypodermique est la plus
inoffensive et la plus efficace. Les injections sous-cutanées
d'huile goménolée au cinquième, en commençant par un centimètre cube et élevant graduellement les doses, tarissent vite
l'expectoration surabondante. Malibran (de Gorbio), après les
avoir longuement expérimentées, a noté la curieuse dissocia-
tion d'effet obtenue par le goménol : 1° sur l'expectoration due
aux associations microbiennes banales, 2° sur l'expectoration
due à la fonte caséeuse et au bacille de Koch. Cette dissocia-
tion est encore plus nette qu'avec la créosote et qu'avec la
terpine. Très rapide et très accentuée dans le premier cas, la
diminution de l'expectoration est lente et incomplète, en cas
de fonte caséeuse pure, sans associations microbiennes secondaires. Au début de la tuberculose (où l'expectoration, quand
elle existe, est avant tout catarrhale et non caséeuse), les
résultats sont particulièrement bons. Ces formes catarrhales
d'emblée ne sont pas rares chez les vieillards, et même chez
les enfants scrofuleux. Avant la recherche du bacille, elles
étaient, en raison de la conservation relative de l'état général
et de la prédominance des râles muqueux, étiquetées « bronchites chroniques ». Dans ces formes catarrhales, l'abondance
de l'expectoration est une cause sérieuse de fatigue, d'insomnie,
de toux. Par l'abondance des déperditions minérales, en particulier des phosphates et des chlorures contenus dans les crachats, elle devient une cause d'affaiblissement général. Peut-
être même, le catarrhe des bronches constitue-t-il un milieu
favorable à la culture, soit du bacille de Koch, soit des microbes
d'infection secondaire. Sa disparition coïncide souvent avec
une détente des accidents infectieux, en particulier de la fièvre.

Les injections sous-cutanées de goménol sont toujours bien tolérées au point de vue général. Elles sont, comme toxicité, bien plus régulièrement supportées que les injections de créosote. Au point de vue local, elles déterminent une certaine douleur. Mais après quelques injections, le malade finit presque toujours par s'y accoutumer.

L'opothérapie pulmonaire a été récemment préconisée contre la tuberculose. Elle exerce certainement un effet sur la toux (ce qui pourrait à la rigueur s'expliquer par la suggestion) et un effet plus intéressant sur l'expectoration et le catarrhe bronchique. Ce procédé est loin d'être nouveau. L'école arabe accordait une grande importance thérapeutique au poumon de renard desséché, et son emploi s'est maintenu pendant tout le moyen âge. En voici la préparation : « Pulmo vulpis in frustula dividitur, abluitur ex vino, incoquitur lente in aqua rosarum, decoctu sumach aut simili, rursus lavatur, siccatur, usus tempore in pulverem redigitur. Syrupo myrtillorum exhibatur. » Le sirop de mou de veau a survécu d'autre part au Codex. Il était curieux de retrouver ces premières ébauches de l'organothérapie.

LA DÉSINFECTION BRONCHIQUE.

La fétidité de l'expectoration est rare dans la tuberculose, surtout au début. Elle est rarement bien accentuée. Si pourtant elle se présentait, on essaierait tout d'abord le sirop de monosulfure de sodium et la créosote. L'alcoolature d'eucalyptus à dose de 2 grammes par jour, dans un julep diacodé, est regardée par Bucquoy comme un des meilleurs désinfectants bronchiques. Cette préparation ne pouvant être longtemps continuée sans fatigue pour l'estomac, on aurait au besoin recours aux injections sous-cutanées d'eucalyptol. Une révulsion énergique par les pointes de feu diminue souvent aussi beaucoup non seulement l'abondance, mais la fétidité de l'expectoration. — Constantin Paul employait les inhalations faites avec la solution phéniquée au vingtième. Celles-ci, malgré leur concentration, sont bien supportées à condition de se servir d'acide phénique cristallisé en neige et pur. Elles contribuent même à calmer la toux. Les injections sous-cutanées de goménol donnent aussi, comme action désinfectante, de très bons résultats.

CHAPITRE III

LES COMPLICATIONS RESPIRATOIRES (*suite*). — LES HÉMOPTYSIES ET LES CONGESTIONS TUBERCULEUSES.

SOMMAIRE. — I. **Les hémoptysies**. Côtés favorables de l'hémoptysie. Les hémoptysies à répétition : rôle des causes hygiéniques ou médicamenteuses. Pronostic des hémoptysies. Les caillots intralaryngés de Brehmer. — Le traitement hygiénique : nécessité du repos absolu. — Les médicaments : l'opium, l'ergotine, le tannin, le sulfate de quinine, la révulsion et la ventouse de Junod, l'ipéca, l'adrénaline, la gélatine et le tétanos par injection de gélatine ; le chlorure de calcium. — II. **Les congestions**. Les congestions pérituberculeuses et leurs causes occasionnelles. Rôle de la menstruation. Rôle de l'impaludisme. Le pneumo-paludisme du sommet. La révulsion. Les vomitifs et leurs inconvénients. La médication nauséeuse, ses effets utiles à doses très atténuées. Traitement spécial des poussées congestives d'origine menstruelle.

I. — Les hémoptysies.

PRONOSTIC DES HÉMOPTYSIES.

Les hémoptysies (1), dans la tuberculose au début, peuvent constituer un accident assez sérieux, quelquefois par leur grande abondance, plus souvent par leurs fréquentes répétitions. Plus que tous les autres accidents, elles effraient et démoralisent les malades. Le médecin doit s'attacher à bien montrer qu'en elle-même une hémoptysie n'est pas beaucoup plus grave qu'un saignement de nez. Au fond même, ces formes, à début hémorragique, sont de beaucoup les plus favorables. Le malade ainsi averti est inquiet, il se décide de bonne heure à se soigner, à faire les sacrifices de repos nécessaire, à interrompre ses occupations. D'autre part, l'hémoptysie indique l'intensité de la congestion pérituberculeuse. Cette congestion est un facteur favorable dans la marche du tubercule. Elle atteint son maximum dans les tuberculoses

(1) A.-F. PLICQUE, *Presse médicale*, 29 novembre 1899.

.ulcéreuses et arthritiques. Les hémoptysies supplémentaires des règles sont d'autre part remarquablement tolérées. Parfois même elles amènent manifestement une détente utile.

Dans le cas d'hémoptysie à répétition, on recherchera avec soin s'il n'existe pas quelque cause occasionnelle. Cette cause est souvent d'ordre hygiénique : fatigue, conversation trop prolongée, chambre trop chauffée, air impur des salles de danse ou de spectacle, indiscipline de la toux. Le coït soit chez la femme, soit surtout chez l'homme, est une des causes les plus fréquentes et les plus actives d'hémoptysies.

Certains médicaments produisent une congestion locale intense et sont par suite contre-indiqués en cas d'hémoptysies. La créosote, l'arsenic, le soufre doivent être, à cet égard, surveillés avec soin. Le fer, dans la tuberculose pseudo-chlorotique, amène souvent des crachements de sang. Il en est de même de l'iodure de potassium, des injections de tuberculine. La production d'hémoptysies à la suite de leur emploi est fréquente, même en cas de doses très faibles données dans un simple but de diagnostic. L'acide cinnamique et ses dérivés possèdent une action congestive encore plus intense. Malgré quelques bons résultats, cette action les a certainement empêchés d'entrer définitivement dans la pratique.

L'hémoptysie de la tuberculose au début n'est pour ainsi dire jamais mortelle. On ne voit jamais ces hémorragies incoercibles et foudroyantes qui sont provoquées par la rupture des *anévrysmes de Rasmussen* chez les phtisiques porteurs de cavernes avancées.

Brehmer attribuait les cas exceptionnels de mort par les hémoptysies précoces, à une cause toute mécanique : l'occlusion du larynx par des caillots sanguins trop abondants. Dans trois cas avec *mort apparente*, il put extraire ces caillots laryngés avec le doigt et ranimer ensuite le malade. Bien que fort rare, cette possibilité d'une occlusion glottique par les caillots doit être connue.

Au point de vue de l'énergie du traitement, il est de haute importance de rechercher si l'hémoptysie menace de persister ou tend au contraire à cesser spontanément. Chauffard a bien indiqué les signes permettant de reconnaître cliniquement qu'une hémoptysie va s'arrêter ou va continuer (1). Ce seront

(1) Chauffard, Traitement des hémoptysies (*Journal de méd. interne,* 1903).

tout d'abord les signes de l'expectoration fournis par l'examen du crachoir : suivant qu'on trouve du sang frais, rutilant, abondant, ou, au contraire, du sang noirâtre et peu abondant, on présumera que l'hémorragie est en pleine activité ou, au contraire, est en voie de décroissance.

Mais il y a deux signes qu'il considère comme d'excellents éléments de pronostic de l'évolution d'une hémoptysie : c'est la fièvre, et surtout le pouls.

Si le malade a de la *fièvre*, son hémoptysie n'est pas arrêtée.

Il en est de même s'il reste *tachycardique*, avec un pouls à 100, 110 à 120, très petit, très dépressible sous le doigt, bref, en état d'éréthisme cardiaque.

Ce sont là deux signes décisifs de la continuation d'une hémoptysie.

LE TRAITEMENT HYGIÉNIQUE.

Le traitement hygiénique suffit souvent à lui seul dans les hémoptysies même sérieuses. Il est curieux de voir dans les sanatoriums, combien on se préoccupe peu de cette complication. Le repos absolu au lit, dans une chambre bien aérée non chauffée, la respiration d'un air frais et pur sont le point le plus important. Le malade qui vient d'avoir une hémoptysie doit garder un silence absolu, éviter tout mouvement. Il doit plus que jamais discipliner sa toux. Toute visite sera strictement défendue. L'alimentation, qu'il est si important de continuer, sera donnée par très petites quantités à la fois. Elle sera exclusivement liquide ou demi-liquide : lait, bouillon, jaunes d'œufs, huîtres, gelées de viande légèrement acidifiées. Les liquides seront froids mais non glacés ; Sabourin accuse justement les boissons glacées de produire des réactions congestives dangereuses.

Un point fort important du repos si indispensable est oublié par beaucoup de médecins. C'est la nécessité d'éviter pendant quelques jours tout examen local. Cet examen est loin d'être indispensable. Il est fréquemment très nuisible. On expliquera bien entendu à la famille les motifs de cette réserve dans l'examen. L'auscultation, même sans qu'on invite le malade à tousser ou à respirer fortement, les chocs de la percussion, doivent être soigneusement évités, non seulement au cours, mais dans les premiers jours qui suivent une hémoptysie. Cet examen est une cause fréquente de rechute. Mieux que l'examen direct, le thermomètre renseignera, d'ailleurs, sur la marche des lésions.

L'ANCIEN TRAITEMENT MÉDICAMENTEUX.

Les médicaments proposés contre les hémoptysies sont très nombreux. Tous ont compté des succès, ce qui tient peut-être à ce que d'elle-même l'hémoptysie tend à s'arrêter seule. Aux vieux remèdes d'autrefois : opium, ergotine, tannin, ipéca, sont venus s'adjoindre des médicaments nouveaux : adrénaline, gélatine, chlorure de calcium. Tous ces moyens méritent d'être connus, tout en se gardant de faire, contre un accident plus bruyant que grave, une thérapeutique trop brutale.

Dans les hémoptysies apyrétiques d'abondance médiocre, l'*opium* suffit très souvent. On peut le donner seul par pilules de 0^{gr},01 toutes les deux heures. Dans les sanatoriums, on conseille aux malades sujets aux crachements de sang d'avoir toujours sur eux une boîte de ces pilules. Ils en prennent une et au besoin plusieurs au moindre crachat un peu rosé ou même si la toux devient sèche, quinteuse, s'accompagne de ce goût salé dans la bouche bien connu des malades et précurseur fréquent de l'hémoptysie. Behier associait l'opium à l'eau de Rabel.

Extrait thébaïque.......................	0^{gr},10
Eau de Rabel...........................	3 grammes.
Eau....................................	100 —

Par cuillerées à soupe dans la journée.

On peut l'associer à l'ipéca. Dieulafoy donne, par exemple, toutes les heures une des pilules suivantes :

Ipéca..................................	0^{gr},05
Extrait thébaïque......................	0^{gr},002

S'il est nécessaire d'agir vite, on peut avoir recours aux injections sous-cutanées de morphine. Grancher et Hutinel regardent leur action comme égale sinon supérieure aux injections d'ergotine.

Mais l'opium donné seul et donné par la bouche a un avantage sérieux. Il provoque la constipation. Or, les efforts de défécation sont une cause fréquente de rechute dans les hémoptysies. Il est donc très utile de maintenir, après un crachement de sang sérieux, la constipation pendant trois ou quatre jours. Il faudra faciliter la première garde-robe par un lavement d'huile ou un suppositoire glycériné. Sinon l'avantage donné pendant quelques jours par la constipation pourrait plus tard, en raison des grands efforts nécessaires, devenir un inconvénient.

Parmi les formules complexes associant différents médicaments, les deux formules suivantes, dues à Lebert et à Guéneau de Mussy, méritent aussi d'être connues :

$$
\begin{array}{ll}
\text{Ergotine} \dots\dots\dots\dots\dots\dots\dots\dots \left.\vphantom{\begin{array}{c}a\\b\end{array}}\right\} \bar{\bar{a}}\ \ 0^{gr},05 \\
\text{Tannin} \dots\dots\dots\dots\dots\dots\dots\dots\dots \\
\text{Extrait d'opium} \dots\dots\dots\dots\dots\dots\dots\ \ \ 0^{gr},015
\end{array}
$$

Pour une pilule. Quatre à dix dans la journée (Lebert).

$$
\begin{array}{ll}
\text{Extrait de ratanhia pulvérisé} \dots\dots\dots\dots & 0^{gr},20 \\
\text{Ergot de seigle} \dots\dots\dots\dots\dots\dots\dots & 0^{gr},15 \\
\text{Digitale pulvérisée} \dots\dots\dots\dots\dots\dots & 0^{gr},02 \\
\text{Extrait de jusquiame} \dots\dots\dots\dots\dots\dots & 0^{gr},01
\end{array}
$$

Pour une pilule. Quatre à six par jour (Guéneau de Mussy).

Elles sont particulièrement utiles en cas d'hémoptysies non plus très abondantes, mais fréquentes, répétées, survenant à la moindre cause. Dans ces hémoptysies à répétition, l'iodoforme a aussi une très grande valeur préventive. Le sulfate de quinine réussit parfois très bien dans les hémoptysies accompagnées de fièvre. Il est indispensable, si le malade a des antécédents palustres. Souvent alors il exerce son action à la fois contre la fièvre, contre la toux, contre les hémorrhagies. Une dose de 1 gramme par jour est suffisante. Grimbert, de Cannes, a recommandé l'association du sulfate de quinine et de l'ergot de seigle.

Le *tannin* employé soit sous forme de tannin à l'alcool, soit mieux sous forme d'extrait de ratanhia ou de fraisier, exerce une action hémostatique très réelle. Chauffard préconise surtout son emploi sous forme d'*acide gallique*, qui lui paraît être mieux toléré. La dose est de 75 centigrammes à $1^{gr},25$ par vingt-quatre heures, par prises de 20 à 25 centigrammes.

Il considère l'acide gallique comme un bon médicament hémostatique dans les hémoptysies rebelles, sans qu'on puisse faire la part respective de son influence sur la crase sanguine et de son action sur les petits vaisseaux.

Dieulafoy préfère donner le tannin sous forme de sirop de ratanhia. Il l'associe, dans une formule très efficace, à l'eau de Rabel :

Eau distillée......................... 120 grammes.
Sirop de ratanhia..................... 40 —
Eau de Rabel......................... 3 —

Par cuillerées toutes les trois heures.

Outre ces médicaments internes, on essaiera utilement l'application de nombreuses ventouses sèches. Si celles-ci ne donnaient pas un résultat suffisant, l'application d'une vessie de glace sur les parties génitales : scrotum ou grandes lèvres, a une action réflexe beaucoup plus puissante. Cette action est plus sûre que l'application sur le thorax. Un contact de quelques minutes suffit. Quand ce moyen échoue, l'application de la ventouse Junod constitue une précieuse ressource ; mais cette application est assez délicate. Le vide doit être assez grand pour arrêter l'hémoptysie ; il ne doit pas être poussé jusqu'à provoquer la syncope. En cas de défaillance, il faut laisser rentrer, dans la ventouse, un peu d'air. A défaut de ventouse Junod, on emploierait des ligatures faites à la racine des quatre membres. Ces ligatures seront modérément serrées, de façon à arrêter seulement la circulation veineuse.

Dans les cas les plus graves et surtout dans les hémoptysies fébriles accompagnées de congestion pulmonaire, le moyen classique était autrefois l'ipéca. Si la quantité de sang était considérable, on donnerait d'emblée une dose massive, 3 grammes en trois paquets, à dix minutes d'intervalle. Souvent le premier effort de vomissement provoque le rejet d'un énorme flot de sang accumulé. Ce rejet est absolument effrayant. Il rend l'emploi de ce moyen, bon à la rigueur à l'hôpital, à peu près inapplicable dans les familles. Le médecin en le conseillant devrait, en tout cas, s'astreindre à rester au chevet de son malade tant que durent les vomissements. — Le traitement de ces hémoptysies congestives sera étudié plus en détail, avec les congestions pérituberculeuses. — Dans les formes graves, un médicament nouveau : l'adrénaline, constituerait certainement une médication aussi efficace, et moins brutale que l'ipéca.

LES HÉMOSTATIQUES NOUVEAUX.

L'*adrénaline* s'est souvent montrée efficace dans le cas d'hémoptysies abondantes et rebelles. Elle a été employée en injections hypodermiques, intratrachéales, et même intrapulmonaires.

Les injections hypodermiques ont parfaitement réussi dans les essais de Souques et Morel à la dose d'un 1/2 milligramme, c'est-à-dire un 1/2 centimètre cube, d'une solution au millième. Chez quatre malades, ayant eu neuf hémoptysies, ces injections ont assuré l'hémostase dans un temps relativement court.

Il ne semble pas que la dose de 3/4 et de 1 milligramme ait une action beaucoup plus rapide. Par contre, elle expose à des inconvénients : céphalée, vertiges, étourdissements, *angor pectoris*, nausées, vomissements. Il ne fut jamais relevé ni élévation de température, ni glycosurie. Ces inconvénients, pouvant durer un jour et plus, ont toujours fait défaut avec 1/2 milligramme; ils sont à redouter avec la dose de 1 milligramme qui ne doit être employée qu'avec prudence et dans les hémoptysies abondantes et inquiétantes. Encore serait-il préférable de recourir à deux injections de 1/2 milligramme faites à quelque intervalle l'une de l'autre.

L'adrénaline semble agir par vaso-constriction. Dans certains cas, le pouls se ralentit et la pression artérielle s'élève consécutivement à l'injection. Mais cette élévation de pression n'a paru ni constante ni considérable.

L'injection intratrachéale a été surtout essayée par Bouchard. « Deux fois, dit-il au congrès du Caire, j'ai vu 1 centimètre cube d'une solution à 1 p. 1 000 par piqûre dans la trachée arrêter des hémoptysies inquiétantes. » Lenoir a même réussi avec une solution beaucoup plus faible, au dix-millième seulement. Ces injections intratrachéales seraient, en cas d'échec de la voie hypodermique, la méthode de choix. Elles sont plus faciles à pratiquer, plus inoffensives et paraissent tout aussi efficaces que les injections intrapulmonaires. Celles-ci ont été proposées et exécutées dans trois cas avec succès par Vaquez (1). La piqûre du poumon fut parfaitement tolérée. Elle constitue cependant un procédé un peu plus risqué que la simple ponction trachéale. Cette dernière doit donc être préférée.

La *gélatine* employée en injections sous-cutanées a donné entre les mains de Carnot, de Huchard, de Deguy, de très réels succès dans les hémoptysies. On réussit très bien avec

---

(1) Vaquez, *Soc. méd. des hôpitaux*, 7 nov. 1902.

une solution faible de gélatine de 1 à 5 p. 100 dans l'eau salée
physiologique, que l'on tiédit au bain-marie, et que l'on injecte,
suivant les préceptes ordinaires, dans le tissu sous-cutané de
l'abdomen ou de la région externe de la cuisse. La dose injectée est de 20 à 100 centimètres cubes. On renouvelle généralement l'injection, soit tous les jours, soit à un certain intervalle. Cette injection est quelquefois un peu douloureuse, mais
d'une façon très inconstante ; elle est assez souvent suivie de
rougeur locale et de fièvre, même sans aucune faute d'asepsie ;
elle se résorbe assez rapidement.

C'est pour diminuer cette réaction que Carnot conseille de
dissoudre la gélatine dans l'eau salée physiologique à 7 p. 1000,
de façon à utiliser un milieu isotonique au sang, toujours
dans le but d'altérer le moins possible les tissus.

Il se sert fréquemment aussi d'une solution contenant du
chlorure de calcium à la dose de 1 p. 100 environ. Ce sel
ajoute son action coagulante à celle de la gélatine. Mais l'irritation produite est alors un peu plus forte.

Hélas, l'histoire des injections sous-cutanées de gélatine
montre bien la part de risque contenue dans tout médicament
nouveau, même le plus inoffensif en apparence. L'expérience
seule fait connaître les dangers graves, les intolérances, les
complications parfois mortelles. La gélatine du commerce est
fabriquée en fondant à température assez douce divers débris
d'animaux, cornes et surtout vieux sabots de chevaux.

Elle est bien loin d'être aseptique. La fièvre est, après ces injections, presque la règle. Thierne (1), de Gorbersdorff, a obtenu
des résultats rapides et très bons des injections de gélatine
dans douze cas d'hémoptysies graves. Mais presque toujours
survient une élévation de la température. Celle-ci est rarement
très intense, mais elle se maintient souvent huit à quinze jours.
Les cas de suppuration et surtout de tétanos ont, eux-mêmes,
été fréquents. Chauffard, à l'Académie de médecine, rapportait
récemment vingt observations de tétanos mortels dus à ce
mode de traitement. Il proposait de soumettre la fabrication
du sérum gélatiné aux mêmes précautions et au même contrôle
que celui des autres sérums thérapeutiques. — Roux (2), de
Lausanne, de son côté, conseille d'accompagner chaque injection gélatineuse d'une injection de sérum antitétanique. La sté-

(1) Thierne (de Gorbersdorff), *Munch. med. Wochenschr.*, 1902, n° 4.
(2) Roux (de Lausanne), *Acad. de médecine*, séance du 7 avril 1903.

rilisation parfaite sera toujours assez délicate. Le bacille de Nicolaier résiste à 150 et 160°. Les toxines semblent même plus résistantes encore. A cette température, la gélatine se décompose. Peut-être les gélatines extraites de l'agar-agar, de la corne de cerf, de la vessie natatoire de l'esturgeon seraient-elles moins dangereuses. Deleage a essayé avec succès la gélatine végétale de l'agar-agar.

Mais, somme toute, comme il y a bien d'autres moyens efficaces de traiter les hémoptysies, il est prudent de s'abstenir, avant que ce problème bactériologique soit complètement éclairci.

L'administration par la voie gastrique est au contraire sans inconvénients. Elle n'est pas sans utilité. Capitan, Kuss ont vu réussir les gelées nutritives dans le cas d'hémorrhagies et d'hémoptysies répétées. Les simples gelées de viande conviennent à cet égard très bien. On a vu que Grancher et Barbier leur accordaient une réelle valeur, comme aliment azoté d'épargne. Pour éviter l'intolérance gastrique il est bon de les acidifier un peu en donnant soit de la limonade chlorhydrique, soit du citron, soit un vin acide. Cette médication acidulée a d'ailleurs quelque utilité contre l'hémorrhagie. Inversement, il faut éviter, en même temps que la gélatine, de donner le tannin ou les composés tanniques.

La gelée de corne de cerf, si fort en honneur autrefois contre la tuberculose et contre la diarrhée, est encore mentionnée au Codex. Elle a l'avantage de ne pas renfermer de graisse et d'échapper au rancissement.

Les préparations gélatineuses employées aujourd'hui pour rendre le sang moins fluide étaient déjà mentionnées (avec un certain scepticisme) par Boerhaave et Van Swieten, comme moyen de rendre les humeurs organiques plus épaisses et de lutter contre l'amaigrissement. « Maciem tollere vel cavere volunt dando cibos glutinosores... quadrupedum extremitates eorumque gelatinæ a Medicis quibusdam præcipiuntur ». On peut donc les conseiller... ne fût-ce que pour varier le régime alimentaire.

La gélatine contient de la chaux en proportion considérable. M. Pouchet, en attirant l'attention sur ce point, s'est demandé si cette richesse calcaire ne contribuait pas à ses propriétés hémostatiques.

Un sel au moins parmi les sels de chaux, le chlorure de

calcium, a des propriétés analogues à celles de la gélatine et rend comme celle-ci le sang moins fluide. A. Robin associait souvent l'ingestion interne de ce chlorure aux injections sous-cutanées de gélatine.

Le *chlorure de calcium* est un sel très soluble dans l'eau, de saveur amère. Il est en général bien supporté par l'appareil digestif. On peut le prescrire sous forme de potion (de 2 à 4 grammes dans du sirop d'écorces d'oranges amères ou dans un looch) ; on ne doit pas le prescrire dans du lait, le chlorure de calcium coagulant la caséine.

Les doses utilisées sont de 2 à 4 grammes et plus encore, mais par fractions, dans les vingt-quatre heures ; l'élimination en est, en effet, rapide, et il est bon de fractionner les doses. Il est utile, d'autre part, de ne pas prescrire ce médicament pendant plusieurs jours de suite et d'agir par cures discontinues, car il semble y avoir une accoutumance rapide.

M. Carnot (1) a utilisé plusieurs fois, avec succès, la voie rectale : les lavements de chlorure de calcium sont facilement tolérés et absorbés. La voie sous-cutanée ne doit pas être employée ; l'injection étant douloureuse et sans aucun avantage. La voie veineuse doit être radicalement rejetée, même en solution isotonique, à cause de la possibilité des coagulations intra-vasculaires.

Les résultats, dans les hématémèses et dans les hémorrhagies intestinales, ont été très bons. Même pour les crachements de sang, où l'action est moins directe, l'influence du chlorure de calcium a paru utile.

« Dans la majorité des cas, dit Carnot, l'hémoptysie a cessé rapidement et les récidives ont été rares ; on sait, à la vérité, combien il est difficile, en pareil cas, d'apprécier la valeur thérapeutique d'un médicament : mais il s'agit là d'un traitement inoffensif que l'on devra toujours préconiser. »

Les formules les plus usuelles employées par MM. Apert et Rabé à l'Hôtel-Dieu pour masquer le goût âcre et métallique du chlorure de calcium ont été les suivantes. Dans ces formules on peut prescrire indifféremment le chlorure anhydre ou le chlorure cristallisé. On se rappellera seulement que le premier est deux fois plus actif que le second, qui renferme 6 molécules d'eau de cristallisation.

(1) CARNOT, *La médication hémostatique*, J.-B. Baillière, éd.

CaCl² .... 6 grammes.
Sirop de sucre .... 50 —
Eau .... 200 —

A prendre par cuillerées à bouche en 24 heures.

Ils ont pu donner 2 grammes de CaCl², avec de courtes intermittences, pendant un mois, à une femme tuberculeuse dont les hémoptysies reprenaient dès qu'on en cessait l'emploi. Il n'y eut pas de symptômes d'intolérance.

Le sirop de menthe donne un goût plus agréable à la potion. On peut aussi, au sirop de sucre, substituer le sirop d'opium qui ajoute son action légèrement vaso-constrictive et sédative à l'action vaso-motrice du chlorure de calcium, et formuler ainsi :

CaCl² cristallisé .... 4 grammes.
Sirop d'opium .... 20 —
Eau distillée .... 100 —

A prendre dans les 24 heures par cuillerées à soupe.

Renouveler la potion tous les jours tant que durera l'hémorrhagie.

L'administration par la voie rectale est aussi très facile avec un lavement ainsi composé :

CaCl² cristallisé .... 10 grammes.
Eau .... 200 —

que l'on fait précéder d'un lavement chaud évacuateur. Il est recommandé aux malades de conserver le lavement médicamenteux.

II. — Les congestions pulmonaires dans la tuberculose.

PRONOSTIC ET CAUSES DES CONGESTIONS PÉRITUBERCULEUSES.

Les congestions pulmonaires survenant au voisinage des foyers tuberculeux sont une cause fréquente et importante d'aggravation soit générale, soit locale. Non seulement ces congestions provoquent la fièvre, les hémoptysies, la toux, mais elles semblent trop souvent favoriser l'extension et le ramollissement de la lésion primitive. Il est peut-être plus important encore de les prévenir que de les combattre.

Les principales *causes occasionnelles* de ces congestions : fatigue, refroidissement, air vicié, poussières, sont évitées dans la cure de sanatorium. Les malades soignés à domicile s'épargneront bien des poussées congestives en faisant attention aux premiers accidents prémonitoires. Presque toujours, en effet, la congestion locale est précédée par deux ou trois jours de malaise, de douleurs thoraciques vagues, de fièvre légère. Un repos absolu, des précautions contre le froid, triompheront presque toujours de cette légère menace. Il suffit au contraire d'un voyage, d'une promenade trop prolongée, d'une conversation trop animée pour faire éclater les accidents congestifs plus sérieux.

Chez la femme, *la période menstruelle* met toujours la malade en imminence de congestion. Elle exige dès son début, et même dans les trois ou quatre jours qui la précèdent, de grandes précautions. Le froid aux pieds doit être particulièrement évité. Bien des tuberculeuses ont des hémoptysies plus ou moins abondantes toutes les fois, qu'elles ont les pieds mouillés au moment de leurs règles. Ces hémoptysies menstruelles sont souvent peu graves. Exceptionnellement même, en cas d'*aménorrhée*, elles peuvent être suivies d'une légère détente et d'un certain soulagement. Le molimen congestif existe, en effet, aussi bien chez les tuberculeuses anémiques et atteintes d'aménorrhée que chez les tuberculeuses ayant conservé leurs règles. Si les règles manquent chez les premières, de légers phénomènes congestifs : vapeurs, bouffées de chaleur, pesanteur dans le ventre traduisent longtemps encore l'effet réflexe du travail ovarien. Bien qu'atténués, ces phénomènes congestifs doivent suffire comme avertissement pour les précautions nécessaires. Si l'hémoptysie est plus effrayante que grave, les congestions pulmonaires fébriles, fréquentes à cette période, ont au contraire une réelle gravité.

La *goutte* et l'*arthritisme* exercent aussi une action fréquente sur ces poussées congestives. Entre celles-ci et les manifestations de l'arthritisme : migraine, eczéma, hémorroïdes, on peut même voir une véritable alternance. Quelquefois ces poussées aboutissent, suivant l'expression de Sabourin, à une sorte d'exutoire pulmonaire. L'arthritique, au lieu d'avoir, comme auparavant, des crises diathésiques à détermination locale, présente maintenant, de temps à autre, tantôt une expectoration abondante qui ne dure que quelques jours, tantôt des bouffées de râles fins et humides au niveau de la lésion déjà desséchée, tantôt une pleuro-pneumonie peu étendue qui disparaît en quelques jours. « N'est-il pas logique de penser que certains exutoires pulmonaires sont entretenus de façon constante par l'état humoral des arthritiques, et que, soumis de temps en temps à des décharges plus intenses, ils perdent la faculté de se cicatriser totalement? »

L'*impaludisme* joue parfois le rôle de facteur occasionnel dans les congestions pérituberculeuses. Celles-ci sont particulièrement fréquentes dans les pays palustres. Ces formes mixtes sont importantes à connaître, en raison de l'action très efficace de la quinine et du quinquina.

Le Pr de Brun (de Beyrouth) a même décrit une forme pure de congestion palustre, sans mélange de tuberculose, et pourtant strictement localisée au sommet. Cette forme est assez fréquente pour avoir, dans l'histoire des congestions pulmonaires, un réel intérêt pratique. Elle se traduit exclusivement par de la fièvre intermittente et par des signes de condensation pulmonaire (submatité ou matité, exagération des vibrations thoraciques, souffle, bronchophonie). Il n'y a aucune participation des bronches ni de la plèvre, par suite pas de signes de catarrhe, pas de râles, pas de frottements. Au début les phénomènes de condensation n'existent que pendant l'acmé fébrile. Plus tard, ils sont perçus en permanence. Mais ils disparaissent rapidement, en quelques jours, par l'action de la quinine. Plus tard enfin, si on laisse passer la période thérapeutique maniable, la lésion devient irrémédiable. La congestion fait place à la *sclérose* ; les symptômes locaux persistent indéfiniment. L'arsenic garde encore une certaine valeur palliative, mais la quinine devient à peu près inefficace.

Le pneumopaludisme du sommet coexiste le plus souvent avec des lésions des autres organes : foie, rein et surtout rate. Ces lésions sont purement congestives ou scléreuses, suivant la période. L'hypertrophie de la rate est particulièrement importante comme élément de diagnostic.

TRAITEMENT DES POUSSÉES CONGESTIVES.

Le *traitement local* des poussées congestives par la révulsion est traditionnel. Les badigeonnages iodés, les cataplasmes

sinapisés, les ventouses sèches, les mouches de Milan ou les
très petits vésicatoires sont utiles et, en tout cas, inoffensifs.
Les pointes de feu, au contraire, appliquées en pleine poussée
congestive, sont fréquemment nuisibles. Elles semblent souvent augmenter la congestion.

Les *vomitifs* ont été longtemps regardés comme un moyen
héroïque dans les poussées congestives et dans les hémoptysies
graves. Trousseau donnait jusqu'à 4 grammes d'ipéca, administrés en quatre paquets, de dix minutes en dix minutes. L'état
nauséeux amène une constriction énergique des vaisseaux du
poumon. Mais les secousses des vomissements amènent parfois
le rejet de masses de sang coagulé par quantités énormes.
Il se produit un état demi-syncopal assez effrayant. Il faut
laisser ces moyens héroïques aux partisans de la thérapeutique
à outrance et des grands traitements.

La *médication nauséeuse* par l'émétique ou l'ipéca à doses
fractionnées et raisonnées, présente moins d'inconvénients
immédiats. Elle peut être conservée en maniant le médicament
avec beaucoup de prudence et en se contentant de doses très
faibles. Jaccoud, par exemple, fait prendre, tous les quarts
d'heure, $0^{gr},10$ seulement de poudre d'ipéca. Puis, dès qu'apparaissent de légères nausées, il espace les doses toutes les
heures, toutes les trois heures même, de façon à ne jamais
provoquer de vomissement, à ne pas amener une dépression
trop forte de la température et du pouls.

Bucquoy, dans l'emploi du tartre stibié, remarqua qu'après
un premier moment d'intolérance (nausées, vomissements,
diarrhée), survenait pour les faibles doses une tolérance parfaite,
souvent même avec augmentation remarquable de l'appétit.
Le premier jour, il conseille de donner par cuillerées toutes les
deux heures, sauf au voisinage des repas, la potion suivante :

  Julep gommeux.......................... 120 grammes.
  Tartre stibié........................... $0^{gr},10$

Le second jour, il diminue le tartre stibié et ajoute, pour
atténuer l'effet nauséeux, un peu d'eau de laurier-cerise et de
sirop de morphine.

  Julep gommeux.......................... 100 grammes.
  Sirop de morphine...................... 25 —
  Eau de laurier-cerise................... 5 —
  Tartre stibié........................... $0^{gr},05$

(1) Béhier, *Bull. de thérapeutique*, 1874, vol. LXXXVII, p. 433.

Presque toujours on obtient, de cette façon, l'effet décongestif sans aucun trouble, ni de l'estomac, ni de l'intestin. Si d'ailleurs il se produisait, sous l'influence de cette dernière potion, soit des nausées, soit de la diarrhée, il faudrait renoncer à son emploi. Elle affaiblirait le malade au lieu de remonter ses forces et son appétit. Pour être vraiment utile, le traitement par le tartre stibié doit non seulement agir sur les lésions locales, décongestionner le poumon, arrêter les hémoptysies, limiter les lésions produites, mais il doit aussi améliorer l'état général.

Le professeur de Brun, de Beyrouth, croit obtenir d'une façon plus sûre l'effet décongestif du tartre stibié, en le donnant en pilules. Celles-ci sont moins rapidement absorbées et moins brutales dans leur effet que les potions. Il conseille la formule suivante :

Extrait de jusquiame...................	1^{gr},50
Tartre stibié...........................	0^{gr},60
Sulfate de morphine....................	0^{gr},10
Thridace..............................	4 grammes.

Pour soixante pilules.

Ces pilules sont données toutes les trois ou quatre heures seulement, de façon à ne pas aller jusqu'à la plus légère nausée. L'action sur la toux, sur la poussée congestive, sur la fièvre, est très remarquable. Quand il n'y a ni hémoptysies, ni tendance ordinaire aux hémoptysies, le professeur de Brun ajoute fréquemment à la formule précédente, 3 à 4 grammes de créosote.

Lemoine, de Lille, dans les hémoptysies liées à la congestion pérituberculeuse, indique les deux formules suivantes :

Tartre stibié.........................	0^{gr},05
Sirop diacode........................	40 grammes.
— d'écorce d'orange amère...........	60 —

Une cuillerée à café d'heure en heure jusqu'à la nausée.

La dépression serait moindre avec :

Poudre d'ipéca.....................	2 à 3 grammes.
Sirop d'ipéca......................	40 —
— diacode......................	60 —
— d'écorce d'orange amère.......	30 —

Une cuillerée à bouche toutes les deux heures jusqu'à la nausée.

En donnant concurremment avec la potion un peu de lait,

de grog ou de bouillon, l'effet pénible de l'état nauséeux se trouve singulièrement atténué.

Les poussées congestives survenant au moment des règles réclament un traitement un peu spécial. Daremberg pensait qu'on peut les éviter ou les amoindrir, en employant pendant les cinq jours qui précèdent l'époque menstruelle, chez les femmes tuberculeuses et nerveuses, les moyens suivants : 1° le repos ; 2° une révulsion locale consistant en une mouche de Milan sur le point malade ; 3° une potion ainsi composée :

<pre>
Bromure de potassium.................   10 grammes.
Teinture alcoolique de digitale..........   L gouttes.
Eau...................................   200 grammes.
</pre>

A prendre en cinq jours : deux grandes cuillerées à soupe par jour.

Cette médication, pratiquée avant ou après l'époque menstruelle, fait baisser la température maxima de 2 à 4 dixièmes. Si la congestion vient malgré tout à se produire, on emploierait la teinture d'hamamelis (20 gouttes par jour en deux fois avant le repas du matin et du soir, mais surtout les pilules renfermant chacune $0^{gr},10$ d'ergotine et $0^{gr},10$ de sulfate de quinine. Ces pilules sont données toutes les deux ou trois heures, suivant l'intensité de la congestion.

CHAPITRE IV

LES COMPLICATIONS RESPIRATOIRES (*suite*). — LES LARYNGITES, LE PNEUMOTHORAX ET LES PLEURÉSIES.

Sommaire. — I. **Les laryngites.** Gravité des laryngites chez les tuberculeux. Importance des moyens hygiéniques et de la cure de silence. Les traitements palliatifs : inhalations, pulvérisations, compresses chaudes prélaryngées. — II. **Le pneumothorax** : ses complications, ses indications thérapeutiques, traitement des accidents du début, des épanchements consécutifs, de la convalescence. — III. **Les pleurésies** : leur nature et leur pronostic, traitement des épanchements sérofibrineux, purulents, hémorrhagiques, chyliformes, traitement de la convalescence.

I. — Les laryngites.

GRAVITÉ DES LARYNGITES DANS LA TUBERCULOSE.

Les accidents laryngés constituent toujours dans la tuberculose une complication des plus redoutables. Ils sont un signe de mauvais pronostic. La moindre laryngite est, pour l'admission dans les sanatoriums populaires allemands, une cause de refus. Cette participation du larynx supprime la discipline de la toux; elle entrave la suralimentation. Même en dehors de ces inconvénients directs, elle paraît toujours indiquer une infection grave.

Les laryngologistes observent des formes de tuberculose laryngée plus locales, plus isolées et moins mauvaises. Ainsi s'expliquent les guérisons relativement nombreuses signalées dans leurs statistiques et obtenues par les topiques locaux, l'acide lactique, les cautérisations, le raclage. Cependant, même pour le lupus du larynx, la forme la plus bénigne de toutes, Finsen ne croit pas à l'efficacité des agents locaux. La lumière elle-même, ce puissant modificateur des lupus cutanés, donne peu de résultats. Le traitement hygiénique reste encore l'agent le moins infidèle. Le malade vivra dans un air très pur, exempt surtout de poussières, de vapeurs irritantes ou caustiques. L'abandon de certaines professions exposant à des irritations, soit mécaniques, soit chimiques de la muqueuse laryngée, amène souvent une amélioration immédiate. On supprimera complètement le tabac ainsi que l'alcool. Mais surtout le repos absolu du larynx est important. La cure de silence complet, rigoureux, est un moyen d'une efficacité puissante et surprenante dans bien des laryngites. Certains malades énergiques arrivent à se taire pendant des semaines et des mois, demandant tout ce qu'il leur faut par écrit. Les résultats sont remarquables sur la toux, sur l'irritation laryngée, sur la dysphagie. Les lésions locales, elles-mêmes, finissent souvent par se cicatriser.

Jaccoud a rapporté dans ses cliniques, l'observation d'un médecin qui, pris de laryngite suspecte, s'imposa héroïquement un mutisme absolu pendant plus d'une année ; plus tard, délivré des accidents qui l'avaient inquiété, il aimait à raconter les efforts que lui avait coûtés ce sacrifice auquel il n'hésitait pas à attribuer sa guérison.

Quand ce silence complet n'est pas possible, il est capital d'obtenir que le malade soit avare de ses paroles et parle toujours à voix basse. Cette cure de taciturnité est moins certaine dans ses effets, mais moins pénible que la cure de silence absolu. Elle n'oblige pas à interrompre toute occupation professionnelle. Certains malades font même cette remarque intéressante que, du jour où ils s'astreignent à parler moins, ils réussissent dans leur profession beaucoup mieux.

LE TRAITEMENT PALLIATIF.

En dehors des moyens locaux (pansements intralaryngiens, injections, cautérisations, curettage), accessibles aux seuls spécialistes, on obtiendra de très bons effets palliatifs par les inhalations et par les pulvérisations.

Les *inhalations* peuvent être faites avec la décoction bouillante de feuilles d'eucalyptus, de racines de guimauve, de feuilles de coca. Elles agissent plus par la vapeur d'eau que par le produit végétal. Il est bon d'ajouter par tasse 20 gouttes du mélange suivant :

    Baume du Pérou........................)
                                            } āā 10 grammes.
    Alcool à 90°...........................)

On s'attachera à maintenir dans la chambre une atmosphère légèrement humide. Une simple bouillote d'eau placée sur un poêle ou devant la cheminée en hiver, quelques assiettes pleines d'eau s'évaporant en été, suffisent souvent à diminuer beaucoup la toux.

Au contraire des inhalations qui peuvent être prolongées une demi-heure et plus, les *pulvérisations* ne doivent jamais dépasser, comme durée, cinq minutes. Le liquide sera toujours tiède et plutôt chaud. La langue, pour que le liquide pénètre bien dans le pharynx, doit être fortement tirée hors de la bouche. Une bonne pratique est de pulvériser non seulement dans la gorge, mais, pendant un quart de minute environ, dans chaque narine. Pour cette pulvérisation intranasale, l'embout sera dirigé bien horizontalement vers le pharynx et non vers la région ethmoïdale. Sans cette précaution, le jet de liquide amène un peu d'enchifrènement et de céphalée.

Voici, en dehors des moyens déjà indiqués au traitement de l'irritation pharyngée, quelques formules de pulvérisations particulièrement efficaces dues à Cuvillier, à Boulay, à Cadier :

```
1º Acide phénique cristallisé en neige.....   1 gramme.
   Bromure de potassium.................   5 grammes.
   Eau de laurier-cerise..................  20    —
   Glycérine.......................... ....  50    —
   Eau................... Q. S. pour 300 cent. cubes.
```

Si les douleurs sont violentes, on peut ajouter $0^{gr},50$ soit de morphine, soit de cocaïne. La morphine agit plus contre la toux; la cocaïne agit plus contre la dysphagie. Faites un peu avant le repas, ces pulvérisations non seulement rendent l'alimentation plus facile, mais suppriment souvent la toux émétisante causée par le repas.

```
2º Menthol cristallisé.................   1 gramme.
   Teinture d'eucalyptus..............  10 grammes.
   Glycérine:........................  ⎫ āā  20   —
   Eau de laurier-cerise.............  ⎭
   Eau distillée........................ 150   —

3º Chlorhydrate de morphine.......... 0^{gr},10
   Bromure de potassium...........  10 grammes.
   Eau de laurier-cerise.............  50   —
   Eau distillée........................ 450   —
```

Plus ces pulvérisations sont chaudes, et plus elles ont un effet décongestif. Mieux que le simple pulvérisateur à main, le pulvérisateur de Championnière permet d'atteindre une température suffisante et de la régler exactement.

Clarence (1), dans la tuberculose laryngée, regarde l'acide borique comme un topique excellent. La pulvérisation d'une solution de biborate, de bicarbonate de soude et de chlorhydrate de cocaïne, dissous dans parties égales d'eau distillée et de glycérine, donne les meilleurs résultats. Pour les insufflations, Clarence emploie une poudre composée de tannin, iodoforme, acide borique en parties égales. Les effets de l'acide borique sont difficiles à dégager de ceux des autres antiseptiques. L'effet sur les ulcérations ne serait pas moins remarquable que l'effet palliatif sur la toux. Pour Clarence, les lésions laryngées jouent un grand rôle dans la toux quinteuse. Chez un tiers des tuberculeux, le larynx serait intéressé et son irritation même légère deviendrait la principale cause de la toux (2).

La *congestion du larynx* sera toujours regardée comme un facteur et comme un signe d'aggravation.

L'anémie de la muqueuse est la règle dans les tuberculoses laryngées. Elle est plus particulièrement marquée dans les formes évoluant vers la guérison. Le voile du palais, la paroi postérieure du pharynx, la muqueuse du larynx sont d'un blanc mat. Seules, les parties ulcérées, les tubercules en voie d'accroissement forment des zones de congestion.

Toutes les poussées congestives accidentelles amènent fréquemment une infiltration nouvelle de tubercules. Les eaux sulfureuses, maniées sans prudence, peuvent à cet égard être très nuisibles. Elles transforment la tuberculose chronique de l'organe vocal en tuberculose miliaire aiguë. Les eaux sulfureuses, disait Pidoux, sont toujours vaines ou nuisibles dans la vraie phtisie laryngée.

En cas de *poussée inflammatoire* avec menace soit d'abcès, soit de périchondrite, soit d'arthrite, Ruault indique un moyen palliatif aussi simple qu'efficace. Ce moyen consiste à faire, en avant du larynx, des applications de compresses imbibées d'eau aussi chaude que possible. Ces compresses humides et chaudes sont recouvertes d'une cravate de taffetas gommé

(1) CLARENCE, *New-York med. Record*, 22 avril 1887.
(2) CHARAZAC, *Soc. de méd. de Toulouse*, sept. 1887.

assez large pour empêcher l'évaporation et pour ralentir ainsi le refroidissement. Dès que celui-ci se fait sentir, on renouvelle les compresses, ou bien si la détente est suffisante, on les supprime. Dans les accidents moins aigus, une seule application faite matin et soir, donne souvent un soulagement très réel.

En cas de dysphagie, il est utile, pour maintenir tant bien que mal la suralimentation, de connaître les aliments entraînant le moins de douleur à la déglutition. Ce sont le lait, le lait de poule, le bouillon peu salé avec jaunes d'œufs, les gelées de viandes peu salées, les panades, les œufs brouillés, les crèmes glacées et surtout le suc musculaire ou la viande crue. Le champagne coupé d'une eau minérale alcaline est souvent bien toléré comme boisson. Son emploi rendra de grands services aux malades n'aimant pas le lait.

II. — Le pneumothorax (1).

COMPLICATIONS DU PNEUMOTHORAX, INDICATIONS THÉRAPEUTIQUES.

La pneumothorax n'est pas rare dans la tuberculose, même au début. Ces formes précoces sont liées à la rupture d'une granulation sous-pleurale. Elles s'accompagnent d'une réaction douloureuse et d'une dyspnée particulièrement vive. Elles aboutissent plus rarement à la suppuration que les formes tardives liées à l'ulcération d'une caverne tuberculeuse et presque forcément infectées par le contenu de la caverne. Cette complication de pyopneumothorax est toujours une complication très dangereuse La formation d'un épanchement séreux, plus rare malheureusement, est infiniment moins grave; et l'on peut dire même que cet hydrothorax est presque indispensable pour la résorption de l'épanchement gazeux.

Sur 52 cas de pneumothorax, Behier en avait vu succomber 46; encore n'était-il pas sûr de la guérison durable des 8 malades ayant quitté l'hôpital. Les méthodes de traitement actuel ont un peu diminué la gravité de ce pronostic.

Au point de vue de la marche de la tuberculose, le pneumothorax est toujours un mauvais indice. Il ne s'observe guère, en effet, dans les formes tranquilles, torpides, à évolution

(1) PLICQUE, *Presse médicale*, 19 janvier 1895.

lente ; il s'observe le plus souvent, ainsi que l'ont bien montré G. Sée et Mathieu, à l'occasion de quelque poussée aiguë ou subaiguë.

Les *accidents immédiats* : dyspnée, défaillance, douleurs excessives pouvant aller jusqu'à la syncope, sont en général plus effrayants que vraiment dangereux. La dyspnée peut cependant être extrême, dans quelques cas fort rares de pneumothorax double. Elle peut être progressive, et de plus en plus pénible, dans les pneumothorax dits à soupape. L'épanchement gazeux augmente, en effet, dans chaque expiration par suite de la disposition du trajet fistuleux. La tension s'accroît sans cesse, comprimant de plus en plus le poumon, mais surtout le cœur et les gros vaisseaux, amenant des accidents de cyanose et d'asystolie.

Dans quelques cas, pourtant, la compression exercée sur le poumon par l'épanchement gazeux semble avoir été favorable et avoir enrayé momentanément le développement des tubercules. Hérard, Czernicki, ont signalé des faits analogues, observés à la période de ramollissement, et même à celle de cavernes. Louis avait déjà observé cette action d'arrêt produite par certains épanchements pleurétiques. Ces faits sont, on le verra, des plus intéressants au point de vue des indications thérapeutiques ; mais ils ne suffisent pas à modifier la gravité ordinaire du pneumothorax chez les tuberculeux.

Une forme spéciale et heureusement rare de pyopneumothorax, l'empyème pulsatile, semble même presque fatalement mortelle. Le refoulement du cœur, cause principale des pulsations, est le facteur essentiel de sa gravité. L'empyème, avec large résection costale, a seul donné quelques rares succès.

On ne rencontre en général aucune difficulté dans le *diagnostic du pneumothorax*. Les symptômes : sonorité tympanique, souffle amphorique, succussion hippocratique, semblent s'accumuler pour rendre toute erreur impossible. Mais Gaillard a fait très justement remarquer que, à côté de ces pneumothorax « à grand orchestre », de ces pneumothorax « amusants », comme auscultation, il en était d'autres où les signes stéthoscopiques étaient singulièrement atténués. Dans nombre de cas, surtout de pneumothorax partiels, les symptômes classiques sont difficiles à constater. Tout peut se réduire à une légère exagération de la sonorité normale, avec silence respiratoire et diminution du murmure vésiculaire. Jaccoud a donné un conseil qui facilitera singulièrement le diagnostic de ces pneumothorax partiels : c'est d'explorer méthodiquement chaque côté du thorax, en le divisant en trois régions, antérieure, latérale ou axillaire, et postérieure. L'exploration des deux premières régions, où se rencontre souvent le pneumothorax partiel, est, en effet, souvent faite de la façon la plus sommaire, sinon même entièrement négligée. Si l'examen stéthoscopique laissait quelque doute, la radioscopie donnerait d'ailleurs une certitude absolue. Elle peut rendre des services réels, pour reconnaître les pneumothorax de siège anormal ou de symptômes atténués.

La nature même du pneumothorax prête encore à moins de discussion que celle des pleurésies. Sauf quelques cas très rares observés dans l'emphysème, dans l'asthme, dans la coqueluche, dans les traumatismes thoraciques, tous les pneumothorax sont tuberculeux.

Le traitement du pneumothorax doit être étudié : 1° au moment des accidents retentissants du début; 2° au moment de la chronicité ou des diverses transformations de l'épanchement gazeux; 3° enfin, au moment de la convalescence.

TRAITEMENT DES ACCIDENTS DU DÉBUT.

Les accidents retentissants du début peuvent nécessiter un traitement rapide et d'urgence.

Le point de côté atroce, très douloureux, qui se produit souvent au moment où survient le pneumothorax, est très peu soulagé par la révulsion (ventouses, pointes de feu, vésicatoires), par les frictions diverses.

Les applications de glace ne sont pas toujours sans inconvénients. Le stypage est un peu plus efficace. Mais le meilleur moyen est une injection de un demi-centigramme à un centigramme de morphine, faite *loco dolenti*. L'application d'un bandage de corps, ou d'une ceinture de diachylon bien serrée, comme dans les fractures de côtes, procure parfois un soulagement réel; fait curieux, ce bandage serré soulage même la dyspnée. Les badigeonnages étendus de collodion donnent aussi, par le même mécanisme, quelque soulagement.

Contre la dyspnée, les inhalations d'oxygène constituent un excellent moyen. Peut-être même, dans le cas de pneumothorax à fistule permanente, sont-elles susceptibles de favoriser la résorption de l'épanchement gazeux. Cependant, on se défiera un peu de ces inhalations chez les tuberculeux hémoptoïques, surtout si le poumon du côté opposé au pneumothorax est lui-même envahi par la tuberculose.

Parfois, l'intensité de la dyspnée forcerait à faire la *thoracentèse d'urgence*, même pour un épanchement purement gazeux. Cependant ces thoracentèses d'urgence ont été plus souvent nécessaires dans les pneumothorax non tuberculeux liés à l'asthme, à l'emphysème, à la coqueluche que dans les pneumothorax tuberculeux. Elles donnent, à l'ordinaire, un soulagement durable et définitif. Si la dyspnée reparaît, on doit soupçonner la forme spéciale, dite à soupape. La ponction ne diminue en effet, dans cette forme, la tension pleurale que momentanément. L'empyème, grâce à son ouverture persistante, empêche au contraire l'augmentation progressive de la tension. Pour éviter cette opération relativement grave, tout en obtenant le même effet, Bouveret a proposé un procédé plus inoffensif, qui consiste à laisser, la thoracentèse une fois faite, une petite canule de 3 millimètres de diamètre, de 4 centimètres de long, munie intérieurement d'ailettes qui permettent de la fixer et empêchent sa chute dans la plèvre. Un pansement ouaté filtre l'air qui passe par la canule, sans mettre obstacle à son fonctionnement. On doit songer à ce procédé dans tous les cas de pneumothorax où la dypsnée revient après la thoracentèse. Certains signes, cyanose, œdème des extrémités inférieures, etc., etc., sont, de plus, spéciaux au pneumothorax à soupape que Bouveret nomme, très justement, pneumothorax suffocant.

La thoracentèse est aussi inoffensive dans le cas de pneumothorax que dans le cas de pleurésie. — On ne doit pas mettre à sa charge le développement ultérieur d'un épanchement séreux ou purulent, ce développement étant la règle dans le pneumothorax, même non ponctionné. *L'emphysème sous-cutané* est assez fréquent. Il se borne en général à une petite plaque crépitante autour du point de ponction. L'emphysème généralisé est rare, mais plus grave. Ce gonflement progressif inquiète le malade et amène une dyspnée très gênante. Sergent conseille de combattre ses progrès par la canule à demeure. Si ce moyen ne suffit pas, il préconise la pleurotomie, bien que ses résultats, ajoute-t-il, soient le plus souvent défavorables. Dans un cas observé par nous, avec M. Pfender, l'emphysème, survenu d'ailleurs spontanément et sans thoracentèse préalable, était presque généralisé. Des mouchetures cutanées, faites très aseptiquement, donnèrent un dégonflement rapide et soulagèrent beaucoup la dyspnée, sans être suivies d'aucun accident.

Béclère pense que le meilleur moyen d'enrayer cet emphysème est de donner la morphine, à dose suffisante pour calmer les efforts de toux. Si malgré ce moyen, comme cela a lieu dans le pneumothorax à soupape, l'emphysème cutané s'accroît, il emploie les ponctions capillaires permanentes. Celles-ci lui ont donné de meilleurs résultats que les débridements profonds au thermocautère ou que la pleurotomie. En voici la technique : L'aiguille de Pravaz est reliée par un tube en caoutchouc à un tube en verre, dont le diamètre intérieur a, au moins, 8 à 10 millimètres. Ce tube plonge à moitié dans l'eau d'un récipient, d'une éprouvette à pied, par exemple. L'air s'échappe en bulles qui viennent crever à la surface de l'eau, et le dégagement cesse, quand la pression des gaz intrapleuraux ne dépasse plus la pression atmosphérique. On peut mettre dans le récipient une solution antiseptique, bien qu'il n'y ait, à vrai dire, pas le moindre risque de reflux.

TRAITEMENT DE L'ÉPANCHEMENT PERSISTANT. — Une fois la première alerte passée, si la dyspnée (comme c'est la règle) n'est pas trop menaçante, on doit éviter avec soin tout ce qui peut troubler le travail de cicatrisation pulmonaire. Le malade sera mis au repos le plus complet. La thoracentèse sera rarement indiquée à cette période. Une ponction intempestive risque de faire rouvrir la fistule pleurale en voie d'occlusion. Elle risque, accident plus grave, de provoquer une explosion granulique. — Même en cas de persistance de l'épanchement, tant qu'il n'y a pas de fièvre et qu'il ne s'agit que d'hydropneumothorax, le mieux est d'attendre patiemment sa résorption. Divers procédés ont été pourtant proposés dans le but d'éviter la décompression brusque du poumon, qui est parfois le signal d'une poussée de tuberculose. Eichhorst, en particulier, redoute tellement ces poussées qu'il conseille de n'opérer les pneumothorax tuberculeux que quand la dyspnée y force absolument. M. Potain, pour éviter cette décompression, faisait suivre l'évacuation du liquide et des gaz contenus dans la plèvre d'une injection d'air stérilisé. L'air débarassé de tout germe, par la filtration à travers une épaisse couche d'ouate, est absolument inoffensif pour la plèvre et s'y résorbe ensuite avec facilité.

M. Dieulafoy a employé, dans un cas de pneumothorax, le procédé des ponctions successives et, en quelque sorte, à doses fractionnées. A chaque ponction, on ne retirait qu'une cinquantaine de grammes de liquide, et on pratiquait ensuite une injection intrapleurale avec une solution de sublimé.

M. Duguet, dans les pyopneumothorax chez des tuberculeux, sans lésions tuberculeuses étendues et sans fièvre intense, obtient de très beaux résultats du procédé suivant. Après évacuation du liquide, il injecte dans la plèvre une quantité plus ou moins grande de solution ainsi composée :

Eau distillée et bouillie tiède............	400	grammes.
Teinture d'iode......................	40	—
Iodure de potassium..................	4	—

Cette injection est absolument indolente. Elle n'entraîne pas d'accidents d'intoxication, bien que l'iode apparaisse presque immédiatement dans l'urine. Deux ou trois injections, à quelques jours d'intervalle, sont en général nécessaires pour obtenir la guérison.

Dans les pyopneumothorax où le liquide reparaît malgré les ponctions successives, lorsqu'il existe de la fièvre, l'*empyème* s'impose. Le pronostic est toujours des plus graves. En cas de survie, la persistance de fistules est plus fréquente que dans les pleurésies purulentes ordinaires, et cela, alors même qu'on a combiné avec l'empyème des résections costales étendues. De toutes les injections antiseptiques ou modificatrices essayées dans la plèvre après l'empyème, la plus efficace et la plus inoffensive est certainement l'eau oxygénée. Ces lavages doivent toujours être faits lentement et avec prudence. On doit en effet redouter l'existence d'une fistule pleuro-pulmonaire. En ce cas, la pénétration brusque d'une trop forte quantité de liquide dans les bronches pourrait entraîner des accidents graves d'asphyxie.

TRAITEMENT DE LA CONVALESCENCE.

La convalescence d'un pneumothorax, même ayant évolué sans accidents très pénibles et sans suppuration, exige toujours de grands soins. Le repos local et général n'est pas moins nécessaire qu'après la pleurésie. Le massage du thorax, la gymnastique respiratoire, la mécanothérapie, sont théoriquement utiles pour éviter la symphyse pleurale et amener le déplissement pulmonaire. Pratiquement, il faut éviter tout ce qui peut rouvrir la fistule ou provoquer une poussée tuberculeuse. Au point de vue général, on tâchera d'utiliser la trêve temporaire que le pneumothorax imprime souvent à la marche des lésions. On cherchera, par un traitement hygiénique rigoureux et longtemps suivi, à rendre cette trêve définitive.

III. — Les pleurésies.

NATURE ET PRONOSTIC DES PLEURÉSIES.

L'immense majorité des pleurésies séreuses, une grande partie des pleurésies hémorragiques, une partie des pleurésies purulentes sont, en réalité, des pleurésies tuberculeuses. Cette étude pourrait donc englober tout le traitement des pleurésies en général. Mais le point le plus spécial et le plus important est de rechercher les moyens susceptibles d'enrayer le développement des tuberculoses consécutives à la pleurésie.

Comment peut-on distinguer cliniquement une pleurésie simple, définitivement curable, d'une pleurésie soit immédiatement tuberculeuse, soit susceptible de se compliquer ultérieurement de tuberculose ? Cette distinction est des plus difficiles. Toute pleurésie qui n'a pas fait la preuve de sa bénignité doit, suivant l'expression de Landouzy, être absolument suspecte (1). Des pleurésies manifestement consécutives à un refroidissement, développées sur un terrain en apparence irréprochable, ayant eu un début franchement aigu, peuvent s'éterniser et se terminer par la phtisie ; elles peuvent, après

(1) LANDOUZY, De la pleurésie dite *a frigore*, manifestation de tuberculose (*Revue de médecine*, 1886, p. 611).

des mois, des années de guérison apparente, être suivies d'une poussée tuberculeuse.

L'épanchement de la pleurésie tuberculeuse, écrit Grancher, est séreux, séro-purulent, purulent ou hémorragique presque indifféremment. La quantité n'est pas moins variable que la qualité du liquide : la pleurésie peut être sèche, ou exsudative avec une sécrétion très abondante, moyenne, ou rare.

En général, les pleurésies sèches ou avec épanchement très faible doivent toujours être très suspectes. Les pleurésies sèches localisées au sommet sont presque certainement bacil-laires.

Dans les pleurésies avec épanchement, M. Grancher (1) a indiqué une série de signes stéthoscopiques, d'une grande valeur. Si, en examinant le creux sous-claviculaire, on trouve la réunion des signes suivants : Son + tympanique, vibrations — diminuées, respiration — c'est-à-dire faible, ou faible et rude, ou rude, mais surtout respiration faible, le pronostic doit être des plus réservés. Sans doute, cet ensemble de signes n'indique que la congestion du sommet, mais, neuf fois sur dix, cette congestion du sommet sera tuberculeuse (2).

Les pleurésies doubles, qu'elles soient contemporaines ou successives, sèches ou exsudatives, sont presque toujours tuberculeuses, ainsi que l'avait déjà montré Louis. Exception doit être faite pour les pleurésies bilatérales, complication du rhumatisme articulaire aigu.

La cytoscopie de l'épanchement, les moyens de technique plus perfectionnés pour y déceler le bacille soit par l'examen direct, soit par l'inoculation, sont venus faciliter beaucoup le diagnostic de la nature tuberculeuse de la pleurésie et augmenter sa certitude. Les faits positifs ont une valeur péremptoire. Mais, en cas de résultat négatif, il ne faut pas se hâter trop tôt de porter un pronostic rassurant.

En dehors des signes locaux, seront particulièrement suspectes les pleurésies développées sur un terrain mauvais, préparé par l'hérédité, le surmenage, la misère, la puerpéralité, les grossesses successives. Seront moins suspectes les pleurésies consécutives à la fièvre typhoïde, aux fièvres éruptives, au rhumatisme, à la pneumonie, au mal de Bright (Kelsch et Vaillard).

(1) GRANCHER, *Presse médicale*, 17 nov. 1894.
(2) DIEULAFOY, *Semaine médicale*, 26 nov. 1902.

L'évolution des pleurésies tuberculeuses est entièrement variable. Elles comportent parfois une assez longue période de complète guérison apparente.

Au Congrès des médecins de Compagnies d'assurance en 1903, cet avenir des pleurétiques a fait l'objet d'une importante discussion. De nombreuses observations de pleurétiques ayant vécu de longues années en bonne santé furent signalées par Bourcy (1).

La tuberculose des séreuses est une tuberculose locale, comme celle de la peau, des ganglions, qui ne se généralise pas facilement. On doit donc ne pas rejeter de l'assurance ces anciens pleurétiques.

Brouardel rapporta — sans y attacher une valeur décisive — la curieuse remarque d'Aran que la pleurésie droite était presque toujours tuberculeuse, celle de gauche étant plus souvent de nature arthritique. « S'il n'y a, dit-il, dans les antécédents d'un individu que le fait d'une pleurésie, c'est insuffisant pour faire écarter cette personne de l'assurance.

Passé quarante ans, à l'autopsie, on trouve presque toujours des adhérences, et cependant on est loin de constater, dans tous ces cas, de la tuberculose. »

Dans des cas moins favorables, la pleurésie, au contraire, au moment même où elle semble devoir entrer en convalescence, se complique brusquement d'accidents granuliques (état typhique, généralisation au péritoine et aux méninges). Cette forme, la granulie pleurale d'Empis, peut, en effet, débuter aussi bien lentement, insidieusement, que brusquement. La bilatéralité, le dépérissement général précoce doivent toujours, malgré quelques rares faits de guérison, faire porter un pronostic des plus graves.

Enfin, ainsi que l'a montré M. Jaccoud, et c'est là une cause fréquente d'erreur de diagnostic, les lésions tuberculeuses et les cavernes consécutives à la pleurésie occupent assez souvent non le sommet, mais la partie moyenne et même la base du poumon.

Une complication tardive des plus importantes doit être, en dernier lieu, mentionnée. Après la résolution, les pleurésies tuberculeuses ont une tendance toute spéciale à la plasticité, à la formation d'adhérences parfois minces et cellulaires, mais

(1) Bourcy, *Bulletin médical*, 1903, p. 501.

souvent épaisses et fibreuses. Ces adhérences sont un appel constant pour de nouvelles poussées inflammatoires, et chaque poussée augmente à son tour les adhérences. Il peut en résulter une symphyse pleurale presque totale et quelquefois double, une véritable ankylose de la plèvre. Le malade finit par succomber aux accidents d'asystolie et de sclérose du poumon autant qu'aux accidents de phtisie. Le traitement préventif de ces adhérences offrira donc une importance extrême.

L'*évolution anatomique* rend bien compte de ces diverses terminaisons.

La tuberculose de la plèvre, comme celle des séreuses en général (péritoine, synoviale, vaginale), offre une tendance remarquable à la guérison et à la bénignité. La production d'un épanchement séreux abondant est, pour l'évolution, plutôt favorable. Cet épanchement comprime et protège le poumon, si bien que certaines pleurésies ont pu être qualifiées par Galliard de providentielles. Les coagula fibrineux, qui s'y forment, exercent sur les bacilles un véritable isolement mécanique. En outre, comme l'a montré Péron (1), les exsudats séreux renferment, en proportion variable, des substances chimiques antitoxiques et bactéricides. La thoracentèse, en levant brusquement la compression pulmonaire, en soustrayant ces substances antitoxiques, n'est donc pas sans inconvénient.

La suppuration de l'épanchement n'est qu'une deuxième étape de résistance. Elle intervient, soit du fait d'une infection trop massive et trop violente, soit du fait d'une résistance moindre des tissus. En ce cas, les phagocytes tentent en quelque sorte un dernier effort. La pseudo-membrane fibrineuse n'existe plus ; un magma caséeux, formé de débris leucocytiques et de parasites, la remplace. Sans cesse, la diapédèse s'effectue. Mais le nombre des leucocytes versés au lieu infecté, s'il aide à la stérilisation, n'aide pas à la réparation. Il ne sert qu'à augmenter la quantité de pus. L'ensemble des néoformations qui, dans les formes primitivement bénignes, constituent essentiellement le processus curateur, la néogénèse vasculaire, le tissu conjonctif de cicatrice, fait ici absolument défaut. Tout se borne à une tentative d'enkystement en masse du foyer infecté, grâce à un épaississement parfois énorme des tissus voi-

____

(1) Péron, Recherches sur les tuberculoses de la plèvre. Thèse de Paris, 1896.

sins. L'adhérence est impossible, et ce fait anatomique explique les difficultés de la cicatrisation après l'empyème.

TRAITEMENT DES ÉPANCHEMENTS PLEURÉTIQUES.

Dans une pleurésie suspecte, c'est surtout au moment de la convalescence que le traitement comporte des indications spéciales. Cependant, dès la période d'état, on rencontre quelques détails particuliers.

Sauf son emploi contre le point de côté du début, le vésicatoire semble, dans ces pleurésies, très inférieur, comme révulsif, aux applications de pointes de feu nombreuses et répétées ; comme dans toute maladie infectieuse, son action nuisible sur le rein est toujours à redouter.

Dans l'emploi des diurétiques et des laxatifs, pour obtenir la résorption de l'épanchement, on doit tenir compte de la nécessité de ne pas trop affaiblir l'état général. En cas de fièvre on préférera, comme diurétique, l'infusion de digitale (infusion de $0^{gr},20$ de feuilles, sucrée avec 20 grammes de sirop des cinq racines), en surveillant l'accumulation. Le lait additionné par litre de 30 grammes de lactose est à la fois un bon diurétique et un aliment. Le café, la bière peuvent être prescrits. On se défiera des purgatifs énergiques, et surtout de l'eau-de-vie allemande, parfois suivis de diarrhées tenaces.

Le chlorure de sodium constitue à la fois un diurétique et un agent utile contre la tuberculose. On le donnera dans du lait, sous forme de sel gris, à la dose de 10 à 20 grammes par jour ; la dose sera diminuée en cas de diarrhée.

En combinant l'emploi de la révulsion, d'un large enveloppement ouaté autour du thorax et des diurétiques, il est bien rare de ne pas obtenir la résorption de l'épanchement. Mais si celui-ci s'éternise et persiste, la question de la *thoracentèse* est fort difficile à résoudre. Une thoracentèse précoce est utile pour prévenir la tendance aux adhérences signalée plus haut ; c'est, ainsi que l'a montré Brouardel, le moyen le plus efficace de les éviter. D'autre part, la décompression brusque du poumon est souvent le signal d'une poussée granulique. Pidoux avait déjà insisté sur les poussées consécutives à la résorption spontanée, mais rapide, de l'épanchement. Hérard et Cornil, Dreyfus-Brissac et Bruhl ont étudié ces poussées après la thoracentèse. Leur gravité étant encore

infiniment plus grande que celle des adhérences, la thoracentèse, dans les pleurésies suspectes d'être tuberculeuses, ne
devra être faite qu'en cas d'abondance menaçante ou de chronicité de l'épanchement.

Achard, afin de pouvoir faire une thoracentèse précoce, sans
courir le risque de provoquer une poussée tuberculeuse, a eu
avec Grenet l'ingénieuse idée de faire suivre la ponction d'une
insufflation d'air stérilisé. Dans cinq cas, ils obtinrent une
guérison parfaite.

Cette injection d'air supprime les accidents de la décompression et permet, par suite, une évacuation copieuse. Il serait
donc à désirer que chaque boîte d'appareil à thoracentèse fût
munie du dispositif très simple permettant de faire l'injection
stérile : il suffit d'un simple tube de verre étranglé, bourré
d'un tampon d'ouate aseptique et susceptible de s'intercaler
sur le trajet du tube de caoutchouc destiné à l'évacuation.

La quantité d'air à injecter paraît devoir être un peu inférieure à celle du liquide évacué.

Ce procédé ne s'applique pas seulement aux pleurésies séro-
fibrineuses. Il s'applique, et plus encore peut-être, aux *pleurésies suppurées*. Celles-ci, si facilement récidivantes après
la simple ponction, sont souvent enrayées par une seule injection d'air. En outre, dans la pleurésie purulente tuberculeuse,
en permettant une évacuation abondante, l'injection d'air peut
amener une suspension prolongée de la fièvre hectique et une
période d'amélioration notable.

Elle facilite le diagnostic, parfois difficile, entre la pleurésie
purulente et l'abcès du foie ; en radioscopant le malade, on
voit que la zone claire, correspondant au gaz injecté, n'est pas
surmontée d'une bandelette d'opacité, comme en produirait le
diaphragme au-dessus d'une poche hépatique insufflée d'air.
Fait intéressant, ces injections intrapleurales d'air ne sont pas,
en général, suivies de tous les signes du pneumothorax. Les
bruits amphoriques et métalliques font fréquemment défaut.

Les résultats obtenus dans la pleurésie purulente tuberculeuse sont d'autant plus intéressants que, dans cette forme, la
pleurotomie donne des résultats très médiocres. Elle compte
quelques succès dans les formes mixtes, empyèmes à streptocoques ou à staphylocoques survenant chez un tuberculeux.
Elle échoue régulièrement dans les formes pures, dans l'abcès
froid pleural. Si large qu'ait été la thoracotomie, elle laisse

toujours une fistule intarissable. — L'opération d'Estlander
est, contre cette fistule, une ressource bien médiocre et bien
dangereuse. — Il est à peu près impossible d'éviter les infections secondaires. Très souvent des malades, n'ayant avant
l'opération que peu ou pas de fièvre, conservant un bon
état général, ne présentant que les accidents très atténués
des tuberculoses locales, sont pris, du fait de ces infections secondaires par la fistule, de fièvre hectique et d'accidents graves quelque temps après l'intervention. Au
début, les pansements antiseptiques minutieux les protègent.
Mais dans ces fistules interminables, survient toujours tôt ou
tard quelque lacune ou quelque faute dans l'antisepsie.

Le traitement hygiénique peut d'ailleurs beaucoup faciliter
l'action de la thoracentèse combinée avec l'injection d'air.
Tout ce qui remonte l'état général facilite la cicatrisation.

Dans les *pleurésies hémorragiques*, si souvent liées à la
tuberculose, le procédé d'Achard n'a pas encore été essayé. Il
présente à priori de grands avantages. Le vide intrapleural,
produit par la thoracentèse simple, risque d'amener la rupture
des néovaisseaux si friables; de là une reproduction rapide de
l'hémorragie. Or, dans cette forme il est particulièrement
fâcheux de répéter trop souvent les thoracentèses. Chacune
d'elles, en effet, affaiblit beaucoup le malade et constitue une
véritable saignée.

Letulle croit même que, presque toujours, c'est au moment
de la thoracentèse, par suite de la décompression subite, que
se produit la rupture vasculaire entraînant la pleurésie hémorragique. Celle-ci serait donc le plus souvent d'origine artificielle et opératoire. Cependant certains hématomes simples
constituent, suivant l'expression de Dieulafoy, de véritables
hémoptysies pleurales. Cette forme se termine en général par
organisation et guérison durable. Mais, quelquefois, elle aboutit à la suppuration.

Les *épanchements chyliformes* sont surtout le fait d'une inflammation chronique, sans aucune tendance à l'organisation.
Dans l'observation de Debove, il n'y avait dans la plèvre aucune fausse membrane, il n'existait dans le liquide aucun
dépôt membraneux. M. Courtois-Suffit a justement rapproché
les ascites graisseuses des empyèmes graisseux. Ils peuvent

s'expliquer de la même façon. « Cette transformation des épanchements paraît être une loi pour les lésions tuberculeuses, à quelque endroit qu'elles siègent, qu'il s'agisse d'abcès froids, d'abcès ossifluents, de pleurésies. » L'épanchement chyliforme n'est ainsi que le déchet des sécrétions de la séreuse enflammée. Il est difficilement curable. Ni la thoracentèse, ni l'empyème, n'offrent grandes chances de succès.

TRAITEMENT DE LA CONVALESCENCE.

L'importance de la cure de repos dans le traitement des convalescences pleurétiques, a été déjà signalée avec le traitement hygiénique. Les inconvénients de la gymnastique respiratoire, du massage, de la mécanothérapie, de l'aérothérapie ont été mis en relief suffisant dans l'étude de Le Damany. Utiles théoriquement pour lutter contre la symphyse pleurale, ces moyens gênent la cicatrisation pulmonaire et font courir le risque d'une poussée tuberculeuse.

Outre la cure de repos, deux moyens sont indispensables pendant cette convalescence : 1° une alimentation par une nourriture abondante, par la viande crue, par les poudres de viande ; 2° le séjour prolongé à la campagne, dans un climat tempéré, si c'est possible dans un climat même rigoureux, si cette condition ne peut être remplie. La nécessité de ce séjour à la campagne est telle qu'au premier rang des malades à envoyer dans les sanatoriums populaires pour tuberculeux, Grancher place les convalescents de pleurésie, même guéris en apparence. Il exige six mois au moins à la campagne, au grand air, en plein soleil, avec une nourriture de choix, et en entretenant dans toute l'étendue du côté malade une révulsion constante.

Cette révulsion, faite par la teinture d'iode ou les pointes de feu, offre un autre avantage, celui de favoriser la résorption des exsudats plastiques et de prévenir la formation d'adhérences.

Le jour où ce traitement de Grancher serait appliqué systématiquement dans la convalescence des pleurésies, le nombre des tuberculoses pulmonaires, ou des symphyses pleurales consécutives, diminuerait singulièrement.

CHAPITRE V

LES SYMPTOMES GASTRIQUES. — L'ANOREXIE, LA DYSPEPSIE ET LES VOMISSEMENTS.

Sommaire. — I. **L'anorexie.** Causes de l'anorexie : dépression nerveuse, fièvre, dyspepsie, gastrites médicamenteuses. Traitement de l'anorexie nerveuse : régimes des sanatoriums, artifices d'alimentation, gavage, action constante de l'alimentation artificielle. Traitement de l'anorexie fébrile : lutte contre la fièvre et alimentation spéciale. Traitement médicamenteux : les amers, l'arsenic, la strychnine, les eupeptiques, l'orexine et ses dangers, les persulfates alcalins. — II. **La dyspepsie.** La saturation et les signes d'intolérance dans la suralimentation. Les causes banales de dyspepsie chez les tuberculeux : mauvaises dents, soucis moraux, fatigue physique, diarrhée ou constipation, médicaments. — Rôle de l'insuffisance hépatique et de l'insuffisance rénale. Régime lacté et suralimentation. — Aliments et boissons particulièrement tolérés dans la tuberculose avec dyspepsie. — III. **Les vomissements.** La toux émétisante : ses inconvénients et son évolution. Moyens de traitement externe : emplâtres narcotiques, révulsion, stypage, chaleur, injections hypodermiques. Les ressources de la cure hygiénique. L'électricité. Le gavage. Médicaments divers : créosote, menthol, iode, acide phénique, morphine et cocaïne.

I. — L'anorexie des tuberculeux.

CAUSES DE L'ANOREXIE.

L'anorexie dans la tuberculose est toujours un élément de pronostic très grave. Non seulement elle entrave la suralimentation, mais elle est très fréquemment sous la dépendance, soit d'une dépression nerveuse prononcée, soit d'une fièvre persistante, soit de troubles gastriques.

L'anorexie par dépression nerveuse se voit surtout dans les tuberculoses survenues à la suite de chagrins, de déceptions, de nostalgie. Elle est fréquente chez les jeunes filles. Souvent même, la filiation des accidents a été la suivante : au début, anorexie nerveuse puis, du fait de l'inanitiation, tuberculose consécutive. Cette anorexie nerveuse est très tenace et très continue.

L'anorexie liée à la fièvre est plus irrégulière et plus capricieuse. Elle varie beaucoup, comme la fièvre elle-même, du jour au lendemain. Ordinairement l'appétit est meilleur le matin que le soir. Cette remarque de Marfan correspond bien à la marche habituelle de la température. Tandis que l'appétit pour la nourriture solide est absolument nul, qu'il y a un dégoût marqué pour la viande, la soif est souvent augmentée. Les aliments liquides, le lait, le bouillon sont acceptés avec plaisir. Les boissons sont même souvent prises en trop fortes quantités ; elles deviennent alors une cause de dilatation stomacale et de dyspepsie.

L'anorexie, enfin, peut être sous la dépendance de troubles gastriques : insuffisance chlorhydropeptique, inertie de l'estomac. La dilatation stomacale accompagne fréquemment, mais non toujours, cette inertie. La digestion est alors lente et pénible, troublée souvent par des fermentations anormales et des renvois gazeux. L'appétit est moins complètement perdu que dans l'anorexie nerveuse ou fébrile. Mais d'ordinaire le malade mange peu, par crainte des malaises entraînés par la digestion. Cette forme d'anorexie est la plus favorablement modifiée par le traitement médicamenteux. Mais en revanche, elle est, dans d'autres cas, produite par l'abus des médicaments. Ces deux données ne sont contradictoires qu'en apparence.

A l'anorexie guérie par les médicaments, il faudrait bien opposer ce fait d'une observation pratique encore plus indiscutable et journalière : l'anorexie produite par les médicaments. Le contre-coup exercé sur l'estomac est l'écueil de la plupart des traitements dirigés contre la tuberculose. Peu de conseils ont autant d'importance thérapeutique que l'aphorisme de Daremberg : « La perte de l'appétit, lorsqu'elle n'est pas liée à la fièvre, doit être d'abord combattue par la cessation absolue de tous les remèdes, même de ceux qui sont pris en lavements ou en injections sous-cutanées. »

Et c'est par ce conseil qu'on doit commencer le traitement de l'anorexie.

TRAITEMENT DE L'ANOREXIE NERVEUSE.

L'anorexie par dépression nerveuse cède souvent au changement de lieu et de milieu, aux modifications dans les conditions d'existence. Le sanatorium, avec son repos physique

et moral, avec son influence d'entraînement réciproque, est
alors un excellent moyen. Dans le régime des sanatoriums, divers artifices sont, en outre, mis en œuvre pour stimuler l'appétit nul ou languissant. L'usage de donner, à chaque repas, des
viandes chaudes et des viandes froides est très bon. Tel malade
absolument dégoûté par les premières, mangera assez bien les
secondes, et inversement. D'autres aliments, regardés comme
apéritifs, ne sont pas toujours sans inconvénients. Tels sont
les aliments un peu salés, pris au début du repas : bouillon
dégraissé, anchois, sardines, harengs salés ou fumés, caviar,
langue fumée, etc. Tels sont, au milieu des repas, les acides :
citron, bon vinaigre de vin. Tels sont les condiments : moutarde, poivre, épices. Ces condiments (irritants pour l'estomac
à trop hautes doses) sont, en quantités modérées, assez utiles,
surtout pendant les chaleurs. Telles sont enfin les boissons un
peu amères : bière, décoction de houblon, macération de
quinquina. Les infusions aromatiques chaudes (café, thé,
menthe, camomille) prises à la fin d'un repas un peu copieux
sont un des meilleurs moyens de stimuler la digestion et
d'ouvrir l'appétit pour le repas suivant. Mais, au fond, un des
aliments apéritifs les plus efficaces et les moins irritants est
la bonne poudre de viande. En la donnant bien délayée et par
quantités graduellement progressives, on voit souvent, peu à
peu, l'appétit renaître. — Si ce moyen échouait, reste un procédé
vraiment héroïque dans ses effets, en cas d'anorexie nerveuse :
le *gavage* ou l'alimentation par la sonde œsophagienne. L'introduction de cette sonde, en choisissant un tube de caoutchouc parfaitement lisse, suffisamment rigide pour qu'on puisse
le pousser, suffisamment souple pour que l'on ne puisse produire
aucun traumatisme de la muqueuse, est extrêmement facile. Le
meilleur liquide à introduire est le lait mêlé de poudre de viande.
Au bout de deux à trois jours, avec un gavage quotidien, l'appétit reparaît. — Les vomissements, parfois aussi tenaces et
aussi gênants que l'anorexie, sont, eux aussi, supprimés presque constamment par le gavage. L'alimentation artificielle
permet en outre de reconnaître ce fait important qu'il n'y a
aucune relation entre l'appétit des malades et leurs facultés
digestives. Tel malade qui n'avait aucun appétit, ou qui avait
un dégoût prononcé pour toute nourriture, digère parfaitement un fort repas introduit par la sonde, et même, au bout
d'un certain temps, l'appétit renaît. On peut donc dire avec le

proverbe, que l'appétit vient en mangeant. Après avoir employé toutes les ressources de la thérapeutique pharmaceutique pour faire manger un malade, on arrive à conclure qu'un seul moyen réussit à exciter l'appétit, c'est de faire manger de gré ou de force. La force consiste à introduire les aliments par la sonde.

TRAITEMENT DE L'ANOREXIE FÉBRILE.

Dans l'anorexie liée à la fièvre, tout réussit assez mal, en dehors du traitement même de la fièvre. Le gavage, chez les tuberculeux fébricitants, est mal toléré et peut être suivi d'indigestions. Toutefois l'augmentation de la soif permet d'assurer par les liquides (bouillon, consommé, lait, jaunes-d'œufs, jus de viande, et surtout suc de viande), en partie, l'alimentation. La viande et surtout la viande crue ont été parfois regardées comme nuisibles, en cas de fièvre. En réalité, les préparations de viande, sous toutes les formes possibles, sont excellentes, aussi bien dans la fièvre que dans tous les autres accidents possibles de la tuberculose : hémoptysies, diarrhées, etc., quand elles peuvent être absorbées. Le potage suivant, indiqué par Gautier, est pris avec plaisir même par des malades en pleine fièvre et manquant tout à fait d'appétit.

On prend 250 grammes de filet de mouton bien débarrassé de toute graisse et peau. Ce filet cru est gratté en tous sens avec un couteau pour enlever la pulpe. La pulpe est pilée et réduite en pâte, puis mélangée avec du bouillon froid en quantité suffisante pour une assiette à soupe. Le tout est passé dans une passoire fine ainsi qu'une carotte cuite à l'avance dans du bouillon. On ajoute un ou deux jaunes d'œufs. On fait chauffer ce mélange, au bain-marie, jusqu'à la température d'un potage bien chaud. Ce potage ne doit être préparé qu'au moment de servir, et la viande crue, en particulier, ne doit pas être râpée à l'avance. L'addition de tapioca, de pâtes, de vermicelle, etc., peut contribuer à en varier le goût. Toutefois, en cas de fièvre, les potages les moins épais sont le plus facilement pris. Les gelées de viandes sont souvent acceptées avec plaisir, même en cas de dégoût complet pour tous les autres aliments.

28

TRAITEMENT MÉDICAMENTEUX DE L'ANOREXIE.

Le traitement médicamenteux de l'anorexie ne rend guère service que dans l'atonie gastrique et dans l'insuffisance chlorhydropepsique. Encore faut-il se défier de trop irriter l'estomac. Guéneau de Mussy employait beaucoup, dans l'anorexie des tuberculeux, les amers : colombo, quassia amara, rhubarbe, quinquina. — Le vin de quinquina ou le vin de colombo, pris en petites quantités vers la fin du repas, sont utiles. — La noix vomique, sous forme de teinture de Baumé, est beaucoup plus efficace encore ; elle réussit surtout en cas de dilatation stomacale. On l'associe souvent à l'arsenic et à la liqueur de Fowler. Cette association est parfois une cause d'intolérance. Les gouttes amères de Baumé, simplement diluées (pour faciliter leur administration) dans trois parties de teinture de colombo, sont plus sûrement tolérées. — La limonade chlorhydrique, la pepsine, la pancréatine, en diminuant les troubles digestifs, peuvent agir indirectement, mais très utilement contre l'anorexie.

Lemoine (de Lille), dans une bonne étude sur la médication apéritive (1), a montré les propriétés possédées spécialement par un médicameut utile à bien d'autres égards : la glycérine neutre. M. Lemoine l'emploie beaucoup et avec de grands avantages. Il faut la mélanger à un sirop amer, et la formuler, par exemple :

> Sirop de quinquina...................... 200 grammes.
> Glycérine neutre................ 100   —
> Teinture de badiane........ 5   —

On utilise ainsi les propriétés apéritives non douteuses et les vertus nutritives de la glycérine.

Le quinquina, qui constitue l'apéritif le plus employé, mérite en partie sa réputation, mais il a surtout l'inconvénient de favoriser l'ingestion de l'alcool ; or c'est là une chose qu'il faut éviter à tout prix.

Ce n'est pas à dire qu'il faut se priver pour cela des vertus thérapeutiques du quinquina. Il faut s'en servir, mais seulement sous deux formes, le sirop de quinquina et la quinine.

Par exemple, on prescrira :

(1) LEMOINE, Technique et indication des médications usuelles.

```
Sirop de quinquina....................  300 grammes.
Phosphate de soude...................   10    —
```

Une cuillerée à soupe, dans un peu d'eau, une heure avant le repas.

Ou encore :

```
Sirop de quinquina....................  150 grammes.
Teinture de noix vomique..............    2    —
    —      de badiane..................    3    —
```

Une cuillerée à café dans un peu d'eau.

La quinine, en raison de son amertume, constitue un très bon apéritif. Elle est particulièrement recommandable en cas de fièvre. Lemoine conseille de donner avant les repas une cuillerée à café du sirop suivant dans un peu d'eau :

```
Bromhydrate ou chlorhydrate de quinine.    1 gramme.
Sirop d'écorces d'oranges ou de quinquina.  150 grammes.
```

L'effet de ces préparations se montre encore plus actif, si on les fait prendre dans une petite tasse d'infusion très chaude de houblon et de quassia amara En effet, les boissons bien chaudes stimulent les mouvements et les sécrétions de l'estomac.

Le colombo s'emploie sous différentes formes : poudre, $0^{gr},50$ à 2 grammes, extrait, de $0^{gr},10$ à 1 gramme; teinture, 2 à 8 grammes; infusion, 10 p. 100; vin, de 50 à 100 grammes.

Afin d'exercer leur maximum d'effet, les médicaments doivent être pris assez longtemps avant les repas ; il faut, en effet, qu'ils aient le temps d'exercer leur action, c'est-à-dire de stimuler les muscles et la sécrétion de l'estomac. Le mieux est de les donner une heure avant de manger, au minimum une demi-heure, et de préférence dans une boisson très chaude.

Il faut que l'estomac soit vide, quand l'apéritif arrive en contact avec lui. De là cette règle de les donner trois heures après un repas et une heure avant le repas suivant.

On les donnera toujours dans une petite quantité de liquide servant de véhicule pour atténuer leur effet d'irritation ; celle-ci ne sera jamais de plus de 100 grammes, pour ne pas fatiguer inutilement l'estomac. On choisira, pour remplir ce rôle, les infusions très chaudes de plantes amères, ou encore les eaux minérales, selon les cas, Vichy-Grande-Grille chaude, ou l'eau de Brides bien chaude, ou Châtel-Guyon, chez les enfants. Les alcalins, on le sait, exercent une action apéritive en excitant la sécrétion de l'acide chlorhydrique. Ils peuvent donc réaliser ce fait paradoxal d'être utiles, même en cas d'hypochlorhydrie.

Deux médicaments nouveaux, l'orexine et les persulfates alcalins, ne doivent être employés qu'avec quelque prudence. L'*orexine* est très peu toxique. Mais, même sous forme d'orexine basique, elle produit parfois à la faible dose de $0^{gr},10$ des accidents d'intolérance : brûlure de la bouche, du pharynx et de l'estomac, vertiges, malaise, bouffées de chaleur, quelquefois même vomissements. En outre, A. Robin conseille très sagement de suspendre l'orexine, sitôt le premier retour de l'appétit observé, et de ne jamais prolonger son emploi par trop longtemps.

L'orexine paraît dépourvue d'effets accumulatifs. Mais elle détermine une tendance à la congestion rénale. Chez les tuberculeux dont le rein est si vulnérable, elle doit être employée exceptionnellement et très prudemment. L'absence d'élimination pourrait entraîner des accidents toxiques. Le Pr Pouchet(1), dans son *Traité de toxicologie*, est sévère pour l'orexine. « Ce médicament, plus que douteux, écrit-il, mis en usage sans raison aucune, a produit chez l'homme des vomissements, de la diarrhée, des troubles vaso-moteurs, des bourdonnements d'oreilles, des vertiges, etc. »

Le *persulfate de soude* stimule assez bien l'appétit. Il donne surtout une sensation de creux à l'estomac, de besoin de manger. Ce retour de la faim, fort agréable, est quelquefois illusoire et cet appétit factice est très vite rassasié. La digestion est, en général, plus facile. En cas de fièvre, il y a un léger abaissement de la température. Ces divers effets paraissent donc assez favorables.

La dose quotidienne de persulfate de soude ne doit pas dépasser, sous peine de brûlure gastrique et de diarrhée, $0^{gr},20$. Le mieux est, comme le conseillent les médecins lyonnais, de la donner en une fois à jeun. Le goût du persulfate de soude n'étant pas désagréable, on peut simplement donner une cuillerée à bouche de la solution suivante :

(1) LEWIN et POUCHET, Toxicologie. Paris, 1902, p. 551.

> Persulfate de soude...........................   1 gramme.
> Eau distillée................................ 80 grammes.

Si au bout de six jours le médicament n'a pas produit d'effet, il est inutile de le continuer.

Même à cette dose le persulfate amène souvent, dans les premiers jours, un peu de diarrhée. Celle-ci est légère et cède en général d'elle-même.

Le point inquiétant dans l'emploi du persulfate alcalin est l'irritation stomacale. Ces sels se dédoublent, en effet, avec une grande facilité, et Mathieu a constaté, dans les solutions, une quantité variable d'acide sulfurique libre. Les persulfates, d'après lui, agiraient surtout par cet acide et au même titre que les autres médicaments acides. La limonade sulfurique était autrefois fort employée dans la fièvre et dans les dyspepsies. Dans les anorexies accidentelles et temporaires, dans la convalescence de la grippe, par exemple, on a peu de chose à craindre en produisant pendant quelques jours une légère irritation de la muqueuse stomacale. Cette irritation est beaucoup plus redoutable dans une maladie de longue durée comme la tuberculose, où l'intégrité stomacale est si importante et où le traitement doit être longtemps continué.

II. — La dyspepsie chez les tuberculeux.

LES CAUSES DIRECTES DE LA DYSPEPSIE CHEZ LES TUBERCULEUX.

La dyspepsie fait bien rarement défaut chez les tuberculeux et surtout chez les tuberculeux traités longtemps par la suralimentation. Après quelques semaines ou quelques mois, apparaissent toujours des troubles, indices de la saturation stomacale. Il faut bien les connaître pour donner à temps le repos nécessaire à l'estomac. — Les troubles gastriques : pyrosis, pituites glaireuses, vomissements, indigestions, anorexie avec dégoût complet des aliments, indiquent facilement et forcément l'intolérance pour la suralimentation. L'origine vraie de certains troubles réflexes peut être plus facilement méconnue. La céphalée, le vertige, l'insomnie, le sommeil pénible et entrecoupé de cauchemars, les sueurs nocturnes dépendent souvent de la dyspepsie. — Les troubles vaso-moteurs : bouffées de chaleur, rougeur unilatérale ou totale de la face, ne sont pas moins fréquents. Ils surviennent soit aussitôt après l'ingestion des aliments, soit au cours de la digestion commencée.

Parfois la *dyspnée* est, comme l'a montré Grancher, le seul phénomène venant trahir l'intolérance gastrique. Elle est, dans certains cas, très vive, très intense, très pénible. Plus fréquemment, elle se réduit à une sensation de gêne, d'essoufflement pendant une heure ou deux. Enfin le retentissement réflexe sur le cœur peut se traduire, tantôt par des palpitations angoissantes perçues par le malade, tantôt par une simple augmentation de la tachycardie. La fièvre elle-même, bien que dépendant de causes toxi-infectieuses très multiples, est parfois augmentée par la suralimentation mal dirigée ou mal tolérée. Elle s'atténue, quand on laisse reposer l'estomac qui n'en peut plus. Cette fièvre, d'origine alimentaire, *febris carnis*, était bien connue, mais exagérée par les anciens cliniciens.

La résistance de l'estomac dépend aussi de bien des conditions accessoires. Celles-ci sont très importantes à connaître pour prévenir et traiter la dyspepsie. Le mauvais état des *dents* est une cause banale, mais pratiquement très importante. Les soins réguliers d'un dentiste peuvent en effet l'atténuer beaucoup. Knopf regarde ces soins réguliers comme une condition essentielle de la cure sanatorienne. Les préoccupations morales, les soucis, les chagrins, la nostalgie, l'ennui, échappent davantage à l'action médicale. L'influence morale du médecin n'est cependant pas, surtout au sanatorium, sans pouvoir contre l'ennui. La fatigue physique et le surmenage sont de suppression plus facile. Au fond, la suralimentation ne va guère sans le repos. — Le fonctionnement de l'intestin doit être soigneusement surveillé. La diarrhée est plus ordinairement l'effet que la cause de la dyspepsie. Les diarrhées brusques survenant peu après le repas sont souvent d'origine stomacale. La constipation, au contraire, est un facteur occasionnel très fréquent et très puissant de la dyspepsie. La viande, les purées féculentes, le sucre donnés en excès et trop exclusivement dans le régime entraînent la constipation d'abord, l'entérite muco-membraneuse ensuite. Le régime spécial de ces troubles intestinaux sera donné plus loin.

Il serait banal d'insister sur le rôle des *intoxications médi-*

camenteuses comme facteur de dyspepsie. Ce retentissement sur l'estomac peut s'observer, en dehors même de l'administration par la voie stomacale. Il a été signalé au cours de l'étude de chaque médicament en particulier.

Il serait également banal d'insister sur le *traitement médicamenteux* de la dyspepsie. L'acide chlorhydrique réussit fréquemment, d'une part en raison de l'hypochlorhydrie ordinaire chez les tuberculeux, d'autre part en raison de son rôle antifermentescible. Les poudres absorbantes (charbon, craie préparée, poudre d'anis, magnésie) sont utiles contre la flatulence. Le phosphate de chaux, le carbonate de chaux agissent aussi bien que les autres poudres, tout en ayant leur utilité propre. La pepsine, la pancréatine, le condurango peuvent donner quelque soulagement. De même la révulsion épigastrique, les applications chaudes sur l'estomac. Mais la règle doit être de moins compter sur le traitement médicamenteux que sur la suppression des causes soit directes, soit indirectes de la dyspepsie.

CAUSES INDIRECTES DE LA DYSPEPSIE.

De toutes les causes indirectes de dyspepsie, les plus importantes sont l'insuffisance hépatique et l'insuffisance rénale.

La *fatigue du foie* tient assez souvent à l'abus des graisses, et en particulier de l'huile de foie de morue dans la suralimentation. Elle peut aussi dépendre de l'alcoolisme et est alors un facteur de pronostic extrêmement grave. L'abus et même l'usage régulier de l'alcool doivent, en raison de cette vulnérabilité hépatique, être évités chez les tuberculeux. L'emploi thérapeutique de l'alcool ne doit jamais être que temporaire, impérieusement commandé par certaines indications exceptionnelles : fièvre, diarrhée, vomissements et surtout collapsus cardiaque.

L'*insuffisance rénale*, avec ou sans albumine, constitue, dans le régime des tuberculeux, un problème des plus délicats bien étudié par Potain. « Si, dit-il, le régime alimentaire copieux, surabondant, convient aux tuberculeux indemnes de lésions rénales, il sera, au contraire, entièrement contre-indiqué, aussi bien du reste que le régime carné, dans le cas de néphrite. Il faut, autant que possible, diminuer la quantité de déchets que le rein doit éliminer, et, pour ce faire, associer à la désin-

fection la plus rigoureuse du tube intestinal, l'alimentation
lactée, qui constitue, dans ce cas, le meilleur des médicaments
diurétiques, en même temps qu'elle laisse le minimum de
déchets. » L'indication générale se trouve ainsi bien nettement précisée; le difficile est de l'associer avec la nécessité
de la suralimentation.

Pour obtenir la suralimentation avec le lait, il faut que le
malade en ingère un minimum de 5 à 6 litres, et cette énorme
quantité de liquide n'est pas sans présenter des inconvénients. Il se produit bien vite une sorte d'hydrémie, laquelle
se traduit par de la polyurie et des sueurs profuses, et c'est
avec raison que les malades soumis à ce régime se plaignent
de voir leur faiblesse augmenter.

CHOIX DES ALIMENTS DANS LA DYSPEPSIE.

Une grande variété dans le régime est une des conditions
les plus favorables pour faire tolérer longtemps la suralimentation. Pour maintenir presque indéfiniment la suralimentation carnée, le moyen le meilleur est d'alterner incessamment
la viande crue, la poudre de viande, les gelées de viande, le
suc musculaire; de varier constamment, pour chacun de ces
produits, le mode d'administration. Tous les aliments très
finement divisés, viande crue pulpée, poudre de viande, viande
rôtie hachée et moulinée, purées de légumes passées, sont
plus facilement attaqués par le suc gastrique, leur digestion
est plus facile. — De même, pour éviter la formation d'un
gros coagulum, le lait doit être bu très lentement et à petites
gorgées.

Parmi les agents ordinaires de la suralimentation, les plus
mal supportés par les tuberculeux dyspeptiques sont les
graisses, les sauces, les sucres, les féculents. Les mieux
tolérés sont la poudre de viande, la viande crue, la gelée de
viande, les œufs à peine cuits, les huîtres, le lait et surtout
le lait képhyrisé. Les fruits, soit bien mûrs, soit cuits sans
addition ni de beurre ni de sucre, comme le conseille Grancher, sont très favorables, surtout en cas de dyspepsie associée à la constipation.

La quantité et le choix des boissons sont particulièrement
importants en cas de dilatation stomacale. Celle-ci existe,
d'après Bouchard, dans 80 p. 100 des dyspepsies tubercu-

leuses. D'une façon générale, les boissons trop abondantes : lait, bière, diluent trop le suc gastrique déjà pauvre. Les boissons gazeuses sont très mauvaises en cas de dilatation. Les boissons glacées, momentanément fort agréables, entravent souvent le travail digestif. Les boissons chaudes, peu abondantes (thé, vin blanc coupé de thé), diminuent beaucoup les fermentations et la pesanteur stomacale. Sabourin enfin regarde l'eau pure comme étant la meilleure des boissons, dès que survient le moindre trouble dyspeptique. On peut et doit l'essayer après les autres moyens.

III. — Les vomissements des tuberculeux.

LA TOUX ÉMÉTISANTE ET SON ÉVOLUTION.

La toux émétisante est en général temporaire et d'assez courte durée. Elle disparaît, soit avec les progrès, soit avec la guérison de la tuberculose. Mais ces crises initiales de vomissements sont très pénibles, très décourageantes ; elles sont une cause puissante d'affaiblissement et de dénutrition. Dans les cas tenaces, un traitement médicamenteux, même énergique, se trouve donc justifié. Il l'est d'autant plus qu'on n'aura pas, contre cet accident momentané, à le continuer indéfiniment. Il est bon toutefois d'essayer les moyens d'ordre purement externe (topiques calmants, révulsion, électricité), les ressources offertes par certains détails d'alimentation et de cure hygiénique, avant d'avoir recours aux médicaments. Et l'on ne saurait trop rappeler l'efficacité puissante et parfois oubliée de l'alimentation par la sonde contre les vomissements les plus tenaces et les plus incoercibles.

Les vomissements provoqués par la toux émétisante cèdent assez facilement aux narcotiques et aux antispasmodiques ; laudanum, gouttes de morphine, cocaïne, belladone, eau chloroformée, bromure de potassium, aconit, valériane ont, tour à tour, été conseillés et ont donné des succès. Tous ces médicaments agissent en calmant la muqueuse gastrique. Mais ils calment souvent du même coup, et encore mieux l'appétit. Les modes de traitement externe devront donc toujours être essayés en premier lieu.

MÉDICATIONS EXTERNES DES VOMISSEMENTS.

Les emplâtres narcotiques appliqués à l'épigastre réussissent fréquemment ; ils ne risquent pas de provoquer l'anorexie. Guéneau de Mussy conseillait un emplâtre formé de une partie d'extrait de belladone, deux parties de thériaque, deux parties d'emplâtre diachylon. Daremberg a employé l'emplâtre diachylon additionné de chlorhydrate de cocaïne. Les simples mouches d'opium, l'emplâtre de ciguë donnent de très bons résultats.

La révulsion est encore plus efficace. Peter faisait souvent appliquer un vésicatoire au creux de l'estomac. Les pointes de feu peuvent être substituées au vésicatoire si l'on craint les inconvénients de la cantharide. Plusieurs procédés : pulvérisation d'éther de Jaccoud, stypage de Bailly, de Chambly, application d'acide carbonique liquide de Letulle et Ribard, utilisent la révulsion produite par le froid. Le stypage par de simples tampons d'ouate hydrophile bien humectés de chlorure de méthyle est d'un emploi très facile et très efficace.

Inversement, la chaleur peut aussi réussir. L'application de compresses mouillées très chaudes sur l'estomac calme souvent la pesanteur gastrique, cause initiale de la toux. Un sac de caoutchouc plein d'eau chaude, tenu par-dessus les vêtements donne, d'une façon plus commode, le même résultat.

L'injection hypodermique d'eau distillée au creux de l'estomac est un peu douloureuse. Son action calmante sur les vomissements et sur les douleurs stomacales est très réelle et se maintient souvent plusieurs jours.

Enfin certaines modifications dans la *cure hygiénique* parviendront souvent à triompher de la toux émétisante. Le repas du soir provoquant particulièrement cette toux, doit être plus léger et mangé très lentement. La viande crue, les gelées de viande, les crèmes très froides, les glaces facilitent la tolérance stomacale. — Le champagne, les boissons additionnées d'eau de Seltz exercent, par leur acide carbonique, une action très utile. — En cas de fièvre s'ajoutant à la toux émétisante, le champagne, coupé d'eau minérale alcaline, est particulièrement bien supporté. Le kirsch enfin, coupé par moitié d'eau de fleurs d'oranger ou de sirop de fleurs d'oranger, les grogs au kirsch à la fin du repas, ont un effet antinauséeux très réel. — Le repos absolu à l'air après le repas, diminue et écarte souvent la crise. Les inhalations de menthol faites dès le début de l'accès, le font aussi assez fréquemment avorter. Exceptionnellement, quelques malades se trouvent mieux d'une légère promenade que de la cure horizontale après le repas.

La toux émétisante est souvent un des premiers symptômes de l'intolérance pour la suralimentation. C'est particulièrement quand les vomissements surviennent à une période un peu avancée qu'on devra se défier de cette intolérance. — Le traitement de cette forme spéciale se rattache au traitement des troubles dyspeptiques. Il tient surtout au choix des aliments. — Assez fréquemment, cette intolérance pour la suralimentation est en rapport avec des lésions des reins ou même avec une simple insuffisance rénale. — On s'explique donc que Daremberg ait vu céder des vomissements très tenaces par le simple régime lacté. — Ces formes larvées d'accidents urémiques dus à l'insuffisance rénale ne sont pas très rares dans la tuberculose, même à son début.

L'*électricité* enfin, donne, dans les vomissements les plus tenaces, les mêmes résultats favorables que dans les vomissements incoercibles de la grossesse. Un appareil très simple, à courant continu, est suffisant pour cette application. Le pôle positif est placé sous forme de large plaque, bien mouillée d'eau salée tiède, sur l'estomac. Le pôle négatif formé par une plaque plus petite est placé, au-dessus de la clavicule gauche, à l'origine des scalènes. Le courant doit être mis en marche et arrêté très progressivement. On évitera les interruptions brusques. On ne dépassera pas six à huit milliampères. Si par suite d'appareil trop rudimentaire, d'inexpérience technique, de malade indocile, on craignait les variations brusques du courant et une secousse un peu dangereuse du pneumogastrique, on se contenterait d'appliquer à la nuque la plaque négative. Ce procédé, beaucoup plus simple, réussit souvent très bien.

Les vomissements (comme la toux) tiennent parfois à l'hyperexcitabilité pharyngée. Le froid (glace, boissons glacées après le repas) est un premier moyen de calmer cette hyperexcitabilité. On peut aussi obtenir l'anesthésie locale par les badigeonnages ou par les insufflations. Pégurier (1) a obtenu de bons résultats des formules suivantes :

<blockquote>
1° Bromure de potassium............... 3 grammes.
    Glycérine.............................. 30 —
</blockquote>

Un badigeonnage pharyngé avant chaque repas.

<blockquote>
2° Chlorhydrate de cocaïne............. 2 grammes.
    Eau................................... 100 —
</blockquote>

Badigeonner le pharynx au moment présumé du vomissement.

<blockquote>
3° Diiodoforme......................... 8 grammes.
    Chlorhydrate de cocaïne............. 0^{gr},08
      —   de morphine............. 0^{gr},04
</blockquote>

pour insufflations (ce traitement a également l'avantage d'agir sur la toux et peut-être même sur les lésions).

Mais au fond, comme dans l'anorexie, le moyen le plus efficace, en cas de vomissements incoercibles est le *gavage.*

Certains malades offrent ce phénomène paradoxal de vomir tout, excepté ce qui est introduit par la sonde. Bien des théories ont été proposées pour expliquer cette suppression des vomissements par le gavage. On fait disparaître tout d'abord, par l'alimentation artificielle, le dégoût inspiré par la nourriture. Mais cette explication ne saurait être invoquée chez les nombreux malades qui vomissent, après avoir mangé avec appétit et même avec plaisir. Marfan a supposé que le passage répété de la sonde émoussait à la longue la sensibilité des fibres œsophagiennes du pneumogastrique. Il croit aussi que le lavage de l'estomac, précédant en général la suralimentation artificielle, contribue à rendre la digestion moins pénible. Ces deux hypothèses sont très ingénieuses, mais ne s'appliquent pas au cas où les vomissements cessent après un seul gavage, fait sans lavage préalable de l'estomac. Le fait thérapeutique est d'ailleurs beaucoup plus intéressant pour le praticien que son explication.

TRAITEMENT MÉDICAMENTEUX DES VOMISSEMENTS.

Avec ces divers procédés, il est rare qu'on soit obligé d'avoir recours au traitement médicamenteux. S'il devenait indispensable, on essaierait, avant les antispasmodiques et

(1) PÉGURIER, *Bull. général de thérapeutique*, 10 mai 1903.

les narcotiques, divers médicaments : la créosote, la teinture
d'iode, le menthol, l'acide phénique. Ces substances calment
très souvent les vomissements. Elles jouent un rôle utile
dans l'ensemble du traitement antituberculeux. L'action anti-
émétisante de la créosote, à petite dose, a été particulièrement
mise en relief par Jaccoud. On donne au début du repas,
dans de l'eau, six à huit gouttes de la mixture :

          Créosote pure de hêtre..................   4 grammes.
          Alcool rectifié........................   10   —

Le menthol se prescrit de la même façon, en solution un
peu plus concentrée :

          Menthol................................   5 grammes.
          Alcool rectifié........................   10   —

Il réussit bien, mais provoque dans l'estomac une sensation
de froid intense assez désagréable.

Les gouttes iodophéniquées indiquées par Marfan sont
beaucoup moins irritantes que ne semblerait l'indiquer leur
composition.

          Alcool rectifié........................ |
          Teinture d'iode........................ | āā 5 grammes.
          Acide phénique pur cristallisé en neige. |

Quatre à cinq gouttes, dans un peu d'eau, au commencement de chaque
repas.

Dans l'action de ces divers médicaments semble intervenir,
non seulement l'engourdissement de la muqueuse stomacale,
mais une augmentation dans la sécrétion du suc gastrique due
à l'irritation réflexe. Daremberg a montré qu'on obtenait une
action beaucoup plus sûre et beaucoup plus rapide en ajoutant à l'opium l'acide chlorhydrique comme dans la formule
suivante :

          Acide chlorhydrique....................   1 gramme.
          Extrait thébaïque......................   0^{gr},05
          Eau....................................   100 grammes.

Une cuillerée à soupe à la fin du repas dans le dernier verre de boisson.

Après ce dernier essai, il faudrait évidemment avoir, bon
gré mal gré, recours aux narcotiques purs. Les gouttes
blanches anglaises de morphine méritent la préférence.

> Chlorhydrate de morphine.............. 0^{gr},10
> Eau de laurier-cerise................... 5 grammes.

Cinq gouttes à la fin de chaque repas.

Comme emploi isolé, la morphine se montre très supérieure à la cocaïne. Mais il y a quelquefois avantage à donner simultanément le narcotique et l'anesthésique.

> Eau distillée......................... 100 grammes.
> Chlorhydrate de morphine............ 0^{gr},02
> — de cocaïne.............. 0^{gr},04

Cette solution renferme un milligramme de morphine, deux milligrammes de cocaïne par cuillerée à café.

CHAPITRE VI

LES COMPLICATIONS INTESTINALES ET PÉRITONÉALES. — LES TUBERCULOSES CHIRURGICALES.

Sommaire. — I. **La constipation et la diarrhée** : causes de ces troubles intestinaux, leur traitement hygiénique. Traitement médicamenteux de la diarrhée : talc, tannin, opium, acétate de plomb, acide lactique, bleu de méthylène. — II. **La péritonite tuberculeuse** : ses formes cliniques, son traitement médical en particulier chez l'enfant. La laparotomie et ses chances de succès, les injections modificatrices. Mode d'action de ces procédés chirurgicaux. — III. **Les tuberculoses chirurgicales** : pronostic de leur association avec la tuberculose pulmonaire, indications thérapeutiques dans ces formes associées. Évolution des tuberculoses locales, rôle des infections secondaires, mécanisme de la guérison.

I. — La constipation et la diarrhée.

CAUSES DES TROUBLES INTESTINAUX.

La régularité des garde-robes est, dans le traitement hygiénique de la tuberculose, un point de détail très important. La constipation est une cause occasionnelle d'hémoptysies ; elle augmente toujours la fièvre et peut même, à elle seule, provoquer des accès fébriles intenses. Ces accès surviennent surtout au moment des débâcles diarrhéiques qui terminent les périodes de constipation. La diarrhée est une cause sérieuse d'affaiblissement et de dénutrition. Elle doit être combattue, même sous ses formes les plus légères. « Le tuberculeux qui digère bien, écrit avec raison Sabourin, doit aller à la selle tous les jours et avoir des fèces moulées. C'est le meilleur signe de la bonne absorption intestinale.

Il est rare de voir engraisser régulièrement le malade qui a des selles journalières plus ou moins en purée. A plus forte raison, ne fait-il rien de bon au point de vue de la nutrition, celui qui a tous les jours la diarrhée, ou seulement deux ou trois selles demi-liquides. »

La constipation dépend souvent en partie, soit du repos excessif, soit de l'alimentation trop exclusivement carnée, imposée quelquefois dans la cure hygiénique. Mais sa principale cause est la négligence, l'oubli d'aller à la garde-robe.

La diarrhée, accident beaucoup plus ordinaire, résulte de causes plus multiples. Elle alterne fréquemment avec la constipation. On ne saurait donc séparer pour le traitement ces deux accidents si opposés en apparence. Elle peut être produite par le refroidissement et surtout par le refroidissement nocturne. Elle peut tenir (fait assez fréquent surtout chez les jeunes femmes) à la déglutition des crachats.

Elle peut dépendre de la suralimentation excessive. Cette diarrhée par indigestion est particulièrement fréquente chez les tuberculeux arthritiques. Elle peut dépendre de certains traitements médicamenteux mal tolérés. Elle peut, enfin, et cette dernière forme est la plus grave, être liée à des ulcérations intestinales. A la période cachectique de la phtisie, certaines diarrhées, enfin, ne sont qu'un accident ultime. Ces diarrhées, à peu près incoercibles, et presque fatalement mortelles, n'offrent pas l'intérêt thérapeutique des précédentes. La seule indication bien nette est de calmer par des injections de morphine, des lavements laudanisés, les coliques souvent très vives qui les accompagnent (1).

TRAITEMENT HYGIÉNIQUE.

La cure alimentaire suffit souvent, à elle seule, pour combattre soit la constipation, soit la diarrhée.

La constipation cède avec l'usage des potages à l'orge mondé, à la farine d'avoine, de viandes blanches, du beurre, de salades cuites, des purées de carotte, des compotes de fruits, du cidre, du miel, du pain bis, du pain d'épices, du raisin, des dattes et des oranges. Il suffit d'ajouter, en quantité suffisante, ces divers aliments au régime ordinaire. Le beurre et les huiles sont utiles contre la constipation, mais contribuent à fatiguer l'estomac. Les lavements d'huile d'olive, très employés en Allemagne, sont, au contraire, un excellent moyen.

En cas de diarrhée tenace, on fera un choix minutieux entre les divers moyens de suralimentation. On se défiera, chez les

(1) A.-F. PLICQUE, La diarrhée chez les tuberculeux (*Presse médicale*, 3 octobre 1899).

arthritiques surtout, de la suralimentation trop riche en matières grasses. Qu'il y ait défaut de saponification des graisses ou défaut d'absorption, on peut même observer, en ce cas, une véritable stéarrhée. Tantôt, la graisse non digérée forme de petites boules blanchâtres, tantôt, une sorte d'enduit gras. L'huile de foie de morue, les conserves à l'huile, doivent être supprimées du régime de ces malades. Le beurre lui-même ne doit être donné qu'en quantité minime. Le bouillon semble souvent nuisible, d'une part, en raison de la graisse, d'autre part, en raison du sel qu'il contient. De tous les aliments riches en graisse, les jaunes d'œufs sont certainement, chez ces tuberculeux diarrhéiques, les moins mal tolérés. Les huîtres, enfin, qui constituent d'ordinaire une des grandes ressources de l'alimentation, paraissent dans cette forme assez souvent nuisibles, cet effet nocif semblant tenir en partie à l'eau salée qu'elles renferment.

La suralimentation sera donc, en pareil cas, assurée surtout par la viande de mouton crue, par les poudres de viande de préparation récente et par les poudres de légumes. La tolérance pour le lait est extrêmement variable, suivant les individus. Tantôt il constitue un des meilleurs remèdes, tantôt il est absolument intoléré. L'adjonction de blancs d'œufs battus, l'addition d'une eau minérale alcaline ou d'eau de chaux, peuvent parfois amener la tolérance.

En cas d'intolérance absolue pour le lait, il est fréquent de voir le képhir et surtout le képhir fort, très bien supportés et diminuant rapidement le flux diarrhéique. Cette action du képhir paraît due à l'acide lactique qu'il contient.

Chez les tuberculeux diarrhéiques, un long repos après le repas est presque toujours un bon moyen de diminuer la diarrhée. L'usage des boissons chaudes : thé, vin chaud, lait chaud aux repas, peut être très utile. L'emploi de glycérine pour sucrer le lait ou le vin (une cuillerée à café par verre) est très recommandable. La glycérine a une utilité d'autant plus grande, qu'elle supplée, en partie, l'huile de foie de morue comme aliment d'épargne. Elle est bien tolérée, même en cas de fièvre. Son action sur la diarrhée, signalée plus particulièrement par Bouchut, est souvent des plus remarquables. Elle conserve une certaine action, même dans les diarrhées ultimes de la période cachectique. On peut, en ce cas, formuler :

> Glycérine neutre...................... 50 grammes.
> Rhum.............................. 20 —

A prendre chaque jour, en trois fois, dans du lait chaud.

Quelques moyens populaires : le thé, le riz, l'eau de riz avec des blancs d'œufs battus, les bouillies au gruau de riz, ou surtout à l'arrow-root, la gelée d'arrow-root, les aliments gélatineux, la confiture de coings ne sont pas sans valeur. Voici, d'après Knopf, le menu du sanatorium de Reiboldsgrün chez les malades atteints de diarrhée :

Boire le moins possible et faire usage d'eau de riz.

1er déjeuner : cacao, café ou thé peu sucré avec petits pains ou biscuits.

2e déjeuner : vins de Bordeaux contenant de l'arrow-root (*Maranta arundinacea* L.) en dissolution, des œufs à la coque ou des œufs crus, du pain.

3° Dîner : potage mucilagineux, veau, poulet, purée de pommes, riz.

4e repas : à 4 heures, comme le 1er déjeuner.

5° Souper comme le dîner.

Pour les diarrhées qui continuent malgré ce régime sévère, combiné avec le repos absolu au lit, le traitement est encore plus énergique : « opium, sous-nitrate de bismuth, nitrate d'argent, tannin, benzo-naphtol, acide lactique, acide gallique, talc à haute dose préconisé par Debove. Lavements de vin, lavements créosotés. » Les sanatoriums, ordinairement si réservés dans l'emploi des moyens pharmaceutiques, font, on le voit, exception à cette règle, quand il s'agit de combattre la diarrhée.

Parmi les médicaments indiqués, le talc mérite une mention spéciale. Il est absolument inoffensif. Son action est exclusivement mécanique. Il est parfaitement supporté à fortes doses, 100, 200 et même 400 grammes dans les vingt-quatre heures. Ces hautes doses sont assez facilement prises en suspension dans du lait. Elles triomphent souvent des diarrhées les plus rebelles.

TRAITEMENT MÉDICAMENTEUX.

Les contre-indications médicamenteuses doivent être tout d'abord bien connues.

De même que certains aliments, certains médicaments semblent surtout nuisibles chez les tuberculeux diarrhéiques. Comme chez les dyspeptiques, la règle générale est de réduire chez eux les médicaments donnés par la bouche au minimum. L'intolérance pour l'huile de foie de morue, pour le chlorure de sodium, a déjà été signalée plus haut. On se défiera, en outre, et plus spécialement, de l'arsenic, des sulfureux. Le persulfate de soude amène, lui aussi, rapidement et presque constamment la diarrhée. De même l'agaric blanc, la belladone et l'atropine, assez souvent employés contre les sueurs.

Par contre, quelques médicaments peuvent être à la fois utiles contre la diarrhée et contre la tuberculose. Tel est, par exemple, le phosphate de chaux donné à dose de 8 à 10 grammes par jour. Tel est aussi le tannin. Un des meilleurs modes d'administration est le mélange d'Artaud, donné à la dose d'un verre à bordeaux un peu avant la fin des trois principaux repas :

Tannin à l'alcool	20 grammes.
Glycérine	150 —
Alcool	50 —
Vin de Banyuls	800 —

L'extrait de feuilles de noyer, dont Luton a obtenu de bons résultats, agit sans doute par le tannin qu'il renferme. Luton le donnait à la dose de 1 à 5 grammes par jour, dans une potion gommeuse. Le ratanhia, plus encore que les autres tannifères, exerce une action antidiarrhéique puissante. On donnera l'extrait à dose de 2 à 4 grammes par jour en potion, en électuaire, en pilules. Le sirop de ratanhia ne renfermant pour 40 grammes qu'un gramme d'extrait, est d'une efficacité moindre.

La créosote donnée par la bouche est souvent mal tolérée. Les lavements créosotés, au contraire, arrêtent souvent la diarrhée. La meilleure formule est, pour ce cas spécial, celle de Revillod :

Eau	200 grammes.
Créosote pure de goudron de hêtre	2 à 3 —
Huiles d'amandes douces	25 —
Jaune d'œuf	N° 1.

Il est essentiel d'obtenir une émulsion très fine. On y parviendrait, au besoin, par l'addition d'un peu de gomme adragante. Le meilleur moment pour donner ce lavement, de façon qu'il soit conservé, est le soir, au lit.

L'ENTÉRITE TUBERCULEUSE.

L'entérite tuberculeuse sera tout d'abord traitée par les mêmes moyens. L'alcool et les boissons alcooliques peuvent avoir une utilité spéciale pour soutenir les forces épuisées. Le képhir fort n° 2 ou n° 3 combine l'effet de l'alcool et celui de l'acide lactique. Le képhir n° 1 serait, au contraire, laxatif. Cette complication intestinale, même lorsqu'elle survient chez des malades au début, est toujours grave. Sauf le cas d'hémorrhoïdes, la présence de traces de sang, fût-ce en petite quantité, dans les garde-robes, est donc, au point de vue du pronostic, toujours un élément des plus sérieux. Grancher et Hutinel ont obtenu de bons effets du salicylate de bismuth à dose de 4 à 8 grammes par jour. Ce médicament offre l'extrême avantage d'être à la fois antidiarrhéique et antiseptique. Les pilules de nitrate d'argent étaient souvent préconisées par Trousseau. Pour assurer la tolérance stomacale et augmenter leur efficacité, il est bon de les associer à l'opium.

> Extrait gommeux d'opium...................... 0^{gr},40
> Nitrate d'argent................................ 0^{gr},20
> Mucilage de gomme............................. Q. S.
> Pour 20 pilules ; quatre à huit par jour, au moment des repas.

L'acétate de plomb, enfin, jouit d'une grande réputation en Angleterre. Il agirait même à la période terminale ; son action s'exerce non seulement contre la diarrhée, mais aussi contre les sueurs profuses souvent associées à la diarrhée cachectique. Comme pour le nitrate d'argent, il est utile de l'associer à l'opium.

> Acétate de plomb cristallisé.............. 0^{gr},20
> Extrait d'opium......................... 0^{gr},40
> Extrait de ratanhia..................... 1 gramme.
> Diviser en 20 pilules ; une à trois par jour.

L'opium peut, d'ailleurs, dans cette forme grave, être employé plus largement que dans les formes précédentes. La crainte de provoquer l'anorexie, qui constitue sa principale contre-indication, devient ici secondaire. Le diascordium à dose de 4 à 8 grammes par jour, les gouttes noires anglaises à dose de deux gouttes, après chacun des deux principaux repas, seront plus généralement conseillés.

Lyon fait toutefois une objection sérieuse aux opiacés. Ceux-ci causent la rétention dans l'intestin de matières en fermentation ; ils aggravent la fièvre et les accidents toxiques. La pratique de Gueneau de Mussy, de Jaccoud n'hésitant pas à employer un moyen de traitement inverse : les eaux purgatives faibles, est beaucoup plus rationnelle. Knopf, de son côté, conseille d'essayer tout d'abord l'huile de ricin.

L'acide lactique, principe actif du képhir, peut être aussi donné directement et à dose beaucoup plus forte. En atteignant, suivant la pratique de Hayem, la dose de 4 à 8 grammes par jour, on réussit presque toujours à modifier les diarrhées les plus tenaces. On le donnera, soit sous forme de limonade lactique à 8 grammes pour 1000 avec 60 grammes de sirop de sucre, soit en potion.

Louis Rénon a préconisé récemment à la Société de thérapeutique, un traitement nouveau et semblant bien agir par le *bleu de méthylène.*

Cette médication a été employée chez des phtisiques atteints de diarrhées intenses et incoercibles, et, dans les quatre cinquièmes des cas, l'action du bleu de méthylène s'est montrée très favorable.

Le bleu était donné, par la voie gastrique, à la dose de 15 à 20 centigrammes par jour. On prescrivait, en une seule fois, l'un ou l'autre des cachets suivants :

Bleu de méthylène............................ $0^{gr},15$
Lactose...................................... $0^{gr},60$
Pour un cachet. N° 10.

Bleu de méthylène............................ $0^{gr},20$
Lactose...................................... $0^{gr},80$
Pour un cachet. N° 10.

Ou, trois ou quatre fois par jour, un cachet plus petit :

Bleu de méthylène............................ $0^{gr},05$
Lactose...................................... $0^{gr},20$

La lactose n'a pour effet que de diviser la poudre de bleu et de la rendre plus tolérable à l'estomac.

Sous l'influence de ce médicament, les selles diminuent très rapidement de fréquence. Parfois même, il survient de la constipation.

Quand les symptômes indiquent une prédominance des lésions au niveau du gros intestin (douleurs et météorisme sur le trajet du côlon, sang franchement rouge et assez abondant dans les selles), le traitement local aura le maximum d'action. Ferrand conseillait les lavements de décoction de pavots additionnés soit d'une cuillerée à soupe d'eau-de-vie, soit d'une cuillerée à café de teinture de ratanhia. Ces lavements sont efficaces et bien supportés.

II. — La péritonite tuberculeuse.

FORMES CLINIQUES DE LA PÉRITONITE TUBERCULEUSE.

La péritonite tuberculeuse coexiste souvent avec des lésions pulmonaires très peu avancées et même tout à fait nulles. Les symptômes, au début, peuvent être très insidieux. Ils se réduisent parfois à des symptômes d'ordre général : affaiblissement, fièvre, soif, anorexie. Les douleurs abdominales peuvent rester très atténuées. Chez les jeunes filles, elles sont souvent mises sur le compte de l'aménorrhée; celle-ci coïncide, en effet, très fréquemment avec les premières manifestations de la péritonite tuberculeuse. Dans d'autres cas, on voit, presque sans douleur, survenir une ascite très abondante. Cette forme est, en général, bénigne. La guérison, surtout chez l'enfant, peut succéder directement à l'ascite; Marfan a justement décrit ce symptôme sous le nom d'ascite chronique tuberculeuse bénigne de la seconde enfance. Chez l'adulte, la guérison directe est plus rare, l'ascite aboutit souvent à une transformation fibreuse. La guérison est aussi moins parfaite en raison des brides et des adhérences. La forme fibreuse d'emblée est encore moins favorable. Lancereaux a bien établi ses rapports fréquents avec l'alcoolisme. L'association avec la cirrhose hépatique vient souvent, en ce cas, constituer une complication nouvelle.

La forme caséeuse et ulcéreuse, enfin, est beaucoup plus grave. Même, quand elle se limite dans une région de l'abdomen, elle traverse, avant de guérir, bien des complications. Il faut, en particulier, songer à la possibilité d'une origine tuberculeuse dans les pelvi-péritonites, où Brouardel (1) a montré sa grande fréquence, et dans les périlyphlites.

(1) BROUARDEL. Tuberculisation des organes génitaux chez la femme, Thèse de Paris, 1865.

La plèvre est fréquemment frappée, en même temps que le péritoine ; Fernet et Boulland ont bien dégagé cette forme pleuro-péritonéale, à marche en général aiguë. La guérison, malgré le retentissement sur les deux séreuses, est loin d'être exceptionnelle.

En dehors des complications infectieuses (granulie, phlébite) et ulcéreuses (fistules intestinales ou cutanées), on doit, dans la péritonite tuberculeuse, compter avec une complication purement mécanique, l'occlusion intestinale par des brides ou des adhérences. On doit songer à cette cause chez tout malade atteint ou suspect de tuberculose et offrant des accidents d'occlusion. La laparotomie remplit alors une double indication. Elle permet de lever l'obstacle, et elle modifie favorablement la péritonite tuberculeuse. Il y a là vraiment un motif d'urgence pour l'intervention.

LE TRAITEMENT MÉDICAL.

Le traitement médical, dans les formes ordinaires, est souvent très efficace ; il ne saurait être négligé. Il y a d'autant plus de chance de réussir que le malade est plus jeune. Marfan, dans ses conférences de l'hôpital des Enfants malades en 1895, rapporte, sur sept cas, cinq guérisons obtenues par des moyens purement médicaux. On doit donc toujours les essayer avant l'intervention opératoire. Marfan résume ainsi les principaux : Comme régime, alimentation substantielle (viandes rôties, purée de viande, lait, beurre, œufs, etc.). Comme climat, le repos au grand air et à la campagne, le climat marin et, si possible, la cure par l'aération permanente. Comby, de son côté, a signalé l'influence spéciale de la cure de repos complet. Il en a obtenu les meilleurs résultats. Il se demande même si le repos au lit, forcé après la laparotomie, ne joue pas un rôle dans les résultats de l'intervention chirurgicale.

Voilà pour les moyens d'hygiène.

Afin d'agir spécialement sur l'intestin, les lavements d'huile de foie de morue et de créosote ont été vivement recommandés par Thomas (1) comme donnant une action et une absorption plus directe. Ce sont des lavements contenant

(1) THOMAS, *Journal des Praticiens*, 1896, et *Revue médicale de la Suisse romande*, 1897.

100 à 150 grammes d'huile de foie de morue et 0^{gr},50 à 1^{gr},50 de créosote, selon l'âge et la tolérance de l'enfant.

Dans les formes fébriles, ce traitement hygiénique doit être appliqué avec beaucoup de prudence : on évitera l'administration de la créosote ; on tâchera de placer l'enfant à la campagne, au grand air, mais jamais au bord de la mer. Enfin on ordonnera des antithermiques, quand il sera nécessaire (quinine, antipyrine).

De temps en temps, on prescrira des laxatifs doux et huileux, s'il y a de la constipation ; l'antisepsie intestinale contre la diarrhée ; l'élixir parégorique aux doses convenables contre les coliques, enfin, comme médication externe, la révulsion abdominale par la teinture d'iode.

Marfan emploie cette révulsion par le procédé de la cuirasse iodée, dont voici la technique :

1° Badigeonnage de l'abdomen avec la teinture d'iode.

2° La couche d'iode étant sèche, application d'une cuirasse de collodion élastique pour immobiliser la paroi abdominale et exercer une compression résolutive. A renouveler tous les huit ou quinze jours.

3° Si la douleur est vive après l'application iodée, on se contente de l'usage de la cuirasse au collodion.

D'autres agents résolutifs ont été conseillés. L'onguent mercuriel était employé par Jules Simon. Les frictions au savon noir ont été très préconisées par Baginski. Pour ne pas produire une trop forte irritation de la peau, on n'emploiera qu'une petite quantité de savon noir. Mais on frottera doucement et longtemps jusqu'à ce que le savon soit entièrement résorbé. L'iodoforme a souvent été mêlé au savon noir à dose de 4 grammes pour 30. — Tous ces moyens résolutifs ne présentent pas l'avantage du collodion : l'immobilisation relative de la paroi abdominale. Même en combinant avec leur emploi l'application d'une épaisse couche de ouate et d'un bandage de corps, on n'obtient que très peu cette immobilisation.

Le traitement médicamenteux consistera surtout dans le sirop iodotannique l'été (une cuillerée à bouche avant chacun des principaux repas), et dans l'huile de foie de morue l'hiver. Marfan associe volontiers les phosphates à l'huile de foie de morue, comme dans la formule suivante :

Huile de foie de morue	500	grammes.
Solution de lacto-phosphate de chaux à 50 p. 1 000	150	—
Sirop de lacto-phosphate de chaux à 50 p. 1 000	350	—
Gomme adragante	5	—
Alcoolature de zest de citron	20	—

L'arsenic peut avoir aussi une utilité réelle. Mais il n'est pas toujours sans inconvénient. Son emploi en injections hypodermiques est à peu près impossible chez l'enfant. Quand on le donne par la bouche, il faut surveiller avec soin la tolérance gastro-intestinale.

Ces différents moyens employés dès le début dispenseront souvent d'avoir recours au traitement chirurgical : laparotomie ou ponction suivie d'injection modificatrice.

LA LAPAROTOMIE ET SES CHANCES DE SUCCÈS.

La laparotomie donne des résultats moins brillants dans la forme sèche, ou dans la forme suppurée, que dans la forme ascitique de la péritonite. Elle expose, plus que dans celle-ci, à des complications opératoires, en particulier à la production de fistules pyostercorales. Mais, remarque justement Maurange, dans les péritonites avec épanchement puriforme, néomembranes épaisses, dépôts fibro-caséeux tendant vers le ramollissement et l'ulcération, la laparotomie est à peu près le seul moyen de salut qui reste au malade. Si l'on réfléchit que cette forme fibro-caséeuse ou ulcéreuse tue presque sûrement, on opérera parce que les indications opératoires ne sont pas uniquement fondées sur le succès, mais aussi sur l'augmentation suffisante des chances de guérison.

La tuberculose miliaire aiguë, généralisée aux diverses séreuses, ne saurait naturellement être améliorée par l'intervention. Dans la forme pleuro-péritonéale, moins diffuse, la laparotomie donne encore de bons résultats. Elle réussit surtout quand les accidents abdominaux prédominent sur les accidents pleuraux. Il y a, suivant la remarque très juste de Jalaguier, tout à gagner et rien à perdre.

La fièvre, même intense, est plutôt une indication qu'une contre-indication opératoire. La coexistence d'ulcérations tuberculeuses de l'intestin ne doit faire hésiter qu'aux périodes avancées et cachectiques. Elle impose toutefois de grandes précautions pour éviter, au cours de la laparotomie, les fistules pyostercorales. — Les destructions pulmonaires étendues et profondes accompagnées de fièvre hectique, sont un obstacle à l'intervention. Les lésions rénales augmentent beaucoup la gravité du pronostic opératoire.

Plus l'intervention est précoce et plus les chances de succès sont grandes, plus aussi les suites immédiates sont favorables et bénignes. — Aussi, même en cas d'hésitation dans le diagnostic, beaucoup de chirurgiens préconisent-ils, en raison de son innocuité, l'incision exploratrice. La laparotomie dans la péritonite tuberculeuse tend d'ailleurs à se borner de plus en plus à cette incision. L'ablation des néomembranes, le grattage ou la cautérisation des produits caséeux, l'emploi des antiseptiques augmente la gravité, sans rendre plus certains les résultats de l'opération. Même en cas de lésions étendues et fibro-caséeuses, la simple incision de la paroi, suivie seulement par l'évacuation du liquide, a souvent donné des guérisons.

Dans les formes localisées, il faut distinguer entre les cas de néomembranes épaisses et les cas d'une collection liquide enkystée. Dans la première forme, la laparotomie échoue fréquemment. Les gros magmas au voisinage du cæcum sont particulièrement défavorables. Dans la deuxième, l'évacuation du liquide suivie ou non par les lavages du foyer compte fréquemment des succès.

L'occlusion intestinale à marche soit aiguë, soit lente, complique assez fréquemment la péritonite tuberculeuse. Elle est plutôt, et surtout dans sa première forme, une indication opératoire. Dans les formes lentes, les anses intestinales sont souvent agglutinées par des masses tuberculeuses. La libération par la laparotomie est plus aléatoire et plus périlleuse. C'est seulement au cours de l'opération qu'on peut apprécier la possibilité de lever l'obstacle. A vrai dire, dans cette forme chronique, tous les autres moyens : entéroclyse, lavage de l'estomac, lavements électriques ne comptent, eux non plus, qu'un petit nombre de succès.

Dans la forme ascitique, les succès opératoires sont, en revanche, la règle. Aldibert a trouvé les chiffres de 93,8 p. 100 pour les guérisons chez les enfants, de 71 à 76 p. 100 pour les guérisons chez l'adulte. Il ne faut pas toutefois oublier que cette forme, surtout chez les jeunes sujets, peut guérir spontanément. L'ascite curable des jeunes filles était bien connue des vieux cliniciens. « La péritonite chronique est curable, écrivait Grisolle. La guérison est possible, même lorsque la présence des tubercules dans les poumons indique que les mêmes produits doivent exister dans le péritoine. » Si l'ascite n'augmente pas, si elle tend même à se résorber, on peut admettre cette tendance à la guérison spontanée, et à la transformation fibreuse. L'augmentation progressive de l'ascite, si lente qu'elle soit, est au contraire, pour Jalaguier, la principale des indications opératoires.

La forme de péritonite sèche consécutive à la résorption d'une ascite est elle-même beaucoup plus favorable que la forme primitive. Elle représente en réalité une tuberculose en voie de guérison.

LA PONCTION ET LES INJECTIONS MODIFICATRICES.

De plus, cette forme ascitique peut guérir par des interventions moins graves que la laparotomie. La ponction simple suffit très rarement. Il n'en est pas de même de la ponction suivie d'une injection modificatrice. De nombreux liquides, eau stérilisée chauffée à 48°, sérum de sang de chien, solution salée physiologique, éther iodoformé, huile de vaseline iodoformée, naphtol camphré ont été proposés. Ces trois derniers et surtout le naphtol camphré ne sont pas inoffensifs. Dans un cas, la mort survint au milieu d'accidents syncopaux, de convulsions épileptiformes et de coma. L'acide borique employé suivant la méthode de Debove, est au contraire absolument inoffensif. Par la ponction faite au moyen de l'aspiration, on enlève la plus grande quantité de liquide possible. Puis on lave avec la solution saturée d'acide borique. Cette solution est préalablement bouillie pour que sa stérilisation soit plus certaine. Mais on la laisse ensuite refroidir jusqu'à 39 ou 40°. Le liquide qui ressort est d'abord trouble, puis ne tarde pas à devenir de plus en plus limpide. On ne cesse le lavage que lorsque le liquide ressort absolument clair, et qu'on juge que toute la séreuse s'est trouvée en contact avec lui. En général, ce lavage détermine un peu de réaction inflammatoire et de fièvre. Mais cette poussée temporaire fait bientôt place à l'amélioration progressive. Parfois même, la détente est immédiate. Pour expliquer l'action puissante de ces lavages, on doit peut-être invoquer, avec Gaucher, l'effet de l'acide borique sur le bacille de Koch et sur ses toxines, à côté de la simple irritation séreuse (1).

Les injections de sérum gélatiné proposées par Lafond et Grellety offriraient, comme toutes les préparations souvent mal stérilisées de ce produit, des dangers de fièvre, de péritonite suppurée et de tétanos.

MODE D'ACTION DES PROCÉDÉS CHIRURGICAUX.

Pour Maurange, la laparotomie, les injections modificatrices, l'insufflation d'air stérilisé provoquent du côté du péritoine des phénomènes d'irritation locale aseptique, capables de déterminer une réaction locale de défense et d'amener, par suite, la régression des lésions tuberculeuses, en stimulant la phagocytose ou en exaltant les propriétés bactéricides des sécrétions de la séreuse. Celles-ci sont notablement augmentées sous l'influence de l'irritation opératoire. Or, les recherches de Péron (2) ont montré que ces épanchements séreux possédaient des propriétés bactéricides très remarquables. Plus les épanchements sont aigus, et plus ces propriétés semblent accentuées. Sous l'influence de ces injections de sérosité, les animaux en expérience semblent devenus réfractaires aux inoculations tuberculeuses directes. Leur résistance paraît totale à l'égard des cultures atténuées, notablement augmentée à l'égard des cultures les plus virulentes.

Peut-être faut-il également invoquer l'effet direct de la réaction inflammatoire. Stchegoleff a vérifié expérimentalement sur le chien la production d'éléments embryonnaires, étiolant et enserrant les éléments tuberculeux. Le traumatisme mécanique, la pénétration d'air et de lumière, l'action thermique lui semblent les principaux agents de cette réaction. Celle-ci est surtout nette et efficace au début. Vierordt, Riva avaient regardé l'évacuation complète de l'exsudat abdominal, comme une condition exclusive de succès. Cette condition ne s'est pas montrée nécessaire dans les résultats de Stchegoleff (3). La guérison s'observa surtout quand la laparotomie fut pratiquée dès le début, c'est-à-dire à un

---

(1) DEBOVE, *Soc. méd. des hôpitaux*, 10 oct. 1890.
(2) PÉRON, La sérothérapie tuberculeuse naturelle (*Soc. de biologie*, 15 oct. 1898).
(3) STCHEGOLEFF, *Archives de médecine expérimentale*, 1er septembre 1904.

moment où on ne trouvait dans le péritoine qu'une très petite quantité, ou même aucune trace de liquide.

G. d'Urso, au cours de quatre laparotomies successives faites sur un même malade, put également constater l'immigration de leucocytes, la néoformation de vaisseaux embryonnaires pénétrant jusqu'au centre des tubercules, la néoformation de tissu inflammatoire.

Parfois même ce travail paraît accompagner une transformation des toxines tuberculeuses, une sécrétion exagérée et une résorption de tuberculine. Burci (1) explique par l'élimination de ces toxines régressives, un fait de néphrite parenchymateuse observé par lui, à la suite d'une laparotomie pour tuberculose péritonéale. — En cas de lésions rénales et d'albuminurie, on devrait donc se défier de l'intervention.

III. — Les tuberculoses chirurgicales.

PRONOSTIC ET TRAITEMENT DES TUBERCULOSES ASSOCIÉES.

La tuberculose pulmonaire est très fréquemment associée avec les diverses tuberculoses chirurgicales. Passé vingt ans, ces dernières, comme l'avait vu très justement Louis, n'existent même jamais sans qu'il y ait, en même temps, des lésions tuberculeuses du poumon. Celles-ci dans bien des cas restent remarquablement silencieuses ; elles doivent être recherchées avec soin et se traduisent plutôt par les signes physiques que par les symptômes fonctionnels.

Cette association, si fréquente, présente bien d'autres points thérapeutiques d'une réelle importance. Il serait impossible d'entrer dans les détails techniques si minutieux et si précis, nécessaires au traitement direct de chaque tuberculose chirurgicale. Mais il reste fort intéressant de résumer sommairement les indications mixtes dans ces tuberculoses associées, l'évolution ordinaire des tuberculoses locales, le rôle des infections secondaires, le mécanisme de la guérison soit spontanée, soit opératoire.

Un premier fait domine l'évolution des tuberculoses locales, qu'elles soient ou non associées à la tuberculose pulmonaire, c'est l'extrême puissance du traitement hygiénique.

____

(1) BURCI, _Congrès italien de chirurgie,_ 1896.

Celui-ci se montre encore beaucoup plus efficace que dans la tuberculose viscérale. Son emploi est depuis longtemps classique dans les tuberculoses osseuses, articulaires et ganglionnaires de l'enfance. Chez l'adulte les résultats ne sont pas moins décisifs dans la tuberculose du testicule et même dans celle de la peau. — Les sanatoriums populaires écartent parfois les malades atteints simultanément de lésions pulmonaires et de lésions chirurgicales. Cette exclusion systématique ne saurait être trop combattue. On refuse ainsi de très bons malades, offrant une entière tendance à la guérison. Cette multiplicité des lésions est bien loin d'être un facteur forcément défavorable du pronostic. La tuberculose du testicule, les tuberculoses osseuses et articulaires, les adénites coïncident souvent avec des formes de phtisie pulmonaire très maniables, torpides, peu envahissantes, sans grande réaction fébrile. Par la cure de sanatorium, lésion locale et lésion viscérale s'améliorent avec une égale rapidité. La fistule à l'anus aurait une signification plus fâcheuse. Elle résulte, presque toujours, d'une inoculation par la déglutition de crachats bacillaires et leur passage dans l'intestin. Elle coïncide donc avec la tuberculose pulmonaire ouverte et déjà avancée. La tuberculose rénale, la tuberculose vésicale frappant des viscères importants, entraînant des troubles fonctionnels et des douleurs très vives, comportent également une très réelle gravité. Mais, en dehors de ces exceptions, le fait que la tuberculose a frappé simultanément deux organes n'implique nullement un pronostic forcément désespéré. Comme dans toutes les maladies infectieuses, la lésion locale traduit une résistance de l'économie. Cohnheim a particulièrement insisté sur son rôle dans les tuberculoses expérimentales. Les animaux offrant, au point d'inoculation, les tuberculoses les plus massives et les plus étendues sont souvent ceux qui n'offrent aucune généralisation et qui résistent indéfiniment.

Par une exagération véritable, ces tuberculoses locales et, en particulier, la fistule à l'anus ont été souvent regardées comme un dérivatif utile, un exutoire à respecter. Sans doute, l'opération de fistules à l'anus, faite chez des phtisiques ultimes, a été parfois suivie de complications graves et de catastrophes. Certains alcooliques, payant encore de mine, exposent, à cet égard, à des surprises redoutables. Il faut un examen très minutieux, pour apprécier le degré exact de leur état. Encore

résistants en apparence, ils semblent n'attendre qu'une occasion
de s'effondrer et ne résistent naturellement pas au choc opératoire. Mais, en dehors de cette période avancée, l'intervention
bien loin d'être jamais nuisible, est utile en faisant disparaître
un foyer d'épuisement et d'infection. Souvent même, elle est
suivie d'une amélioration remarquable dans l'état général et
même dans les lésions locales du poumon. « L'immense majorité des tuberculeux, déclare Routier, retire un bénéfice
évident des opérations destinées à supprimer les manifestations
locales de la bacillose. » Cependant Verneuil, en exagérant la
fréquence des poussées de *granulie* après les opérations par-
tielles, a rendu le service de faire choisir par les chirurgiens
les procédés opératoires exposant le moins à l'ouverture des
vaisseaux et à l'infection sanguine. La destruction des fongo-
sités par le curettage, offre à cet égard un risque plus grand que
la destruction par le thermocautère ou par le chlorure de zinc ;
les scarifications sont plus périlleuses, comme l'a montré
Besnier, que l'ignipuncture dans les tubercules lupiques. La
mobilisation prématurée des arthrites, offrant encore des foyers
caséeux, s'est montrée particulièrement redoutable. La simple
ponction des abcès froids ou des abcès ossifluents, quand elle
n'est pas suivie d'une injection modificatrice, offre elle-même
certains dangers. La décompression des vaisseaux peut faciliter l'absorption des bacilles et leur pénétration dans le sang.
C'est le mécanisme invoqué par Litten pour expliquer les
granulies consécutives à la thoracentèse dans le pneumothorax ou dans les pleurésies tuberculeuses. Ce sont des faits
d'infection à distance par la tuberculose locale malmenée ou
imprudemment ouverte. Mais le facteur d'aggravation, ce n'est
pas la suppression d'un foyer jouant le rôle d'un exutoire
utile. C'est au contraire l'irritation, sans suppression radicale
et complète, de ce foyer.

Inversement l'immobilisation, par le ralentissement de circulation qu'elle entraîne, constitue une protection contre l'infection sanguine. Ch. Nélaton (1) accorde également un rôle utile à
l'anémie locale si intense, produite par la compression ouatée
dans les arthrites. Cette anémie non seulement s'oppose à la
généralisation, mais paraît même entraver le développement
sur place du bacille tuberculeux, limiter et enrayer les lésions.

(1) Ch. Nélaton, Le tubercule dans les affections chirurgicales. Thèse d'agréga-
tion, 1883.

ÉVOLUTION DES TUBERCULOSES LOCALES.

L'évolution des tuberculoses locales s'accuse quelquefois d'emblée par des accidents inflammatoires et par une marche aiguë. Mais, le plus souvent, le début se fait très lentement, très insidieusement, avec une période prolongée d'accidents peu intenses, une véritable incubation. La tuberculose du testicule reste souvent pendant des semaines et des mois à l'état de simple noyau épididymaire. La *coxalgie*, pour Calot (1), a presque toujours une période d'incubation, qui est au moins de plusieurs mois et dans certains cas de plusieurs années. Entre le moment où le bacille s'est implanté dans les tissus et le moment où apparaissent les manifestations morbides incontestables, s'écoule un long délai qu'il faut savoir mettre à profit, pour le diagnostic et pour le traitement précoce. Ce traitement presque prématuré offre la même importance, les mêmes chances de succès que pour la phymie commençante. Calot a soumis à une enquête minutieuse, au point de vue des accidents ayant précédé la coxalgie confirmée, quatre-vingts de ses malades : « 17 fois sur 80, écrit-il, les parents ont pu me signaler telle manifestation ébauchée pour laquelle on a consulté le médecin, et qui aurait dû ou, tout au moins, pu mettre celui-ci sur la voie du diagnostic, plusieurs mois et même plusieurs années avant que ce diagnostic n'ait été affirmé. »

Dans deux cas, Calot a pu appliquer ce principe d'un traitement rigoureux avec un diagnostic incertain. Dans deux cas, il obtint un très beau succès et put vraiment, par l'évolution, être persuadé qu'il avait fait avorter une coxalgie commençante. « Si les médecins, ajoute-t-il, adoptaient toujours cette attitude, l'on préviendrait certainement, — au prix, je veux bien l'accorder, de quelques erreurs de diagnostic, qui ne sont d'ailleurs en rien préjudiciables, — on préviendrait l'apparition d'un certain nombre de coxalgies.

Car la maladie n'a pas un cycle défini. Puisqu'il est possible de faire avorter une coxalgie à toutes les périodes, à plus forte raison le pourra-t-on au début. Nous n'attendons pas davantage, lorsque survient une légère faiblesse des deux membres inférieurs ou une simple douleur en ceinture, que

____

(1) CALOT, Traitement de la coxalgie, Paris, 1895, p. 69.

se soit produite une gibbosité, pour soupçonner et craindre le mal de Pott; nous n'attendons pas, lorsqu'est survenue une hémoptysie, que le malade rende des crachats criblés de bacilles, que nous aurons tenus sous l'objectif de notre microscope, pour redouter l'apparition possible d'une tuberculose pulmonaire et faire un traitement approprié. »

De même que la lenteur et la période longtemps maniable au début, on retrouve vers la fin des tuberculoses chirurgicales la ténacité morbide, les réveils et les rechutes. La disparition des manifestations cliniques est bien loin d'être, dans la coxalgie par exemple, la disparition effective. Une longue surveillance, des précautions minutieuses, des soins d'hygiène soutenus sont indispensables. Comme la période d'incubation, cette période latente de convalescence est très longue. Si on abandonne prématurément le traitement local, si on ramène trop tôt les malades dans un milieu malsain, tous les accidents peuvent reparaître. Le foyer infectieux semble persister très longtemps. Il disparaît cliniquement, bien avant de s'éteindre dans les tissus anatomiques (1), c'est-à-dire d'une façon réelle. Ces réapparitions *in situ* ne sont pas les plus graves. — Les poussées de généralisation sont beaucoup plus redoutables. La forme méningitique est particulièrement fréquente.

La granulie elle-même, comme l'a montré Buhl, n'apparaît guère que chez des malades porteurs d'un de ces foyers locaux en apparence guéris. Ce fait n'est pas en contradiction avec une remarque de Marfan, la bénignité ordinaire de la phtisie pulmonaire chez les sujets porteurs d'une lésion scrofuleuse (lupus ou écrouelles), parfaitement cicatrisée. Cette cicatrisation n'indique, en effet, qu'une seule chose : l'état général est devenu, à un moment donné, assez favorablement modifié pour triompher de la lésion tuberculeuse. Mais cet état peut, dans l'avenir, subir une modification inverse et défavorable. L'examen anatomo-pathologique montre, d'ailleurs, combien sont rares les anciens foyers tuberculeux stériles et complètement guéris. Cornil et Babès ont parfois constaté des bacilles même dans des tubercules entièrement calcifiés. Déjerine (2) étudiant avec beaucoup de soin les adénopathies, a fréquemment rencontré la *persistance de la virulence*. Ziemsen l'a

(1) Brissaud, Étude sur les tuberculoses locales (*Arch. générales de médecine*, 1880, t. II, p. 129 et 265).
(2) Déjerine, *Soc. de biologie*, 26 juillet 1884.

observée dans des lésions maintenues à l'état de guérison complète depuis vingt ans. Assez fréquente dans les tubercules fibreux et calcifiés, cette persistance de bacilles virulents devient constante, s'il persiste la moindre trace de tissus caséeux. La guérison de la tuberculose reste toujours précaire et incertaine. Elle est peut-être, très rarement, absolue. La notion d'une première atteinte oblige à des précautions prolongées. Elle est à certains égards encourageante, puisqu'elle prouve que l'organisme a pu triompher déjà d'une atteinte infectieuse. Elle doit, d'autre part, toujours faire craindre un réveil possible, si la résistance du terrain vient de nouveau à faiblir. Elle est donc, à la fois, une garantie et un soupçon pour l'avenir. Suivant le mot profond de Laennec, la tuberculose procède souvent par éruptions successives. Ces poussées multipliées ne sont pas une des moindres analogies avec la syphilis, où l'infection latente persiste, alors que toutes les lésions locales semblent entièrement guéries.

RÔLE DES INFECTIONS SECONDAIRES.

Les infections secondaires jouent dans les tuberculoses locales le même rôle pathogène que dans la phtisie pulmonaire. Les abcès froids, les abcès ossifluents prennent (et prenaient surtout autrefois) une extrême gravité, dès qu'ils s'ouvrent et se trouvent exposés aux infections surajoutées par le streptocoque ou par le staphylocoque. Ceux-ci contribuent à rendre les fistules suppurées intarissables. Une antisepsie rigoureuse, la désinfection du foyer est le meilleur moyen de lutter contre les fistules. Celles-ci guérissent bien avant que la tuberculose osseuse, leur premier point de départ, ait définitivement disparu. Inversement, en cas d'asepsie insuffisante, ces infections mixtes sont un des facteurs les plus à craindre pour la dégénérescence amyloïde des viscères. Cette grave complication, si fréquente autrefois, presque rare aujourd'hui, dépend de la fièvre hectique. Comme cette fièvre, elle n'est pas créée par la tuberculose seule. La supériorité des moyens d'antisepsie chirurgicale sur les moyens si difficiles à manier d'antisepsie respiratoire, est la principale cause des succès actuels dans le traitement des tuberculoses locales.

L'influence des infections secondaires sur la tendance

destructive des lésions a été bien démontrée par Albarran (1) pour la tuberculose du rein. Les cavernes communiquant avec le bassinet et infectées sont beaucoup plus envahissantes que les cavernes de la substance corticale échappant à l'infection secondaire.

L'influence de celle-ci peut se faire sentir dans les tuberculoses même fermées. Marfan et Nanu (2) ont observé l'aggravation des adénopathies trachéo-bronchiques par le pneumocoque. En cas de phénomènes d'acuité et d'inflammation dans les tuberculoses non ouvertes, Lannelongue et Achard (3) ont souvent constaté la présence de microbes pyogènes. Quand ceux-ci existent, la tuberculose prend toujours une évolution caséeuse rapide.

Les tuberculoses locales pures, non compliquées d'infection secondaire, sont parfois tolérées d'une façon remarquable. C'est le cas pour certaines adénopathies volumineuses, c'est le cas pour certains abcès froids considérables. Mais nulle part, cette tolérance n'est plus remarquable que dans la *pleurésie purulente tuberculeuse pure*. Celle-ci est vraiment une tuberculose locale, un abcès froid de la plèvre. Sa durée dans quelques cas s'est comptée par dix et quinze ans. Non seulement le pus ne renferme pas de microbes pyogènes associés, mais les bacilles de la tuberculose y sont eux-mêmes fort rares. Ils paraissent souvent n'exister que sous forme de spores et ne sont décelables que par l'inoculation. Straus (4) a bien montré le contraste entre cette forme pure et les formes mixtes infiniment plus graves. « La première est, écrit-il, le type des pleurésies chroniques. »

L'état général du malade, malgré la présence dans la plèvre d'un épanchement purulent considérable, peut se maintenir dans son intégrité presque absolue pendant très longtemps. La fièvre fait presque entièrement défaut; pas de frissons, ni d'anorexie, ni de diarrhée, ni d'amaigrissement, symptômes que l'on observe habituellement dans les pleurésies purulentes ordinaires; les malades peuvent aller et venir, exercer des professions très pénibles, comme celles de forgeron, de tailleur de pierre, de soldat, jusqu'au moment où l'exploration, ou la

(1) ALBARRAN, *Ann. des mal. des organes gén.-urinaires*, janvier 1897.
(2) MARFAN et NANU, *Revue mensuelle des maladies de l'enfance*, 1892, p. 301.
(3) LANNELONGUE et ACHARD, *Revue de la tuberculose*, avril 1896.
(4) STRAUS, La tuberculose et son bacille. Paris, 1895, p. 713.

ponction révèlent qu'ils portent 4 à 5 litres de pus dans la poitrine. Le liquide purulent se reproduit lentement, mais incessamment, à la suite des ponctions. Presque jamais, il ne se résorbe spontanément; il est très rare aussi de voir la collection purulente s'ouvrir par les bronches ou par la peau.

Les infections secondaires ont d'ailleurs plus d'influence sur la marche que sur la nature des lésions. Comme au poumon, le bacille de Koch peut produire, à lui seul, les lésions les plus variées, y compris la suppuration. Lannelongue (1) eut le premier le mérite de rapporter à leur origine tuberculeuse une série d'affections chirurgicales très diverses et jusque-là mal définies : abcès froids, abcès migrateurs ou par congestion, carie et tuberculose osseuse. Celle-ci joue même, dans les tumeurs blanches, le rôle prépondérant; l'envahissement de la synoviale est, en général, consécutif à une lésion des épiphyses. Ce mode si spécial d'invasion se retrouve pour les séreuses viscérales ; la péritonite est souvent due au retentissement d'une entérite tuberculeuse; la pleurésie peut être primitive, mais elle peut n'être aussi que la réaction due à quelques tubercules ayant envahi la zone corticale du poumon. C'est la forme pleuro-pulmonaire de Grancher. L'hydrocèle, enfin, traduit souvent l'irritation de la tunique vaginale sous l'influence d'un noyau, parfois très petit, de l'épididyme. Ce sont là des infections de voisinage, bien distinctes de la véritable généralisation et dans lesquelles la lymphangite joue souvent le rôle prépondérant pour la transmission.

MÉCANISME DE LA GUÉRISON.

Le traitement dans les tuberculoses chirurgicales doit, par suite, viser tout d'abord le même but que dans la tuberculose pulmonaire. Il doit chercher à modifier le terrain, à remonter l'état général, à augmenter sa résistance. L'influence de l'air marin se montre à cet égard, surtout chez l'enfant, incomparable. On en obtient tous les bons effets sans avoir à craindre l'irritation produite sur l'appareil respiratoire, en cas de lésions pulmonaires prédominantes. L'éréthisme, fréquent chez les tuberculeux adultes, est également rare et peu à redouter chez les scrofuleux. — L'asepsie, tant du milieu que de la plaie locale,

---

(1) LANNELONGUE, Abcès froids et tuberculose osseuse. Paris, 1882.

en mettant à l'abri des infections secondaires, en ne laissant plus à l'organisme que l'unique tâche de lutter contre la seule infection tuberculeuse, est un facteur essentiel de la guérison.

Inversement, les mauvaises conditions hygiéniques exercent dans les tuberculoses locales une influence encore plus néfaste, ou tout au moins encore plus immédiatement visible, que dans la tuberculose pulmonaire. Grancher (1), dans son article *Scrofule*, insiste sur les aggravations extraordinaires, observées surtout dans les adénopathies tuberculeuses, au cours du siège de Paris. « C'était vraiment, dit-il, la scrofule *a miseria* irrégulière au premier chef et grave surtout par l'état d'anémie et de cachexie qui l'accompagnait. » La marche des lésions locales vers la cicatrisation ou vers la suppuration, suivant les conditions bonnes ou mauvaises dans lesquelles est placé l'organisme, vérifie directement l'aphorisme de Jaccoud : « La caséification dans le tubercule est un processus de débilité ».

La protection si importante du foyer contre les infections secondaires, les ménagements contre les fatigues et contre toutes les causes d'irritation locale, se rapprochent aussi beaucoup des indications fondamentales dans la tuberculose pulmonaire. Ces irritations locales peuvent favoriser la généralisation, mais plus encore l'extension sur place et les infections lymphangitiques de voisinage.

Une indication plus spéciale apparaît avec la possibilité de modifier profondément ou même de détruire complètement le foyer local. Cette *destruction radicale* paraît en théorie l'idéal. En pratique, elle se heurte au fait que la zone de lésions réelles dépasse toujours de beaucoup la zone apparente. Elle nécessite des destructions étendues, ne permettant guère de conserver un membre utile. Les résections précoces dans la coxalgie, dans les tumeurs blanches du genou, ont été justement abandonnées comme laissant une infirmité grave. A cette période, le traitement conservateur donne des chances de guérison tout aussi complète, avec un bien meilleur résultat fonctionnel. De même, la castration immédiate dans une épididymite tuberculeuse sans fistule et sans abcès, ferait perdre les chances si réelles d'obtenir la résorption, ou tout au moins l'enkystement fibreux, sans sacrifier l'organe. Il ne faudrait pas d'ailleurs s'exagérer la garantie donnée par cette

____

(1) GRANCHER, *Dict.* DECHAMBRE, vol. LXXXVII, p. 343.

suppression totale d'un foyer bacillaire. Ce foyer est loin
d'être toujours unique. Même en ce cas, si en même temps
que sa suppression on n'obtient pas une modification suffisante de l'état général, les récidives à distance sont à craindre.
Elles sont presque aussi fatales que dans le cancer. Mais
tandis que celui-ci s'aggrave par toutes les tentatives de traitement partiel, de destructions incomplètes, les tuberculoses
locales se modifient, au contraire, favorablement sous l'influence de l'inflammation produite. Celle-ci favorise la tendance à la sclérose, processus naturel de guérison. Aux
mutilations définitives on tend donc de plus en plus à préférer
les *procédés conservateurs* (1), ignipuncture, injections interstitielles de chlorure de zinc, injections antiseptiques d'iodoforme ou de naphtol camphré. Quand ces moyens sont aidés
par le traitement hygiénique, on obtient, avec un sacrifice
moindre, d'aussi bons résultats.

Mais, pour les localisations chirurgicales, comme pour les
localisations pulmonaires, ces résultats reposent avant tout sur
la précocité du traitement. Un progrès décisif aura été fait dans
la lutte contre la tuberculose, le jour où tous les médecins
auront enfin compris que celle-ci est une maladie grave et
que, tout comme pour le cancer, il faut l'attaquer énergiquement dès son début.

(1) Dr Ch. Berchon, Du traitement des adénites tuberculeuses du cou.

2939-04. CORBEIL. — IMPRIMERIE ÉD. CRÉTÉ.